2020
中国药品蓝皮书

中国药品蓝皮书编委会　编写

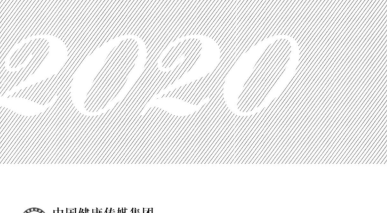

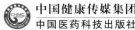

中国健康传媒集团
中国医药科技出版社

图书在版编目（CIP）数据

2020 中国药品蓝皮书 / 中国药品蓝皮书编委会编写 . — 北京：中国医药科技出版社，2021.4

ISBN 978-7-5214-2380-8

Ⅰ . ① 2… Ⅱ . ① 中… Ⅲ . ① 药品管理—研究报告—中国— 2020 Ⅳ . ① R954

中国版本图书馆 CIP 数据核字（2021）第 054857 号

美术编辑 陈君杞

版式设计 也 在

出版 **中国健康传媒集团** | 中国医药科技出版社

地址 北京市海淀区文慧园北路甲 22 号

邮编 100082

电话 发行：010-62227427 邮购：010-62236938

网址 www.cmstp.com

规格 710×1000 mm $^{1}/_{16}$

印张 33 $^{3}/_{4}$

字数 553 千字

版次 2021 年 4 月第 1 版

印次 2021 年 4 月第 1 次印刷

印刷 三河市万龙印装有限公司

经销 全国各地新华书店

书号 ISBN 978-7-5214-2380-8

定价 **118.00 元**

获取新书信息、投稿、为图书纠错，请扫码联系我们。

前　言

2020 年是全面贯彻落实《中华人民共和国疫苗管理法》和新修订《中华人民共和国药品管理法》《药品注册管理办法》《药品生产监督管理办法》的开局之年，药品监管能力和监管水平全面提升，医药行业转型升级加速。《2020 中国药品蓝皮书》编辑出版，既有助于业内了解药品监管政策和医药产业发展状况，更有利于我们总结经验，开创未来。

一年来，我们用奋斗定义时间，刻写下浓墨重彩的共同记忆。

——疫情防控工作取得显著成就。药监部门超常规建立应急审批、研审联动工作机制，应急批准 5 条技术路线 15 个疫苗品种和 22 个治疗药物开展临床试验，附条件批准 2 个药品和我国首个新冠病毒疫苗上市；应急批准金花清感颗粒、连花清瘟胶囊（颗粒）、血必净注射液增加新冠肺炎相关功能主治……监管部门和药企共同努力，不仅为我国疫情防控提供了坚实的物资保障，而且为全球疫情防控贡献了中国力量。

——药品法规标准建设取得重大进展。新修订的《中华人民共和国药品管理法》和世界首部《中华人民共和国疫苗管理法》于 2019 年 12 月 1 日实施，新修订《药品注册管理办法》《药品生产监督管理办法》于 2020 年 3 月 30 日公布并于 2020 年 7 月 1 日实施，新修订《生物制品批签发管理办法》发布，一系列配套规章制度日趋完善，新时代药品监管法规制度体系的"四梁八柱"基本搭建。

——药品审评审批制度改革持续推进。审评、核查和检验由"串联"改成"并联"，突破性治疗药物审评、附条件批准上市、优先审评审批、特别审批程序四条药品注册"高速通道"开通，一批创新药品、临床急需境内外新药获批上市，更好满足了群众用药需求。符合中药特点的审评审批机制建立，中药传承创新发展进入新阶段。

——药品上市许可持有人制度全面实施，仿制药质量和疗效一致性评价工作扎实推进。通过一致性评价的仿制药占到常用化学药品的大约 1/3，化学药品注射剂一致性评价正式启动。"一致性评价＋带量采购"组合拳，促使药价大幅降低，让百姓用上了质量更好、价格更便宜的仿制药。

——药品标准建设蹄疾步稳。2020 年 7 月 2 日颁布的 2020 年版《中华人民共和国药典》，进一步完善了化学药品、生物制品和中药（材）标准体系，提高了药用辅料、药包材标准整体水平，扩大了品种覆盖面。由我国主导制定的肠道病毒 71 型（EV71）灭活疫苗指导原则成为国际标准，我国药品标准安全性、有效性和国际化导向作用日益显著。

——药品监管能力全面提升。技术支撑能力不断增强，检查员队伍建设取得突破性进展，审评审批、检验检测、监测评价、稽查办案能力有效提升。深入实施国家药品监管科学行动计划，监管信息化水平进一步提高。广泛开展国际交流合作，药品监管与国际接轨步伐不断加快。

——药品安全"防护网"进一步织牢。国家药品不良反应监测网络系统、药品上市许可持有人直接报告药品不良反应监测系统上线运行，以企业为主体的药品不良反应监测评价制度体系初步形成。药品（疫苗）信息化追溯体系实现由疫苗追溯向国家组织药品集中采购中选品种、麻醉药品、精神药品、血液制品等重点品种追溯的拓展。

却顾所来径，豪情满胸怀。我们牢牢守住药品安全底线，孜孜追求医药产业高质量发展高线，结出累累硕果。国家药品监督管理局统计数据显示，2020 年共有 20 个创新药获批上市，其中包括 14 个 1 类化学药、4 个中药新药和 2 个创新生物制品。我国创新药研发也逐渐与国际接轨，中国创新药开始走向世界，除了有数十个研发项目被授权到海外，石药集团的左旋氨氯地平和百济神州的泽布替尼均获得了美国 FDA 批准上市，代表我国创新药开始从"中国新"迈向"全球新"的全新历史阶段。

奋斗创造历史，实干成就未来。经过长期艰辛探索和不懈努力，我们取得了决胜全面建成小康社会、实现第一个百年奋斗目标的伟大胜利，乘势而上开启全面建设社会主义现代化国家新征程、向第二个百年奋斗目标进军。新形势需要新担当、呼唤新作为。新时代药品监管工作，要以习近平新时代中国特色社会主义思想为指导，统筹推进"五位一体"总体布局，协调推进"四个全面"战略布局，从我国进入新发展阶段大局出发，落实新发展理念，紧扣推动高质量发展、构建新发展格局，认真落实"四个最严"要求，坚持以人民为中心，在更高起点上守住药品安全底线，追求产业高质量发展高线，为全面建设社会主义现代化国家、实现第二个百年奋斗目标作出新的更大的贡献。

总结过去，开拓未来，助力医药行业顺利转型升级、迈入高质量发展之路，是编写出版《2020 中国药品蓝皮书》的初衷。本书共分七个篇章，即：总论、政策法规、监管科学、行业发展、科技创新、中医药传承创新、走向世界，书末附有 12 个附录。

总论部分对我国药品监管法治体系建设、通过审评审批制度改革助力医药行业创新发展等情况进行总结，通过翔实的数据，对我国医药工业运行情况进行了比较全面的分析。政策法规部分汇总了 2019~2020 年陆续出台的对医药行业产生重大影响的政策法规及权威解读，如《中共中央　国务院关于深化医疗保障制度改革的意见》《中华人民共和国疫苗管理法》、新修订《中华人民共和国药品管理法》等，并就医药行业广泛关注的有关《药品注册管理办法》《药品生产监督管理办法》热点问题进行答疑解惑，以期帮助行业人士更好地理解法规，并严格贯彻落实。

监管科学是指开发评估监管产品的安全性、有效性、质量和性能的新工具、新标准和新方法的科学。推进药品监管科学，是当今世界药品监管机构实现药品监管现代化的重大战略选择，是加快推进我国从制药大国向制药强国迈进的迫切需要，也是实现药品高质量发展和高效能治理的迫切需要。监管科学部分就中国药品监管科学行动计划进行总结，对药品专利链接制度、药物警戒制度等进行探讨,以推动我国药品监管科学研究的深入开展。其余的几个篇章,从多个角度,通过翔实的数据,反映了 2019~2020 年我国医药行业的整体发展情况:分析了医保制度改革为医药行业带来的变化,总结我国药品集中采购现状并对未来发展趋势进行预测,展示了我国原料药产业发展、中药产业奋力转型情况,通过对近 3 年来批准上市的 1 类新药、突破性治疗药物等的盘点,让读者更清晰地了解我国医药行业创新发展情况。走向世界部分通过对 2019 年我国中药和西药进出口贸易数据进行分析,反映了中国制药开拓国际市场的发展机遇和面临的挑战。此外,为了方便读者,很多文章后面附有二维码,扫码不仅可以查阅相关文件原文,还可以阅读中国医药报社制作的相关专题,获得更多信息。附录部分列出一些重要文件和 2019~2020 年以来各相关部门发布的重要药品清单或目录,以备读者查询。

本书是一部系统反映我国医药行业发展的年度报告,具有权威性、系统性、前瞻性、指导性、实用性等特点,对于推进我国药品科学监管、研究和指导医药行业发展、促进医药产业高质量发展具有较高的参考价值。

中国药品蓝皮书编委会
2021 年 2 月

目 录

总 论

政策法规

监管科学

行业发展

科技创新

中医药传承创新

走向世界

附　录

总　　论

◎ 完善监管体系，促进医药行业高质量发展

◎ 降速增质，医药工业快速转型升级

完善监管体系，促进医药行业高质量发展

中国医药报记者　陈燕飞　陆悦　落楠

2020 年是极不平凡的一年，全国人民众志成城抗击新冠肺炎疫情，全国药品监管系统全力服务新冠病毒疫苗和抗疫药械研发攻关，严格抗疫药械质量监管；2020 年也是"十三五"规划收官、"十四五"规划谋划之年，全面建设社会主义现代化国家新征程即将开启，药品监管系统奋力推进药品监管体系和监管能力现代化，《"十三五"国家药品安全规划》的主要发展目标和任务顺利完成，药品审评审批制度改革红利释放，药品监管能力全面提升。

筑牢药品安全法治之基

"十三五"时期，我国药品监管法治体系建设取得了丰硕成果，技术标准不断完善，为药品质量安全保障、药品安全治理能力提升和医药产业转型发展打下了坚实的法治基础。

1. "两法"开启依法治药新征程

"十三五"时期，国家药品监督管理局积极组织参与《中华人民共和国疫苗管理法》（以下简称《疫苗管理法》）、《中华人民共和国药品管理法》（以下简称《药品管理法》）、《化妆品监督管理条例》及《医疗器械监督管理条例》的制修订工作。2019 年，《疫苗管理法》《药品管理法》相继制修订完成，并于 2019 年 12 月 1 日正式施行。

作为世界上疫苗管理领域首部综合性专门法律，《疫苗管理法》支持疫苗研发创新、严格疫苗生产和批签发管理、规范疫苗流通和预防接种、加大对疫苗违法行为处罚力度，切实解决了长期制约疫苗安全和供应保障的体制机制问题。2019 年 6 月 29 日，在《疫苗管理法》专题新闻发布会上，国家药品监督管理局局长焦红指出，《疫苗管理法》全面贯彻落实习近平总书记关于药

品"四个最严"的要求，将对疫苗实施全过程、全环节、全方位的严格监管，以保障疫苗安全、有效、可及，进一步促进我国疫苗质量的提升，增强人民群众对疫苗安全的信心。

新修订《药品管理法》全面贯彻落实"四个最严"要求，明确了保护和促进公众健康的药品管理工作使命，确立了以人民健康为中心，坚持风险管理、全程管控、社会共治的基本原则，要求建立科学、严格的监督管理制度，全面提升药品质量，保障药品的安全、有效、可及。"新修订《药品管理法》体现了药品管理理念和管理方式的全面现代化，标志着中国药品管理进入全新的时代。"清华大学药学院研究员、博士生导师杨悦表示。

《疫苗管理法》《药品管理法》是药品监管部门监管履职最重要的法律遵循。其颁布实施，为监管部门依法行政提供了更加切合实际的法律依据，为人民群众维护自身合法权益提供了法律保障，为医药事业健康发展提供了可靠保证。

2. 搭建制度体系"四梁八柱"

"十三五"期间，药品、医疗器械和化妆品领域多部法律、法规、规章制度陆续发布，我国药品安全法律制度体系的"四梁八柱"基本确立。

2020年3月30日，新修订《药品注册管理办法》《药品生产监督管理办法》发布，并于2020年7月1日起正式施行。新修订《药品注册管理办法》吸纳固化了药品审评审批制度改革成果，全面落实《药品管理法》提出的药品上市许可持有人、临床试验默示许可、药品优先审评等制度，明确药品注册的基本程序要求及各类主体的权利义务，构建起新形势下药品注册管理体系。新修订《药品生产监督管理办法》明确了药品生产许可、生产管理、监督检查和法律责任等相关要求，落实药品上市许可持有人制度，全面加强药品生产监督管理，完善药品生产责任体系，切实保障药品质量安全，严格贯彻"放管服"改革要求，为行业高质量发展提供内生动力。

"两个办法的实施，将进一步推动中国建立起具有国际先进水平且仿创平衡的药品监管体系，最终服务于中国的公众健康，对于行业的健康发展意义深远。"中国外商投资企业协会药品研制和开发行业委员会（RDPAC）执行总裁康韦表示。

3. 药品标准不断提升

"药品质量进一步提高"是《"十三五"国家药品安全规划》提出的第一

个发展目标。科学严谨的药品标准是评判药品质量优劣的技术基础。作为国家药品标准体系的核心，《中华人民共和国药典》（以下简称《中国药典》）的修订与完善对药品质量提升至关重要。2020年7月2日，2020年版《中国药典》正式颁布，这是1949年以来迄今颁布的第十一版药典。

《中国药典》2020年版委员会秘书长兰奋介绍，《中国药典》2020年版收载品种总数达到5911种，与2015年版《中国药典》的5608种相比，增加5.4%。在品种收载方面，坚持以临床需求为导向，以确保用药安全有效为目标，进一步扩大了国家基本药物目录和国家医保药品目录品种的收载，同时基本完成国家药品标准清理工作。

《中国药典》2020年版全面完善了药典标准体系，贯彻药品质量全程监管理念，提高了横向覆盖中药、化学药、生物制品、原料药、药用辅料、药包材及标准物质的质量控制技术要求，加强了涉及药品研发、生产、质控、流通和使用等环节的通用技术要求体系的建设。在2020年4月举办的第十一届药典委员会执行委员会会议上，焦红指出，《中国药典》2020年版的颁布实施，将有利于整体提升我国药品标准水平，进一步保障公众用药安全，推动医药产业结构调整，促进我国医药产品走向国际，实现由制药大国向制药强国的跨越。

2020年，由我国主导制定的肠道病毒71型（EV71）灭活疫苗指导原则成为国际标准，我国药品标准安全性、有效性和国际化导向作用日益显著。

形成全生命周期监管"闭环"

新修订《药品注册管理办法》《药品生产监督管理办法》实施，药品上市后变更管理办法、药品网络销售监督管理办法和药物警戒质量管理规范等文件公开征求意见，国家集中采购中选药品专项检查等专项整治大力开展，中国药品监管科学行动计划深入推进……药品全生命周期监管"闭环"加速形成。

1. 药品监管模式转型

"目前，我国强化药品全生命周期持续监管，强调落实企业主体责任，对药品生产经营单位和药品上市许可持有人提出了持续合规的高要求。"中国药科大学国家药物政策与医药产业经济研究中心执行副主任邵蓉教授表示。

新修订《药品注册管理办法》强化了覆盖药品研制、注册和上市后监管的全生命周期管理要求，严格规范药品注册行为，实行基于风险的审评、检查和检验模式。新修订《药品生产监督管理办法》"生产管理"专章强化了药品生产企业主体责任，并大幅增加监督检查相关内容，顺应了监管机制创新的趋势。两个办法同步修订和实施，体现了注册与上市后监管的协调性，在推动新药研发的同时，强化了药品全生命周期监管。

以附条件批准上市药品的监管为例，《药品注册管理办法》明确，药品上市许可持有人应当在药品上市后采取相应的风险管理措施，并在规定期限内按照要求完成药物临床试验等相关研究，以补充申请方式申报。《药品生产监督管理办法》则要求，监督检查时被检查对象应当根据检查需要，提供实施附条件批准品种开展上市后研究的材料。

2020年，作为附条件批准上市的卵巢癌治疗药物甲苯磺酸尼拉帕利胶囊的药品上市许可持有人，再鼎医药着力推进该产品上市后需要继续完成的临床研究。"我们在2020年5月完成了甲苯磺酸尼拉帕利胶囊用于含铂化疗完全或部分缓解的卵巢癌中国患者维持治疗的Ⅲ期临床研究NORA，并于当年10月向药监部门递交了临床试验报告，申请将附条件批准变更为完全批准。"再鼎医药研究及开发首席运营官阎水忠介绍。他表示，强化药品全生命周期监管的必要性在临床急需药品上市加速的背景下凸显，中国医药创新要想真正走到国际第一梯队，产出更多好药，应该建立整体协同的创新生态系统，完善监管政策体系，实现管得好、管得高效。

2. 上市后监管在探索中前行

跟随政策指引，产业界积极适应新的监管模式，开展建立药物警戒体系、实施年度报告制度和药品追溯制度等相关工作，但面临经验欠缺、能力不足的挑战，特别希望能够获得有效引导。为此，2020年下半年，药品上市后变更管理办法、药物警戒质量管理规范和药品年度报告管理规定等备受关注的文件公开征求意见——药品上市后监管在探索中前行。

"药品上市后监管相关立法实践提速，充分体现了药监部门加强事中事后监管和'放管服'的管理理念，同时要求企业以更高的标准严格履行药品质量责任人的义务。"阎水忠说。

作为加快实现药品治理体系和治理能力现代化的重要抓手，中国药品监管科学行动计划在 2020 年深入推进。"上市后药品的安全性监测和评价方法研究"是中国药品监管科学行动计划确定的首批项目之一。启动一年以来，该项目聚焦药品安全性监测评价及药物警戒制度实施中的突出问题，着力推动先进技术在药品安全监管中的应用。

3.防范风险守住底线

2020 年上半年完成国家药品抽检抽样 18458 批次、检验 15188 批次，组织各省级药监局完成疫情防控相关药品抽检 5965 批次，发布药品补充检验方法 5 个……在 2020 年 11 月 17 日发布的《对十三届全国人大三次会议第 5361 号建议的答复》中，国家药品监督管理局公布了上述信息。

为牢牢守住防范和化解药品安全风险这条主线，国家药品监督管理部门以问题为导向，强化监督检查和风险隐患排查，提高抽检工作效能，对重点品种、重点环节和重点领域采取了最严格的监管，2020 年针对中药饮片生产经营领域存在的从非法渠道采购中药饮片以及中药饮片中掺杂掺假、染色增重等突出问题，开展了全国范围的中药饮片质量专项整治工作。

国家组织药品集中采购和使用工作常态化后，国家药品监督管理局加强了对中选药品的质量监管，切实保障人民群众用药安全。2020 年 3 月，国家药品监督管理局启动中选药品专项检查，重点检查中选药品生产企业执行药品生产质量管理规范情况、按照国家药品标准和经药品监管部门核准的生产工艺进行生产情况、执行药物警戒和药品不良反应监测情况等；2020 年 8 月，国家药品监督管理局药品监管司主要负责人带队到江苏省督导调研集采中选药品质量监管工作，实地调研了部分中选药品企业落实药品质量管理和保证工作情况。

助力医药行业创新发展

2015 年 8 月，《国务院关于改革药品医疗器械审评审批制度的意见》发布实施，此后改革成为我国药品监管的主基调。2020 年，我国药品审评审批制度改革进入第六年，改革红利充分释放，有力激发了医药产业创新活力，推动我国医药研发从仿制转向创新，从本土走向全球，不断满足公众对生命健康的新需求。

1. 注册新规引导行业向创新集聚

新修订《药品注册管理办法》贯彻执行新修订《药品管理法》和药品审评审批制度改革的框架性蓝图，引入新理念和制度设计，并进一步优化流程，完善措施，鼓励药物研发与创新。如特别增设的药品加快上市注册一章，设立突破性治疗药物、附条件批准、优先审评审批、特别审批四个加快通道，支持以临床价值为导向的药物创新；实行基于风险的审评、检查和检验模式，将原先的审评、核查和检验变"串联"为"并联"进行；临床试验默示许可制度、沟通交流制度等内容，也为产品加快上市创造了条件，受到了业内的广泛好评。

一系列配套规章制度陆续建立。发布了《生物制品注册分类及申报资料要求》《化学药品注册分类及申报资料要求》，明确创新药、改良型新药，均为境内外未上市的药品，且具有临床价值。发布《中药注册分类及申报资料要求》，明确中药注册按照中药创新药、中药改良型新药、古代经典名方中药复方制剂、同名同方药等进行分类，前三类均属于中药新药。

中国医药创新促进会执行会长宋瑞霖认为，新注册分类方法对推动我国药物创新和医药产业发展具有非常重要的意义：明确了化学药品和生物制品创新药与改良型新药分类，有利于引导科研机构与研制单位明确研发方向，确立填补临床空白、实现有效替代的研发目标；将中药从过去单纯的传统经典药方和中医药理论原有范围中扩展开来，为中医药这一我国传统医药学宝库与现代医药学的衔接搭建了重要通道，为中医药的守正创新开辟了更广阔的前景。

2. 审评资源向创新药倾斜

2020 年 7 月 8 日，国家药品监督管理局发布了《突破性治疗药物审评工作程序（试行）》《药品附条件批准上市申请审评审批工作程序（试行）》《药品上市许可优先审评审批工作程序（试行）》三个重磅文件，新药上市的"高速通道"正式开启。文件分别对上述三个工作程序的适用范围以及政策支持措施予以明确——如突破性治疗药物在临床试验期间可滚动递交资料，获得国家药品监督管理局药品审评中心（以下简称药审中心）的沟通交流与指导，可优先审评；优先审评的药物在上市申请阶段可滚动提交资料，缩短审评时限以及优先核查、检验等。

在文件发布后的 1 周内，即有 4 家企业为旗下创新产品递交了纳入突破性治疗药物的申请。企业对"高速通道"的关注不言而喻。

新规落地的同时,药审中心进一步完善优先审评工作,依法调整优先审评范围,将更多临床价值显著、临床急需的短缺药品和创新药品纳入优先审评程序。在 2020 年智慧监管创新大会上,药审中心主任孔繁圃介绍说,截至 2020 年 11 月底,已纳入优先审评审批程序 212 件、审结 241 件。其中,35% 为具有明显临床价值的新药,20% 为同步申报产品。优先审评审结任务按时限完成率逐月提升,至 11 月已达到 97.22%,有效促进了创新药和临床短缺药品及早上市。

临床急需境外新药的审评速度也同步加快。2020 年 10 月 29 日,药审中心公布第三批临床急需境外新药名单,涉及血液系统疾病、遗传代谢性疾病、神经系统疾病等领域的 7 种药物入选。截至 2020 年底,在三批名单中,已有 36 家企业 45 个品种提出注册申请,39 个品种获批上市或完成审评,100% 在时限内完成审评任务。

3. 国内外同步研发方兴未艾

当前我国医药创新能力已跻身全球第二梯队。2020 年 10 月 17 日,新修订《中华人民共和国专利法》颁布,法条中新增了关于药品专利纠纷的早期解决机制,并首次在立法层面提出了新药专利权期限补偿制度,给创新药企吃下了一颗"定心丸",也大大提高了我国作为新药上市首选地点的吸引力,促进全球范围的新药尽早在我国上市。据统计,2020 年以来,截至 12 月 22 日,已有苯环喹溴铵鼻喷雾剂等 12 个 1 类创新药获批上市,其中 10 个为国内企业申报。

事实上,在第三批临床急需境外新药名单公布的同时,药审中心在公告中已明确指出:"已基本解决了临床急需境外上市新药在我国上市慢的历史遗留问题,并且随着审评审批制度改革的深化,ICH 指导原则的转化实施,我国已逐步建立了境外新药在境内同步研发申报的法规制度体系,鼓励境外新药在中国境内同步开展研发申报工作。"

随着我国创新研发的高速发展,跨国药企在华研发模式也在更新,进一步强化创新合作是明显趋势。在 2020 年 11 月举办的第三届中国国际进口博览会上,中国外商投资企业协会药品研制和开发行业委员会(RDPAC)执行委员会主席、西安杨森制药有限公司总裁安思嘉表示,RDPAC 的许多会员企业与中国本土医药企业在科研、医学、商业等多方面进行了合作,合作方既包括规模型药企，也包括初创型药企，"在一个公平、透明、完善的医药生态体系和营商环境中共赢，我们相信这对药企和中国医药行业的发展都非常良性。"

诺和诺德、罗氏、武田等众多外企都在将中国纳入全球研发体系。诺和诺德全球总裁兼首席执行官周赋德表示，在未来七八年内，诺和诺德将在多个疾病领域带来 10 个创新药物，"中国在知识产权领域法律法规的健全，使得我们未来会有更多的新药研发在中国的研究中心进行，不仅包括前期科研，也包括临床试验以及产品生产。"

此外，真实世界临床数据的运用在海南博鳌乐城国际医疗旅游先行区获得了来自国家药品监督管理局以及海关总署、国家卫生健康委员会、国家发展和改革委员会、财政部的共同政策支持，为满足我国患者治疗需求开辟了一条特别的"绿色通道"。

降速增质，医药工业快速转型升级

中国医药企业管理协会

2019~2020 年是我国医药工业转型升级的关键时期。在鼓励竞争、集采降价、合理用药、医保控费、贸易摩擦等新环境压力下，创新、绿色、共享、高质量、国际化、智能制造、互联网＋等新动力，推进医药工业快速转型升级：产业改革步伐加速，市场开放节奏提升，行业发展增势虽然减缓，但产业运行质量有所提高。生物医药行业在加快供给侧结构性改革的同时，保持了相对稳健的发展势头，对经济发展的贡献率继续增加。

一、医药工业承压前行中增长放缓

（一）主要经济指标增速明显回落

2019 年，受全球贸易环境不稳定因素增多、宏观经济减速发展常态化以及"三医"联动改革的影响，医药工业收入增速下降。全年医药制造业的工业增加值增速 6.6%，高于全国工业整体增速 0.9 个百分点（图 1）。全年医药工业规模以上企业主营业务收入 26 147.4 亿元，同比增长 8.0%；利润总额 3457.0 亿元，同比增长 7.0%；累计收入、利润增速分别较 2018 年同期下降 4.7 个百分点、3.9 个百分点，创下历史新低。但利润率为 13.2%，高于 2018 年全年 0.2 个百分点；各子行业中创新产品成为增长主动力。收入方面，医疗仪器设备及器械、化学药品制剂、生物药品制造的主营业务收入增长较快，增速分别高于医药工业平均水平的 3.6 个百分点、3.5 个百分点、2.4 个百分点。受质量、环保、安全监管趋严和规范临床医药用品使用的影响，中药饮片加工、化学药品原料药、卫生材料及医药用品制造增长依旧低迷，增速依次低于医药工业平均水平的 12.5 个百分点、2.9 个百分点、2.7 个百分点。利润方面，化学药品制剂、生物药品、医疗仪器设备及器械制造的利润增长较快，增速分别高于医药工业平均水平的 7.6 个百分点、7.0 个百分点、5.7 个百分点。中药饮片加工、中成药制造利润呈现负增长，同比增速分别下降 25.5%、1.8%。医药工业出口保持增长，全年出口交货值 2116.9 亿元，同比增长 7.0%，增速较 2018 年同期下降 4.5 个百分点。固定资产投资增速回升，在鼓励自主创新、提升仿制药质量、支持国际化等政策引导下，制药企业加大了新药研发、仿制药一致性评价和欧美认证等创新投入，全年医药制造业固定资产投资增速 8.4%，同比 2018 年提高 4.4 个百分点（表 1、表 2、表 3）。

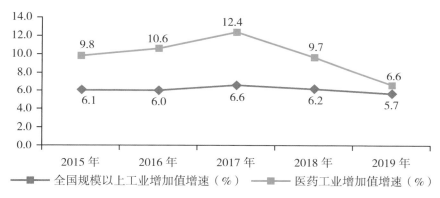

图 1　2015~2019 年医药工业增加值增速与占比情况

（数据来源：国家统计局、工业和信息化部）

表 1　2017~2019 年医药工业运行数据统计

年份	2017年		2018年		2019年	
主要指标	总额	增速（%）	总额	增速（%）	总额	增速（%）
主营业务收入（亿元）	29 826.0	12.2	26 156.0	12.6	26 147.4	8.0
利润（亿元）	3519.7	16.6	3387.2	11.0	3457.0	7.0
出口交货值（亿元）	2023.3	11.1	2205.5	11.3	2116.9	7.0
固定资产投资（亿元）	5986.3	−3.0	—	4.0	—	8.4

表 2　2019 年 1~12 月医药工业各子行业主营业务收入

行业	主营业务收入（亿元）	同比增长（%）	比重（%）
化学药品原料药制造	3803.7	5.0	14.6
化学药品制剂制造	8576.1	11.5	32.8

行业	主营业务收入（亿元）	同比增长（%）	比重（%）
中药饮片加工	1932.5	−4.5	7.4
中成药生产	4587.0	7.5	17.5
生物药品制造	2479.2	10.3	9.5
卫生材料及医药用品制造	1781.4	5.3	6.8
制药专用设备制造	172.3	12.6	0.7
医疗仪器设备及器械制造	2814.8	11.6	10.8
合计	26 147.4	8.0	—

表3 2019年1~12月医药工业各子行业利润总额

行业	利润总额（亿元）	同比增长（%）	比重（%）	利润率（%）
化学药品原料药制造	449.2	4.1	13.0	11.8
化学药品制剂制造	1172.7	14.6	33.9	13.7
中药饮片加工	162.8	−25.5	4.7	8.4
中成药生产	593.2	−1.8	17.2	12.9
生物药品制造	485.4	14.0	14.0	19.6
卫生材料及医药用品制造	184.0	10.0	5.3	10.3
制药专用设备制造	5.2	55.7	0.2	3.0
医疗仪器设备及器械制造	404.4	13.3	11.7	14.4
合计	3456.7	7.0	—	13.2

数据来源：国家统计局。

（二）影响行业发展因素交织叠加

1. 促进增长的因素

一是医药市场需求和规模继续扩大。基本医疗保险参保人数进一步增加，2019年全国参加基本医疗保险人数超过13.5亿人，新增1000万人，参保率97%。全国医疗卫生机构总诊疗人次增加，2019年1~11月全国医疗卫生机构总诊疗人次达77.5亿人次，同比提高2.8%。据中康资讯（CMH）数据显示，2019年全国药品终端整体市场规模测算为17 392亿元，同比增长4.0%，但增速较 2018 年度下降 1.8 个百分点。二是新纳入医保支付范围的产品快速放量，成为药品市场新的增长点。据 CMH 数据显示，近几年上市的新药陆续快速进入医保药品目录，对市场的增长贡献达 2 个百分点以上。三是环保监管政策不断完善，支持企业提高环保标准和治理水平，化学原料药产量恢复增长。2019 年化学原料药产量 262.1 万吨，增速由负转正，同比增长 3.1%，较 2018 年同期增长 4.2 个百分点。

2. 抑制增长的因素

一是集中带量采购政策的迅速铺开，加速了仿制药价格的下降，成为行业整体增速下降的重要原因。2018 年 12 月首批国家组织药品集中采购（"4+7"试点）的 25 个药品平均降价 52%；2019 年 9 月集采试点全国扩面，药品招标均价又进一步降低 25%，预计相关药品费用全国可减少支出约 250 亿元。二是国家重点监控合理用药药品目录发布，第一批有 20 个品种，后续被调出了 2019 年版国家医保药品目录。重点监控涉及的药品 2018 年在全国公立医院销售额为 652.8 亿元，各地也随之出台相应目录，一些受监控药品和辅助性药物的销售下降较多。西医开中成药处方受到资质制约，注射剂使用限制更加严格，造成中成药生产产量下降。2019 年中成药产量 246.4 万吨，在 2018 年度下滑 7.7% 的基础上同比又下降 2.9%。还有医保控费力度加大、标准加严，药品、耗材零加成销售范围扩大等，对医疗机构医药产品消费需求抑制明显。

（三）产业布局结构调整效果显现

据中国医药工业信息中心 2019 年统计，2018 年我国 76% 的制药企业年主营业务收入不足 2000 万元，但百强制药企业的贡献度不断增加，规模企业市场集中度明显提高。Top100 主营业务收入规模达到 8395.5 亿元，增速 11.8%。百强制药企业主营业务收入超百亿元的有 22 家，占整个行业比重 32.5%，同比提升 7.3 个百分点（图 2），基本达到《医药工业发展规划指南》提出的较 2015 年提高 10 个百分点的"十三五"规划目标。在百强制药企业的龙头带动作用下，医药企业集约化经营水平提高，发展动能更加充足。行业集聚效应突出，围绕"京津冀协同发展战略""长三角一体化和长江经济带发展战略"《粤港澳大湾区发展规划纲要》等形成的医药产业集聚区，在引领医药创新、国际化发展方面发挥了巨大作用。其中，北京中关村国家自主创新示范区、上海张江药谷、苏州生物纳米园、武汉光谷生物城、广州国际生物岛和成都天府生命科技园等成为国内生物医药产业高质量集群发展的重要引擎。

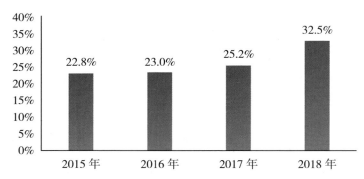

图 2　2015~2018 年百强企业主营业务收入集中度

（数据来源：中国医药工业信息中心）

（四）医药企业运行景气指数回落

据医药行业专业咨询机构时代方略研究，2019 前 3 个季度中国医药上市公司景气指数预估为 138.67，整体较为景气，但为 5 年来最低水平（图 3）。在宏观形势景气度下降的情况下，医药行业遇到了诸多创新竞争和转型升级的挑战，现金流指数较高，盈利指数较低，企业发展趋于保守。分行业来看，化学制药行业景气度最为稳定；医药研发作为新兴领域稳定性较低；医疗器械景气度较高；中药景气度偏低。分区域来看，东北地区景气变异性较大，呈下降趋势；华北地区变异性较小，呈上升趋势；华东地区抗下行能力较强；西部地区表现相对低迷。当前，医药企业较多选择保守方式应对变化，华东、华北地区医药工业基础水平较强，区域产业结构调整先行，表现出较好的景气度。

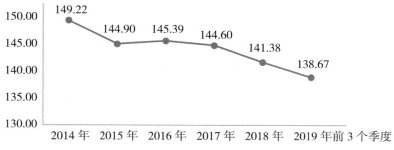

图 3　2014~2019 年前 3 个季度中国医药上市公司总景气指数

（数据来源：时代方略咨询公司）

二、政策调控和监管改革不断深入

（一）产业调控更加科学规范

国家发展和改革委员会《产业结构调整指导目录（2019年本）》修订发布，旨在推动制造业高质量发展，培育发展新兴产业和消费新增长点。医药领域鼓励拥有自主知识产权的创新型产品、技术、装备等研发和产业化，满足我国重大、多发性疾病的防治需求。该目录反映了相关领域最新技术发展趋势，是我国医药产业技术升级的方向，有助于引导企业紧跟国际前沿技术，加快开发具有国际竞争力的新产品，突破关键共性技术，提高国产化水平；目录强调环境、职业健康和安全管理的重要性，促进企业提高 EHS 管理水平。《第一批鼓励仿制药品目录》公布，支持临床急需的抗肿瘤、传染病、罕见病等治疗药物以及妇儿、老年、慢性病患者用药等开发，科学引导医药企业研发、注册和生产。《关于以药品集中采购和使用为突破口　进一步深化医药卫生体制改革的若干政策措施》出台，要求推动药品生产与流通企业跨地区、跨所有制兼并重组，培育一批具有国际竞争力的大型企业集团，加快形成以大型骨干企业为主体、中小型企业为补充的药品生产、流通格局。

（二）监管法治建设成效显著

新修订的《药品管理法》出台，自 2019 年 12 月 1 日起实施。从药品研制和注册、生产、经营、上市后监管等各个环节完善监管制度，监管理念从以企业为主转变为以产品为主，从准入资格管理为主转变为动态监管为主。药品上市许可持有人制度（MAH）和原辅料登记备案全面推开，药品全生命周期监管制度体系基本形成。《疫苗管理法》也同时开始实行，疫苗风险管控和供应保障体系重构，开启了利用系统的法律构架对疫苗进行全过程监管的最严模式。医疗器械注册人制度试点扩大至 21 个省份，下一步有望在全国推开；医疗器械唯一标识系统启动建立，医疗器械全生命周期监管体系日趋健全。"三医"联动改革向全链条深化。药品、高值耗材等使用监测体系更加强化，带量集采范围进一步扩大。医联体、医共体网络大力推进，分级诊疗系统更趋完善。医保体系标准化和信息化建设提速，医保基金法制化管理深入，医保支付改革注重多元化复合方式，疾病诊断相关分组（DRG）付费制在 30 个城市试点，一系列规范性政策倒逼企业加快转型升级。

三、技术创新水平与效果持续提高

（一）科技创新环境不断优化

1. 医药政策改革促进创新

新修订《药品管理法》将改革措施以法律形式固化，建立了优先审评审批、临床试验默示许可制、临床试验机构备案制、附条件批准等制度，为我国医药创新营造了良好的政策环境。药品上市许可持有人制度的全面实行，进一步激发不同创新主体的热情，促进创新要素的合理配置。医保准入兑现创新药价值。2019 年版医保药品目录通过价格谈判方式新增 70 个药品纳入报销范围，谈判成功药品多为近年来新上市且具有较高临床价值的药品，意味着医保药品谈判准入机制进入常态化。

2. 研发创新投入显著增加

2019 年前 3 个季度，A 股 279 家医药企业研发投入总计 290 亿元，同比增长 26%，其中恒瑞、复星研发费用超过 20 亿元。

3. 资本市场青睐医药创新

据火石创造研究显示，医药企业吸引了大量风险投资，生物医药领域投融资市场活跃。2019 年全国生物医药公司共有 43 家上市挂牌，募集资金总额362.4 亿元；生物医药领域融资事件 857 起，融资总金额 1115.6 亿元；生物医药领域并购事件 609 起，融资总金额 1095.5 亿元。生物药和医疗器械企业是投资热点，2019 年 A 股市值最高的生物药公司恒瑞和医疗器械公司迈瑞的市值分别超过了 4000 亿元与 2000 亿元。港股生物科技板块和 A 股科创板持续投资创新企业。截至 2019 年底，年内共有 13 家生物医药企业在港股上市，其中绝大多数为创新型企业。科创板开市，共有 17 家创新型生物医药相关企业上市，占比 24.3%，上市公司净募集资金合计 138.1 亿元，新药开发、疫苗生产和医疗器械企业成为资本投资的重点领域。

（二）重大创新成果加速落地

药品审评审批流程不断优化，在鼓励创新的特殊与优先审评审批政策支持下，一批临床急需、公众期待的创新药、紧缺药快速上市。国家药品监督管理局批准了 14 个国产新药上市，包括化学药 7 个，生物药 PD-1 抗体 2 个，疫苗 3 个，6.1 类中药 2 个（表 4）；其中 1 类新药 10 个。创新价值瞩目的新药有聚乙二醇洛塞那肽、本维莫德、甘露特钠（有条件批准）、甲磺酸氟马替尼、甲苯磺酸瑞马唑仑、甲苯磺酸尼拉帕利（附条件批准）、13 价肺炎球菌多糖结合疫苗、双价人乳头瘤病毒疫苗等。同时，16 个临床急需境外新药和一批首仿药快速上市。国产重磅首仿药包括全球年销售额前 10 的利妥昔单抗、阿达木单抗和贝伐珠单抗 3 个生物类似药（表 5）以及阿哌沙班化学首仿药（表 6）等。另外，批准了 19 个创新医疗器械上市（表 7），特别是拥有自主知识产权的医用重离子加速器即碳离子治疗设备的获批，打破了我国高端放疗市场被国外产品的垄断，对于提升我国医学肿瘤诊疗手段和水平具有重大意义。

表 4　2019 年 NMPA 批准上市的新药

序号	企业	通用名	适应证	备注
1	豪森药业	聚乙二醇洛塞那肽注射液	糖尿病	化学药
2	豪森药业	甲磺酸氟马替尼片	白血病	化学药
3	金迪克	四价流感病毒裂解疫苗	预防疫苗	生物制品
4	中昊药业	本维莫德乳膏	银屑病	化学药
5	恒瑞医药	注射用卡瑞利珠单抗	淋巴瘤	PD-1 生物药
6	恒瑞医药	注射用甲苯磺酸瑞马唑仑	胃镜检查镇静剂	化学药
7	同联制药	可利霉素片	抗生素	化学药
8	绿谷制药	甘露特纳胶囊	阿尔茨海默病	化学药
9	再鼎医药	甲苯磺酸尼拉帕利胶囊	抗肿瘤	化学药
10	百济神州	替雷利珠单抗注射液	淋巴瘤	PD-1 生物药
11	万泰沧海	双价人乳头瘤病毒疫苗	宫颈癌疫苗	生物制品
12	沃森生物	13 价肺炎球菌多糖结合疫苗	预防疫苗	生物制品
13	天士力	芍麻止痉颗粒	抽动障碍	6.1 类中药
14	方盛制药	小儿荆杏止咳颗粒	儿科止咳用药	6.1 类中药

表 5　2019 年 NMPA 批准上市的国产首家生物类似药

序号	企业	通用名	适应证
1	复宏汉霖	利妥昔单抗注射液	淋巴瘤
2	百奥泰	阿达木单抗注射液	类风湿关节炎、强直性脊柱炎
3	齐鲁制药	贝伐珠单抗注射液	结直肠癌

表 6　2019 年 NMPA 批准上市的国产临床急需重点仿制药

序号	企业	通用名	适应证
1	天晴（首仿）、齐鲁	托法替布	类风湿关节炎、银屑病等
2	天晴、齐鲁	来那度胺（备注）	骨髓瘤
3	天晴（首仿）、科伦、齐鲁	吉非替尼	非小细胞肺癌
4	盛迪（首仿）、天晴、山香	阿比特龙	前列腺癌
5	天晴（首仿）	利伐沙班	抗血栓
6	豪森（首仿）、天晴、科伦	阿哌沙班	抗血栓
7	汇宇（首仿）、天晴	阿扎胞苷	骨增生异常综合征（MDS）、白血病等

注：来那度胺首仿企业为双鹭，2017 年 12 月获批上市。

表 7　2019 年 NMPA 批准上市的部分创新型医疗器械重点产品

序号	企业	产品名称
1	北京乐普医疗	生物可吸收冠状动脉雷帕霉素洗脱支架系统
2	重庆润泽医药	多孔钽骨填充材料
3	青岛中皓生物	脱细胞角膜植片
4	兰州科近泰基	碳离子治疗系统
5	上海联影	正电子发射及 X 射线计算机断层成像扫描系统
6	杭州优思达生物	核酸扩增检测分析仪（结核分枝杆菌复合群核酸定性检测）

注：信息来源为国家药品监督管理局。

四、质量标准及保障能力继续提升

（一）仿制药质量和疗效一致性评价全面推进

《化学药品注射剂仿制药质量和疗效一致性评价技术要求（征求意见稿）》发布，仿制药质量和疗效一致性评价提速。截至 2019 年底，已上市仿制药一致性评价受理总数达到 1716 个受理号。仅 2019 年，仿制药一致性评价承办的受理号就达到 1038 个，同比增加 71.0%。2019 年，国家药品监督管理局共审评通过批准一致性评价申请 260 件，107 个品种（按照通用名统计，下同），按照新注册分类批准仿制药 197 件（84 个品种），累计发布参比制剂目录 22 批，共 1899 个品规，其中包括注射剂参比制剂 402 个品规（141 个品种）。各省份受理号数量居于前三的为江苏、山东和广东，一致性评价通过企业数达到 3 家或以上的品规有 47 个。国产仿制药质量水平进一步提升。

（二）基本医保保障水平提升

2019 年《国家基本医疗保险、工伤保险和生育保险药品目录》共收录药品 2709 个，调入药品 218 个，调出药品 154 个，净增 64 个。新版目录结构优化，优先考虑国家基本药物、癌症及罕见病等重大疾病治疗用药、慢性病用药、儿童用药、急救抢救用药等新需求，减轻了参保人员负担，提升了患者临床用药可及性和获得感。同时，通过准入谈判，共纳入 97 个国产重大创新药品和进口新药并确定了支付标准，新增的 70 个药品价格平均下降 60.7%。城乡居民医保标准和保障能力进一步提高。2019 年居民医保人均财政补助标准新增 30 元，达到每人每年不低于 520 元，新增财政补助一半用于提高大病保险保障能力。高血压、糖尿病等门诊用药纳入医保报销，大病保险政策范围内报销比例由 50% 提高至 60%。

（三）短缺药品保供能力增强

国务院办公厅发布《关于进一步做好短缺药品保供稳价工作的意见》，明确加强市场监测、规范用药管理、完善采购机制、加大价格监管和健全多层次供应体系等措施，保障短缺药稳定供应。原料药领域反垄断执法力度加强，价格异常波动和市场供应紧张状况明显缓解。工业和信息化部等联合认定了第二批小品种药（短缺药）集中生产基地建设单位3个，总数达到6个。针对重大疾病治疗、罕见病、儿童用药等短缺药，以及应对突发公共卫生事件的特需药物的保供能力进一步增强。

五、国际化市场程度进一步升级

（一）出口结构质量改善

医疗器械和生物药出口增速领先。医疗器械的外贸增势良好，成为出口增速最快的医药细分领域。全年医疗仪器设备及器械制造出口交货值达724.2亿元，增速为11.7%，高于医药工业平均增速4.7个百分点，出口总额超过了原料药，比重达34.2%。面向"一带一路"新兴市场和发达国家的制剂出口加快增长，特别是生物药品全年出口交货值达205.6亿元，增速为11.1%，高于医药工业平均增速4.0个百分点。仿制药国际注册进入收获期，累计获得欧美仿制药批件450余个。据统计，2019年国内29家制药企业的96个ANDAs（正式和临时申请号）获得美国FDA批准，数量与2018年97个基本持平，占美国FDA年度批准仿制药数量的10%左右。技术含量较高的缓控释ANDAs和注射剂ANDAs获批增多，2019年注射剂ANDAs获批数量比重达30%（表8）。

表8　2019年中国药企ANDAs获批情况（数量单位：个）

序号	企业	获批数量	ANDAs品种
1	复星医药	18	贝美前列素滴剂、美法仑注射剂、奥洛他定滴剂（2）、唑来膦酸注射剂、艾司洛尔注射剂、度洛西汀肠溶胶囊、坦罗莫司注射剂、度骨化醇注射剂、格隆溴铵注射剂、甲硫酸新斯的明注射剂、骨化三醇注射剂、恩替卡韦片（2）、伊立替康注射剂、莫西沙星、阿糖胞苷注射剂、甲磺酸齐拉西酮注射剂
2	南通联亚	12	甲泼尼龙片、炔雌醇+醋酸炔诺酮片、可乐定缓释片、硝苯地平缓释片、替扎尼定胶囊、雌二醇+醋酸炔诺酮片、非诺贝特胶囊、去氨加压素片、地尔硫䓬缓释胶囊、酒石酸长春瑞滨注射剂、诺孕酯+炔雌醇片、奥昔布宁片
3	海正药业	8	替格瑞洛片、替米沙坦片、氯沙坦钾片、柔红霉素注射剂（2）、多柔比星注射剂、放线菌素D注射剂、克拉屈滨注射液

序号	企业	获批数量	ANDAs品种
4	东阳光药	7	普拉格雷片、左氧氟沙星片、奥美沙坦酯片、阿格列汀、他达拉非片、阿哌沙班、芬戈莫德胶囊
5	南京健友	6	苯磺顺阿曲库铵注射剂（2）、肝素钠注射剂、左亚叶酸钙注射剂（2）、依诺肝素钠注射剂
6	景峰医药	5	双环胺注射剂、甲泼尼龙片、福沙吡坦二甲葡胺注射剂、利多卡因软膏、安非他命缓释胶囊
7	齐鲁制药	5	奥美沙坦酯片、卡非佐米、他达拉非片、琥珀酸索利那新片、醋酸阿比特龙片
8	华海药业	4	氯化钾缓释片、利伐沙班、氯化钾缓释胶囊、多非利特胶囊
9	人福医药	4	丁螺环酮片、烟酸缓释片、萘普生钠片、氯化钾缓释片
10	石药集团	3	阿奇霉素片、琥珀酸索利那新片、普瑞巴林胶囊
11	海南双成	2	普瑞巴林胶囊、比伐芦定注射剂
12	普利制药	2	依替巴肽注射剂、万古霉素注射剂
13	青岛百洋	2	度洛西汀肠溶胶囊、塞来昔布胶囊
14	上海医药	2	多西环素胶囊、多西环素片
15	宣泰医药	2	普罗帕酮缓释胶囊、泊沙康唑缓释片
16	北京泰德	1	替格瑞洛片
17	博瑞医药	1	恩替卡韦片
18	博雅制药	1	琥珀酸索利那新片
19	步长制药	1	他达拉非片
20	恒瑞医药	1	达托霉素注射剂
21	华东医药	1	泮托拉唑钠注射剂（T）
22	鲁南制药	1	瑞舒伐他汀钙片
23	民生药业	1	利塞磷酸钠片
24	普洛药业	1	万古霉素注射剂
25	瑞阳制药	1	奈必洛尔片
26	安必生	1	坦索罗辛胶囊
27	永太科技	1	瑞舒伐他汀钙片
28	永信药品	1	非洛地平缓释片
29	亚宝药业	1	甲苯磺酸索拉非尼片（T）

注：信息来源是 NMPA 南方医药经济研究所。T（ANDA 暂时性批准）。

（二）国际化创新取得突破

国产新药在境外开展临床研究和上市申报数量增多。选择到海外开展新药临床试验，成为中国创新药公司国际化布局的新趋势。2019 年，包括百济神州、复星医药、信达生物、天境生物、丹诺医药等一批创新医药企业，在海外的临床研究获得了突破性进展，通过追随全球热门靶点药物，抢占原始创新领先机会（First-in-class/Best-in-class）。百济神州的泽布替尼胶囊、石药集团的马来酸左旋氨氯地平片等 2 个新药上市申请（NDA）获得美国 FDA 批准。其中，百济神州自主研发的治疗淋巴瘤的 BTK 抑制剂泽布替尼（Brukinsa）获批美国 FDA 加速上市，实现了国产创新药境外注册"零的突破"。

六、医药行业面临的机遇与挑战

（一）正视客观挑战

2019 年是我国医药行业转型升级的攻坚年，整个行业面临一些客观挑战：一是行业发展迎来瓶颈期。鼓励医药创新、规范医疗市场、完善医保支付等改革力度加大，不合理用药、辅助用药和过度诊疗现象受到限制，需求侧拉动产业的动力阶段性弱化，医药市场进入慢增长的中低速态势。二是市场竞争优胜劣汰加剧。一致性评价成为仿制药参与市场竞争的门槛，以带量采购促进药价实质性降低常态化。同时，随着欧美创新药、印度仿制药的进口加快，过专利期药品、慢性病仿制药的价格迅速下滑，国内医药企业增长和盈利压力陡增，行业面临转型升级发展的"阵痛期"。三是原料药绿色发展任务艰巨。在监管标准不断提高的环境下，原料药企业环保安全达标水平、市场供求关系不稳定的矛盾依然突出，生态环境治理的短板和薄弱环节依然较多。《中华人民共和国土壤污染防治法》施行，土壤和地下水污染防治、固体废物与化学品环保管理等问题亟待改善，原料药生产与国际化接轨的环境安全管理水平有待提高。《推动原料药产业绿色发展的指导意见》发布，原料药行业可持续发展能力亟需进一步提升。

（二）积极抢抓机遇

在正视客观挑战的同时，医药行业应该积极抢抓以下机遇：一是全民健康需求持续增加。我国有 14 亿人口的健康大需求，城乡基本医疗保险参保率超过 98%。其中，有 2.5 亿 60 岁以上老年人群的健康高需求，65 岁及以上人口的占比达 12.6%，还有 2.5 亿 15 岁以下少年儿童的健康新需求，以及肿瘤、心脑血管等现代慢性病的健康多需求正快速增长。中国特色的医疗保险制度高质量建设大力推进，新版医保药品目录扩容实施，全民医保水平提高，商业医保服务扩大，刚性需求潜力巨大。二是创新发展迎来最好时代。支持医药创新的政策和环境不断完善。创新产品通过特殊或优先审评审批途径快速上市，新药进入医保药品目录加快，市场培育期大大缩短。研发产业链（CRO、CDMO）配套日益成熟，拥有自主知识产权的化学创新药、生物药和高端医疗器械研发方兴未艾，科技创新对医药市场发展的支撑和引领作用日益增强。三是产业结构调整步入活跃期。受供给侧结构性改革深入推进影响，产业链监管要求变革加快。鼓励智能制造、智慧管理、共享经济等行业政策推动医药企业更加注重集约化经营，集采和支付政策改变促使临床用药结构、市场发展模式正深度调整。仿制药产品面临价格挤压和成本上升，盈利空间缩小，同质化竞争淘汰加速。医药企业结构出现新分化，行业重组整合的客观需求增多，创新型企业有望加快发展成为国际化公司，中国制造的创新药和仿制药越来越多地加速走向国际市场。

（三）相关建议

一是完善产业链调控政策。以创新驱动和高质量发展为指引，完善财税、融资优惠政策，支持医药产品基础创新和快速产业化；推进医药制造业创新中心建设，提升医药生产智能制造水平；优化医药产业园合理布局，推动化学原料药绿色发展。

二是加快培育新的增长点。鼓励聚焦基于新靶点、新作用机制的生物药研发和高端医疗器械开发，发展以肿瘤细胞免疫治疗为代表的抗体、疫苗等精准医疗创新技术。加快突破行业关键性、共性技术瓶颈，促进医药行业提质增效。

三是引导企业集约化发展。分类提高医药产品的注册、质量、环保、安全、能源等监管标准，加快推进仿制药质量和疗效一致性评价。严格市场准入规范，加强行业动态监管，形成市场倒逼机制，促进强势企业整合和落后企业退出。

四是健全多层次医保体系。加快建立统一的医保支付标准，鼓励优先使用通过一致性评价仿制药。大力发展商业健康保险，支持商业保险产品创新，扩大商业健康保险个人所得税优惠幅度，满足人民群众多样化的健康保障需求。

五是提升国际化质量水平。加大对自主创新医药产品和制剂出口的税收优惠，引导增加国际高端市场出口。完善出口信贷及出口信用保险政策，支持优势企业走出去整合海外资源。鼓励开发"一带一路"市场潜力，促进产能转移国际化合作。

六是强化医药战略性储备。加大医药储备前瞻性布局，增加生物安全战略储备投入。完善实物、技术、功能、信息和产能等组合储备形式，增强常态和动态结合储备作用，健全对承储单位补偿机制，提高应对公共卫生突发事件的响应速度和应急能力。

政策法规

◎ 我国发布深化医疗保障制度改革意见
  加快建成多层次医疗保障体系

◎ 国家医疗保障局关于深化医疗保障制度
  改革答记者问

◎ 疫苗管理法

◎ 药品管理法

◎《药品注册管理办法》和《药品生产监督
  管理办法》

◎ ……

我国发布深化医疗保障制度改革意见
加快建成多层次医疗保障体系

新华社记者　屈婷

2020 年 3 月 5 日，《中共中央 国务院关于深化医疗保障制度改革的意见》（以下简称《意见》）（全文见附录一）发布。该意见围绕坚持和完善中国特色社会制度，从增进民生福祉出发，着眼于加快建成覆盖全民、城乡统筹、权责清晰、保障适度、可持续的多层次医疗保障体系。

《意见》全文共 8 个部分 28 条，以习近平新时代中国特色社会主义思想为指导，全面贯彻党的十九大和十九届二中、三中、四中全会精神，坚持以人民健康为中心，坚持问题导向、目标导向、结果导向，全面部署医疗保障制度改革工作，研究提出了 "1+4+2" 的总体改革框架。

其中，"1" 是力争到 2030 年，全面建成以基本医疗保险为主体，医疗救助为托底，补充医疗保险、商业健康保险、慈善捐赠、医疗互助共同发展的多层次医疗保障制度体系。"4" 是健全待遇保障、筹资运行、医保支付、基金监管四个机制。"2" 是完善医药服务供给和医疗保障服务两个支撑。

目前，我国已建立了世界上规模最大的基本医疗保障网，全国基本医疗保险参保人数超过 13.5 亿人，覆盖面稳定在 95% 以上。随着人民群众对健康福祉的美好需要日益增长，医疗保障领域发展不平衡不充分的问题逐步显现。这些问题关系到人民群众获得感，必须加以改革。

《意见》还就完善重大疫情医疗救治费用保障机制专门作出制度性安排，提出在突发疫情等紧急情况时，确保医疗机构先救治、后收费，健全重大疫情医疗救治医保支付政策，完善异地就医直接结算制度，确保患者不因费用问题影响就医等要求。

国家医疗保障局负责人表示，《意见》为全面深化医疗保障改革指明了方向，未来医保制度的保障功能将得到强化。国家医保局将坚决贯彻落实意见要求，健全重特大疾病医疗保险和救助机制，进一步筑牢托底保障功能，充分发挥药品、医用耗材集中带量采购在深化医药服务供给侧改革中的引领作用，在推动解决医疗服务体系领域深层次的体制机制问题、缓解群众看病贵问题上取得更大成效。

国家医疗保障局
关于深化医疗保障制度改革答记者问

国家医疗保障局微信公众号

2020 年 3 月，中共中央、国务院印发了《关于深化医疗保障制度改革的意见》(以下简称《意见》)。国家医疗保障局负责人就有关问题回答了记者的提问。

问：为什么要深化医疗保障制度改革？

答：医疗保障是民生保障的重要内容。党中央、国务院对此高度重视，持续健全完善医疗保障制度。特别是党的十八大以来，全民医保改革纵深推进，在破解看病难、看病贵问题上取得了突破性进展。目前，我国已建立了世界上规模最大的基本医疗保障网，全国基本医疗保险参保人数超过 13.5 亿人，覆盖面稳定在 95% 以上；医疗保障基金收支规模和累计结存稳步扩大，整体运行稳健可持续。

随着中国特色社会主义进入新时代，人民群众对健康福祉的美好需要日益增长，医疗保障领域发展不平衡不充分的问题逐步显现。主要表现：一是制度碎片化。一些地方政策口子松，制度叠床架屋。二是待遇不平衡。地区间保障水平衔接不够，过度保障与保障不足现象并存。三是保障有短板。职工医保个人账户弱化了共济保障功能，门诊保障不够充分。四是监管不完善。侵蚀医保基金和侵害群众利益的现象还比较普遍，医保对医疗服务行为约束不足。五是改革不协同。医药服务资源不平衡，医保、医疗、医药改革成果系统集成不足。这些问题关系到人民群众获得感，必须加以改革。

习近平总书记在党的十九大报告中提出，要完善统一的城乡居民基本医疗保险制度和大病保险制度，全面建立中国特色医疗保障制度；在党的十九届四中全会进一步强调，要坚持应保尽保原则，健全统筹城乡、可持续的基本医疗保险制度。2019 年 11 月 26 日，习近平总书记主持召开中央全面深化改革委员会第十一次会议，审议通过了《关于深化医疗保障制度改革的意见》，作为贯彻落实十九届四中全会精神的成果，研究明确了一系列重要改革举措。

Q 问：《意见》总体框架和主要内容是什么？

A 答：《意见》全文共 8 个部分 28 条，以习近平新时代中国特色社会主义思想为指导，全面贯彻党的十九大和十九届二中、三中、四中全会精神，坚持以人民健康为中心，坚持问题导向、目标导向、结果导向，全面部署医疗保障制度改革工作，研究提出了"1+4+2"的总体改革框架。其中，"1"是力争到 2030 年，全面建成以基本医疗保险为主体，医疗救助为托底，补充医疗保险、商业健康保险、慈善捐赠、医疗互助共同发展的多层次医疗保障制度体系。"4"是健全待遇保障、筹资运行、医保支付、基金监管四个机制，分别在《意见》的第二至第五部分予以明确。"2"是完善医药服务供给和医疗保障服务两个支撑，分别在《意见》的第六、第七部分予以明确。《意见》的第八部分是保障措施，包括加强党的领导、强化协同配合、营造良好氛围等。

Q 问：深化医疗保障制度改革坚持哪些基本原则？

A 答：此次医疗保障制度改革总体考虑是围绕坚持和完善中国特色社会制度的宏大主题，从增进民生福祉出发，着眼于加快建成覆盖全民、城乡统筹、权责清晰、保障适度、可持续的多层次医疗保障体系，全面总结近 20 多年来特别是党的十八大以来医疗保障改革发展成效、经验，明确改革遵循的基本原则：一是坚持应保尽保、保障基本，基本医疗保障依法覆盖全民，坚持尽力而为、量力而行，实事求是确定保障范围和标准。二是坚持稳健持续、防范风险，根据经济发展水平等因素科学确定筹资水平，均衡各方筹资缴费责任，加强统筹共济，防范基金风险。三是坚持促进公平、筑牢底线，提高制度的公平性、协调性，逐步缩小待遇差距，增强普惠性、基础性、兜底性保障。四是坚持治理创新、提质增效，发挥市场在资源配置中的决定性作用，不断提高治理社会化、法治化、标准化、智能化水平。五是坚持系统集成、协同高效，强调增强医保、医疗、医药联动改革的协同性，增强医保对医药服务领域的激励约束作用。

Q 问：《意见》采取哪些改革措施完善待遇保障机制？

A 答：公平适度的待遇保障是增进人民健康福祉的内在要求。《意见》强调，推进法定医疗保障制度更加成熟定型，统筹规划各类医疗保障高质量发展，根据经济发展水平和基金承受能力稳步提高医疗保障水平。一是坚持和完善依法覆盖全民的基本医疗保险制度，职工和城乡居民分类保障，待遇与缴费挂钩，体现多缴多得的原则。二是改革职工基本医疗保险个人账户，建立健全门诊共济保障机制，着力补齐门诊保障短板。三是增强医疗救助托底保障，通过提高年度医疗救助限额、合理控制政策范围内自付费用比例等硬措施，进一步减轻贫困群众医疗负担。四是强化基本医疗保险、大病保险与医疗救助三重保障功能，促进各类医疗保障互补衔接，加快发展商业健康保险，统筹调动慈善医疗救助力量，支持医疗互助有序发展，满足群众多元保障需求。

Q 问：《意见》对突发重大疫情期间医疗救治保障提出了哪些针对性的制度安排？

A 答：新冠肺炎疫情发生以来，国家医疗保障局认真贯彻落实党中央、国务院决策部署，全力做好患者医疗救治费用保障工作，明确提出"确保患者不因费用问题影响就医、确保收治医院不因支付政策影响收治"，陆续出台了系列专项政策，将国家卫生健康委员会诊疗方案中涉及的药品和诊疗项目临时纳入基金支付范围，通过基本医保、大病保险、医疗救助等多个渠道支付确诊和疑似患者医疗救治费用；迅速向集中收治患者的医疗机构预拨专项资金，异地就医不受备案等规定限制，一律实行先救治、后结算。同时，在科学研判基金承受能力基础上，明确参保单位和个人可延期缓缴医疗保险费，指导各省阶段性减征职工基本医疗保险费，有力减轻企业负担、支持企业复工复产。

《意见》全面贯彻落实习近平总书记在中央全面深化改革委员会第十二次会议上的重要讲话精神，总结新冠肺炎疫情期间医疗保障实践做法，就完善重大疫情医疗救治费用保障机制专门提出了制度性安排：一是在突发疫情等紧急情况时，确保医疗机构先救治、后收费，健全重大疫情医疗救治医保支付政策，完善异地就医直接结算制度，确保患者不因费用问题影响就医。二是探索建立特殊群体、特定疾病医药费豁免制度，有针对性免除医保目录、支付限额、用药量等限制性条款，减轻困难群众就医就诊后顾之忧。三是统筹医疗保障基金和公共卫生服务资金使用，提高对基层医疗机构的支付比例，实现公共卫生服务和医疗服务有效衔接。

问：如何健全筹资运行机制，确保医疗保障基金稳健可持续？

答：合理筹资、稳健运行是医疗保障制度可持续的基本保证。《意见》强调，要建立与社会主义初级阶段基本国情相适应、与各方承受能力相匹配、与基本健康需求相协调的筹资机制，切实加强基金运行管理，加强风险预警和防范，坚决守住不发生系统性风险底线。一是完善筹资分担和调整机制，建立基本医疗保险基准费率制度，均衡个人、用人单位、政府三方筹资缴费责任，加强财政对医疗救助投入。二是巩固提高统筹层次，全面做实基本医疗保险市地级统筹，探索推进市地级以下医疗保障部门垂直管理，鼓励推进省级统筹，做大做强基金"池子"，增强基金抗风险的能力。三是加强基金风险防范，科学编制医疗保障基金收支预算，全面实施预算绩效管理，实现基金中长期精算平衡，健全基金运行风险评估、预警机制，确保基金运行稳健可持续。

问：如何建立管用高效的医保支付机制？

答：医保支付是保障群众获得优质医药服务、提高基金使用效率的关键机制。《意见》提出，要建立管用高效的医保支付机制，聚焦临床需要、合理诊治、适宜技术，完善医保目录、协议、结算管理，更好保障参保人员权益。一是完善医保目录动态调整机制，健全医保目录动态调整机制，推动医保准入谈判制度更加成熟，持续优化医保目录，逐步实现全国医保用药范围基本统一。二是创新医保协议管理，及时将符合条件的医药机构纳入协议管理范围，支持"互联网＋医疗"等新服务模式发展，建立健全跨区域就医协议管理机制，注重加强对定点机构履行协议的监督考核。三是推进医保支付方式改革，完善医保基金总额预算办法，推进大数据应用，逐步建立按病种、按疾病诊断相关分组付费为主，按床日、按人头、按服务单元付费等协同发展的多元复合型支付方式，探索医疗服务与药品分开支付。

Q 问：如何建立健全严密有力的基金监管机制，确保医疗保障基金安全高效、合理使用？

A 答：医疗保障基金是人民群众的"保命钱"。习近平总书记多次就保障医保基金安全作出重要指示批示，要求采取更加严密有效的措施。国家医疗保障局组建以来，始终把维护基金安全作为首要任务，不断织密扎牢医保基金监管的制度笼子，以零容忍的态度严厉打击欺诈骗保行为。一是改革医保基金监管体制，总结地方实践探索经验，进一步健全基金监管体制机制，建立内外联动的综合监管体系，发挥医保公共服务机构监管、部门协同监管、第三方力量监管和社会监督的作用，切实强化医保基金监管能力配置。二是创新基金监管方式，建立监督检查常态机制，充分运用信息化手段发现和处置线索，进一步用好飞行检查，建立信息强制披露制度，依法依规向社会公开医药费用、费用结构等信息。三是保持打击欺诈骗保高压态势，加快制定完善医保基金监管相关法律法规，推动监管有法可依，推行守信联合激励和失信联合惩戒，坚决斩断伸向医保基金的各类"黑手"，严肃追究欺诈骗保单位和个人责任，坚决打击欺诈骗保、危害参保群众权益的行为。

Q 问：《意见》对协同推进医药服务供给侧改革提出了哪些举措？

A 答：医药服务供给关系人民健康和医疗保障功能的实现。2019年以来，国家组织药品集中采购和使用实现重大突破，地方探索高值医用耗材集中带量采购也取得积极成效。此次《意见》专章部署协同推进医药服务供给侧改革任务，强调充分发挥药品、医用耗材集中带量采购在深化医药服务供给侧改革中的引领作用，在推动解决医疗服务体系领域深层次的体制机制问题、缓解群众看病贵问题上取得更大成效。一是深化药品、医用耗材集中带量采购制度改革，坚持招采合一、量价挂钩，以带量采购为原则，全面推进药品、医用耗材集中采购，建立健全省级招标采购平台，推进构建区域性、全国性联盟采购机制。二是建立以市场为主导的价格形成机制，建立医药价格信息、产业发展指数监测与披露机制，综合运用监测预警、函询约谈、提醒告诫、成本调查、信用评价等方式规范价格行为。完善医疗服务项目准入制度，建立价格科学确定、动态调整机制，推进医疗服务价格改革试点。深入治理药品、高值医用耗材价格虚高，使更多常用药品、医用耗材回归合理价格区间。

三是增强医药服务可及性，健全全科和专科医疗服务合作分工的现代医疗服务体系，加快发展社会办医，规范"互联网＋医疗"等新服务模式发展，健全短缺药品监测预警和分级应对体系。四是促进医疗服务能力提升，加强医疗机构内部专业化、精细化管理，分类完善科学合理的考核评价体系，改革完善人事薪酬制度。

问： 如何优化医疗保障公共管理服务？

答： 医疗保障公共管理服务承担医保基金支付、服务参保群众等重要职责。《意见》从统筹城乡发展、适应人口流动的角度，提出优化医保公共管理服务的若干改革举措。一是加强经办能力建设，构建全国统一的医疗保障经办管理体系，大力推进服务下沉，实现省、市、县、乡镇（街道）、村（社区）全覆盖。二是推进医保标准化和信息化建设，统一医疗保障业务标准和技术标准，形成跨区域、跨层级、跨部门的"通用语言"，部署建立全国统一、高效、兼容、便捷、安全的医疗保障信息系统，解决数据鸿沟、信息孤岛等突出问题。三是优化医疗保障公共服务，实现医疗保障一站式服务、一窗口受理、一单制结算。做好参保和医保关系转移接续，完善异地就医直接结算服务，建立统一的医疗保障服务热线。四是推进医保治理创新，推进医疗保障经办机构法人治理，规范和加强与商业保险机构、社会组织的合作，探索建立跨区域医保管理协作机制等创新性措施。

疫苗管理法

《中华人民共和国疫苗管理法》正式公布

新华社

历经最高立法机关三次审议，第十三届全国人民代表大会常务委员会（以下简称全国人大常委会）第十一次会议 2019 年 6 月 29 日表决通过了《中华人民共和国疫苗管理法》（以下简称《疫苗管理法》）。《疫苗管理法》共十一章100 条，对疫苗的研制、生产、流通、预防接种等各环节均作出了明确规定，该法自 2019 年 12 月 1 日起施行。这是我国对疫苗管理进行的专门立法，将对疫苗实行最严格的管理制度，坚持安全第一、风险管理、全程管控、科学监管、社会共治。

专家指出，这部疫苗管理的专门法律，回应了人民群众的期待，解决疫苗管理中存在的突出问题，在制度设计中充分体现了药品领域"四个最严"的要求。

作为管理法，法律的"牙齿"很重要。从 2018 年 12 月底全国人大常委会第一次审议到第三次审议，有关疫苗违法犯罪行为的法律责任一直在"加码"。《疫苗管理法》明确，疫苗犯罪行为依法从重追究刑事责任；对违法生产销售假劣疫苗，违反生产、储存、运输相关质量管理规范要求等情形的，设置了比一般药品更高的处罚；落实"处罚到人"要求，依法实行罚款、行政拘留、从业禁止直至终身禁业等。

《疫苗管理法》还为疫苗管理的全链条、各环节、各主体都设定了严格的责任。有些是制度上的创新，比如国家将实行疫苗全程电子追溯制度、预防接种异常反应补偿制度和疫苗责任强制保险制度等。

有些是对原有措施的"升级"。在生产环节，《疫苗管理法》提出，国家对疫苗生产实行严格准入制度。从事疫苗生产活动，要在《药品管理法》规定的从事药品生产条件之外，满足更加严格的条件。

在流通环节,《疫苗管理法》明确,疫苗储存、运输的全过程应当处于规定的温度环境,冷链储存、运输应当符合要求,并定时监测、记录温度。对于违反上述要求的单位和个人,将给予没收所得、罚款等惩罚。

在预防接种环节,《疫苗管理法》对接种单位的设置、人员资质及冷链作出严格规定,并要求医疗卫生人员在接种前、接种时、接种后严格按照要求提供预防接种服务,比如接种时要"三查七对",接种后发现不良反应要及时救治等。

在监督管理环节,《疫苗管理法》提出,国家建设中央和省级两级职业化、专业化药品检查员队伍;疫苗管理部门要建立质量、预防接种等信息共享机制;实行疫苗安全信息统一公布制度等。

《疫苗管理法》全文及
解读请扫二维码

国家药品监督管理局就《中华人民共和国疫苗管理法》相关问题答记者问

中国医药报记者　陆悦

2019 年 6 月 29 日,《中华人民共和国疫苗管理法》(以下简称《疫苗管理法》)经第十三届全国人大常委会第十一次会议表决通过。为深刻理解《疫苗管理法》的出台背景、意义以及特点,记者对国家药品监督管理局相关负责人进行了专访。

Q 问:《疫苗管理法》如何体现"对疫苗实行最严格的管理制度"?

A 答:《疫苗管理法》全面贯彻落实习近平总书记关于药品监管"四个最严"的要求,在"总则"中就旗帜鲜明地提出"国家对疫苗实行最严格的管理制度",直接使用"最严格"的术语,这在立法中是不多见的。

研制环节,对疫苗临床试验实行更加特殊的受试者保护,要求审慎选择受试者,合理设置受试者群体和年龄组;疫苗的临床试验应当由三级医疗机构或者省级以上疾病预防控制机构实施或者组织实施。

生产环节,对疫苗生产实行比一般药品更为严格的生产准入制度,除符合《药品管理法》规定的从事药品生产活动的条件外,还需符合疾病预防、控制需要,具备适度规模和足够的产能储备,具有保证生物安全的制度和设施、设备;要求疫苗上市许可持有人的法定代表人、主要负责人具有良好的信用记录,生产管理负责人、质量管理负责人、质量受权人等关键岗位人员具有相应的专业背景、从业经历;制定并实施风险管理计划,主动开展上市后研究,开展质量跟踪分析,持续优化生产工艺和质量控制标准。

配送环节,疫苗由上市许可持有人按照采购合同约定向疾病预防控制机构供应,疾病预防控制机构按照规定向接种单位供应;配送疫苗应当遵守疫苗储存、运输管理规范，全过程处于规定的温度环境，冷链储存、运输应符合要求并实时监测、记录温度，保证疫苗质量。

处罚方面，实行更严厉的处罚，对生产、销售假劣疫苗，申请疫苗注册提供虚假数据，以及违反药品相关质量管理规范等违法行为，设置了比一般药品更高的处罚幅度。如生产销售的疫苗属于假药的，按货值金额处十五倍以上五十倍以下的罚款，货值金额不足五十万元的按五十万元计算。

问：疫苗监管有哪些重点难点？《疫苗管理法》对此有何新规定？

答：问题是时代的声音，也是创新的动力。近年来发生的疫苗案件，暴露出疫苗生产、流通、使用等环节存在相关主体的主体责任不落实、质量安全管理不到位的严重问题，同时也反映出职业化、专业化监管力量薄弱等突出问题。

在生产环节，主要问题体现在两个方面：一是产业规模化、集约化程度不高。为此，《疫苗管理法》规定，国家制定疫苗行业发展规划和产业政策，支持疫苗产业发展和结构优化，鼓励疫苗生产规模化、集约化，不断提升疫苗生产工艺和质量水平。二是生产规范化程度有待进一步提高。部分疫苗企业风险意识和责任意识不强，在质量控制和风险管控方面，距离国际先进水平尚有一定差距，个别企业甚至存在违法违规生产的问题。为此，《疫苗管理法》要求，疫苗上市许可持有人应当加强疫苗全生命周期质量管理；应当按照经核准的生产工艺和质量控制标准进行生产和检验，生产全过程应当符合药品生产质量管理规范的要求；应当按照规定对疫苗生产全过程和疫苗质量进行审核、检验；应当对疫苗进行质量跟踪分析，持续提升质量控制标准，改进生产工艺，提高生产工艺稳定性。

在流通环节，主要问题是流通储存运输的不规范。山东疫苗事件集中反映出疫苗流通环节的混乱。为此，《疫苗管理法》规定，疾病预防控制机构、接种单位、疫苗上市许可持有人、疫苗配送单位应当遵守疫苗储存、运输管理规范，保证疫苗质量。疫苗储存、运输的全过程应当处于规定的温度环境，冷链储存、运输应当符合要求，并定时监测、记录温度。

在接种环节，主要问题是预防接种行为的不规范。2019年发生的江苏金湖多名儿童接种过期疫苗事件、海南银丰医院接种假疫苗事件，暴露出个别疫苗接种单位利欲熏心、违规操作的问题，严重损害消费者权益。为此，《疫苗管理法》规定，接种单位应当加强内部管理，开展预防接种工作应当遵守预防接种工作规范、免疫程序、疫苗使用指导原则和接种方案；各级疾病预防控制机构应当加强对接种单位预防接种工作的技术指导和疫苗使用的管理。

在研发环节，主要问题是疫苗自主创新能力不够强。为此，《疫苗管理法》提出，国家支持疫苗基础研究和应用研究，促进疫苗研制和创新，将预防、控制重大疾病的疫苗研制、生产和储备纳入国家战略；制定相关研制规划，安排必要的资金，支持多联多价等新型疫苗的研制，对于创新疫苗予以优先审评审批。希望通过这些措施，进一步促进我国创新疫苗研发，更好满足公众的用药需求。

在监管力量建设方面，职业化、专业化监管力量尤其是检查员力量薄弱，不能适应当前疫苗监管工作的形势与需求。从制药发达国家和地区的经验看，培养一名合格的职业化、专业化检查员平均需要 5~10 年。目前，我国拥有 800 余名国家级药品 GMP 检查员，大部分为兼职检查员，其中可检查疫苗的检查员约 100 人，有生物学相关专业背景的检查员数量更少。为此，《疫苗管理法》明确规定，国家建设中央和省级两级职业化、专业化药品检查员队伍，加强对疫苗的监督检查。

Q 问：请问《疫苗管理法》在保障公众知情权和及时充分获取信息方面有哪些规定？

A 答：疫苗属于信任品。消费者选择疫苗，往往是根据相关产品信息，这与食品有所不同。有的食品属于搜寻品，通过眼观就能发现质量问题；有的食品属于体验品，通过品尝就可知道产品质量。疫苗则有所不同，消费者往往需要依靠产品信息和负责接种的医务人员的指导进行选择。

《疫苗管理法》确定了一个重要原则——社会共治原则，而实现社会共治原则的重要前提就是"信息公开"，只有公开，才能满足消费者的知情权、参与权、表达权和选择权。及时、充分、有效公开疫苗监管和产品信息，提高疫苗行业和监督管理工作透明度，是促进产业提升、提高监管效能的有效手段，也是普及疫苗知识、促进预防接种的积极措施。

《疫苗管理法》在制度设计上有一个重要创新，在对疫苗产品提出总要求的同时，对疫苗信息也提出了总要求，即保证全过程信息真实、准确、完整和可追溯。

《疫苗管理法》对政府部门的信息公开和疫苗企业的信息公示提出了明确要求。

一是要求监管部门及时公布批准疫苗的说明书、标签内容和上市销售疫苗的批签发结果。

二是要求疫苗上市许可持有人建立信息公开制度，按照规定及时在其网站公开疫苗产品信息、说明书和标签、药品相关质量管理规范执行情况、批签发情况、召回情况、接受检查和处罚情况以及投保疫苗责任强制保险情况等信息。

三是国家实行疫苗安全信息统一公布制度。疫苗安全风险警示信息、重大疫苗安全事故及其调查处理信息和国务院确定需要统一公布的其他疫苗安全信息，由国务院药品监管部门会同有关部门公布。

四是实行监管部门信息共享。国务院药品监管部门会同国务院卫生健康主管部门等建立疫苗质量、预防接种等信息共享机制。

五是强调风险信息沟通交流。要求公布重大疫苗安全信息，应当及时、准确、全面，并按照规定进行科学评估，作出必要的解释说明。省级以上药品监督管理部门、卫生健康主管部门等应当按照科学、客观、及时、公开的原则，组织疫苗上市许可持有人、疾病预防控制机构、接种单位、新闻媒体、科研单位等，就疫苗质量和预防接种等信息进行交流沟通。

此外，《疫苗管理法》明确了不履行公开义务的法律责任。如疫苗上市许可持有人未按照规定建立信息公开制度的，由省级以上药品监督管理部门责令改正，给予警告；拒不改正的，处一定数额的罚款；情节严重的，责令停产、停业整顿，并处高额罚款。

问： 公众对接种疫苗的信息追溯、查询非常关注，请问药品监督管理部门在疫苗追溯方面采取了哪些举措？以后公众是否能及时查询接种疫苗的相关信息？

答： 实行产品全程追溯，实现来源可查、去向可追、责任可究，是强化质量安全管理和风险控制的有效措施。《疫苗管理法》对此提出了明确要求。

一是政府部门建立标准和规范。国务院药品监督管理部门会同国务院卫生健康主管部门制定统一的疫苗追溯标准和规范，建立全国疫苗电子追溯协同平台，整合疫苗生产、流通和预防接种全过程追溯信息，实现疫苗可追溯。

二是企业建立系统。疫苗上市许可持有人应当建立疫苗电子追溯系统，与全国疫苗电子追溯协同平台相衔接，实现生产、流通和预防接种全过程最小包装单位疫苗可追溯、可核查。

三是疾病预防控制机构和接种单位上传信息。疾病预防控制机构、接种单位应当依法如实记录疫苗流通、预防接种等情况，并按照规定向全国疫苗电子追溯协同平台提供追溯信息。

2018 年 11 月，《国家药监局关于药品信息化追溯体系建设的指导意见》印发，要求药品上市许可持有人、生产企业、经营企业、使用单位通过信息化手段建立药品追溯系统，及时准确记录、保存药品追溯数据，形成互联互通的药品追溯数据链，疫苗等重点产品应当率先建立药品信息化追溯体系。

下一步，药品监督管理部门将加快有关标准规范的制定和协同平台、监管平台建设，进一步加强与有关部门沟通交流，督促企业落实主体责任，保障疫苗追溯体系建设工作有序推进，按期完成。

Q 问：目前，公众对疫苗安全性非常关注，但对于如何选择疫苗（如 HPV 疫苗到底用二价、四价还是九价）并不清楚。这就需要政府加大对疫苗常识的普及。《疫苗管理法》出台后，如何做好普法工作？

A 答：全面推进依法治国，广泛普法、深入普法、持续普法是重要一环。只有这样才能把法律交给人民。国家药品监督管理局一直高度重视普法工作和药品科普知识宣传工作。例如，2018 年九价 HPV 疫苗有条件批准上市前，国家药品监督管理局组织数十家媒体前往国家药品监督管理局药品审评中心，与审评审批和妇科专家就 HPV 疫苗的作用、使用条件等公众关心的问题进行交流，并请记者撰写科普报道文章，为公众答疑解惑。2019 年，我们组织权威专家编制《中国家庭用药手册》（疫苗篇），通过权威渠道和平台进行广泛传播，指导家庭科学合理用药，提升公众安全用药科学素养。

《疫苗管理法》出台后，国家药品监督管理局组织开展系列普法活动，将这部受全国人民期待的法律宣传到位、普及到位、落实到位，在法治的轨道上推进疫苗监管工作。

背景资料

目前，我国共有 45 家疫苗生产企业，可生产 60 种以上疫苗，预防 34 种传染病，年产能超过 10 亿剂次，产业总体规模约 200 亿元。

我国是世界上为数不多的依靠自身能力解决全部免疫规划疫苗的国家。全国疫苗生产企业常年生产疫苗 50 种，其中免疫规划疫苗 14 种，非免疫规划疫苗 36 种，涵盖所有一类疫苗；国产疫苗品种基本覆盖发达国家疫苗上市品种。2018 年，疫苗批签发总量超过 6 亿剂次，其中一类疫苗约占 80%，二类疫苗约占 20%。

我国上市疫苗以国产疫苗为主。第一类疫苗的生产主体以国有企业为主，少部分民营企业和外企生产部分产品或进口部分产品，如乙肝疫苗、甲型肝炎疫苗和流行性脑脊髓膜炎疫苗等。第二类疫苗主要由民营企业和外企提供，进口疫苗所占比例较低。历年进口疫苗的签发人份量仅占上市疫苗的 5% 以下，近几年为 3% 左右。

我国分别于 2011 年、2014 年通过世界卫生组织（WHO）的疫苗国家监管体系评估。在我国疫苗监管体系得到 WHO 认可的同时，我国疫苗产业整体水平也迅速提高，甲型肝炎、流行性乙型脑炎、流行性感冒和脊髓灰质炎疫苗 4 个品种通过 WHO 预认证，入选联合国机构采购目录。

药品管理法
新修订《中华人民共和国药品管理法》正式公布

中国医药报记者　陆悦　陈燕飞

2019 年 8 月 26 日，第十三届全国人大常委会第十二次会议表决通过了新修订《中华人民共和国药品管理法》（以下简称新修订《药品管理法》）。

新修订《药品管理法》共计十二章一百五十五条，于 2019 年 12 月 1 日起施行。

这是《药品管理法》自 1984 年颁布以来第二次系统性、结构性的重大修改，将近年来我国药品领域改革成果和行之有效的做法上升为法律，为公众健康提供更有力的法治保障。

全面修订　法治升级

《药品管理法》是我国药品监管的基本法律。现行《药品管理法》于 1984 年制定，2001 年首次修订，2013 年和 2015 年两次修正部分条款。《药品管理法》的颁布实施，对于规范药品生产经营活动，加强药品监管，保障公众用药安全，促进药品产业发展，发挥了巨大作用。随着社会经济和医药产业发展，为适应当前新要求、新期待、新形势，进一步完善药品安全治理体系，提升药品安全治理能力，第十二届、第十三届全国人大常委会将《药品管理法》修订纳入五年立法规划，加快推进其修订工作。

2018 年 10 月，《药品管理法（修正草案）》在十三届全国人大常委会第六次会议上首次提请审议。审议中，有意见提出现行《药品管理法》自 2001 年修订以来，没有进行大的修改，建议将历年来药品领域改革成果和行之有效的做法上升为法律，将修正草案改为修订草案。2019 年 4 月，十三届全国人大常委会第十次会议对《药品管理法（修订草案）》进行审议。2019年8月26日，十三届全国人大常委会第十二次会议进行第三次审议并表决通过新修订《药品管理法》。

"新修订《药品管理法》的正式颁布，标志着中国药品管理进入全新的现代化时代。"清华大学药学院研究员、博士生导师杨悦教授表示，新修订《药品管理法》明确了保护和促进公众健康的药品管理工作使命，确立了以人民健康为中心，坚持风险管理、全程管控、社会共治的基本原则，完善监管体系，合理配置监管职责，创新监管制度，引入药品上市许可持有人制度、药品追溯制度、药物警戒制度等，体现了药品管理理念和管理方式的全面现代化。

鼓励创新　保障可及

2015年8月，国务院印发《关于改革药品医疗器械审评审批制度的意见》；2017年10月，中办、国办印发《关于深化审评审批制度改革鼓励药品医疗器械创新的意见》，提出鼓励药物研发创新、开展药品上市许可持有人制度试点、改革临床试验管理、加快上市审评审批等一系列具有历史性、创新性意义的重大改革措施。近年来，药品监管改革创新有力推进，取得显著成效。新修订《药品管理法》将行之有效的改革措施固化为法律成果，鼓励研究和创制新药，为深入推进药品领域改革奠定了更坚实的法律基础。

新修订《药品管理法》中设置了若干条款支持药物创新。如第十六条指出，国家支持以临床价值为导向、对人的疾病具有明确或者特殊疗效的药物创新，鼓励具有新的治疗机理、治疗严重危及生命的疾病或者罕见病、对人体具有多靶向系统性调节干预功能等的新药研制；国家鼓励运用现代科学技术和传统中药研究方法开展中药科学技术研究和药物开发，促进中药传承创新；国家鼓励儿童用药品的研制和创新等。

在药品审评审批制度方面，新修订《药品管理法》制定了一系列措施优化审评审批流程，提高审评审批效率。如建立沟通交流、专家咨询等制度，将临床试验由审批制改为到期默示许可制，对生物等效性试验实行备案制，对药物临床试验机构实行备案管理。

同时，对临床急需的短缺药品、防治重大传染病和罕见病等疾病的新药、儿童用药品优先审评审批；对治疗严重危及生命且尚无有效治疗手段的疾病以及公共卫生方面急需的药品，药物临床试验已有数据显示疗效并能预测其临床价值的，可附带条件批准，并在药品注册证书中载明相关事项。对于我国常用药、急（抢）救药短缺问题，新修订《药品管理法》对"药品储备和供应"作出专章规定，明确国家实行药品储备制度、短缺药品清单管理制度、短缺药品优先审评制度、建立药品供求监测体系等，多部门共同加强药品供应保障工作。

南开大学法学院副院长宋华琳教授说："这些条款体现了以人民健康为中心的修法理念：鼓励创新，促进药品可及性，推动医药产业进步，更好保障我国公众健康福祉，让老百姓用上更多好药、新药。"

落实责任　全程管控

药品安全关乎公众生命健康，在认真总结国际社会药品管理经验基础上，新修订《药品管理法》进一步明确药品安全工作应当遵循"风险管理、全程管控、社会共治"基本原则，并以实施药品上市许可持有人制度为主线，进一步明确药品全生命周期质量安全责任，坚决守住公共安全底线。

药品上市许可持有人依法对药品研制、生产、经营、使用全过程中的药品安全性、有效性和质量可靠性负责。新修订《药品管理法》专设第三章"药品上市许可持有人"，对药品上市许可持有人的条件、权利、义务、责任等作出全面系统规定。杨悦教授说："药品上市许可持有人制度是新修订《药品管理法》的一条主线，确立了上市许可持有人的主体责任法律地位，构建了完整的全生命周期管理责任和产品责任链条。"

新修订《药品管理法》体现了药品全生命周期全过程监管。对药品研制、生产、流通环节，新修订《药品管理法》规定：从事药品研制活动，应当遵守药物非临床研究质量管理规范、药物临床试验质量管理规范，保障药品研制全过程持续符合法定要求；规定药品上市许可持有人应当建立药品质量保证体系，严格药品上市放行；药品上市许可持有人应当按照国家规定，全面评估、验证变更事项对药品安全性、有效性和质量可控性的影响；同时要求药品上市许可持有人应当建立并实施追溯制度，保证药品可追溯。

对药品上市许可后管理，新修订《药品管理法》明确，规定建立年度报告制度，药品上市许可持有人每年将药品生产销售、上市后研究、风险管理等情况按照规定向药品监管部门报告。同时药品上市许可持有人应当主动开展药品上市后研究，对药品安全性、有效性和质量可控性进行进一步确证，对已识别风险的药品及时采取风险控制措施。给用药者造成损害的，依法承担赔偿责任。

此外，新修订《药品管理法》还从药物警戒、监督检查、信用管理、应急处置等方面强化了药品全生命周期管理理念的落实，细化完善了药品监管部门处理措施，提升监管效能。杨悦教授说："药品不良反应报告和监测制度升级为药物警戒制度，贯穿上市前和上市后。引入的附条件批准制度、风险管理制度、生产变更管理制度、召回制度和药品再评价制度，也使药品上市和撤市的全生命周期风险得到有效管控。"

此次修订还强化了药品安全"社会共治"理念，强化了地方政府、有关部门、药品行业协会、新闻媒体等各方面责任，齐心合力共同保障药品安全。

严惩违法　处罚到人

新修订《药品管理法》全面加大对违法行为的处罚力度，违反本法规定，构成犯罪的，依法追究刑事责任，旗帜鲜明地保持对药品安全犯罪行为的高压态势。

首先，提高了财产罚幅度。如对无证生产、销售药品，生产、销售假药等违法行为，罚款数额由货值金额的二倍到五倍提高到十五倍到三十倍，货值金额不足十万元的以十万元计，也就是最低罚款一百五十万元。生产销售劣药违法行为的罚款，也从货值金额的一倍到三倍提高到十倍到二十倍。

其次，加大了资格罚力度。对生产、销售假劣药违法行为责任人的资格罚由十年禁业提高到终身禁业，对生产销售假药被吊销许可证的企业，十年内不受理其相应申请。

此外，增加了自由罚手段。对生产销售假药和生产销售劣药情节严重的，以及伪造编造许可证件、骗取许可证件等情节恶劣的违法行为，可以由公安机关对相关责任人员处五日至十五日的拘留。

对严重违法的企业，新修订《药品管理法》落实"处罚到人"，在对企业依法处罚的同时，对企业法定代表人、主要负责人、直接负责的主管人员和其他责任人员也予以处罚，包括没收违法行为发生期间其所获收入、罚款、一定期限甚至终身禁业等。

新修订《药品管理法》还完善了民事责任制度。包括明确药品上市许可持有人和药品生产经营企业赔偿责任；规定药品上市许可持有人为境外企业的，应当由其指定的在中国境内的企业法人履行药品上市许可持有人义务，与药品上市许可持有人承担连带责任；实行民事赔偿首负责任制；对生产假劣药或者明知假劣药仍销售使用的，受害人可以要求惩罚性赔偿等。

在大幅提升对违法行为处罚力度的同时，新修订《药品管理法》严格贯彻"过罚相当"原则，区分一般违法行为和情节严重、造成严重后果的违法行为，重点加大对主观故意或者严重违法行为的惩处力度。宋华琳教授说："'过罚相当'原则，是针对违法行为的事实、性质、情节以及社会危害程度，按照阶次设定行政处罚的类型和幅度，这也是行政法比例原则的体现。"

新修订《药品管理法》
全文及解读请扫二维码

体现"四个最新" 严守药品安全

中国医药报记者　陆悦

2019年8月26日，十三届全国人大常委会第十二次会议表决通过了新修订的《中华人民共和国药品管理法》（以下简称《药品管理法》）。当天上午，全国人大常委会办公厅举行新闻发布会，全国人大常委会法制工作委员会行政法室主任袁杰、国家药品监督管理局政策法规司司长刘沛出席发布会，就新修订《药品管理法》相关问题答记者问。

袁杰介绍了《药品管理法》修订过程。她表示，本次对《药品管理法》进行全面修订体现了"四个最新"：一是把药品管理和人民健康紧密结合起来，在立法目的中明确规定要保护和促进公众健康，并明确提出药品管理应以人民健康为中心；二是将风险管理理念贯穿于药品研制、生产、经营、使用、上市后管理等各个环节，坚持社会共治；三是正视药品管理发展过程中存在的问题，坚持问题导向，回应社会关切，坚决贯彻"四个最严"要求；四是发挥法律的最高权威作用，围绕提高药品质量，系统地对药品管理作出规定。

新修订《药品管理法》在总则中规定，国家鼓励研究和创制新药。对此，刘沛表示，近年来，国家药品监督管理部门认真贯彻党中央、国务院部署，出台了一系列鼓励创新、加快审评审批的举措，极大地调动了药品企业的研发积极性。2018年创新药申请比2016年增加了75%，审批通过18个抗癌新药，比2017年增长了157%。

新修订《药品管理法》制定了一系列制度举措，为鼓励创新，加快新药上市，满足公众更好地用上好药、用得起好药释放制度红利：一是明确鼓励方向，重点支持以临床价值为导向、对人的疾病具有明确疗效的药物创新，鼓励具有新的治疗机理，治疗严重危及生命的疾病、罕见病的新药和儿童用药品的研制；二是健全审评机制，提高审评效率，为药物创新提供组织保障；三是优化临床试验管理，提高临床试验审批效率；四是建立关联审评审批，在审评审批药品时，将化学原料药、相关辅料和直接接触药品的包装材料和容器调整为与制剂一并审评审批；五是实行优先审评审批，为临床急需短缺药，以及防治重大传染病和罕见病等疾病的新药、儿童用药开设绿色通道；六是建立附条件审批制度，缩短临床试验研制时间，使急需治疗的患者能第一时间用上新药。

新修订《药品管理法》全面实施药品上市许可持有人制度。刘沛表示，药品上市许可持有人制度明确了持有人对药品全生命周期质量安全的主体责任，强化了全过程监管，为落实企业主体责任提供了法制保障，同时还激发市场活力，鼓励创新，优化资源配置。

国家建立健全药品追溯制度是新修订《药品管理法》的一项重要内容。刘沛表示，药品追溯制度建设主要以"一物一码、一码同追"为方向，原则是监管部门定制度、建标准，允许多码并存，充分发挥企业的主体作用，实现数据互联互通。当前，国家药品监督管理局正建立追溯协同平台、追溯监管平台，并将发布一系列追溯技术标准，积极推进协同平台和监管平台建设，最终实现全平台、全过程"来源可查，去向可追"。

对于业界关注的是否可网上销售处方药问题，刘沛表示，一是遵循"线上线下一致"原则，网售主体必须是取得许可证的实体企业，网售药品要遵守新修订《药品管理法》关于零售经营的要求；二是考虑到网络销售的特殊性，对网售处方药规定了比线下更严格的要求，药品销售网络要具备和医疗机构信息系统互联互通、信息共享的条件，确保处方来源真实，保障患者用药安全。

发布会上，袁杰还介绍了新修订《药品管理法》中落实"最严厉的处罚"相关条款、《疫苗管理法》和《药品管理法》的衔接等内容。她表示，《药品管理法》是一般法，《疫苗管理法》是特别法。两部法律的关系在《疫苗管理法》中已作出明确规定：《疫苗管理法》中有规定的，首先适用《疫苗管理法》；《疫苗管理法》未作规定的，适用《药品管理法》。对违法行为，《疫苗管理法》的处罚力度更重。

国家药品监督管理局就《中华人民共和国药品管理法》有关问题答记者问

中国医药报记者　陆悦

2019 年 8 月 26 日，《中华人民共和国药品管理法》（以下简称《药品管理法》）修订草案经十三届全国人大常委会第十二次会议表决通过。为深刻理解《药品管理法》的修订过程、意义以及要点，记者对国家药品监督管理局相关负责人进行了专访。

问：此次《药品管理法》修订，从结构到内容都有很多的变化。请问为什么会从原先的"修正"最终转化为全面修订？主要作了哪些重大修改？

答：《药品管理法》是我国药品监管的基本法律。现行《药品管理法》于 1984 年制定，2001 年作了一次修订，2013 年和 2015 年部分条款修正。《药品管理法》的颁布实施对保障公众用药需求、促进医药产业持续较快发展发挥了很大作用。随着经济社会以及医药产业发展，特别是 2015 年以来，党中央、国务院对深化药品审评审批制度改革、加强药品安全监管和保障药品供应等作出一系列重要部署。现行药品管理法律制度设计与党中央对药品监管工作的新要求、人民群众对药品安全的新期待、药品管理工作面临的新形势等存在一定差距，急需修改。

对《药品管理法》进行修正，主要是为了实施药品上市许可持有人制度和推进审评审批制度改革，完善药品审评审批制度，鼓励药品创新，加强事中事后监管。2018 年 10 月，十三届全国人大常委会第六次会议对《药品管理法（修正草案）》进行了审议，建议将药品领域改革成果和行之有效的做法上升为法律，将修正草案改为修订草案。这一变化充分体现了新时期党中央、国务院对药品安全的高度重视。

此次修订总体思路把握了以下三点：一是巩固改革成果，将药品领域改革成果和行之有效的做法上升为法律，为公众健康提供更有力的法治保障。二是聚焦问题，就药品安全领域中的突出问题，采取有效措施堵塞安全漏洞。三是突出重点，落实各方责任，强化监督检查，严惩重处违法行为，坚决守住公共安全底线、坚决维护最广大人民群众身体健康。

新修订《药品管理法》明确药品管理以人民健康为中心，对 2015 年版《药品管理法》结构作了调整。主要围绕实施药品上市许可持有人制度，落实企业主体责任；加强药品全生命周期、全过程监管，严守安全底线；强化药品安全监督检查，严格落实监管责任；加大处罚力度，严惩重处违法行为等方面进行了修改。对药品研制、注册、生产、经营、使用、上市后管理以及药品价格和广告、储备和供应等作出全面规定。

Q 问： 新修订《药品管理法》在加强药品监管方面有哪些重要制度安排或亮点举措？

A 答： 一是全面实施药品上市许可持有人制度。新修订《药品管理法》以法律形式明确上市许可持有人依法对药品研制、生产、经营、使用全过程中药品的安全性、有效性和质量可控性负责，使企业主体责任更加明确，有利于促进药品创新，提高药品生产规模化、集约化水平。

二是全面实施药品追溯制度。新修订《药品管理法》首次提出建立追溯制度，要求上市许可持有人建立并实施药品追溯制度，按照规定提供追溯信息，保证药品可追溯。目标是实现药品全品种、全过程"来源可查、去向可追"，并有助于防止假药、劣药进入合法渠道。

三是全面实施年度报告制度。新修订《药品管理法》规定，药品上市许可持有人应当建立年度报告制度，每年将药品生产销售、上市后研究、风险管理等情况按规定向省级药品监管部门报告，使药品监管部门能更加系统全面地掌握药品生产销售、安全管理及变更情况，提高科学监管水平。

四是全面实施药物警戒制度。新修订《药品管理法》规定，国家建立药物警戒制度，对药品不良反应及其他与用药有关的有害反应进行监测、识别、评估和控制。

五是全面实施药品储备制度。虽然药品储备工作一直在开展，但新修订《药品管理法》首次在法律层面明确药品储备制度，要求建立中央和地方两级药品储备，国家实行基本药物制度，遴选适量数量的基本药物品种，加强组织生产和储备，提高基本药物的供给能力，满足疾病防治基本用药需求，充分体现以人民为中心的法律设计。

六是全面实施短缺药品清单管理制度。一方面，药品上市许可持有人停止生产短缺药品的，应当按照规定向药品监管部门报告。另一方面，国家建立药品供求监测体系，对短缺药品实行预警，并采取应对措施。比如，国务院有权限制或者禁止出口短缺药品。必要时，国务院有关部门可以采取组织生产、价格干预和扩大进口等措施，保障药品供应。

七是实施国家药品安全信息统一公布制度。国家药品安全总体情况、药品安全风险警示信息、重大药品安全事件及其调查处理信息和国务院确定需要统一公布的其他信息，由国务院药品监管部门统一公布。药品安全风险警示信息和重大药品安全事件及其调查处理信息的影响限定于特定区域的，也可以由有关省级药品监管部门发布。未经授权不得发布上述信息。

此外，新修订《药品管理法》还对责任约谈、联合惩戒、采购管理等作出新的规定。

问： 药品检查工作一直在开展，为什么还要建立职业化专业化药品检查员队伍？国家对此有何部署安排？

答： 药品检查是药品监管部门依法对药品研制、生产、经营和使用等全生命周期各环节是否符合国家相关法律法规、质量管理规范和技术标准要求的现场核实确认过程，是最直接、最系统、最有效的监管措施。

检查员通过现场查看关键设备设施、核对文件记录、询问关键人员、抽取有关样品等方法，综合判定被检查单位执行法律、法规、规章、标准和规范的情况。检查员的能力和水平直接影响检查工作的质量。

目前，药品专业人员短缺，药品检查员大部分为兼职检查员，检查员队伍不稳定，难以适应专业性、技术性强的药品检查工作需要。为保证监管的科学性、专业性，必须建立起一支高素质的职业化专业化药品检查员队伍，对企业研制及生产等过程的持续合规性进行监督检查。

2019 年 7 月 9 日，国务院办公厅印发《关于建立职业化专业化药品检查员队伍的意见》（国办发〔2019〕36 号）（以下简称《意见》），为推动建立职业化专业化药品检查员队伍、进一步完善药品监管体制机制作出部署安排。

职业化专业化药品检查员是加强药品监管、保障药品安全的重要支撑力量，具体承担对研制和生产经营环节开展现场检查，对有关质量管理规范执行情况进行合规性检查，结合风险开展有因检查、飞行检查和专项检查，现场核实调查研制生产经营相关活动是否符合法律法规要求，检查企业质量管理体系是否存在风险和漏洞，在加强药品安全全过程质量安全风险管理中发挥着重要作用。按照《意见》要求，将组建国家和省两级检查员队伍，实行检查员分级分类及岗位管理，完善检查员考核评价机制，加强检查工作监督制约和纪律约束。

2020 年底，国务院药品监管部门和省级药品监管部门基本完成职业化专业化药品检查员队伍制度体系建设。在此基础上，再用三到五年时间，构建起基本满足药品监管要求的职业化专业化药品检查员队伍体系，进一步完善以专职检查员为主体、兼职检查员为补充，政治过硬、素质优良、业务精湛、廉洁高效的检查员队伍。

Q 问：我们注意到，新修订《药品管理法》对假药和劣药的界定作了较大调整。请问为什么要调整？

A 答：2015 年版《药品管理法》规定禁止生产、销售假药和劣药，并明确了假药、按假药论处，劣药、按劣药论处的具体情形；《中华人民共和国刑法》对生产销售假药、劣药也作出明确的刑事处罚规定。这些规定在严厉打击生产、销售假药、劣药违法行为，保证药品质量和保障人民群众安全有效用药等方面发挥了积极作用。但是，2015 年版《药品管理法》对假药、劣药范围的界定比较宽泛，既有根据药品质量界定的假药、劣药，又有对未经审批生产的药品等按假药、劣药论处的情形，不便于精准惩治。

就此问题，全国人大常委会法工委、国家药品监督管理局多次组织专家进行专门论证，深入监管执法一线调研，广泛听取国际国内各方意见。经过认真研究，决定作出调整，主要按照药品功效重新界定假药、劣药范围。

一是将假药、劣药、按假药论处、按劣药论处两类四种违法行为，调整为假药、劣药两种违法行为，不再保留按假药论处和按劣药论处的概念。

二是精准界定假药。将假药由八种情形调整为四种情形，包括：药品所含成分与国家药品标准规定的成分不符，以非药品冒充药品或者以他种药品冒充此种药品，变质的药品，药品所标明的适应证或者功能主治超出规定范围。

三是科学界定劣药，调整后的劣药包括：药品成分的含量不符合国家药品标准，被污染的药品，未标明或者更改有效期的药品，未注明或者更改产品批号的药品，超过有效期的药品，擅自添加防腐剂和辅料的药品，其他不符合药品标准规定等七种情形。

四是对原按假药论处、按劣药论处情形中国务院药品监督管理部门禁止使用的药品、必须批准而未经批准生产进口的药品、必须检验而未经检验即销售的药品、使用必须批准而未经批准的原料药生产的药品、使用未经批准的直接接触药品的包装材料和容器生产的药品，单独作出规定，明确禁止生产、进口、销售、使用这些药品，从严规定处罚，具体处罚幅度均不低于假药。

Q 问：《药品管理法》要求建立健全药品追溯制度，实现药品可追溯。请问药品追溯制度建设进展如何？

A 答：药品追溯制度建设以"一物一码，物码同追"为方向，要求药品上市许可持有人建立药品追溯体系。药品追溯制度建设，将用信息化手段保障药品经营质量安全，防止假药、劣药进入合法渠道，并能实现药品精准召回。

建设药品追溯制度的原则是：监管部门定制度、建标准；实现多码并存，即可兼容原电子监管码，也可兼容国际常用的 GS1 等编码；充分发挥企业主体作用，由企业自主选择、自建追溯体系；加强部门协作，做到数据互联互通。

按照要求，国家药品监督管理局要建设追溯协同平台、追溯监管平台，并发布一系列追溯技术标准。目前（注：截至 2019 年 8 月 31 日），国家药品监督管理局已发布《药品信息化追溯体系建设导则》《药品追溯编码要求》;《药品追溯数据交换基本技术要求》《疫苗追溯基本数据集》《疫苗追溯数据交换基本技术要求》三个标准即将发布。此外，国家药品监督管理局积极推进协同服务平台和监管平台建设。下一步，国家药品监督管理局将适时发布推进药品信息化追溯体系建设的通知，明确时限要求，落实各方责任，加快追溯体系建设工作，最终实现全品种、全过程"来源可查、去向可追"。

🅠 问:《药品管理法》提出国家建立药物警戒制度，这是一项新的制度。请问什么是药物警戒？政府和企业在药物警戒制度中分别承担怎样的责任？

🅐 答：世界卫生组织将药物警戒定义为发现、识别、分析、评估和预防不良反应或其他任何可能与药物有关问题的活动。在我国，药品不良反应是指合格药品在正常用法用量下出现的与用药目的无关的有害反应。

与药品不良反应监测相比，药物警戒的领域和范围更广。药物警戒关注药品在人体的使用风险，这些风险可能来自药品本身固有缺陷（如不良反应）、质量问题、药物相互作用，以及药物误用、滥用、错用等。药物警戒手段包括被动监测、主动监测、观察性研究等。药品不良反应监测主要是药品上市后所采取的措施，而药物警戒往往覆盖药品全生命周期。通过开展药物警戒活动，能及时识别风险信号，以便采取针对性的预防和控制措施（如修订药品说明书、发布用药安全信息或实施产品撤市等），更好地保证药品的安全有效使用。

国家实行药物警戒制度，制定药物警戒相关的规章规范和指南性文件，指导药品上市许可持有人、药品生产流通企业、医疗机构等按规定开展药物警戒活动。各级药品监管部门将建立健全药物警戒机构，负责本行政区域内药物警戒信息报告和监测等技术工作。

药品上市许可持有人应建立药物警戒体系，设立专门机构并配备专职人员，依法主动承担相应的药物警戒工作。对已确认的风险，药品上市许可持有人应及时、主动采取相应的预防和控制措施，确保已上市药品的安全有效。对风险排查或处置不到位的，药品监管部门可责令药品上市许可持有人深入调查研究或采取相应措施，拒不执行的，依法予以处置。

🅠 问：新修订《药品管理法》第五十三条规定，国家鼓励、引导药品零售连锁经营。请问对此有何考虑？国家药品监督管理局下一步对鼓励、引导药品零售连锁经营有何具体举措？

🅐 答：药品零售连锁经营是指药品零售连锁企业按照《药品经营质量管理规范》的要求，在企业总部统一领导下，建立覆盖包括连锁企业总部、配送中心以及全部连锁门店的质量管理体系，实施统一企业标识、统一管理制度、统一计算机系统、统一人员培训、统一采购配送、统一销售票据管理、统一药学服务标准的药品零售模式。药品零售连锁企业总部负责设立与经营实际相适应的组织机构或岗位，制定以保障药品质量为核心的相关管理文件并组织监督实施，药品零售连锁企业总部对连锁门店的经营行为和质量管理负责。连锁门店按照总部的要求开展药品零售活动。

与单体经营的药品零售企业相比，药品零售连锁企业具有规模化经营、规范化管理的优势。鼓励药品零售连锁经营，有利于规范药品零售环节行业秩序，有利于促进提升药学服务水平。目前我国约有49.5万家药品零售企业，其中药品零售连锁门店约25.7万家，零售连锁率达52%。据了解，美国达到90%左右，日本也达到70%以上。与发达国家相比，我国药品零售连锁企业还有很大的发展空间。下一步，国家药品监督管理局将结合实际，进一步完善对药品零售连锁企业的监管要求，指导和规范药品零售连锁企业健康发展。

《药品注册管理办法》和
《药品生产监督管理办法》

《药品注册管理办法》和
《药品生产监督管理办法》发布

国家药品监督管理局网站

2020年3月30日，国家市场监督管理总局以总局27号令公布《药品注册管理办法》，以28号令公布《药品生产监督管理办法》，两部规章将于2020年7月1日起正式施行。

药品质量安全与人民群众健康息息相关。习近平总书记强调，药品安全责任重于泰山，要求按照"四个最严"切实加强药品质量安全监管。李克强总理要求建立最严格的药品安全监管制度。党中央、国务院印发《关于深化审评审批制度改革鼓励药品医疗器械创新的意见》等重要文件，对药品审评审批制度作出重大改革部署。2019年6月，全国人大常委会审议通过《中华人民共和国疫苗管理法》；8月，审议通过新修订的《中华人民共和国药品管理法》。根据两部法律最新要求，国家药品监督管理局抓紧推进《药品注册管理办法》和《药品生产监督管理办法》等配套规章的修订起草工作，并于2019年11月29日将两部规章的修订草案送审稿报送国家市场监督管理总局审查。

国家市场监督管理总局党组、国家药品监督管理局党组认真贯彻落实党中央、国务院关于药品、疫苗监管改革的决策部署，坚持以法治凝聚改革共识，在法治轨道上推进药品领域的各项改革创新，落实新制定的《中华人民共和国疫苗管理法》和新修订的《中华人民共和国药品管理法》的最新要求，按照《中华人民共和国立法法》《规章制定程序条例》《国家市场监督管理总局规章制定程序规定》，对两部规章送审稿进行了审查修改。在起草审查过程中，坚持科学立法、民主立法、依法立法要求，广泛听取意见建议。针对修订中的重点难点问题，专门组织专家评估，充分进行研究论证。2020年1月15日，国家市场监督管理总局2020年第1次局务会议审议通过上述两部规章。

两部规章起草修订过程遵循了以下基本思路：一是坚持"四个最严"。严格药品注册管理和药品生产监管，强化全过程监管，严格防范和控制药品质量安全风险，坚决守住公共安全底线。二是深化改革创新。全面实施上市许可持有人管理制度，鼓励药品创新，持续优化药品注册审评审批制度和药品生产许可制度，构建科学高效审评审批流程。三是突出问题导向。坚持以人民为中心，借鉴国际监管实践经验，结合国内监管实际，重点解决药品注册和药品生产监管中的突出问题，将临床急需的短缺药、儿童用药、罕见病用药、重大传染病用药、疾病防控急需疫苗和创新疫苗等明确纳入加快上市注册范围。对药品生产中的持续合规提出明确要求。四是强化责任落实。严格落实监管责任，压实企业主体责任，细化药品研制、注册、生产等环节义务，明确监管部门的事权划分和监督检查要求。

修改的主要内容：一是全面落实药品上市许可持有人制度。明确申请人为能够承担相应责任的企业或者药品研制机构等，要求建立药品质量保证体系，对药品的全生命周期进行管理，开展上市后研究，承担上市药品的安全有效和质量责任。二是优化审评审批工作流程。做好药品注册受理、审评、核查和检验等各环节的衔接，将原来的审评、核查和检验由"串联"改成"并联"，设立突破性治疗药物、附条件批准、优先审评审批、特别审批四个加快通道，明确审评时限，提高药品注册效率和注册时限的预期性。按照风险管理的原则落实"放管服"要求，对变更实行分类管理。三是落实全生命周期管理要求。强化药品研制、注册和上市后监管。增加对药物非临床研究机构、药物临床试验机构的监管以及药品安全信用档案的相关要求。注重注册与生产许可有机衔接，落实药品生产质量管理规范要求，明晰检查程序和检查结果的后续处理措施。积极推进社会共治，要求公开审评结论和依据，接受社会监督。四是强化责任追究。细化处罚情形，严厉打击数据造假等违法违规行为，营造鼓励创新的良好环境。

作为药品监管领域的核心配套规章，两部规章的修订将为强化药品质量安全风险控制，规范和加强药品监管，保障药品安全、有效和质量可控奠定法治基础。下一步，国家药品监督管理局将抓紧制定配套文件，确保各项规定落到实处，切实提升药品质量，保障药品安全、有效、可及。

《药品注册管理办法》
《药品生产监督管理办法》
全文及解读请扫二维码

《药品注册管理办法》
政策解读及热点问题答疑

一、《药品注册管理办法》(以下简称《办法》)政策解读[①]

1.《办法》修订的背景是什么?

药品与人民群众健康息息相关,党中央、国务院高度重视。2015 年以来,先后印发《关于改革药品医疗器械审评审批制度的意见》《关于深化审评审批制度改革鼓励药品医疗器械创新的意见》等重要文件,部署推进药品上市许可持有人制度试点、药物临床试验默示许可、关联审评审批、优先审评审批等一系列改革举措。2019 年 6 月和 8 月,全国人大常委会先后审议通过《中华人民共和国疫苗管理法》(以下简称《疫苗管理法》)和新修订的《中华人民共和国药品管理法》(以下简称《药品管理法》),于 2019 年 12 月 1 日起施行。两部法律全面实施药品上市许可持有人制度,建立药物临床试验默示许可、附条件批准、优先审评审批、上市后变更分类管理等一系列管理制度,并要求完善药品审评审批工作制度,优化审评审批流程,提高审评审批效率。

2007 年版《药品注册管理办法》在保证药品的安全、有效和质量可控以及规范药品注册行为等方面发挥了重要作用,但已不适应新制修订法律、药品审评审批制度改革的要求以及科学进步和医药行业快速发展的需要,有必要进行全面修订。

2.《办法》修订的思路是什么?

这次修订《办法》,坚持贯彻新制修订法律要求,吸纳药品审评审批制度

---

① 稿件来源:国家药品监督管理局。

改革成果，围绕明确药品注册管理工作的基本要求，对药品注册的基本制度、基本原则、基本程序和各方主要责任义务等作出规定，突出《办法》的管理属性。考虑到药品注册管理中的具体技术要求将结合技术发展不断调整完善，在规章中不宜作具体规定，后续将以配套文件、技术指导原则等形式发布，更好地体现药品研发的科学规律。

3. 如何加强全生命周期管理?

这次修订《办法》，在药品监管理念方面创新，引入药品全生命周期管理理念，系统进行设计，加强从药品研制上市、上市后管理到药品注册证书注销等各环节全过程、全链条的监管制度：一是增加 GLP 机构、GCP 机构监督检查相关内容，强化省级药品监督管理部门的日常监管事权，充分发挥省级药品监督管理部门监管作用，保障 GLP、GCP 持续合规和工作质量。二是明确附条件批准药品上市后必须完成相应工作的时限要求，对未按时限要求完成的，明确相应处理措施，直至撤销药品注册证书。三是增设"药品上市后变更和再注册"一章，充分体现新修订《药品管理法》的要求，强化药品上市后研究和变更管理相关要求，要求药品上市许可持有人主动开展药品上市后研究，对药品的安全性、有效性和质量可控性进行进一步确证，加强对已上市药品的持续管理，明确药品上市后变更分类及申报、备案和报告途径，体现药品全生命周期管理。四是采用信息化手段强化药品注册管理，建立药品品种档案，为实现药品全生命周期的日常监管和各监管环节信息无缝衔接奠定基础。增加对 GLP 机构、GCP 机构的监管以及药品安全信用档案的相关要求。增加信息公开内容，公开审评结论和依据，接受社会监督，促进社会共治；将药品说明书列为信息公开内容并适时更新，为公众查询使用提供方便。五是根据规章权限，对法律规定应予处罚情形予以适当细化，强化对监管人员的责任追究，严厉打击研制环节数据造假等违法违规行为，营造鼓励创新的良好环境。六是药品上市许可申请人（持有人）的质量管理、风险防控和责任赔偿等能力的建立和完善，贯穿于药品全生命周期各环节，药品注册环节综合体现在其对药品的非临床研究、临床试验、药品试制和生产、上市前检查核查、上市后研究、不良反应报告与处理以及药品生产和上市许可等符合相应的管理规范、标准和要求；药品上市许可申请人（持有人）应当持续加强对药品全生命周期的管理，并依法承担主体责任。

4. 如何贯彻"放管服"改革要求？

这次修订《办法》，按照国务院简政放权和"放管服"要求，创新药品注册管理方式：一是建立关联审评审批制度，根据新修订《药品管理法》规定，化学原料药按照药品管理，实行审批准入制度。化学原料药生产企业应当按照《国家药监局关于进一步完善药品关联审评审批和监管工作有关事宜的公告》的要求在"原辅包登记平台"进行登记，并按照有关登记要求提交技术资料，明确生产场地地址等信息。药品制剂申请人自行生产化学原料药的，由药品制剂申请人在"原辅包登记平台"登记，在提出药品制剂注册申请时与其进行关联；选择其他化学原料药生产企业的，由化学原料药生产企业在"原辅包登记平台"登记，药品制剂申请人在提出药品制剂注册申请时与其进行关联。取消辅料和直接接触药品的包装材料和容器的单独审评审批事项，在审批制剂时一并审评，减少审批事项，提高审评审批效率的同时，更加突出药品制剂持有人对辅料及直接接触药品的包装材料和容器的管理责任和主体地位。二是药物临床试验审批实行默示许可制度，生物等效性试验由原来的许可制度改为备案制度。三是对药品变更实行分类管理，中等程度变更由省级药品监督管理部门实施备案管理，微小程度变更实施企业年度报告管理，同时也进一步明确了场地变更和工艺变更的管理职责。四是依据产品创新程度和风险特点，实行基于风险的审评、核查和检验模式，明确必须进行药品注册现场核查的情形，允许同步进行药品注册现场核查和上市前药品生产质量管理规范检查，提高审评审批工作效率。五是科学设置药品注册检验流程，将药品注册检验调整为可于受理前启动，申请人可以选择在申请人或者生产企业所在地药品检验机构进行检验。六是强化事中事后监管，强调研制行为持续合规，严格上市后研究管理要求，加强信息公开和社会监督，强化药品全生命周期管理。

5. 如何持续推进药品审评审批制度改革？

这次修订《办法》，既体现、固化药品领域改革的成果，又将引领、推动改革持续、全面深化：一是固化药品审评审批制度改革成果。坚决落实党中央、国务院改革部署和新制修订法律精神，巩固《国务院关于改革药品医疗器械审评审批制度的意见》《关于深化审评审批制度改革鼓励药品医疗器械创新的意见》部署的改革成果。实践证明行之有效的改革措施，及时在部门规章中体现，为审评审批制度改革提供强有力的保障。二是持续推进审评审批制度改革。按照《办法》修订的总体思路,《办法》正文做原则性表述,为将来的继续深化改革留有空间。根据新修订《办法》,国家药品监督管理局将持续推进审评审批制度改革,优化审评审批流程,提高审评审批效率,建立以审评为主导,检验、核查、监测与评价等为支撑的药品注册管理体系。

6. 引入了哪些新的理念和制度?

这次修订《办法》,与2007年版《办法》相比,引入了许多新的理念和制度设计:一是固化了近些年药品审评审批制度改革推出的新的改革举措,将药品监管中一些比较核心的新制度在新修订《办法》中体现。例如药品上市许可持有人制度、药物临床试验默示许可、优先审评审批、原辅包和制剂关联审评审批、沟通交流、专家咨询等新制度。二是进一步优化审评审批程序。例如药品注册检验可以在受理前启动、药品注册现场核查和上市前药品生产质量管理规范检查同步实施等新理念。

7. 有哪些鼓励药物研制和创新的新举措?

创新是推动药品高质量发展的力量源泉。这次修订《办法》,充实了鼓励药物研制和创新的内容,以提高药品可及性:一是结合我国医药产业发展和临床治疗需求实际,参考国际经验,增设药品加快上市注册程序一章,设立突破性治疗药物、附条件批准、优先审评审批、特别审批四个加快通道,并明确每个通道的纳入范围、程序、支持政策等要求。二是将《药品管理法》《疫苗管理法》及国务院文件中列明的临床急需的短缺药、儿童用药、罕见病用药、重大传染病用药、疾病防控急需疫苗和创新疫苗等均明确纳入加快上市注册范围。

8. 如何体现药物研制和注册规律?

这次修订《办法》,更加注重药物研制和注册管理的科学规律:一是将沟通交流制度纳入药品注册管理的基本制度。良好的沟通交流是提高审评审批质量和效率的基础。一方面,申请人在药物临床试验申请前、药物临床试验过程中以及药品上市许可申请前等关键阶段,可以就重大问题与国家药品监督管理局药品审评中心(以下简称药品审评中心)等专业技术机构进行沟通交流;另一方面,药品注册过程中,药品审评中心等专业技术机构可以根据工作需要组织与申请人进行沟通交流。二是建立了符合药物临床试验特点的管理制度。例如对药物临床试验实施默示许可,生物等效性试验实施备案;从对受试者安全的保护角度,明确了药物临床试验期间变更的管理和申报路径等。三是建立了更加符合药物研制和监管实践的上市许可和上市后变更管理制度。药品上市许可有完整路径、直接申报上市路径和非处方药路径，优化了申报和审批程序。药品上市后变更按照审批、备案和报告事项进行分类管理。

9. 如何鼓励中药传承和创新？

支持中药传承和创新，一直是药品监管工作的重要内容。为突出中药优势，充分考虑中药特点，这次修订《办法》明确国家鼓励运用现代科学技术和传统研究方法研制中药，建立和完善中药特点的注册分类和技术评价体系，促进中药传承创新，同时注重对中药资源的保护，促进资源可持续利用。后续，将制定中药注册管理的专门规定，更好地促进中药产业高质量发展。

10. 药物临床试验管理进行了哪些优化和强化？

这次修订《办法》，对药物临床试验的许可备案以及药物临床试验过程的管理进行细化和优化：一是药物临床试验申请自受理之日起 60 日内决定是否同意开展，并通过药品审评中心网站通知申请人审批结果；逾期未通知的，视为同意，申请人可以按照提交的方案开展药物临床试验。申请人拟开展生物等效性试验的，在完成生物等效性试验备案后，按照备案的方案开展相关研究工作。二是强化了药物临床试验的过程管理。在药物临床试验期间，申办者应当定期提交研发期间安全性更新报告、报告药物临床试验期间出现的可疑且非预期严重不良反应和其他潜在的严重安全性风险信息。根据安全性风险严重程度，可以要求申办者采取调整药物临床试验方案、知情同意书、研究者手册等加强风险控制的措施，必要时可以要求申办者暂停或者终止药物临床试验。三是新增了药物临床试验变更的路径。药物临床试验期间发生的变更，根据对受试者安全的影响进行相应的申报或者报告。四是明确了药物临床试验实施的标准。明确了药物临床试验申请自获准之日起，3 年内未有受试者签署知情同意书的，该药物临床试验许可自行失效。提出了药物临床试验登记的要求。五是在法律责任中增加了未按规定开展药物临床试验情况的相应罚则。

11. 药品上市许可路径进行了哪些优化？

《办法》明确了三种申请药品上市注册的路径：一是完成支持药品上市注册的药学、药理毒理学和药物临床试验等研究，确定质量标准，完成商业规模生产工艺验证后完整的申报路径。二是经申请人评估无需或不能开展药物临床试验，符合豁免药物临床试验条件的，申请人可以直接提出药品上市许可申请的路径。三是非处方药可以直接提出上市许可申请的路径。

12. 药品注册核查程序进行了哪些优化？

这次修订《办法》，对药品注册现场核查进行了优化：一是优化了药品注册现场核查模式。不再实施"逢审必查"的核查模式，对于药品注册研制现场核查，根据药物创新程度、药物研究机构既往接受核查情况等，基于风险决定是否开展；对于药品注册生产现场核查，根据申报注册的品种、工艺、设施、既往接受核查情况等因素，基于风险决定是否开展。二是做好药品注册生产现场核查和上市前药品生产质量管理规范检查的衔接，需要上市前药品生产质量管理规范检查的，由药品核查中心协调相关省级药品监督管理部门与药品注册生产现场核查同步实施，加快了药品上市进程，与药品上市后监管进行有机衔接。三是明确了药品注册核查的定位，药品注册核查不是全体系的药品生产质量管理规范检查，其主要目的是核实申报资料的真实性、一致性以及药品上市商业化生产条件，检查药品研制的合规性、数据可靠性等。

13. 药品注册检验程序进行了哪些优化？

这次修订《办法》，对药品注册检验程序进行了优化：申请人可以在完成支持药品上市的药学相关研究，确定质量标准，并完成商业规模生产工艺验证后，可以在药品上市许可申请受理前提出药品注册检验，在药品上市许可受理前未提出药品注册检验的，由药品审评中心在受理后 40 日内启动。药品检验机构原则上应当在审评时限届满 40 日前，将标准复核意见和检验报告反馈至药品审评中心。在要求不减少、标准不降低的前提下，根据产品研发的实际进展，科学合理地设置、优化注册流程，缩短上市注册审评审批总时限。

14. 药品变更管理做了哪些优化？

这次修订《办法》，根据药物研制规律，对现有的药品上市后变更程序和要求进行优化，并且新明确药物临床试验期间变更和药品上市许可审评期间变更的路径：一是明确药物临床试验期间变更的程序和要求。对于临床试验期间变更的管理，尊重药物研制规律，增加了对药物临床试验期间变更要求和程序，根据对受试者安全的影响程度采取申报变更或报告的方式进行管理。二是明确了上市审评期间的变更管理原则。上市许可审评期间，发生可能影响药品安全性、有效性和质量可控性的重大变更的，申请人应当撤回原注册申请，补充研究后重新申报；不涉及技术内容的变更，应当及时告知药品审评中心并提交相关证明性材料。三是对于上市后变更的管理，在原《办法》规定需要报补充申请和备案的基础上，增加了年度报告的途径。四是生产场地变更需要按照《药品生产监督管理办法》第十六条的规定执行。

15. 补充资料程序进行了哪些优化？

这次修订《办法》，对补充资料的程序和要求进行了细化和优化：一是需要申请人在原申报资料基础上补充新的技术资料，即有新的研究数据需要再次进行审评的，药品审评中心发出补充资料要求时列明全部问题，原则上只能提出一次补充资料要求，申请人应当按要求一次性提交全部补充资料，此种补充资料的时限是 80 日。二是新增了对申报资料解释说明的途径，需要申请人仅对原申报资料进行解释说明，不需要补充新的研究数据。此种补充资料的时限是 5 日，审评计时不停摆。三是药物临床试验申请、药物临床试验期间的补充申请实施默示许可，由于时限仅有 60 日，因此在审评期间，不得补充新的技术资料，仅允许对原申报资料进行解释说明。四是存在实质性缺陷无法补正的，不再要求申请人补充资料，基于已有申报资料做出不予批准的决定。五是申请人未能在上述规定时限内补充资料的，该药品注册申请不予批准。

16. 如何实现药品注册时限可预期？

这次修订《办法》，对业界普遍关心的药品注册时限进行了优化：一是明确药品注册管理各环节各部门的职责，做好药品注册受理、审评、核查和检验等各环节的衔接，提高药品注册效率和注册时限的预期性。二是明晰各项具体工作的负责部门，将各项具体工作明确到具体负责的有关单位。三是将原来的审评、核查和检验由"串联"改成"并联"，在审评时限的 200 日内，明确审评过程中提出核查检验启动时间点为受理后 40 日内，完成时间点为审评时限结束前 40 日，保证总时限可控。

17. 如何做到药品注册工作公开透明？

提高审评审批透明度是近年来药品审评审批制度改革的重要任务。这次修订《办法》在总则明确了药品注册管理遵循公开、公平、公正的原则，并在《办法》正文加强药品审评审批过程公开透明、加强社会监督、保护持有人合法权益和保障审评审批公平公正作出清晰的规定：一是国家药品监督管理局依法向社会公布药品注册审批事项清单及法律依据、审批要求和办理时限，向申请人公开药品注册进度，公示药物临床试验结果信息，向社会公开批准上市药品的审评结论和依据以及监督检查发现的违法违规行为，接受社会监督，实现社会共治。二是批准上市药品的说明书应当向社会公开并及时更新。其中，疫苗还应当公开标签内容并及时更新。三是建立收载新批准上市以及通过仿制药质量和疗效一致性评价的化学药品目录集，载明药品名称、活性成分、剂型、规格、是否为参比制剂、持有人等相关信息，及时更新并向社会公开。

18. 对药品注册申请的审评审批结论有争议时有哪些救济途径？

这次修订《办法》，根据前期改革经验，对药品注册申请审评审批结论有争议的救济途径进行了优化：一是为简化程序，提高实效，新修订《办法》不再单设审批结束后的复审程序，而是将复审工作的实质内容前置到审评结束前，对审评结论有异议的，申请人可以在审评阶段提出，将异议问题尽早在前端解决。二是审批结束后，申请人仍有异议的，可以采取行政复议和行政诉讼等手段维护权益。

《办法》发布后有多项需要配套开展的工作和发布的文件，同时还要根据工作需要补充增加，与之配套的规范性文件和技术指导原则等正在加快制修订，将按照成熟一个发布一个的原则，陆续发布实施。后续，将进一步丰富技术指导原则体系，提升技术指导原则体系的全面性和系统性，既为审评审批、核查检验提供技术参考，又为支持行业发展、鼓励创新提供引导。

二、《药品注册管理办法》热点问题专家答疑 ①

答疑专家：杨悦。

1. 新修订《办法》实施后，原辅包登记需要在新药临床试验（IND）申请前进行吗？

没有要求必须在 IND 申请前进行原辅包登记，但在制剂审评时需要对原辅包进行关联审评。

根据新修订《办法》第四十一条规定，原辅包登记应该在提交药品上市

---

① 截稿日期为 2020 年 10 月。

申请前完成；按照第四十二条规定，药品制剂申请人提出药品注册申请，选用未登记的化学原料药、辅料及直接接触药品的包装材料和容器的，相关研究资料应当随药品制剂注册申请一并申报。

2. 根据新修订《办法》要求，临床试验核查并到药品注册研制现场核查中了吗？新修订《办法》对临床试验核查有哪些要求？

依据新修订《办法》第四十五条、第四十六条规定，临床试验核查属于注册核查的范围。

临床试验核查的对象一般是临床试验机构，核查重点关注资料的真实性、合规性、可靠性等，必要时需要对 CRO 等其他受托机构开展延伸检查。

临床试验不一定都要进行核查，根据新修订《办法》第四十六条规定，药品审评中心根据药物创新程度、药物研究机构既往接受核查情况等，基于风险决定是否开展药品注册研制现场核查。

3. 原料药再注册还是属于省级药品监督管理局事项吗？

原料药不需要再注册。目前，原料药登记后会收到化学原料药批准通知书，没有再注册要求。

4. 所有登记的原料药质量标准需要按药典格式准备吗？进口原料药没有药典标准的，还需要准备药典格式质量标准吗？

原料药质量标准登记格式要求，请参见原国家食品药品监督管理总局发布的《化学药品新注册分类申报资料要求（试行）》第 3.2.S.4.1 质量标准的内容进行准备。

5. 2020 年 7 月 1 日后，所有需要发新注册证或换新注册证的境外生产药品，进口注册证号全部使用国药准字号吗？7 月 1 日前发的证会变吗？

按照新修订《办法》第一百二十三条规定，2020 年 7 月 1 日后所有需要发新证或换新证的境外生产药品，批准文号格式为国药准字 H（Z、S）J + 四位年号 + 四位顺序号。其中，H 代表化学药，Z 代表中药，S 代表生物制品。

从新修订《办法》发布至 2020 年 7 月 1 日正式实施前核发的境外生产药品注册证书应当按新修订《办法》实施。因为新修订《药品管理法》第二十四条规定，在中国境内上市的药品，应当经国务院药品监督管理部门批准，取得药品注册证书，不再核发进口药品注册证和医药产品注册证。

6. 如果申请人在受理前进行了提前注册检验，那在受理后要求进行生产现场检查，现场检查的三批动态样品还会要求进行注册检验吗？

生产现场检查是否需要进行注册检验，取决于是否在现场检查中发现问题，所以，不一定需要再次检验。

7. 已上市药品想更改用法用量，如添加"小儿用量减半"，需要什么程序？

根据新修订《办法》第十一条规定，变更原药品注册批准证明文件及其附件所载明的事项或者内容的，申请人应当按照规定，参照相关技术指导原则，对药品变更进行充分研究和验证，充分评估变更可能对药品安全性、有效性和质量可控性的影响，按照变更程序提出补充申请、备案或者报告。

原来有儿童适应证的，增加"小儿用量减半"，应按照相关指南要求提交支持性证据和资料。

原来没有儿童适应证和用法用量的，应当开展针对儿童的上市后研究，按照新修订《办法》第二十七条规定，提交临床试验补充申请。

8. 临床试验相关问题处理不当，如何定性法律责任？如数据库锁定后，对照数据库更改原始数据，导致数据真实性存疑等情况。

数据真实性存疑且申请人无法提供真实性证据，最终被定性为提交虚假数据、资料的，按照新修订《药品管理法》第一百二十三条规定："提供虚假的证明、数据、资料、样品或者采取其他手段骗取临床试验许可、药品生产许可、药品经营许可、医疗机构制剂许可或者药品注册等许可的，撤销相关许可，十年内不受理其相应申请，并处五十万元以上五百万元以下的罚款；情节严重的，对法定代表人、主要负责人、直接负责的主管人员和其他责任人员，处二万元以上二十万元以下的罚款，十年内禁止从事药品生产经营活动，并可以由公安机关处五日以上十五日以下的拘留。"

新修订《药品注册管理办法》（以下简称新《办法》）第一百一十二条规定："申请疫苗临床试验、注册提供虚假数据、资料、样品或者有其他欺骗行为的，按照《疫苗管理法》第八十一条进行处理。"

9. 新修订《药品管理法》实施后，6 类新药的申请人是否就是药品上市许可持有人？是否可按照《药品上市许可持有人制度试点方案》相关规定，变更上市许可持有人并委托生产？

无论几类药品，对于境内上市许可持有人的规定是统一的，与试点方案无必然联系，应按照新修订《药品管理法》、新《办法》及有关实施公告执行（相关条款参照新修订《药品管理法》第三十条和新《办法》第三条）。

国家药品监督管理局《关于实施〈药品注册管理办法〉有关事宜的公告》规定："新《办法》实施后受理的药品上市许可申请，申请人应当在受理前取得相应的药品生产许可证；新《办法》实施前受理、实施后批准的药品上市许可申请，申请人应当在批准前取得相应的药品生产许可证（药品生产企业作为申请人的，在药品上市许可申请受理时提供药品生产许可证）。"

10. 目前，化学创新药在 IND 申请阶段，需要提供原料药备案截图。新《办法》实施后，创新药的原料药在临床申请阶段是否可以不再备案？

新《办法》第四十一条第二款规定："化学原料药、辅料及直接接触药品的包装材料和容器生产企业应当按照关联审评审批制度要求，在化学原料药、辅料及直接接触药品的包装材料和容器登记平台登记产品信息和研究资料。药品审评中心向社会公示登记号、产品名称、企业名称、生产地址等基本信息，供药品制剂注册申请人选择。"第四十二条规定："药品制剂申请人提出药品注册申请，可以直接选用已登记的化学原料药、辅料及直接接触药品的包装材料和容器；选用未登记的化学原料药、辅料及直接接触药品的包装材料和容器的，相关研究资料应当随药品制剂注册申请一并申报。"

根据上述条款，原料药登记或与制剂一并申报均为可选路径。化学创新药的原料药可以按照新《办法》第四十二条规定，与药品制剂注册申请（非IND）一并申报。

11. 国家药品监督管理局发布的《〈药品注册管理办法〉政策解读》指出，生产地址变更需要按照《药品生产监督管理办法》第十六条规定执行，即先做 GMP 符合性检查，省级药品监管部门批准后报 CDE（药品审评中心）更新注册证书。但场地变更一般属于比较大的变更，申请人需要递交技术审评资料和样品检验。那么，场地变更应该先报省级药品监管部门检查，还是同时报 CDE 进行技术审评？

《药品生产监督管理办法》第十六条对生产地址变更程序作了明确规定："变更生产地址的，向原发证机关提出药品生产许可证变更申请。原发证机关应当自收到企业变更申请之日起十五日内作出是否准予变更的决定"。上述变更事项涉及药品注册证书及其附件载明内容的，由省、自治区、直辖市药品监督管理部门批准后，报国家药品监督管理局药品审评中心更新药品注册证书及其附件相关内容。

12. 药品研制企业未取得产品注册批文，可在申请成为 MAH 时一并提出药品上市许可申请吗？

境内药品研制企业，拟成为药品上市许可持有人的，应当按照《药品生产监督管理办法》相关规定办理《药品生产许可证》。

依据《国家药监局关于实施〈药品注册管理办法〉有关事宜的公告》，新修订《药品注册管理办法》实施后受理的上市许可申请，申请人应当在受理前（即 NDA 申请前）取得药品生产许可证。"新《办法》实施前受理、实施后批准的上市许可申请，申请人应当在批准前取得药品生产许可证（药品生产企业作为申请人的，在药品上市许可申请受理时提供药品生产许可证）。"

13. 新药在开展临床试验过程中，想要增开一个与已上市药物联合用药的临床试验，且经内部评估不存在人用药的安全性风险。这种情况，是否可以仅在安全更新报告中报告，不再单独提出补充申请？

这种情况必须重新提出临床试验申请。

根据新《办法》第二十七条规定，获准开展药物临床试验的药物拟增加适应证（或者功能主治）以及增加与其他药物联合用药的，申请人应当提出新的药物临床试验申请，经批准后方可开展新的药物临床试验。

14. 如何理解临床批件中关于"本项试验应当在批准之日起 3 年内实施，逾期未实施的，本批件自行废止"的相关表述？

新《办法》第三十二条规定，药物临床试验应当在批准后 3 年内实施。药物临床试验申请自获准之日起，3 年内未有受试者签署知情同意书的，该药物临床试验许可自行失效。仍需实施药物临床试验的，应当重新申请。

15. 如果原料药没有进行登记，而是随制剂资料提交审评，能否获得批准通知书？

不能。目前仍按《国家药监局关于实施〈药品注册管理办法〉有关事宜的公告》相关规定执行，即未进行平台登记而与药品制剂注册申报资料一并提交研究资料的原料药，监管部门在药品制剂批准证明文件中标注原料药相关信息，可用于办理原料药 GMP 检查、进口通关等。

16. 进口原料药是由代理商进行登记还是由制剂厂家进行登记？

目前，原料药登记相关事宜仍按国家药品监督管理局《关于进一步完善药品关联审评审批和监管工作有关事宜的公告》有关规定执行。如果后续有新配套文件，再按新文件执行。

17. 生物制品 MAH 异地增加 CMO，属于注册变更还是生产场地变更？需要做哪些具体工作？

两者可能都会涉及。具体变更申请流程请参考新修订《药品生产监督管理办法》第十六条规定、新修订《药品注册管理办法》相关规定，以及配套的相关变更技术指导原则。

18.《关于鼓励药品创新实行优先审评审批的意见》规定，专利到期前 3 年的药品临床试验申请和专利到期前 1 年的药品生产申请，可纳入优先审评审批的范围。这项规定会在新修订《药品注册管理办法》的后续细则中作细化说明吗？

新修订《药品注册管理办法》改变了优先审评审批的遴选思路，不再规定可纳入优先审评审批范围的细类划分，而是由企业基于临床价值判断，自行论证并提出申请。申请后能否被纳入优先审评审批范围取决于企业论证的充分性。因此，企业需要调整思维方式，根据新规定提出申请。

19.MAH 试点阶段，要求受委托生产企业持有药品生产许可证。新修订《药品注册管理办法》实施后，上市许可持有人是否也必须持有药品生产许可证？

是的。MAH 和受托生产企业都要办理相应生产范围的生产许可证。具体规定可参考新修订《药品生产监督管理办法》第六条和第七条内容。

20. 进口药品，国内进行分包装，分包装企业是否为上市许可持有人？

境外生产药品申报注册批准后的药品上市许可持有人就是分包装药品的持有人。

新修订《药品注册管理办法》第七十九条规定，境外生产药品发生药品包装标签内容、药品分包装等变更的，应当在变更实施前报国家药品监督管理局药品审评中心备案。药品分包装备案的程序和要求，由药品审评中心制定发布。

21. 如何理解原料药委托生产？原料药备案登记的主体必须是生产企业吗？

新修订《药品注册管理办法》进一步明确了原辅包关联审评的相关规定，即原辅包登记是可选路径，并非必选路径。

原料药能否委托生产是业内关注的焦点。新修订《药品生产监督管理办法》规定，经批准或者通过关联审评审批的原料药应当自行生产，不得再行委托他人生产。但我们不能片面地将其理解为原料药不得委托生产。

根据新修订《药品注册管理办法》相关规定，原料药可进行前置登记，或与制剂一同申报。对于创新药的上市许可持有人来说，与制剂一同申报是首选路径，应当按照该办法第四十二条规定提交申报资料，批准后原料药不能再行委托生产。如果批准上市后，原料药的实际生产企业发生变化，则应当按照原料药登记程序办理登记，这其中可能涉及制剂的关联变更。

22. 进口药品在国外增加新的生产场地，在国内也可以同时增加吗？

境外生产药品在国内增加新的生产场地，应当按照相应的注册变更指导原则开展相关工作，提出补充申请。

23. 负责新药审批的是国家药品监督管理局还是国家药品监督管理局药品审评中心？

是国家药品监督管理局。新修订《药品注册管理办法》第一百条规定："行政审批决定应当在二十日内作出。"第一百零一条规定："药品监督管理部门应当自作出药品注册审批决定之日起十日内颁发、送达有关行政许可证件。"

24. 药品研发企业是否可以使用未登记的原料药进行新药申报？

可以。新修订《药品注册管理办法》第四十二条规定："药品制剂申请人提出药品注册申请，可以直接选用已登记的化学原料药、辅料及直接接触药品的包装材料和容器；选用未登记的化学原料药、辅料及直接接触药品的包装材料和容器的，相关研究资料应当随药品制剂注册申请一并申报。"

25. 我国是否接受境外临床数据申请突破性疗法程序？

可以接受。但其要符合新修订《药品注册管理办法》第十条对境外数据和资料的要求，即"申请药品注册，应当提供真实、充分、可靠的数据、资料和样品，证明药品的安全性、有效性和质量可控性。使用境外研究资料和数据支持药品注册的，其来源、研究机构或者实验室条件、质量体系要求及其他管理条件等应当符合国际人用药品注册技术协调会通行原则，并符合我国药品注册管理的相关要求"。

26. 进行新药临床试验（IND）申请时，可以送检吗？

可以。但由于当时还未完成药品规模化生产，因此不能代替注册检验。新修订《药品注册管理办法》第五十四条规定："申请人完成支持药品上市的药学相关研究，确定质量标准，并完成商业规模生产工艺验证后，可以在药

品注册申请受理前向中国食品药品检定研究院或者省、自治区、直辖市药品
监督管理部门提出药品注册检验；申请人未在药品注册申请受理前提出药品
注册检验的，在药品注册申请受理后四十日内由药品审评中心启动药品注册
检验。原则上申请人在药品注册申请受理前只能提出一次药品注册检验，不
得同时向多个药品检验机构提出药品注册检验。"

27. 中药和生物制品均没有仿制药概念，除创新药以外的其他药品注册现
场核查时必须进行 GMP 检查吗？

注册现场核查是基于风险进行的，不是必须进行。新修订《药品注册管
理办法》第四十七条规定："药品审评中心根据申报注册的品种、工艺、设施、
既往接受核查情况等因素，基于风险决定是否启动药品注册生产现场核查。
对于创新药、改良型新药以及生物制品等，应当进行药品注册生产现场核查
和上市前药品生产质量管理规范检查。对于仿制药等，根据是否已获得相应
生产范围药品生产许可证且已有同剂型品种上市等情况，基于风险进行药品
注册生产现场核查、上市前药品生产质量管理规范检查。"

《药品生产监督管理办法》
政策解读及热点问题答疑

一、《药品生产监督管理办法》政策解读 [①]

1. 药品生产环节如何落实新修订《中华人民共和国药品管理法》(以下简称《药品管理法》) 要求?

根据新修订《药品管理法》要求,为落实生产质量责任,保证生产过程持续合规,符合质量管理规范要求,加强药品生产环节监管,规范药品监督检查和风险处置,修订了《药品生产监督管理办法》。

一是全面规范生产许可管理。明确药品生产的基本条件,规定了药品生产许可申报资料提交、许可受理、审查发证程序和要求,规范了药品生产许可证的有关管理要求。

二是全面加强生产管理。明确要求从事药品生产活动,应当遵守药品生产质量管理规范等技术要求,按照国家药品标准、经药品监管部门核准的药品注册标准和生产工艺进行生产,保证生产全过程持续符合法定要求。

三是全面加强监督检查。按照属地监管原则,省级药品监管部门负责对本行政区域内的药品上市许可持有人,制剂、化学原料药、中药饮片生产企业的监管。对原料、辅料、直接接触药品的包装材料和容器等供应商、生产企业开展日常监督检查,必要时开展延伸检查。建立药品安全信用档案,依法向社会公布并及时更新,可以按照国家规定实施联合惩戒。

四是全面落实最严厉的处罚。坚持利剑高悬,严厉打击违法违规行为。进一步细化《药品管理法》有关处罚条款的具体情形。对违反《药品生产监

---

① 稿件来源:国家药品监督管理局网站。

督管理办法》有关规定的情形，增设了相应的罚则条款，保证违法情形能够依法受处罚。

2. 药品监管部门生产监管事权有哪些明确规定？

为强化药品生产环节监管，明确监管事权划分，《药品生产监督管理办法》在坚持属地监管原则的基础上，细化了药品监管部门在药品生产环节的监管事权，做到权责清晰，确保药品生产监管工作落到实处。

一是明确国家药品监督管理局主管全国药品生产监督管理工作，对省级药品监管部门的药品生产监督管理工作进行监督和指导。

二是国家药品监督管理局核查中心组织制定药品检查技术规范和文件，承担境外检查以及组织疫苗巡查等，分析评估检查发现的风险、做出检查结论并提出处置建议，负责各省级药品检查机构质量管理体系的指导和评估。

三是国家药品监督管理局信息中心负责药品追溯协同服务平台、药品安全信用档案建设和管理，对药品生产场地进行统一编码。

四是坚持属地监管原则，省级药品监管部门负责本行政区域内的药品生产监督管理，承担药品生产环节的许可、检查和处罚等工作。

3. 为什么药品上市许可持有人需要取得《药品生产许可证》？

《药品管理法》规定，从事药品生产活动，应当经所在地省级药品监管部门批准，取得《药品生产许可证》。《药品生产监督管理办法》进一步明确药品上市许可持有人（包括自行生产或者委托生产的）应当申请取得《药品生产许可证》，并细化了相关工作程序和要求，对申请发证、到期重新审查、变更、注销、吊销等要求都进行了统一规定。

一是从法律规定方面看：按照新修订《药品管理法》第三十二条、第四十一条规定，药品上市许可持有人作为从事药品生产的主体，无论自行生产药品还是通过委托生产药品，都属于生产行为，申请取得《药品生产许可证》，符合新修订《药品管理法》的立法精神。

二是从实际监管工作方面看：法律规定药品上市许可持有人对药品从研制到使用以及上市后的药品安全性、有效性和质量可控性负责，对药品生产持续合规和变更管理等持续改进依法承担责任。药品上市许可持有人依法申请《药品生产许可证》，与当前药品生产监管的政策和要求保持无缝衔接，更好地落实药品上市许可持有人的主体责任，同时也明确了药品上市许可持有人取得许可证后的相关行政管理措施。

三是从推进"放管服"改革方面看：在药品上市许可持有人制度试点期间，药品上市许可持有人在招标、销售、税务等多方面存在"最后一公里"问题，药品上市许可持有人申请取得《药品生产许可证》后，可以更好地释放政策红利，解决实际困难。

4. 如何申请取得《药品生产许可证》？

《药品管理法》规定，从事药品生产活动，应当取得《药品生产许可证》。这是从事药品生产的起点，也是必要条件。《药品生产监督管理办法》对药品生产许可证的核发条件、办理程序时限、现场检查要求等环节进行了规定。

一是规定了取得药品生产许可证的条件。从事药品生产，应当具备机构人员、设施设备、质量管理、检验仪器设备、质量保证规章制度等五方面条件。另外，还对疫苗生产企业进行了特殊规定。

二是规定了许可程序和时限要求。申请人应当按照申报资料要求，向所在地省级药品监管部门提出申请。省级药品监管部门收到申请后，根据不同情形，在规定时限内作出是否受理、是否予以批准的决定。明确了药品生产许可中所有时间都是以工作日计，技术审查和评定、现场检查、企业整改等所需时间不计入期限。同时，药品监管部门应当公开审批结果，并提供条件便于申请人查询审批进程。

三是规定了变更内容。对登记事项和许可事项的变更内容进行了规定，明确了药品生产许可证变更的办理时限等。对于不予变更的，省级药品监管部门应当书面说明理由，并告知申请人享有依法申请行政复议或者提起行政诉讼的权利。

四是规定了药品生产许可证有效期届满发证。药品生产许可证有效期届满，需要继续生产药品的，应当在有效期届满前6个月，向原发证机关申请重新发放药品生产许可证。原发证机关在综合评定后，在药品生产许可证有效期届满前作出是否准予其重新发证的决定，逾期未作出决定的，视为同意重新发证，并予补办相应手续。

同时，《药品生产监督管理办法》还规定了药品生产许可证补发、吊销、撤销、注销等办理程序要求。

5. 如何加强药品 GMP 质量监管？

取消药品 GMP 认证发证是国务院作出的重大决策部署，目的是为了提高药品 GMP 实施的科学性，强化药品生产企业持续合规的主体责任。新修订

《药品管理法》进行了规定，国家药品监督管理局 2019 年第 103 号公告也进行了工作部署和要求。在药品 GMP 认证发证取消后，药品监管部门将从以下几方面加强药品 GMP 的监督实施，做好药品监管工作。

一是全面落实国务院"放管服"改革要求。自 2019 年 12 月 1 日起，取消药品 GMP 认证，不再受理药品 GMP 认证申请，不再发放药品 GMP 证书。取消药品 GMP 认证发证后，药品生产质量管理规范仍然是药品生产活动的基本遵循和监督管理的依据，药品监管部门将切实加强上市后的动态监管，由 5 年 1 次的认证检查，改为随时对药品 GMP 执行情况进行检查，监督企业的合规性，对企业持续符合药品 GMP 要求提出了更高要求。

二是进一步明确了药品生产质量管理规范相关要求。《药品生产监督管理办法》对药品生产监管工作重新进行了顶层设计，对药品生产质量管理规范符合性检查的检查频次及要求等都进行了明确规定，对生产过程中不遵守药品生产质量管理规范的法律责任也进行了规定。通过上市前的检查、许可检查、上市后的检查、行政处罚等措施，将执行药品生产质量管理规范的网格织得更紧密，监管检查形式更加灵活，真正做到了药品生产质量管理规范贯穿于药品生产全过程。

三是进一步明确事权划分。明确了国家和省级药品监管部门的事权划分，以及国家药品监督管理局核查中心、信息中心等审评、检验、核查、监测与评价专业技术机构的具体事权和责任。在全面实施药品上市许可持有人制度下，进一步明确了跨省委托生产的总体要求，保证全国执行药品生产质量管理规范标准尺度一致，有利于检查结果的互联互通和共享使用，从而促进跨省委托监管能够落地实施。

四是进一步做好药品检查相关规范性文件制修订工作。《药品管理法》《疫苗管理法》《药品生产监督管理办法》等法律、法规、规章对药品检查进行了相关规定，国家药品监督管理局正在组织制定药品检查管理规定等配套规范性文件，为下一步细化检查工作、执行好药品生产质量管理规范打下坚实基础。

6. 如何做好生产环节的跨省监管工作？

国家对药品管理实行药品上市许可持有人制度。为做好药品上市许可持有人委托生产特别是跨省委托生产监管工作，《药品生产监督管理办法》对相关制度进行了明确规定。

一是明确监管事权划分。坚持属地监管原则，省级药品监管部门负责本行政区域内的药品生产监督管理，承担药品生产环节的许可、检查和处罚等工作。负责对药品上市许可持有人，制剂、化学原料药、中药饮片生产企业的监督管理。

二是加强跨省监管协同。对于药品上市许可持有人和受托药品生产企业不在同一省的，由药品上市许可持有人所在地省级药品监管部门负责对药品上市许可持有人的监督管理，受托药品生产企业所在地省级药品监管部门负责对受托药品生产企业的监督管理。有关省级药品监管部门加强监督检查信息互相通报，及时将监督检查信息更新到药品安全信用档案中，并可以根据通报情况和药品安全信用档案中监管信息更新情况开展调查，对药品上市许可持有人或者受托药品生产企业依法作出行政处理，必要时可以开展联合检查。

三是做好检查执法衔接工作。在药品生产监督检查过程中，发现存在涉嫌违反药品法律、法规、规章的行为，药品监管部门应当做好检查执法衔接，按照职责和权限依法查处，涉嫌犯罪的移送公安机关处理。

7. 药品上市许可持有人如何开展药品年度报告？

新修订《药品管理法》明确规定"药品上市许可持有人应当建立年度报告制度，每年将药品生产销售、上市后研究、风险管理等情况按照规定向省、自治区、直辖市人民政府药品监督管理部门报告"。建立并实施年度报告制度是药品上市许可持有人应尽的法定义务，该制度的实施有利于进一步强化药品上市许可持有人的药品全生命周期质量管理意识，增强药品上市许可持有人守法合规主动性，推动药品上市许可持有人持续改进质量体系，提升药品生产质量管理规范执行水平，特别是督促药品上市许可持有人加强药品上市后研究和风险管理，全面提升药品质量，保障药品安全、有效和质量可控，更好地保障公众用药安全和促进公众健康。

《药品生产监督管理办法》对年度报告工作进一步进行了规定，明确药品上市许可持有人应当建立年度报告制度，同时，要求疫苗上市许可持有人应当按照规定向国家药品监督管理局进行年度报告。目前，国家药品监督管理局加快药品年度报告信息化平台建设。药品监管部门将通过年度报告制度，掌握药品上市许可持有人每年药品生产销售、上市后研究、风险管理等方面的信息和数据，推动药品生产监管逐步实现精准监管、科学监管目标。

8. 药品上市许可持有人如何落实短缺药品报告？

党中央、国务院高度重视短缺药品保供稳价工作，国务院办公厅印发《关于进一步做好短缺药品保供稳价工作的意见》，明确部门责任分工，更好保障群众基本用药需求。新修订《药品管理法》规定国家实行短缺药品清单管理制度，"药品上市许可持有人停止生产短缺药品的，应当按照规定向国务院药品监督管理部门或者省、自治区、直辖市人民政府药品监督管理部门报告"。

《药品生产监督管理办法》进一步细化短缺药品报告要求。国家短缺药品供应保障工作会商联动机制牵头单位向社会发布实施停产报告的短缺药品清单，药品上市许可持有人停止生产列入短缺药品清单的药品，应当在计划停产实施6个月前向所在地省级药品监督管理部门报告；发生非预期停产的，在3日内报告所在地省级药品监督管理部门，必要时向国家药品监督管理局报告。药品监管部门接到报告后及时通报同级短缺药品供应保障工作会商联动机制牵头单位。药品上市许可持有人对列入国家实施停产报告的短缺药品清单的药品，未按照规定进行停产报告的，依法予以处罚。

9. 药品生产环节如何加强风险管理？

为贯彻新修订《药品管理法》风险管理的原则，守住药品质量安全的底线，《药品生产监督管理办法》进一步强化风险管理措施，保障药品的质量安全。

一是落实企业主体责任。明确药品上市许可持有人和药品生产企业法定代表人、主要负责人的相关责任，对发生与药品质量有关的重大安全事件，依法报告并开展风险处置，确保风险得到及时控制。药品上市许可持有人应当立即对相关药品及其原料、辅料以及直接接触药品的包装材料和容器、相关生产线等采取封存的控制措施。强调生产过程中开展风险评估、控制、验证、沟通、审核等质量管理活动，对已识别的风险及时采取有效风险控制措施。开展风险获益评估和控制，制定上市后药品风险管理计划，主动开展上市后研究。

二是加强监督检查。省级药品监管部门结合企业遵守药品法律法规、药品生产质量管理规范和质量体系运行情况，根据风险管理原则进行审查，在药品生产许可证有效期届满前作出是否准予其重新发证的决定。根据药品品种、剂型、管制类别等特点，结合国家药品安全总体情况、药品安全风险警示信息、重大药品安全事件及其调查处理信息等，以及既往检查、检验、不良反应监测、投诉举报等情况确定检查频次，特别强调对麻醉药品、第一类精神药品、药品类易制毒化学品生产企业每季度检查不少于一次。对疫苗、血液制品、放射性药品、医疗用毒性药品、无菌药品等高风险药品生产企业，每年不少于一次药品生产质量管理规范符合性检查。

三是强化风险处置。药品监管部门在检查过程中应按规定及时报告发现存在的药品质量安全风险情况。通过检查发现生产管理或者疫苗储存、运输管理存在缺陷，有证据证明可能存在安全隐患的，应当依法采取相应的控制措施，如发出告诫信，并采取告诫、约谈、限期整改，以及暂停生产、销售、使用、进口等措施。对药品上市许可持有人应召回而未召回的，药品监管部门责令其召回。风险消除后，采取控制措施的药品监督管理部门应当解除控制措施。

四是强化问责处置。规定省级药品监管部门未及时发现生产环节药品安全系统性风险，未及时消除监督管理区域内药品安全隐患的，或者省级人民政府未履行药品安全职责，未及时消除区域性重大药品安全隐患的，国家药品监督管理局应当对其主要负责人进行约谈。被约谈的省级药品监管部门和地方人民政府应当立即采取措施，对药品监督管理工作进行整改。约谈情况和整改情况应当纳入省级药品监管部门和地方人民政府药品监督管理工作评议、考核记录。

二、《药品生产监督管理办法》热点问题专家答疑[①]

答疑专家：杨悦、邵蓉、柳鹏程、颜建周、谢金平、蒋蓉。

1. 新药在完成商业规模生产工艺验证后，可在提交新药上市申请（NDA）前申请检验。在药品获批后，用于检验的批次可以上市销售吗？

新修订《药品生产监督管理办法》（以下简称新修订《办法》）第五十二条第三款规定，"通过相应上市前的药品生产质量管理规范符合性检查的商业规模批次，在取得药品注册证书后，符合产品放行要求的可以上市销售"。但对于用于检验的批次是否可以上市销售，新修订《办法》未作明确规定。

2. 新修订《办法》第五条第四款规定："国家药品监督管理局信息中心负责药品追溯协同服务平台、药品安全信用档案建设和管理，对药品生产场地进行统一编码。"此处提及的"药品生产场地编码"是什么意思？

生产场地是新修订《办法》新引入的概念。该办法第七十四条规定："场

---

① 截稿日期为 2020 年 10 月。

地管理文件，是指由药品生产企业编写的药品生产活动概述性文件，是药品生产企业质量管理文件体系的一部分。场地管理文件有关要求另行制定。经批准或者关联审评审批的原料药、辅料和直接接触药品的包装材料和容器生产场地、境外生产场地一并赋予统一编码。"

3. 委托他人生产的药品上市许可持有人（MAH），需要配备生产管理负责人和质量检验机构吗？

需要。新修订《办法》第七条第二款规定："委托他人生产制剂的药品上市许可持有人，应当具备本办法第六条第一款第一项、第三项、第五项规定的条件，并与符合条件的药品生产企业签订委托协议和质量协议，将相关协议和实际生产场地申请资料合并提交至药品上市许可持有人所在地省、自治区、直辖市药品监督管理部门，按照本办法规定申请办理药品生产许可证。"根据新修订《办法》第六条第一款相关规定，从事药品生产活动，应当有依法经过资格认定的药学技术人员、工程技术人员及相应的技术工人，法定代表人、企业负责人、生产管理负责人、质量管理负责人、质量受权人及其他相关人员符合《药品管理法》《疫苗管理法》规定的条件；有能对所生产药品进行质量管理和质量检验的机构、人员。

4. 新修订《办法》第四十七条规定："药品上市许可持有人为境外企业的，应当指定一家在中国境内的企业法人，履行《药品管理法》与本办法规定的药品上市许可持有人的义务，并负责协调配合境外检查工作。"此处提及的"境内的企业法人"应符合什么要求，又该履行什么义务？

境外药品上市许可持有人指定的我国境内的企业法人必须是可以承担MAH义务和法律责任的企业。

关于境内的企业法人需要履行的义务，通常包括两个方面：一是《药品管理法》《疫苗管理法》及新修订《办法》等法律法规规定的MAH应当履行的义务；二是境内的企业法人与境外MAH签订合同时约定的服务内容。而义务的履行既可以由被指定的境内企业法人执行，也可以由境内企业法人依法委托其他单位代为履行。在某种意义上，我们可以将境外MAH的境内代理人的法律地位视同境内MAH。因此，法律规定境内MAH可以委托他人履行的义务，境外MAH的境内代理人也可以委托。

5. 药物警戒体系检查还是联合检查吗？

目前并无"药物警戒体系检查"这一说法。梳理以往药品不良反应报告和监测检查实施情况，专项检查和联合检查两种方式都有。例如，2018年某省药品监管部门曾对药品制剂生产企业不良反应（事件）监测情况进行专项检查，采用的是单独检查的方式；2019年，部分省（区、市）药品监管部门采用联合检查的方式，对药品上市许可持有人药物警戒体系进行检查。因此，在国家药品监管部门出台相关细则前，具体检查方式可咨询企业所在地药品监管部门。

6. 年度报告制度是由省级药品监管部门统一组织报告吗？是否有相关报告指南？

新修订《药品管理法》第三十七条规定："药品上市许可持有人应当建立年度报告制度，每年将药品生产销售、上市后研究、风险管理等情况按照规定向省、自治区、直辖市人民政府药品监督管理部门报告。"由此看出，年度报告是药品上市许可持有人应尽的义务。但考虑到我国医药产业实际发展情况，现阶段国家药品监管部门应当会对企业年度报告相关工作加强行政指导和服务，适时出台年度报告制度指导意见、要求、报告撰写指南等配套文件。

7. 新修订《药品生产监督管理办法》规定，药品上市许可持有人的法定代表人、主要负责人应当对药品质量全面负责，履行配备专门质量负责人独立负责药品质量管理、配备专门质量受权人独立履行药品上市放行责任等职责。此处的"专门"如何理解？是指不可以兼职吗？

新修订《药品生产监督管理办法》对质量负责人和质量受权人职责作出明确要求。该办法第二十八条规定，药品上市许可持有人的法定代表人、主要负责人应当对药品质量全面负责，履行配备专门质量负责人独立负责药品质量管理、配备专门质量受权人独立履行药品上市放行责任等职责。第二十九条规定，药品生产企业的法定代表人、主要负责人应当对本企业的药品生产活动全面负责，履行配备专门质量负责人独立负责药品质量管理，监督质量管理规范执行，确保适当的生产过程控制和质量控制，保证药品符合国家药品标准和药品注册标准；配备专门质量受权人履行药品出厂放行责任等职责。

《药品生产质量管理规范（2010年修订）》第二十条规定："关键人员应当为企业的全职人员，至少应当包括企业负责人、生产管理负责人、质量管理负责人和质量受权人。质量管理负责人和生产管理负责人不得互相兼任。质量管理负责人和质量受权人可以兼任。应当制定操作规程确保质量受权人独立履行职责，不受企业负责人和其他人员的干扰。"也就是说，质量管理负责人与质量受权人是可以相互兼任的。因此，此处"专门"应当是指专（门）岗（位）、专（门）职（责）、专人负责，并非指不能兼职。是否采取兼职的形式，建议药品上市许可持有人和药品生产企业根据企业实际工作情况决定。

8. 通过关联审评审批的原料药，是否只能供与其进行关联审评审批的制剂厂家使用，其他制剂厂家如果使用该原料药需要做哪些工作？

原料药可以供多家制剂厂商使用。依据国家药品监督管理局发布的《关于进一步完善药品关联审评审批和监管工作有关事宜的公告》，"药品制剂注册申请人申报药品注册申请时，需提供原辅包登记号和原辅包登记人的使用授权书"。

9. 商业规模生产工艺验证批次药品（符合药品 GMP）是否可以销售？

根据《药品生产监督管理办法》第五十二条第三款规定："通过相应上市前的药品生产质量管理规范符合性检查的商业规模批次药品，在取得药品注册证书后，符合产品放行要求的可以上市销售。药品上市许可持有人应当重点加强上述批次药品的生产销售、风险管理等措施。"

10. 如果需要新增生产线，生产许可变更和品种的各类注册事项变更的补充申请是否可以同时申报？如果拟生产药品需要进行药品注册现场核查，是否可以和药品 GMP 符合性检查同步开展？

生产许可变更和品种的各类注册事项变更的补充申请可以同时申报；药品注册现场核查和上市前药品 GMP 符合性检查也可以同步开展。根据《药品生产监督管理办法》第五十二条规定："未通过与生产该药品的生产条件相适应的药品生产质量管理规范符合性检查的品种，应当进行上市前的药品生产质量管理规范符合性检查。其中，拟生产药品需要进行药品注册现场核查的，国家药品监督管理局药品审评中心通知核查中心，告知相关省、自治区、直辖市药品监督管理部门和申请人。核查中心协调相关省、自治区、直辖市药品监督管理部门，同步开展药品注册现场核查和上市前的药品生产质量管理规范符合性检查。"其中"上市前的药品生产质量管理规范符合性检查涉及药品生产许可证事项变更的，由原发证的省、自治区、直辖市药品监督管理部门依变更程序作出决定"。

需要注意的是，同步开展药品注册现场核查和上市前的药品 GMP 符合性检查，检查项目会存在交叉，建议相关部门出台相应细则，分别明确不同检查的侧重点，以提高检查核查效率。

11. 按照国家药品监管部门发布的《关于做好实施新修订药品生产质量管理规范过程中药品技术转让有关事项的通知》进行技术转让的现场检查验证批，在注册检验合格并拿到文号后是否可以销售？

若在 2020 年 7 月 1 日前通过现场检查验证批，原则上新修订《药品生产监督管理办法》不具有溯及力，但是从立法目的、科学性角度看，药品上市许可持有人在取得药品注册证书后，符合产品放行要求的可以上市销售；若在 7 月 1 日后通过现场检查验证批，取得药品注册证书后，符合放行条件的可以上市销售。

12. 在 2020 年 7 月 1 日后药品生产许可证到期的，是否需要与新修订《药品生产监督管理办法》的正式实施同步换证？

不需要。根据《国家药监局关于实施新修订〈药品生产监督管理办法〉有关事项的公告》，现有《药品生产许可证》在有效期内继续有效。《药品生产监督管理办法》施行后，对于药品生产企业申请变更、重新发证、补发等，应当按照该办法有关要求进行审查，符合规定的，发给新的《药品生产许可证》。此外，由于药品生产企业可以在《药品生产许可证》有效期届满前 6 个月提出重新发放的申请，因此可能存在 2020 年即将到期并在 7 月 1 日前提出申请的情形。对此，从法律效力和提高行政管理效率的角度出发，在已知《药品生产监督管理办法》2020 年 7 月 1 日起实施的前提下，可按照新办法的要求进行审查，对符合条件的情形，在 7 月 1 日后发放新证。

13. 药品追溯协同服务平台是用于各药品追溯平台的相互对接，还是以后所有药品追溯都在协同服务平台进行？

根据国家药品监督管理局发布的《药品信息化追溯体系建设导则》《药品追溯码编码要求》等相关规定，药品追溯协同服务平台与药品追溯系统（可分为企业自建追溯系统和第三方机构提供的追溯系统）、药品追溯监管系统共同构成药品信息化追溯体系。

药品追溯协同服务平台由国家药品监督管理局信息中心负责建设和管理，通过提供不同药品追溯系统的访问地址解析、药品追溯码编码规则的备案和管理，以及药品、企业基础数据分发等服务，辅助实现药品追溯相关信息系统互联互通的信息服务系统。该平台包括追溯协同模块和监管协同模块，追溯协同模块服务企业和消费者，监管协同模块服务监管工作。

因此，药品追溯协同服务平台的性质是连接企业、消费者和监管部门的服务平台，通过统一的数据交换技术标准，实现不同追溯平台信息的互联。从具体职责而言，协同服务平台负责统筹不同追溯系统的赋码工作，药品上市许可持有人和药品生产企业在赋码前应向协同服务平台进行备案，服从平台统筹，确保追溯码的唯一性。

关于协同服务平台与各药品追溯系统的关系，根据国家药品监督管理局相关要求，应由药品上市许可持有人和生产企业根据《药品追溯码编码要求》进行各药品追溯系统建设，再由药品经营企业和使用单位配合上传追溯信息后，将追溯信息对接至协同服务平台，并不是通过协同服务平台直接进行药品追溯。

新修订《生物制品批签发管理办法》发布

中国医药报记者　陈燕飞

2020 年 12 月 21 日，国家市场监督管理总局发布新修订《生物制品批签发管理办法》（全文见附录二）（以下简称新修订《办法》），将于 2021 年 3 月 1 日起正式实施。

新修订《办法》在维持原《生物制品批签发管理办法》（以下简称原《办法》）八章结构的基础上，对部分条款和内容进行调整和细化。此次《生物制品批签发管理办法》修订全面贯彻落实新制定《疫苗管理法》和新修订《药品管理法》关于切实加强生物制品管理的相关要求，进一步夯实上市许可持有人主体责任、厘清监管职责、加强工作衔接，明确对重大质量风险的调查处理，强化生物制品批签发监督管理。

新修订《办法》增加第十八条、第二十七条两条规定。其中第二十七条强化风险管理，明确"药品监督管理部门在监督检查中发现生物制品存在重大质量风险的，应当根据检查结果及时通知批签发机构对药品上市许可持有人的相关产品不予批签发或者暂停批签发"。

新修订《办法》整合原《办法》第二十条到第二十六条相关规定，进一步细化现场检查要求。如明确"省、自治区、直辖市药品监督管理部门接到批签发机构通报和现场检查建议后，应当在 10 日内进行现场检查。检查结束后 10 日内，省、自治区、直辖市药品监督管理部门应当组织对批签发机构提出的相关批次产品的质量风险进行技术评估，作出明确结论；特殊情况下可适当延长期限并说明理由。国家药品监督管理局接到批签发机构关于进口产品通报和现场检查建议后，根据风险评估情况，及时组织核查中心进行境外现场检查。""检查机构应当根据检查发现的风险程度和涉及范围，对可能需要采取紧急措施的，提出风险控制建议。接到通报的药品监督管理部门应当通知批签发机构对批签发申请人的相关产品或者所有产品不予批签发或者暂停批签发，并责令批签发申请人整改。批签发申请人在查清问题原因并整改完成后，向药品监督管理部门和批签发机构报告。药品监督管理部门经确认符合要求后通知批签发机构，方可恢复批签发。"

　　此外，新修订《办法》重点修订了第四条、第二十五条等规定。明确国家药监局负责指定批签发机构；省级药品监管部门负责本行政区域批签发申请人和批签发机构的日常管理。针对出现无菌检验不合格、效力等有效性指标连续两批检验不合格等情形的，对批签发申请人相应品种可以暂停受理或者签发；进口生物制品批签发中发现类似情形的，批签发机构应当报告国家药监局，并提出现场检查等相关建议。

　　新修订《办法》强化工艺偏差管理，明确在批签发申报时应当提交生产工艺偏差等有关资料，由批签发机构对相关资料进行审核、开展现场检查等。规定药品上市许可持有人应当建立完整的生产质量管理体系，持续加强偏差管理；批签发产品应当按照经核准的工艺生产，并应当符合国家药品标准和药品注册标准；生产全过程应当符合药品生产质量管理规范的要求。

　　为了方便疫苗出口惠及世界各个国家和地区，新修订《办法》还提出，出口疫苗应当符合进口国（地区）的标准或者合同要求，可按照进口国（地区）的标准或者合同要求申请批签发。

《生物制品批签发管理办法》政策解读
国家药品监督管理局网站

一、生物制品批签发管理如何落实新制修订《药品管理法》和《疫苗管理法》要求

根据新制修订《药品管理法》和《疫苗管理法》，为规范生物制品批签发行为，保证生物制品安全、有效，修订了《生物制品批签发管理办法》。

一是全面规范批签发行为。强化全生命周期管理要求，规范细化操作要求，明确批签发豁免的情形、批签发检验项目和频次要求，强化批签发工作中生产工艺偏差管理要求。

二是全面厘清批签发主体责任。明确批签发职责分工和重大质量风险产品查处程序，明确批签发机构等药品专业技术机构职责，落实上市许可持有人主体责任。

三是全面加强批签发风险管理。省级药品监督管理部门、批签发机构、核查中心等严格按照要求开展批签发过程的监督检查，必要时开展延伸检查。对于发现的质量问题、缺陷和风险及时进行调查评估，采取必要措施处理。

四是全面落实最严厉的问责。坚持利剑高悬，严厉打击违法违规行为。严格按照《药品管理法》和《疫苗管理法》有关处罚条款的具体情形，对违反《生物制品批签发管理办法》有关规定的单位和个人依法依规进行问责、处罚。

二、如何进一步明确药品监管部门批签发管理事权

为强化生物制品批签发环节监管，明确监管事权划分，《生物制品批签发

管理办法》在坚持属地监管原则的基础上，细化了药品监管部门在药品生产环节的监管事权，做到权责清晰，确保生物制品批签发监管工作落到实处。

一是明确国家药监局主管全国生物制品批签发工作，规定批签发品种范围、指定批签发机构、明确批签发工作要求，指导批签发工作的实施。

二是中检院组织制定生物制品批签发技术要求和考核细则，对拟承担批签发工作或者扩大批签发品种范围的药品检验机构进行能力评估和考核，对其他批签发机构进行业务指导、技术培训和考核评估，协调批签发工作的实施。

三是国家药监局核查中心承担批签发过程中境外现场检查等工作。

四是经国家药监局指定的批签发机构负责批签发受理、资料审核、样品检验等工作，依法作出批签发决定。

五是坚持属地监管原则，省级药品监管部门负责本行政区域内的生物制品批签发监督管理，承担生物制品批签发产品的现场检查，负责组织本行政区域生产或者进口的批签发产品的抽样工作，负责批签发过程质量风险和违法违规行为的调查处理，协助批签发机构开展相关工作。

三、如何申请批签发证明文件

《药品管理法》与《疫苗管理法》规定，国务院药品监督管理部门规定的生物制品，每批在销售前或者进口时，应当获取批签发证明文件。这既是该类生物制品销售前或进口时的法定程序，也是保障生物制品质量安全的必要手段。《生物制品批签发管理办法》对批签发证明文件的签发条件、办理程序时限、现场检查要求等环节进行了规定。

一是规定了批签发申请的程序。申请人应当建立每个品种的批签发生产及检验记录摘要模板，待产品生产、检验完成后，按照申报资料要求，向相应属地批签发机构申请批签发并向省级药品监管部门或其指定的抽样机构提出抽样申请。批签发机构收到申请资料及样品后，根据不同情形，在规定时限内作出是否受理、是否予以批准的决定。对于首次申请批签发的，还需按要求提前在批签发管理系统内登记建档。

二是规定了取得批签发证明文件的要求。按批签发管理的生物制品在销售前或进口时，应当满足资料审核、样品检验，以及必要时现场检查的相关要求。另外，对于申请疫苗批签发的，还要求申请人提交生产过程中与疫苗质量管理相关的评估材料。

三是规定了时限和信息公开要求。按类别明确批签发工作时限，明确需要批签发延期的情形和程序，批签发工作所有时间都是以工作日计，申请人补正资料的时间、现场核实、现场检查和技术评估时间不计入期限。同时，药品监管部门应当建立统一的生物制品批签发信息平台，公布批签发相关信息，便利申请人查询审批进程。

四是规定了复审的内容。对于不予批签发的决定有异议的，规定了复审的程序，明确了复审的办理时限和不予复审的情形。对于复审维持原决定的，不再受理复审申请；对于复审改变原结论的，发给批签发证明文件。

四、如何加强批签发环节风险管理

为贯彻《药品管理法》《疫苗管理法》风险管理的原则，守住药品质量安全的底线，《生物制品批签发管理办法》进一步强化风险管理措施，保障药品的质量安全。

一是压实企业主体责任。明确批签发申请人的相关责任，对发生与生物制品质量有关的重大安全事件，依法报告并开展风险处置，确保风险得到及时控制。上市许可持有人应当立即对相关生物制品采取停止销售、召回、销毁等控制措施。强调生产过程中开展风险及偏差的评估、控制、验证、沟通、审核等质量管理活动，对已识别的风险及时采取有效风险控制措施。

二是加强监督检查。省级药品监管部门根据风险管理原则，对批签发全过程进行监督检查，对存在质量风险的情况开展现场检查，进行技术评估。批签发机构严格按照要求开展批签发技术审查和样品检验工作，根据申请批签发品种的工艺及质量控制成熟度和既往批签发等情况进行综合评估。

三是强化风险处置。批签发机构在批签发过程中应按规定及时报告发现存在的药品质量安全风险情况，提出风险控制建议。药品监管部门在日常监督中发现的重大质量风险情况，及时向批签发机构通报。通过检查发现确存在质量风险或安全隐患的，药品监督管理部门应当依法采取相应的控制措施，如责任约谈、限期整改，以及暂停或不予批签发等。风险消除或整改完成后，对采取控制措施的药品监督管理部门应当解除控制措施。

四是强化问责处置。规定批签发相关单位及人员未按规定作出批签发结论的，违反程序要求向申请人或第三方透露工作信息导致严重后果的，或者批签发过程中存在受贿行为的，未按规定进行现场检查的，分层级对违规和违法行为进行相应的处理。

五、如何优化生物制品进出口监管相关工作

为落实"放管服"改革要求，加强生物制品进出口管理，新修订《生物制品批签发管理办法》进一步明确监管责任，充实监管措施。

一是对于按照批签发管理的生物制品进口时，为了提升通关效率，更好释放政策红利，申请进口批次的疫苗按照相关要求获取《生物制品批签发证明》后，可作为产品合格的通关证明，不再出具检验报告书。

二是考虑到我国疫苗产业发展迅速、未来疫苗出口可能持续增加的现状，明确出口疫苗应符合进口国（地区）标准或者合同要求，并且可根据进口国（地区）的要求，按照进口国（地区）的标准或者合同要求申请批签发，提前做好疫苗出口的政策保障。

三是明确了进口生物制品批签发过程中发现质量问题或风险隐患的处置措施。

六、如何提升疫苗等生物制品供应保障能力

为进一步提升疫苗等生物制品供应保障能力，加强突发公共卫生事件应对能力，《生物制品批签发管理办法》在确保药品质量安全、有效的前提下，简化批签发流程，提升批签发效率。

一是对于国家疾病防控应急需要的生物制品，经国家药监局批准后，申请人可申请同步批签发。

二是在使用印制批签发证明性文件的同时，推出电子化批签发证明性文件。

新版 GCP 2020 年 7 月 1 日起施行
进一步提升我国药物临床试验质量

中国医药报记者　陆悦

2020 年 4 月 26 日，国家药品监督管理局、国家卫生健康委员会发布公告，公布新修订的《药物临床试验质量管理规范》（以下简称新版 GCP）。新版 GCP 自 2020 年 7 月 1 日起施行。

新版 GCP 参照国际通行做法，突出以问题为导向，细化明确药物临床试验各方职责要求，并与国际人用药品注册技术要求协调会（ICH）技术指导原则基本要求相一致，从原来的 13 章 70 条调整为 9 章 83 条，保留了总则、研究者、申办者等 5 个章节，增加了术语及其定义、伦理委员会等 4 个章节，删除了 8 个章节，将其章节涉及内容按照责任主体和试验环节调整到相应章节。新版 GCP 细化明确了伦理委员会、申办者、研究者等各参与方责任，强化受试者权益保护；要求建立临床试验质量管理体系，确保源数据真实可靠；明确了临床试验期间安全性信息报告的标准、路径以及要求，对临床试验中新技术的应用予以规范。

落实药审改革　对标国际规范

我国《药物临床试验质量管理规范》（GCP）于 2003 年发布，是对我国药物临床试验全过程的技术要求，也是药品监管部门、卫生健康主管部门对药物临床试验监督管理的主要依据。随着我国药品研发快速发展和药品审评审批制度改革不断深化，原 GCP 中的一些内容已不再适用。为深化药品审评审批制度改革，鼓励创新，进一步推动我国药物临床试验规范研究和提升质量，国家药监局会同国家卫生健康委员会对原 GCP 作出修订。

"新版 GCP 对伦理委员会、研究者和申办者的要求更高、更细，将引导、督促临床试验各相关方加强培训、采取行动，切实履行各自职责。我们有理由相信，在新版 GCP 的规范下，我国药物临床试验的总体质量会明显提升，同时带动其他临床研究发展。"参与 GCP 修订专家、中山大学肿瘤医院临床研究部洪明晃教授说。

记者从国家药监局了解到，随着我国药品研发的快速发展和药品审评审批制度改革的不断深化，旧版 GCP 中的一些内容已不再适用。药品临床试验领域新概念的产生和新技术的应用，如基于风险的质量管理、电子数据等，尚未被纳入 GCP 中；近年来药物临床试验数据核查中发现的问题，如申办者、研究者、伦理委员会等相关方对责任理解不清晰，试验操作不够规范，对于受试者的权益、安全保障不足，需要在 GCP 中明确和细化要求。国家药监部门加入 ICH 并成为管委会成员后，应当遵循和实施相关指导原则；但 2003 年版 GCP 与 ICH GCP 指导原则在体例上存在较大差异，需要作出相应修改和增补，以适应药品监管工作新需要。

据介绍，GCP 的修订贯彻落实《关于深化审评审批制度改革鼓励药品医疗器械创新的意见》，根据新修订《药品管理法》，参照国际通行做法，以问题为导向，细化明确药物临床试验各方职责要求，并与 ICH 技术指导原则基本要求相一致。

相对于 2003 年版 GCP，新版 GCP 保留了总则、研究者、申办者、试验方案和附则 5 个章节；增加了术语及其定义、伦理委员会、研究者手册、必备文件管理 4 个章节；删除了临床试验前的准备与必要条件、受试者的权益保障、监查员的职责、记录与报告、数据管理与统计分析、试验用药品的管理、质量保证、多中心试验 8 个章节，将其章节涉及内容按照责任主体和试验环节调整到相应章节。

细化各方职责　强化受试者保护

新版 GCP 细化明确药物临床试验参与方责任，针对伦理委员会、申办者、研究者都提出了一系列条款明确各自的职责：申办者是临床试验数据质量和可靠性的最终责任人，加强对外包工作的监管；合同研究组织应当实施质量保证和质量控制；研究者有临床试验分工授权及监督职责；临床试验机构应当设立相应的内部管理部门承担管理工作等。

在受试者保护方面，新版 GCP 将"伦理委员会"单设章节，强调伦理委员会的职责是保护受试者的权益和安全，并明确"应当特别关注弱势受试者"，审查受试者是否受到不正当影响，受理并处理受试者的相关诉求。对申办者，新版 GCP 要求其制定方案时应明确保护受试者的关键环节和数据，制定监查计划应强调保护受试者权益。新版 GCP 还要求研究者应关注受试者的其他疾病及合并用药，收到申办者提供的安全性信息后应考虑受试者的治疗是否需要调整等。

"2003 年版 GCP 是把'受试者的权益保障'单独列为一章，又把伦理委员会的相关内容列入该章节，容易让人产生保护受试者权益只是伦理委员会的职责的误读。新版 GCP 取消了这一章节，但是补充和调整了很多受试者权益和安全的保护条款，这些内容分散到临床试验各相关方——伦理委员会、研究者和申办者的章节中，其具体要求有更详细的描述，责任主体更明确，可操作性更强。"洪明晃表示，这些调整、完善旨在强调试验各方均有责任保护受试者的权益和安全。此外，伦理委员会作为单独章节，明确其组成和运行、伦理审查、程序文件等要求，相信会使伦理委员会的运行更加顺畅。

"尤其要注意的是，新版 GCP 是由国家药监局和国家卫生健康委员会两部门联合发布的。"洪明晃认为，由于绝大多数药物临床试验是在医疗机构实施，大多数受试者是患者，如何保障其基本医疗与安全非常重要。国家卫生健康委员会的参与，对于在新形势下加强受试者的保护和临床试验机构的管理，在保证药物临床试验质量的同时，提高医疗质量、保障医疗安全，意义非凡。

提升临床试验质量　提高药物研发效率

2019 年《药品管理法》修订后，国家药监局和国家卫生健康委员会联合发布《药物临床试验机构管理规定》，临床试验机构由资格认定调整为备案管理，简化流程，便利相对人，并强调对临床试验质量进行全程管理。此次修订 GCP 充分体现了这一监管理念。

新版 GCP 要求申办者建立临床试验的质量管理体系，基于风险进行质量管理，加强质量保证和质量控制，可建立独立数据监查委员会，开展基于风险评估的监查；要求研究者应当监管所有研究人员执行试验方案，并实施临床试验质量管理，确保源数据真实可靠。同时规范了新技术的应用，要求保证试验数据完整、准确、可靠。在安全性信息报告方面，则明确了研究者、申办者在临床试验期间安全性信息报告的标准、路径以及要求，要求研究者向申办者报告所有严重不良事件。伦理委员会应要求研究者及时报告所有可疑且非预期严重不良反应（SUSAR）。

"数据的可靠性是临床试验的重中之重。"赛诺菲临床试验部大中华区负责人刘淑红认为，新版 GCP 把"保护患者和数据的可靠性"作为各参与方共同的目标，细化和明确了各方责任与义务，便于临床研究中各方的协作与推进。此外，与 ICH GCP 的进一步接轨，如强调 SUSAR 的报告制度，将有助于研发企业在国际多中心试验中更加高效地对试验药品的安全性进行管理和评估，提高临床试验运营的效率。

"我们相信，新版 GCP 的施行将有利于企业开展临床研究工作，管控研究中的风险。"赛诺菲注册事务部中国负责人邓婷表示，加强对临床研究的管理，并不断与 ICH GCP 接轨，势必大大加速并拓展研发企业的临床研究工作，提升新药的研发质量和速度，最终惠及中国患者。

新版 GCP 全文及解读
请扫二维码

2020 年版《中国药典》颁布

中国医药报记者　陆悦　郭婷

2020 年 7 月 2 日，国家药品监督管理局、国家卫生健康委员会联合发布公告，颁布 2020 年版《中华人民共和国药典》（以下简称《中国药典》）。2020 年版《中国药典》于 2020 年 12 月 30 日起正式实施。

新修订《药品管理法》规定，药品应当符合国家药品标准。《中国药典》是国家药品标准的重要组成部分，是药品研制、生产（进口）、经营、使用和监管等相关单位均应遵循的法定技术标准。

我国第一版《中国药典》1953 年颁布，至今我国已经颁布 11 版药典。2020 年版《中国药典》共收载品种 5911 种，其中新增 319 种、修订 3177 种、不再收载 10 种，品种调整合并 4 种。一部中药收载 2711 种，其中新增 117 种、修订 452 种。二部化学药收载 2712 种，其中新增 117 种、修订 2387 种。三部生物制品收载 153 种，其中新增 20 种、修订 126 种；新增生物制品通则 2 个、总论 4 个。四部收载通用技术要求 361 个，其中制剂通则 38 个（修订 35 个）、检测方法及其他通则 281 个（新增 35 个、修订 51 个）、指导原则 42 个（新增 12 个、修订 12 个）；药用辅料收载 335 种，其中新增 65 种、修订 212 种。

2020 年 7 月 3 日，国家药品监督管理局就 2020 年版《中国药典》的实施事宜发布公告。公告明确了 2020 年版《中国药典》的具体实施及过渡期事宜。凡 2020 年版《中国药典》收载的品种，自实施之日起，收载于历版药典、局（部）颁布的相应品种国家药品标准同时废止；2020 年版《中国药典》中未收载的品种，仍执行相应历版药典、局（部）颁标准，但应符合本版药典的通用技术要求；经上市后评价撤销或注销的品种，相应历版药典、局（部）颁标准废止；2020 年版《中国药典》品种正文未收载的制剂规格、中药制法，其质量标准按本版药典同品种相关要求执行，规格项、制法项分别按原批准证明文件执行。

公告要求，自 2020 年 12 月 30 日起，药品注册申请的相应申报资料应符合 2020 年版《中国药典》要求；此前已受理、尚未完成技术审评的注册申请，自 2020 年 12 月 30 日起药监部门按照 2020 年版《中国药典》相关要求开展审评审批，申请人需要补充技术资料的应一次性完成提交。2020 年版《中国药典》发布之日后至 2020 年 12 月 30 日期间，按原药典标准相关要求批准上市的药品，批准后 6 个月内应符合 2020 年版《中国药典》要求。在 2020 年版《中国药典》中进行通用名称修订的药品，应使用 2020 年版《中国药典》中载明的名称，原名称可作为曾用名过渡使用。

公告对药品注册标准和药典的执行予以明确。药品注册标准中收载检验项目多于或异于药典规定的，或质量指标严于药典要求的，应在执行药典要求的基础上，同时执行原注册标准的相应项目和指标。由于溶出度、释放度等项目在质量控制中的特殊性，按照仿制药质量和疗效一致性评价要求核准的仿制药注册标准中有别于《中国药典》的，药监部门在审批结论中予以说明，申请人在注册申请获批后 3 个月内向国家药典委员会提出修订国家药品标准的建议，修订完成前按经核准的药品注册标准执行。

公告要求，为符合 2020 年版《中国药典》要求，如涉及药品处方、生产工艺和原辅料来源等变更的，药品上市许可持有人、生产企业应按照《药品注册管理办法》以及有关变更技术指导原则和药品生产质量管理规范等要求进行充分研究和验证，按相应变更类别批准、备案后实施或报告。

专家谈 2020 年版《中国药典》

中国医药报记者　王泽议

国家药典委员会中药材专委会主任委员屠鹏飞：
完善标准体系，突出中药传统特色

　　2020 年版《中国药典》一部共收载 2711 个中药标准，其中新增 117 个，修订 452 个。国家药典委员会中药材专委会主任委员、北京大学创新药物研究院副院长屠鹏飞认为，2020 年版《中国药典》一部有两大亮点：其一，全面制定了植物类中药材和中药饮片禁用农药的限量标准、部分易霉变中药材的真菌毒素限量标准，以及重金属及有害元素残留限量指导值，这将进一步促进提升中药材和中药饮片的安全性；其二，坚持"正本清源，以源定标"，重点解决长期存在的泽泻基原、淫羊藿等药材含量难以达标等行业普遍关注问题。

　　屠鹏飞认为，与 2015 年版《中国药典》相比，2020 年版《中国药典》一部收载品种范围进一步扩大，可以更好地满足临床用药和人民健康需求。2020 年版《中国药典》一部，新增中成药 116 种、中药材 1 种；收载药材和饮片、植物油脂和提取物、成方制剂和单味制剂品种合计 2711 种，涵盖临床常用中成药与重大疾病和疑难疾病防治中成药；修订和提高了 452 个品种的标准；对历版《中国药典》中未公开处方和制法的中成药品种，除涉及国家秘密技术项目品种外，公开和补充了其处方和制法，进一步提升了标准的完整性。同时，不再收载 3 种中药材和 1 种中成药品种，以保证群众用药安全。

　　2020 年版《中国药典》一部重点修订了中药饮片质量标准，共修订 250 余个中药饮片质量标准，努力完善以药典为核心主体的符合中医药特点的中药标准体系。

2020 年版《中国药典》一部全面提升安全性控制水平，保障人民用药安全。完善了"中药有害残留物限量制定指导原则"，新增"药材及饮片（植物类）中 33 种禁用农药多残留测定法"，制定 33 种禁用农药的控制要求；制定中药材及饮片（植物类）重金属及有害元素的限量标准，并将其收入"中药有害残留物限量制定指导原则"，作为指导性要求；新增白芷、当归等 10 个使用量大、药食两用品种标准的重金属及有害元素控制；对容易发霉变质的蜂房、土鳖虫等 5 个中药材品种，增加黄曲霉毒素的限量要求，对薏苡仁增加玉米赤霉烯酮的限量要求；针对马兜铃酸类成分的潜在肾毒性问题，2020 年版《中国药典》一部除不再收载含马兜铃酸类成分的马兜铃和天仙藤外，还制定了"九味羌活丸"（处方含细辛）的马兜铃酸 I 的限量标准。

同时，2020 年版《中国药典》一部坚持"正本清源，以源定标"，进一步加强中药材、中药饮片的专属性和有效性控制。2020 年版《中国药典》一部就相同含量测定指标制定了不同的限度要求，对于淫羊藿、陈皮等多来源药材，分别制定了含量测定成分及其限度，力争解决产业发展中长期存在的标准问题；对于"生熟异治"的中药饮片，分别制定了含量测定指标及其限度，更加突出中药传统特色。此外，2020 年版《中国药典》一部还建立了银杏叶提取物的特征图谱，补充和修订了一批中药材和中药饮片、中成药的显微、薄层色谱、特征图谱等鉴别，以及含量测定方法、指标及其限度，使中药专属性和有效性控制水平明显提升。

国家药典委员会化学药专委会主任委员陈桂良：
吸收国际先进理念，提升化学药药品标准

2020 年版《中国药典》二部共收载化学药 2712 种，其中新增 117 种、修订 2387 种。国家药典委员会化学药专委会主任委员陈桂良认为，新增品种和修订品种药效明确、剂型规格合理、临床常用、疗效确切、使用安全、工艺成熟、质量可控，基本覆盖了国家基本药物目录和国家基本医疗保险用药目录，适应临床治疗用药指南调整变化的需要。

2020 年版《中国药典》二部重点增加了原料药和新制剂的收载，新增品

种中有原料药品种 40 余个、制剂品种约 70 个，其中 30 余个是同时新增"原料药＋制剂"。新增品种标准制定参考了 USP、JP、BP、EP 等相应标准。

关于修订的品种标准，主要对部分药品的通用名称进行了规范化表述，增加部分品种的重金属检测项或对重金属的限度进行调整。大部分是将有关物质的检测方法进行优化或限度调整，加强对杂质的定性研究，主要参照国外药典收载情况及生产企业实际情况进行修订。同时，修订药典标准时刻谨记用药安全性原则，根据品种特性，增订生产要求，强化对产生遗传毒性杂质的品种要求。

国家药品监督管理局正式成为 ICH 管理委员会成员后，我国药品研发和注册进入全球化时代。陈桂良介绍，2020 年版《中国药典》二部反映了当前我国药品生产、使用水平与标准制订的最高水平，与仿制药质量和疗效一致性评价相得益彰，同时也吸收了国际先进理念。

首先，2020 年版《中国药典》二部在体例上既采用了国际主要药典的体例，也考虑了我国医药行业的特点。例如，注射用硫酸长春新碱，有企业反映其工艺为原料溶解后直接冻干，不添加辅料，内容物仅 1mg，不适用原版药典中检查水分的方法。2020 年版《中国药典》对其进行修订，规定仅含辅料产品检查水分，使标准具有更广泛的适用性。

其次，品种的收载以优化增量、减少存量为原则，数量适度增加。优化增量主要以临床需求为导向，根据临床需要选择使用安全、疗效确切、剂型与规格合理的品种。慎重遴选尚未在国内生产的进口制剂，将临床常用、疗效肯定并已被国外通用药典收载的进口原料药及相应的制剂品种收入药典。减少存量主要针对已经取消药品批准文号、长期不生产、质量不可控、剂型不合理、稳定性不高的药品标准"做减法"或终止标准的效力，以实现相关标准的淘汰。

仿制药经过一致性评价，其标准已对标原研药进行了比对研究，这些成果也体现在 2020 年版《中国药典》中。如 2020 年版《中国药典》对赖诺普利片的溶出度检查方法，结合各国药典及仿制药一致性评价结果，对溶出介质的选择进行了修改。

第三，强化《中国药典》的规范性，进一步促进药典的统一协调。进一步规范通用名称表述（药物名称＋给药途径＋剂型名）。整合部分品种，统一标准。如临床常用的抗酸药铝碳酸镁咀嚼片和铝碳酸镁片，后者用法有吞服和咀嚼两种，2020 年版《中国药典》则把铝碳酸镁咀嚼片和用法为咀嚼的铝碳酸镁片的通用名称统一为铝碳酸镁咀嚼片。

第四，坚持科学、经济、绿色环保原则。如蒙脱石的吸附力检查以硫酸士的宁为标志物，该标志物属于 A 类剧毒物质，且国内尚无生产，长期依赖进口。2020 年版《中国药典》采用三氯六氨合钴（Ⅲ）替代硫酸士的宁作为标志物，以实现检查工作经济环保。

此外，2020 年版《中国药典》二部还进一步扩大了现代分析技术的应用；及时跟踪国内外现代分析技术最新进展，加强用理化测定方法替代生物测定方法的研究；进一步丰富色谱检测器的类型，加强没有紫外吸收品种液相色谱检测器的应用指导。

中国工程院院士、国家药典委员会生物技术专委会主任委员王军志：药典三部适应产业发展需求，对标国际先进标准

2020 年版《中国药典》三部突出生物制品国家标准与国际接轨，并适应我国生物医药产业发展需求。

国家药典委员会生物技术专委会主任委员王军志介绍说，2020 年版《中国药典》三部集中归纳了我国近几年在生物制品质量和标准研究方面的新成果和新进展，新增了"人用聚乙二醇重组蛋白及多肽制品总论""人用基因治疗制品总论""螨变应原制品总论""人用马免疫血清制品总论"4 个总论，sIPV 疫苗、抗体类的康柏西普、胰岛素类似物等创新品种各论，以及转基因细胞活性测定方法、毛细管等电聚焦电泳、超高效液相色谱法（UPLC）、电感耦合等离子体质谱法等先进的分析检测方法，进一步完善我国生物制品国家标准体系，形成了以生物制品通则、总论、各论和检测方法组成的、贯穿全过程和覆盖全生命周期的质量控制标准体系，达到收载内容及相关技术要求接近或达到国际先进标准的目标，并实现局部的超越，提升了《中国药典》的国际化水平。2020 年版《中国药典》三部的实施，将对规范生物医药产业发展、指导新产品开发发挥重要作用。

总的来看，2020 年版《中国药典》三部主要完成了四方面工作。一是完

善生物制品全过程质量控制的通用技术要求，新增通用技术要求（生物制品通则和总论）6个、修订8个；新增通用检测方法和技术指南19个、修订7个。二是加强与国际先进标准协调和对接的研究工作，完成31个治疗性生物制品、45个疫苗品种相关技术要求的规范，逐步实现与国际标准保持协调一致；增订重组细胞因子类产品5个品种相关蛋白含量测定及限度要求；完善方法的准确性和标准化，修订人用狂犬病疫苗 Vero 细胞残余 DNA 和残余蛋白检测方法和限度。三是完善收载范围，新增20个品种标准，修订126个已收载品种标准。四是强化检测方法的标准化和适用性，已基本实现新增品种关键检测项目与国家标准品同步配套，新增国家标准物质23种；将已收载通则残余细胞基核酸检测方法更新为 q-PCR 法，并建立了相应国家标准品；推动理化分析方法在生物制品质量控制中的应用，建立和完善了3种单抗类产品质量特性分析方法，包括单抗电荷变异体测定法、单抗分子变异体测定法、单抗糖谱分析方法；建立了电感耦合质谱方法用于铝残留量检测；建立了高效液相色谱法用于抗毒素、抗血清制品分子大小分布检测。

在王军志看来，2020年版《中国药典》三部的主要亮点可以总结为：解决了4个问题，填补了4项空白，加强防范3个监管漏洞。

解决4个问题：一是更新了人用狂犬病疫苗 Vero 细胞残留 DNA 和宿主蛋白检测方法和国家标准物质，解决了方法的准确性和限度的合理性问题。二是简化疫苗制品生产步骤和相关工艺参数，解决了过于详细的工艺参数带来的标准适用性问题；删除疫苗说明书，确保疫苗上市后不良反应监测的归口管理。三是建立了疫苗氢氧化铝佐剂辅料的质控标准，以及对氢氧化铝佐剂疫苗进行佐剂吸附率检查及限度要求，进一步保证疫苗质量的稳定性。四是建立单抗异构体（分子、电荷）和糖谱分析方法，为单抗药物质量控制和研发提供通用的技术分析手段。

填补4项空白：建立了全球首个人用聚乙二醇重组蛋白及多肽制品总论；建立了通用的生物制品病毒安全性控制技术要求；采用转基因检测技术用于重组细胞因子和单抗活性检测；收载了我国第一个具有自主知识产权的单抗产品康柏西普各论。

防范3个监管漏洞：结合国家药品监督管理局监管过程中对吸附百白破疫苗发现的问题，建立氢氧化铝佐剂质量控制；以"一药一名一结构"为原则，建立和完善生物制品通用名称命名原则，对治疗性重组产品各论增订分子结构信息，有利于识别药用物质或活性成分，通过提供产品与公共质量标准的关键链接，保证产品质量和药物警戒及追溯；增订血液制品原料血浆病毒标准物核酸检测，进一步加强原料血浆病毒安全性控制，为产品病毒安全性保障增加防范关口。

2020 年版《中国药典》
权威解读请扫二维码

改革完善中药审评审批机制
促进中药传承创新发展

中国医药报记者　陆悦

2020年12月25日，国家药品监督管理局发布《国家药品监督管理局关于促进中药传承创新发展的实施意见》（以下简称《实施意见》）。《实施意见》以习近平新时代中国特色社会主义思想为指引，深入贯彻落实习近平总书记关于改革完善中药审评审批机制的重要指示精神，按照《中共中央 国务院关于促进中医药传承创新发展的意见》重点任务分工方案，对改革完善中药审评审批机制，促进中药传承创新发展进行整体规划。

《实施意见》坚持以人民为中心的发展思想，全面落实"四个最严"要求，提出促进中药守正创新、健全符合中药特点的审评审批体系、强化中药质量安全监管、注重多方协调联动、推进中药监管体系和监管能力现代化五方面共20项改革措施。

在促进中药守正创新方面，《实施意见》提出坚持以临床价值为导向，推动古代经典名方中药复方制剂研制，促进中药创新发展和二次开发，加强中药安全性研究。

为构建符合中药特点的审评审批体系，《实施意见》提出改革中药注册分类，构建中医药理论、人用经验和临床试验相结合的审评证据体系，完善中药审评审批制度。

在中药质量安全监管方面，《实施意见》指出，要强化中药质量源头管理和生产全过程质量控制，加强上市后监管，加强中药品种保护。

《实施意见》还强调要多方协调联动，按照国务院中医药工作部际联席会议部署，加强与科技、卫生健康、中医药、医保等部门的沟通协调，形成部门工作合力，并督促落实各方责任，营造良好社会氛围。

　　此外，《实施意见》还提出了完善中药法规标准体系，强化技术支撑体系，加强中药监管科学研究，加强监管队伍建设，推动国际传统药监管合作等多项举措，以推进中药监管体系和监管能力现代化。

国家药品监督管理局解读
《关于促进中药传承创新发展的实施意见》

国家药品监督管理局网站

一、《实施意见》起草的背景

党中央、国务院高度重视中药监管工作。习近平总书记指出，中医药是中华文明的瑰宝，要充分发挥中医药的独特优势，切实把中医药这一祖先留给我们的宝贵财富继承好、发展好、利用好。

随着经济社会和中药产业的发展，公众对中医药有了新期待，党中央、国务院对中医药事业提出了新要求。2017年中共中央办公厅、国务院办公厅印发的《关于深化审评审批制度改革鼓励药品医疗器械创新的意见》，要求建立完善符合中药特点的注册管理制度和技术评价体系，处理好保持中药传统优势与现代药品研发要求的关系。2019年修订实施《药品管理法》，明确规定建立和完善符合中药特点的技术评价体系，促进中药传承创新。2019年10月，在全国中医药大会召开之际，习近平总书记、李克强总理分别对中医药工作作出了重要指示和批示，强调要遵循中医药发展规律，传承精华，守正创新。2019年10月26日，中共中央、国务院印发《关于促进中医药传承创新发展的意见》（以下简称《意见》）。《意见》指出，传承创新发展中医药是新时代中国特色社会主义事业的重要内容，是中华民族复兴的大事。2020年6月2日，习近平总书记主持召开专家学者座谈会，充分肯定了中医药在新冠肺炎疫情防控中发挥的作用、作出的贡献，要求"改革完善中药审评审批机制，促进中药新药研制和产业发展"。2019年10月29日，党的十九届五中全会审议通过《中共中央关于制定国民经济和社会发展第十四个五年规划和二〇三五年远景目标的建议》，强调要坚持中西医并重，大力发展中医药事业。

在此次抗击新冠肺炎疫情中，中医药彰显特色优势，发挥了重要作用，全世界对中医药的认同进一步提升，全社会对深化中医药改革发展的共识进一步凝聚。目前，中医药事业进入了新的历史发展时期，发展中医药已上升为国家战略，中药事业呈现新的发展格局。

二、《实施意见》起草的总体思路和目标

为贯彻落实党中央、国务院决策部署，进一步做好新时代中药监管工作，适应新形势、满足新需求、应对新挑战，国家药品监督管理局在深刻总结中药审评审批实践规律和药品审评审批制度改革成果经验的基础上，根据习近平总书记关于改革完善中药审评审批机制的重要指示精神和《意见》重点任务分工方案，围绕全面落实"四个最严"要求和改革完善中药审评审批机制工作部署，以"传承精华、守正创新、深化改革、坚守底线"为主线，起草了《实施意见》。

《实施意见》与《药品注册管理办法》《中药注册分类及申报资料要求》及中药系列技术指导原则等形成各有侧重、有机统一的中药监管政策体系，全面落实党中央、国务院关于促进中医药事业传承创新发展决策部署，增添中药产业高质量发展新动力，更好地保护和促进公众健康。

三、《实施意见》主要内容

《实施意见》由"指导思想"和"促进中药守正创新""健全符合中药特点的审评审批体系""强化中药质量安全监管""注重多方协调联动""推进中药监管体系和监管能力现代化"等六大方面内容组成，包含了20条具体措施，涵盖了中药审评审批、研制创新、安全性研究、质量源头管理、生产全过程质量控制、上市后监管、品种保护等以及中药的法规标准体系、技术支撑体系、人才队伍、监管科学、国际合作等内容。

四、《实施意见》在鼓励中药创新方面的举措

《实施意见》在推进实施调整中药注册分类、开辟具有中医药特色的注册申报路径、构建"三结合"的审评证据体系等创新举措基础上，进一步加大鼓励开展以临床价值为导向的中药创新研制力度。一是遵循中药研制规律，鼓励医疗机构制剂向中药新药创制转化，支持以病证结合、专病专药或证候类中药等多种方式研制中药复方制剂。二是推动开展中药多区域临床试验规范性研究能力与体系建设，鼓励开展以患者为中心的疗效评价，探索引入真实世界证据用于支持中药新药注册上市。三是支持以提升临床应用优势和特点为目的，运用符合产品特点的新技术、新工艺研制中药新剂型、改进已上市中药剂型。四是鼓励挖掘已上市中药的临床治疗潜力，促进已上市中药同品种质量竞争，推动质量提升。五是建立以中医临床为导向的中药安全性分类分级评价策略，研究制定具有人用经验中药新药的安全性评价技术标准。六是结合中药临床应用特殊情形，明确实施优先审评审批、附条件批准和特别审批的具体情形，鼓励有明显临床价值中药新药的研制，并加快其上市进程。

五、《实施意见》在加强中药监管方面的举措

《实施意见》全面强化中药质量安全监管。一是加强中药质量源头管理。修订中药材生产质量管理规范（GAP），制定实施指南，引导促进中药材规范化种植、养殖，推动中药材产地加工，鼓励饮片企业将质量保障体系向种植加工环节延伸；规范新药所用中药材、中药饮片的质量管理，加强开展中药新药资源评估，严格限定使用濒危野生动、植物药材。二是强调全过程质量控制。通过加大飞行检查力度、修订药品生产质量管理规范（GMP）中药饮片附录、持续修订内控质量标准体系要求等监管举措，保证中药生产批间质量稳定可控。三是加强中药上市后监管。一方面开展中药专项整治，加大抽检力度，严厉打击违法违规行为；另一方面针对中药材交易市场的属地管理

原则，推动地方政府落实地方监管责任。四是强化中药不良反应监测，对监测中发现的风险信号及时组织评估并采取风险控制措施。五是加强中药说明书和标签管理，对已上市中药说明书中【禁忌】【不良反应】【注意事项】等相关内容进行补充和完善。

查看《实施意见》全文
及解读请扫描二维码

化学药、生物制品、中药注册分类及申报资料要求先后出台

中国医药报记者　陆悦

2020 年，国家药品监督管理局先后发布了《化学药品注册分类及申报资料要求》(全文见附录三)、《生物制品注册分类及申报资料要求》(全文见附录四)、《中药注册分类及申报资料要求》。

化学药品注册分类自 2020 年 7 月 1 日起正式实施，申报资料要求于 2020 年 10 月 1 日起实施。

《化学药品注册分类及申报资料要求》明确，化学药注册分类分为创新药、改良型新药、仿制药、境外已上市境内未上市化学药品；分为 5 个类别，1 类和 2 类分别为创新药和改良型新药，均为境内外未上市的药品，且具有临床价值。1 类指含有新的结构明确的、具有药理作用的化合物，且具有临床价值的药品。2 类指在已知活性成分的基础上，对其结构、剂型、处方工艺、给药途径、适应证等进行优化，且具有明显临床优势的药品。3 类指境内申请人仿制境外上市但境内未上市原研药品的药品。4 类指境内申请人仿制已在境内上市原研药品的药品。3 类、4 类药品应与参比制剂的质量和疗效一致。境外上市的药品申请在境内上市为 5 类。

文件还明确了 5 个类别的药品注册管理要求，对已上市药品增加境外已批准境内未批准的适应证按照药物临床试验和上市许可申请通道进行申报。

在申报资料方面，申请人提出药物临床试验、药品上市注册及化学原料药申请，应按照国家药监部门公布的相关技术指导原则的有关要求开展研究，按照现行版《M4：人用药物注册申请通用技术文档（CTD）》格式编号及项目顺序整理并提交申报资料。申请人在完成临床试验提出药品上市注册申请时，应在 CTD 基础上提交电子临床试验数据库。

生物制品注册分类自 2020 年 7 月 1 日起正式实施，申报资料要求于 2020

年 10 月 1 日起实施。

《生物制品注册分类及申报资料要求》明确，生物制品是指以微生物、细胞、动物或人源组织和体液等为起始原材料，用生物学技术制成，用于预防、治疗和诊断人类疾病的制剂。为规范生物制品注册申报和管理，该文件将生物制品分为三大类：一是预防用生物制品，指为预防、控制疾病的发生、流行，用于人体免疫接种的疫苗类生物制品，包括免疫规划疫苗和非免疫规划疫苗，又可分为创新型疫苗、改良型疫苗及境内或境外已上市的疫苗。二是治疗用生物制品，指用于人类疾病治疗的生物制品，如采用不同表达系统的工程细胞（如细菌、酵母、昆虫、植物和哺乳动物细胞）所制备的蛋白质、多肽及其衍生物，细胞治疗和基因治疗产品，变态反应原制品，微生态制品，人或者动物组织，或者体液提取，或者通过发酵制备的具有生物活性的制品等，分为创新型生物制品、改良型生物制品及境内或境外已上市生物制品。三是按生物制品管理的体外诊断试剂，包括用于血源筛查的体外诊断试剂、采用放射性核素标记的体外诊断试剂等，分为创新型体外诊断试剂及境内外已上市的体外诊断试剂。药品注册分类在提出上市申请时确定，审评过程中不因其他药品在境内外上市而变更。

值得关注的是，创新型疫苗是指境内外均未上市的疫苗，包括无有效预防手段疾病的疫苗；在已上市疫苗基础上开发的新抗原形式，如新基因重组疫苗、新核酸疫苗、已上市多糖疫苗基础上制备的新的结合疫苗等；含新佐剂或新佐剂系统的疫苗；以及含新抗原或新抗原形式的多联 / 多价疫苗。

《生物制品注册分类及申报资料要求》还明确，对疫苗、治疗用生物制品临床试验申请及上市注册申请，申请人应当按照《M4：人用药物注册申请通用技术文档（CTD）》撰写申报资料。申报资料具体内容除应符合 CTD 格式要求外，还应符合不断更新的相关法规及技术指导原则的要求。

中药注册分类自 2020 年 7 月 1 日起实施。自 2021 年 1 月 1 日起，中药注册申报资料一律按新要求提交。

《中药注册分类及申报资料要求》明确，中药注册按照中药创新药、中药改良型新药、古代经典名方中药复方制剂、同名同方药等进行分类，前三类均属于中药新药。

近年来，我国中药产业快速发展，中药创新研发动力明显不足等关键问题日渐凸显。国家药监局在深刻总结中药审评审批实践经验，充分吸纳药审改革成果的基础上，加快构建中医药理论、人用经验和临床试验相结合的评价体系，优化中药注册管理机制。

《中药注册分类及申报资料要求》充分尊重中药研发规律，突出中药特色。考虑到中药注册药品的产品特性、创新程度和审评管理需要，淡化原注册分类管理中"有效成分"和"有效部位"的含量要求，不再仅以物质基础作为划分注册类别的依据，而是支持基于中医药理论和中医临床实践经验评价中药的有效性。

为鼓励业界加强对古典医籍精华的梳理和挖掘，进一步发挥中医药原创优势，促进古代经典名方向中药新药转化，《中药注册分类及申报资料要求》丰富了第三类"古代经典名方中药复方制剂"的范围，将其细分为"3.1 按古代经典名方目录管理的中药复方制剂"及"3.2 其他来源于古代经典名方的中药复方制剂"（以下简称3.2类）。3.2类包括未按古代经典名方目录管理的古代经典名方中药复方制剂和基于古代经典名方加减化裁的中药复方制剂。在《中药注册分类及申报资料要求》中，"中药创新药"指未在国家药品标准、药品注册标准及国家中医药主管部门发布的《古代经典名方目录》中收载，具有临床价值，且未在境外上市的中药新处方制剂类别。该类别以突出新疗效为特色，重视临床价值评估，注重满足尚未满足的临床需求。

《中药注册分类及申报资料要求》拓宽了改良型新药的范畴，强化药品全生命周期管理理念。在"中药改良型新药"的细化分类中，有一类为"中药增加功能主治"，即"中药增加功能主治"的申报路径由原来的补充申请改为纳入新药申报范畴，以鼓励药品上市许可持有人对已上市中药临床治疗潜力的进一步挖掘，基于临床需要开发新适应证，做到"老药新用"。已上市中药生产工艺等改变引起药用物质基础或药物吸收、利用明显改变的情形也按照改良型新药管理，鼓励药品上市许可持有人对已上市中药深入开展研究，优化生产工艺，进一步提升产品质量，增加临床应用价值。

此外，《中药注册分类及申报资料要求》还明确了"同名同方药"的内涵，同名同方药不能简单理解为原仿制药的概念。申请注册的同名同方药需在通用名称、处方、剂型、功能主治、用法及日用饮片量与同名同方已上市中药相同的前提下，保证其安全性、有效性、质量可控性不低于同名同方已上市中药。

《中药注册分类及申报资料要求》
政策解读

国家药品监督管理局网站

一、中药注册分类修订的背景

党中央、国务院高度重视中医药工作。2019 年 10 月印发的《中共中央 国务院关于促进中医药传承创新发展的意见》，对中医药发展作出战略性部署。2020 年 6 月，习近平总书记在专家学者座谈会上指出，改革完善中药审评审批机制，促进中药新药研发和产业发展，为新时代中药传承创新发展指明了方向、提供了遵循。

为深入贯彻落实党中央、国务院决策部署，解决近几年中药创新研发动力明显不足等关键问题，国家药监局着力构建、完善符合中药特点的审评审批机制，依据《药品管理法》《中华人民共和国中医药法》（以下简称《中医药法》）以及《药品注册管理办法》，组织制定了《中药注册分类及申报资料要求》。

二、中药注册分类修订的理念

此次中药注册分类的修订是在深刻总结中药审评审批实践经验，充分吸纳药品审评审批制度改革成果的基础上，结合中药特点和研发实际情况而进行的。主要遵循以下理念。

一是尊重中药研发规律，突出中药特色。充分考虑中药注册药品的产品特性、创新程度和审评管理需要，不再仅以物质基础作为划分注册类别的依据，而是遵循中医药发展规律，突出中药特色，对中药注册分类进行优化。

二是坚持以临床价值为导向，鼓励中药创新研制。中药创新药注重满足尚未满足的临床需求，中药改良型新药需体现临床应用优势和特点。不再仅强调原注册分类管理中"有效成分"和"有效部位"的含量要求。

三是加强古典医籍精华的梳理和挖掘，促进中药传承发展。新增"古代经典名方中药复方制剂"注册分类，发挥中医药原创优势，促进古代经典名方向中药新药的转化。丰富古代经典名方中药复方制剂范围，明确按古代经典名方目录管理的中药复方制剂和其他来源于古代经典名方的中药复方制剂的注册申报路径。

四是完善全生命周期管理，鼓励中药二次开发。拓宽改良型新药范畴，鼓励药品上市许可持有人对已上市中药开展研究，推动已上市中药的改良与质量提升，促进中药产业高质量发展。

三、古代经典名方中药复方制剂的范围

《中医药法》第三十条指出："生产符合国家规定条件的来源于古代经典名方的中药复方制剂，在申请药品批准文号时，可以仅提供非临床安全性研究资料。具体管理办法由国务院药品监督管理部门会同中医药主管部门制定。"根据该要求，结合中医药传承发展的规律以及中药临床应用的特点，新中药注册分类将3类"古代经典名方中药复方制剂"细分为2种情形，即3.1类为"按古代经典名方目录管理的中药复方制剂"，3.2类为"其他来源于古代经典名方的中药复方制剂"。3.2类包括未按古代经典名方目录管理的古代经典名方中药复方制剂和基于古代经典名方加减化裁的中药复方制剂，此类别是对《中医药法》第三十条主旨的深化落实。

四、古代经典名方中药复方制剂的审评程序及相关规定

古代经典名方中药复方制剂的审评程序与其他注册分类的中药有所不同，

主要采用以专家意见为主的审评模式。根据《中医药法》，古代经典名方是指至今仍广泛应用、疗效确切、具有明显特色与优势的古代中医典籍所记载的方剂，对来源于古代经典名方的复方制剂需要依托具有丰富临床经验的中医专家以中医视角进行审评，因此有必要成立以国医大师、院士、全国名中医为主的古代经典名方中药复方制剂专家委员会对此类药物进行技术审评并出具技术审评意见，从而开辟具有中医药特色的注册审评路径，这也是建立"三结合"证据体系和基于中医药自身发展规律的中药注册审评审批模式的探索实践。

此类制剂的功能主治采用中医术语表述，体现了对中医临床使用古代经典名方实践的尊重，凸显中医药学术传承与中医临床用药特点。古代经典名方中药复方制剂的药品批准文号具有专门格式：国药准字 C+ 四位年号 + 四位顺序号。C 为"中国"与"经典"两个英文单词的首字母。设置专门格式有利于对此类产品实施更有针对性的全生命周期管理。

五、"中药增加功能主治"申报路径的改变

在中药改良型新药的细化分类中，有一类为"中药增加功能主治"，也就是说，"中药增加功能主治"的申报路径由原来的补充申请改为纳入新药申报范畴。这一调整，旨在鼓励二次开发，促进开展"老药新用"研究。需要说明的是，增加功能主治不应被理解成仅是功能主治文字的规范性增加，而应当是基于临床需要的新适应证的开发。

六、已上市中药生产工艺等变更需按中药改良型新药申报的情形

新中药注册分类对已上市中药生产工艺等变更引起药用物质基础或药物吸收、利用明显改变的申报路径由原来的补充申请改为纳入新药申报范畴。廓清了中药上市后变更的边界，即变更引起药用物质或药物的吸收、利用明显改变的，不再属于上市后变更范畴，而要按改良型新药进行研究申报。这

一调整，旨在鼓励药品上市许可持有人对已上市中药深入开展研究，优化生产工艺等，进一步提高已上市中药的质量。

七、同名同方药与原注册分类中仿制药的区别

同名同方药不能简单理解为原仿制药的概念。中药同名同方药能否符合上市要求，关键是看其与所申请药物同名同方的已上市中药（以下简称同名同方已上市中药）的比较研究结果如何，而不是比较两者质量标准之间的一致性。申请注册的同名同方药在通用名称、处方、剂型、功能主治、用法及日用饮片量与同名同方已上市中药相同的前提下，其安全性、有效性、质量可控性应当不低于同名同方已上市中药。同名同方已上市中药应当具有充分的安全性、有效性证据。

八、中药申报资料要求的特点

为提高中药注册申报和审评效率，并为将来中药注册电子化申报奠定基础，将中药研发所需的各项研究资料模块化，同时突出中药研发逻辑和特点，在具体内容或名称上充分体现中药特点，以期更好地引导申请人开展中药研发工作。

九、境外已上市而境内未上市中药、天然药物的申报资料提交要求

对于境外已上市而境内未上市中药、天然药物的注册申请，其申报资料按照创新药的要求提供，但是，此类药物不属于创新药，属于中药、天然药物注册分类中的"其他情形"。国家另有规定的，从其规定。

专家解读
《中药注册分类及申报资料要求》

中国工程院院士、国医大师王琦：
符合中医药发展规律的注册分类助推中药新药研发

中医药学是中华文明的瑰宝，凝聚着中华民族博大精深的智慧。习近平总书记指出，要遵循中医药发展规律，传承精华，守正创新。然而，近些年我国中药新药获批上市数量较少。究其原因，中药新药审评尚需建立完善、符合中医药特点的审评体系。因此，业界对中药新药研发持观望态度，这明显制约了中药产业的发展。

中药与化学药、生物制品的共同点是以临床价值为导向。中药有其自身特点，比如以古代经典名方开发中药制剂，经典名方有人用历史，本身包含着丰富的有效性及安全性信息，新药研发过程是"临床–实验室–临床"，这明显有别于化学药和生物制品。笔者认为，"中药特色"审评体系中的"特色"就体现在人用历史上，应将中医理论、人用经验及临床试验三者相结合，作为中药新药有效性及安全性的审评审批依据。

2019年10月发布的《中共中央 国务院关于促进中医药传承创新发展的意见》明确指出，优化基于古代经典名方、名老中医方、医疗机构制剂等具有人用经验的中药新药审评技术要求，加快中药新药审批。2020年6月，习近平总书记在专家学者座谈会上指出，要加强古典医籍精华的梳理和挖掘，建设一批科研支撑平台，改革完善中药审评审批机制，促进中药新药研发和产业发展。

为深入贯彻落实党中央、国务院决策部署，解决近几年中药创新研发动力不足等关键问题，国家药品监督管理局发布了《中药注册分类及申报资料要求》。该要求明确，古代经典名方中药复方制剂是指符合《中医药法》规定的、至今仍广泛应用、疗效确切、具有明显特色与优势的古代中医典籍所记载的方剂。《中医药法》第三十条规定，生产符合国家规定条件的来源于古代经典名方的中药复方制剂，在申请药品批准文号时，可以仅提供非临床安全性研究资料。根据该规定，结合中医药传承发展规律及中药临床应用特点，新中药注册分类将3类"古代经典名方中药复方制剂"细分为两种情形，即3.1类"按古代经典名方目录管理的中药复方制剂"和3.2类"其他来源于古代经典名方的中药复方制剂"。3.2类包括未按古代经典名方目录管理的古代经典名方中药复方制剂和基于古代经典名方加减化裁的中药复方制剂。对于3.2类中药复方制剂，如果提取工艺采用全方水煎煮，并且提供人用历史资料，即可减免药效学试验与临床试验。这既体现了具有中药特色的中药新药研发规律，又大大缩短了中药新药的研发周期，提高研发成功率，是落实建立符合中医药特色审评体系的具体措施，必将推动中药产业的蓬勃发展。

中国科学院院士陈凯先：
发挥中医药原创优势 推动中医药传承创新

党中央、国务院高度重视中医药事业，将中医药定位为独特的卫生资源、潜力巨大的经济资源、具有原创优势的科技资源、优秀的文化资源和重要的生态资源。习近平总书记对中医药工作多次作出重要指示，强调要遵循中医药发展规律，传承精华，守正创新，充分发挥中医药防病治病的独特优势和作用。

新冠肺炎疫情发生以来，中医药在抗击疫情中彰显特色优势，为人类健康贡献了中国智慧和中医药方案。如何有效地、充分地开发利用中医药这一具有独特优势的原创资源，是中医药工作者必须深入思考和解决的关键问题。中药新药研究作为中医药发展的重要领域，充满挑战，值得广大科研工作者为之努力。中药研发要遵循中药特点及研究规律，坚持中医药理论指导，注重整体观及中医药的原创思维，注重临床实践基础，充分发挥中医药防病治病的独特优势和作用。

　　2020 年 9 月 28 日，国家药品监督管理局发布《中药注册分类及申报资料要求》（以下简称《注册分类》）。《注册分类》深刻总结了中药审评审批实践经验，将中药传承与创新并重，最大程度释放中药创新潜能，将中医学的整体观念、人用经验、复方用药等优势和特色融入中药注册管理之中，使中药研发能更好地体现中药特点，将"安全、有效、质量可控"的药品一般要求与中医药独特的理论体系和实践特点有机结合，开辟了具有中医药特色的注册审评路径。

　　其一，传承古典医籍精华，促进中药新药转化。中药有数千年临床使用经验，经典名方是临床组方用药的基础，也是中药新药创制的源泉，具有特有的原创思维。中医药工作者应该重视发掘古代文献和临床用药经验。中药新药研发与化学药研发模式显著不同。《注册分类》新增"古代经典名方中药复方制剂"注册分类，不仅有助于发挥中医药原创优势，还有助于促进古代经典名方向中药新药转化，形成自身独特的原创性成果。

　　其二，以临床价值传承为基础，重视人用经验证据收集。中药人用经验是在长期的中医临床实践中形成的，具有一定的规律性、可重复性，是关于中医及诊疗的经验总结，这本身也是中医药的特点。《注册分类》注重满足尚未满足的临床需求，立足传统中医理论和中医临床实践经验相结合评价中药的有效性，鼓励根据人用经验对药物安全性、有效性的支持程度，科学合理减免相应的申报资料，最大程度将中药最具优势的临床实践经验应用于中药审评审批。中医临床实践经验在中药新药注册审评中的作用将日益显现。

　　中药创新药，上市前应当进行随机对照临床试验。对于古代经典名方中药复方制剂，从中医理论的视角来审评审批中药新药，功能主治采用中医术语表述，开辟了具有中医药特色的申报路径，丰富了中药新药研制实践。

　　其三，尊重中药研发规律，支持中药复方制剂研发。中药方剂通过多种有效组分对机体多系统、多途径、多靶点的综合调节，具有整体观念、辨证论治、因人施治、复方用药等诊疗优势和特色。《注册分类》遵循中医药发展规律，突出中药特色，基于注册中药的产品特性、创新程度和审评管理需要，对中药注册分类予以优化。

　　其四，注重"老药"临床价值挖掘，鼓励二次开发。新药开发是以产品上市为目标，更重视药物临床价值的创造，是从无到有的过程。鼓励二次开发则是在处方、功能主治都已固定的前提下，基于临床实践的价值再塑，是一个从有到优的过程。临床价值挖掘、临床定位塑造和临床价值提升等工作是药物价值再塑过程的核心内容。《注册分类》拓宽了改良型新药范畴，鼓励药品上市许可持有人对已上市中药开展研究，推动已上市中药的改良与质量提升，促进中医药产业高质量发展。不仅为中医药走向世界打下坚实基础，也为中国医药创新开辟了新领域。

通过政府部门引导，建立起以临床疗效为导向、以中药新药研发项目为纽带、产学研医相结合的中药创新合作平台，可提高中药研发质量与研发成功率，加快中药新药研发，促进中医药产业高质量发展。

中国中医科学院西苑医院刘建勋：
体现中药研发规律　坚持传承与创新并重

新注册分类充分体现了中药的研发规律，突出了中药特色，强调传承与创新并重，守正是根基，创新谋发展。

一是考虑中药注册药品的产品特性、创新程度和审评管理需要，淡化原注册分类管理中"有效成分"和"有效部位"的含量要求，不再仅以物质基础作为划分注册类别的依据，而是支持基于中医药理论和中医临床实践经验评价中药的有效性。

在新注册分类中，中药创新药类别不完全等同2007年版《药品注册管理办法》中的第1、2、4、5、6.1类新药。新注册分类中的中药创新药是指处方未在国家药品标准、药品注册标准及国家中医药主管部门发布的《古代经典名方目录》中收载，具有临床价值，且未在境外上市的中药新处方制剂类别。该分类方式以突出疗效新为特色，重视临床价值评估，注重满足尚未满足的临床需求，并与以往仅要求在国内未上市的要求不同，要求应达到国内外均为新药的要求。

在新注册分类中，改良型新药对应2007年版《药品注册管理办法》中的第7、第8类新药，同时拓宽了改良型新药范畴。其中有一细化分类为"中药增加功能主治"，即"中药增加功能主治"的申报路径由原来的补充申请改为纳入新药申报范畴，以鼓励药品上市许可持有人进一步挖掘已上市中药临床治疗潜力，基于临床需要开发新适应证，鼓励医药企业通过二次开发对已上市中药进行深入研究，做到"老药新用"。此外，已上市中药生产工艺等改变引起药用物质基础或药物吸收、利用明显改变的情形也按照改良型新药管理，鼓励药品上市许可持有人对已上市中药深入开展研究，优化生产工艺，进一步提升产品质量，增加临床应用价值。

为鼓励业界加强对古典医籍精华的梳理和挖掘，进一步发挥中医药原创优势，促进古代经典名方向中药新药转化，新注册分类将"古代经典名方中药复方制剂"单独作为一个注册分类，即第三类。该类别主要对应 2007 年版《药品注册管理办法》中的第 6.1 类新药，并见于 2008 年国家药监部门发布的《关于印发中药注册管理补充规定的通知》。此次的新注册分类丰富了第三类"古代经典名方中药复方制剂"的范围，将其细分为"3.1 按古代经典名方目录管理的中药复方制剂"（以下简称 3.1 类）及"3.2 其他来源于古代经典名方的中药复方制剂"（以下简称 3.2 类）；3.2 类包括未按古代经典名方目录管理的古代经典名方中药复方制剂和基于古代经典名方加减化裁的中药复方制剂。同时，该注册分类的药品，可豁免临床试验直接提出上市许可申请，大大缩短了新药研发上市的时间，对医药企业及广大患者都是一项利好政策。

此外，新注册分类中也明确了"同名同方药"的内涵，强调同名同方药不能简单理解为原仿制药的概念。要求申请注册的同名同方药需在通用名称、处方、剂型、功能主治、用法及日用饮片量与同名同方已上市中药相同的前提下，保证其安全性、有效性、质量可控性不低于同名同方已上市中药。

二是坚持以临床价值为导向，改革、完善审评证据体系，强调整体观，彰显中医药特色，确保中药姓"中"。强调以临床为导向既是中医一贯的实践特色，也是中药创新的方向，应当始终坚持，并贯彻到中药优先审评的监管决策中，贯穿到"中医药理论 – 中药人用经验 – 临床试验"相结合的审评证据构建当中，落实到中药的临床价值评估中。

三是要求建立中药资源评估机制，强化中药研制全过程的质量控制。中药是多成分复杂体系，其质量控制要从源头抓起，并在生产各环节严格管控，最后进行终端检验，产品合格后方可上市。质量标准的制定，一方面，要多采用整体质控方法；另一方面，质量控制的指标要关注与临床安全、有效性的关联。

申报资料要求方面，充分借鉴了国际监管经验，突出中药研发逻辑和特点。本版申报资料要求主要借鉴了人用药品注册技术要求国际协调会通用技术文件（ICH M4）的相关理念，将中药研发所需的各项研究资料模块化，同时突出中药研发逻辑和特点，为将来中药注册电子化申报奠定基础。

与 2007 年版《药品注册管理办法》中附件 1 要求相比，该版申报资料要求的每一项资料均有详细的项目号撰写要求，每一个项目号的撰写内容也均已列出，要求更详细具体，更利于申报资料的规范化管理。另外，该版申报资料要求指出，若无相关信息或研究资料，项目编号和名称也应保留，可在项下注明"无相关研究内容"或"不适用"。

整体而言，该版申报资料要求主要分为五大模块，分别是行政文件和药品信息、概要、药学研究资料、药理毒理研究资料、临床研究资料。

其中，模块一"行政文件和药品信息"为新增模块，该部分内容主要借鉴了化学药、生物制品申报资料要求 M4 模块一相关内容，同时考虑到中药自身特点，对部分内容进行了调整和完善。主要要求提供资质、证明性文件、研发相关表单等资料，对应 2007 年版《药品注册管理办法》中附件 1 的 2 号资料及各项资料中的资质等内容。另外，还增加了申请状态、加快上市注册程序申请、沟通交流会议、临床试验过程管理信息、药物警戒与风险管理、上市后研究等项目要求。

模块二"概要"主要对应 2007 年版《药品注册管理办法》中附件 1 的 1、4、7、19、29 号资料，为各研发模块的综述部分，是针对中药研发立题目的与依据、主要研究结果的总结、综合分析与评价等方面，对申报资料格式与内容进行规范并作出一般性的要求。该资料是对药学、药理毒理和临床研究资料的进一步总结和提炼，强调对各项研究结果及其相互联系的综合分析与评价。其中，药学部分新增资源评估总结，临床部分新增人用经验和临床价值评估的总结。

模块三"药学研究资料"主要对应 2007 年版《药品注册管理办法》中附件 1 的 8~18 号资料。与上一版相比，新版申报资料要求单独设立了处方药味和药材资源评估、饮片炮制章节，引导申请人关注药材（饮片）质量和可追溯性，关注药材资源的可持续利用。另外，还专门设立"3.3.6 试验用样品制备情况"板块。

模块四"药理毒理研究资料"主要对应 2007 年版《药品注册管理办法》中附件 1 的 20~28 号资料，同时将原来的 21~27 号资料均糅合在"4.3 毒理学研究资料"中，为一项资料。该部分内容遵循中药研发规律，根据中医药特点，结合处方来源及组成、临床应用经验、制备工艺等，基于已有资料的可参考性、安全性风险的大小，确定所需进行的药理毒理研究。

模块五"临床研究资料"按照不同的注册分类明确撰写要求，延续了2007年版《药品注册管理办法》附件1临床相关申报资料要求，突出强调"人用经验"对于中药研发的支持作用。每个注册分类项下均将"人用经验"相关内容作为一项单独列出，并要求申请人基于临床价值评估，结合中医药理论、人用经验和临床试验，对拟定功能主治的支持情况进行评估。另外，该模块针对临床试验期间的变更，明确了资料要求，并强调申请人需对已有人用经验和临床试验数据进行分析整理，为变更提供依据。

新的中药注册分类和申报资料要求，符合中药研发工作实际，充分尊重中医药规律，并借鉴国际监管经验。在新的中药注册政策的支持下，中医药产业发展有望迎来新的春天。

查看《中药注册分类及
申报资料要求》全文及
视频解读请扫二维码

药品注册三条"高速通道"正式开通

中国医药报记者　陆悦

　　为配合新修订《药品注册管理办法》的贯彻实施，2020 年 7 月 8 日，国家药品监督管理局发布《突破性治疗药物审评工作程序（试行）》《药品附条件批准上市申请审评审批工作程序（试行）》《药品上市许可优先审评审批工作程序（试行）》三个文件，上述文件均自发布之日起施行。原国家食品药品监管总局发布的《关于鼓励药品创新实行优先审评审批的意见》同时废止。

　　值得关注的是，国家药监局药品审评中心（以下简称药审中心）对纳入突破性治疗药物审评程序的品种采取了一系列支持政策，加强指导并促进药物研发进程，优先处理相关沟通交流，申请人可在纳入程序的 6 个月内按 I 类会议申请首次沟通交流，全面讨论药物临床、药学及药理毒理等方面的研发进展、计划等；药品附条件批准上市的工作程序分为早期沟通交流申请（II 类会议）、上市申请前的沟通交流申请（II 类会议）、提交附条件批准上市申请、审评审批、上市后要求等环节，鼓励申请人在药物临床试验期间，就临床研究计划、关键临床试验设计及疗效指标选择、其他附条件批准的前提条件、上市后临床试验的设计和实施计划等与药审中心进行沟通；药审中心对纳入优先审评审批程序的药品上市许可申请，按注册申请受理时间顺序优先配置资源进行审评，审评时限为 130 日，其中临床急需的境外已上市境内未上市的罕见病药品审评时限为 70 日。

化学药注射剂一致性评价正式启动

中国医药报记者　陆悦

2020 年 5 月 14 日，国家药品监督管理局发布《关于开展化学药品注射剂仿制药质量和疗效一致性评价工作的公告》（以下简称《公告》）及《公告》政策解读，正式启动化学药品注射剂仿制药一致性评价工作。

《公告》指出，已上市的化学药品注射剂仿制药，未按照与原研药品质量和疗效一致原则审批的品种均需开展一致性评价。药品上市许可持有人应当依据国家药监局发布的《仿制药参比制剂目录》选择参比制剂，并开展一致性评价研发申报。

对于尚未收载入《仿制药参比制剂目录》的品种，《公告》政策解读明确，药品上市许可持有人应当按照《国家药监局关于发布化学仿制药参比制剂遴选与确定程序的公告》规定申报参比制剂，待参比制剂确定后开展一致性评价研发申报。对临床价值明确但无法确定参比制剂的化学药品注射剂仿制药，如氯化钠注射液、葡萄糖注射液等，此类品种无需开展一致性评价。

关于审评时间要求，《公告》政策解读指出，依据《国家药品监督管理局关于仿制药质量和疗效一致性评价有关事项的公告》等有关规定执行，即对纳入国家基本药物目录的品种，不再统一设置评价时限要求。化学药品新注册分类实施前批准上市的含基本药物品种在内的仿制药，自首家品种通过一致性评价后，其他药品生产企业的相同品种原则上应在 3 年内完成一致性评价。逾期未完成的，企业经评估认为属于临床必需、市场短缺品种的，可向所在地省级药品监管部门提出延期评价申请，经省级药监部门会同卫生行政部门组织研究认定后，可予适当延期。

2020 年 5 月 14 日，国家药监局药品审评中心（以下简称药审中心）发布《化学药品注射剂仿制药质量和疗效一致性评价技术要求》《化学药品注射剂（特殊注射剂）仿制药质量和疗效一致性评价技术要求》《化学药品注射剂仿制药质量和疗效一致性评价申报资料要求》等 3 个技术文件。《公告》明确，药品上市许可持有人应当根据上述文件要求开展注射剂一致性评价研究、撰写申报资料，并以药品补充申请的形式向药审中心提出注射剂一致性评价申请。药审中心依据相关法规及技术指导原则开展技术审评，基于审评需要发起检查检验；药审中心汇总审评、检查和检验情况并形成综合审评意见，综合审评通过的，核发药品补充申请批件。审评工作应当在受理后120日内完成。经审评认为需申请人补充资料的，申请人应在4个月内一次性完成补充资料，发补时限不计入审评时限。

《公告》显示，通过一致性评价的品种，药品监管部门允许其在说明书和标签上予以标注，并将其纳入《新批准上市以及通过仿制药质量和疗效一致性评价的化学药品目录集》。相关部门也将按照《国务院办公厅关于开展仿制药质量和疗效一致性评价的意见》要求给予政策支持。

《国家药监局关于开展化学药品注射剂仿制药质量和疗效一致性评价工作的公告》政策解读

国家药品监督管理局网站

一、《国家药监局关于开展化学药品注射剂仿制药质量和疗效一致性评价工作的公告》出台的背景

为贯彻落实国务院关于加快推进仿制药一致性评价的工作部署，国家药监局仿制药一致性评价办公室组织专家委员会制定了《化学药品注射剂仿制药质量和疗效一致性评价技术要求》《化学药品注射剂（特殊注射剂）仿制药质量和疗效一致性评价技术要求》《化学药品注射剂仿制药质量和疗效一致性评价申报资料要求》等系列文件，经广泛征求社会意见并修改完善后予以发布，正式启动了化学药品注射剂仿制药质量和疗效一致性评价工作。

二、化学药品注射剂仿制药一致性评价的对象

已上市的化学药品注射剂仿制药，未按照与原研药品质量和疗效一致原则审批的品种均需开展一致性评价。药品上市许可持有人应当依据国家药品监督管理局发布的《仿制药参比制剂目录》选择参比制剂，并开展一致性评价研发申报。

尚未收载入《仿制药参比制剂目录》的品种，药品上市许可持有人应当按照《国家药监局关于发布化学仿制药参比制剂遴选与确定程序的公告》

（2019 年第 25 号）规定申报参比制剂，待参比制剂确定后开展一致性评价研发申报，避免出现因参比制剂选择与国家公布的参比制剂不符，影响研究项目开展、造成资源浪费等问题。

对临床价值明确但无法确定参比制剂的化学药品注射剂仿制药，如氯化钠注射液、葡萄糖注射液、葡萄糖氯化钠注射液、注射用水等，此类品种无需开展一致性评价。国家药监局仿制药一致性评价办公室将组织专家委员会进行梳理，分期分批发布此类品种目录，鼓励药品上市许可持有人按照《化学药品注射剂仿制药质量和疗效一致性评价技术要求》《化学药品注射剂（特殊注射剂）仿制药质量和疗效一致性评价技术要求》等相关指导原则开展药品质量提升相关研究，并按照药品上市后变更管理有关规定申报，执行一致性评价的审评时限。

三、化学药品注射剂仿制药一致性评价的时间要求

依据《国家药品监督管理局关于仿制药质量和疗效一致性评价有关事项的公告（2018 年第 102 号）》等有关规定执行。

四、化学药品注射剂仿制药一致性评价审评时限要求

依据《关于仿制药质量和疗效一致性评价工作有关事项的公告》（2017 年第 100 号），审评工作应当在受理后 120 日内完成。经审评认为需申请人补充资料的，申请人应在 4 个月内一次性完成补充资料。发补时限不计入审评时限。

五、通过一致性评价的品种，是否继续享受相关政策支持

通过一致性评价的品种，药品监管部门允许其在说明书和标签上予以标注，并将其纳入《新批准上市以及通过仿制药质量和疗效一致性评价的化学

药品目录集》。相关部门也将按照《国务院办公厅关于开展仿制药质量和疗效
一致性评价的意见》（国办发〔2016〕8号）的要求给予政策支持。

仿制药一致性评价相关
问题解答请扫二维码

国家药品监督管理局发布
《药品上市许可持有人和生产企业追溯
基本数据集》等 5 个标准

国家药品监督管理局

2020 年 3 月 6 日，国家药品监督管理局印发《药品上市许可持有人和生产企业追溯基本数据集》《药品经营企业追溯基本数据集》《药品使用单位追溯基本数据集》《药品追溯消费者查询基本数据集》《药品追溯数据交换基本技术要求》等 5 个标准。加上前期已发布的《药品信息化追溯体系建设导则》《药品追溯码编码要求》《药品追溯系统基本技术要求》《疫苗追溯基本数据集》《疫苗追溯数据交换基本技术要求》等 5 个标准，至此，国家药品监督管理局组织编制的 10 个药品追溯相关标准，已全部发布实施。

建设药品信息化追溯体系是党中央、国务院做出的重大决策部署，药品追溯标准规范是药品信息化追溯体系建设的重要组成部分，是强化追溯信息互通共享的重要基础。为推进药品信息化追溯体系建设工作，国家药品监督管理局于 2018 年 5 月，启动药品追溯标准规范编制工作，明确药品信息化追溯体系建设总体要求，统一药品追溯码编码规则，提出药品追溯过程中需要企业记录、存储和提交信息的内容和格式，以及数据交换要求等。

为了贯彻落实《药品管理法》和《疫苗管理法》，国家药品监督管理局加速药品追溯标准规范的编制工作。已发布的 10 个药品追溯标准可分为药品追溯基础通用标准、疫苗追溯数据及交换标准、药品（不含疫苗）追溯数据及交换标准三大类。三大类标准既相互协调，又各有侧重，有助于打通各环节、企业独立系统之间的壁垒，有利于构建药品追溯数据链条，有利于实现全品种、全过程药品追溯。

第一类，药品追溯基础通用标准，包括《药品信息化追溯体系建设导则》《药品追溯码编码要求》《药品追溯系统基本技术要求》等 3 个标准，从药品追溯统筹指导、夯实基础角度出发，提出了药品追溯体系建设总体要求、药品追溯码编码要求和药品追溯系统基本技术要求。

第二类，疫苗追溯数据及交换标准，包括《疫苗追溯基本数据集》《疫苗追溯数据交换基本技术要求》等2个标准，考虑到疫苗单独立法的情况及其管理的特殊性，从疫苗生产、流通到接种等环节，提出了追溯数据采集、存储及交换的具体要求。

第三类，药品（不含疫苗）追溯数据及交换标准，包括本次发布的《药品上市许可持有人和生产企业追溯基本数据集》等5个标准。其中：《药品上市许可持有人和生产企业追溯基本数据集》《药品经营企业追溯基本数据集》《药品使用单位追溯基本数据集》《药品追溯消费者查询基本数据集》等4个标准，针对不同追溯体系建设参与方，在药品（不含疫苗）生产、经营、使用和消费者查询等不同环节，提出了追溯数据采集、储存及交换的内容和格式要求；《药品追溯数据交换基本技术要求》提出了药品信息化追溯体系不同信息系统之间数据传输和交换的具体技术要求，包括追溯数据的交换方式、数据格式、数据内容和安全要求等，辅助实现药品信息化追溯体系内追溯数据的共享与交换。

药品追溯标准规范将用作指导相关方共建共享药品信息化追溯体系，最终实现全过程可追溯的目标。

国家药品监督管理局对药品追溯
标准规范的解读

国家药品监督管理局网站

一、标准的编制背景和依据

1. 制定药品追溯标准规范的原因

建设药品信息化追溯体系是党中央、国务院做出的重大决策部署，药品追溯标准规范是药品信息化追溯体系建设的重要组成部分，是强化追溯信息互通共享的重要基础。新制定的《疫苗管理法》明确提出"国务院药品监督管理部门会同国务院卫生健康主管部门制定统一的疫苗追溯标准和规范"，新修订的《药品管理法》明确要求"国务院药品监督管理部门应当制定统一的药品追溯标准和规范"。

通过制定药品追溯标准规范，明确药品信息化追溯体系建设总体要求，统一药品追溯码编码要求，规范药品追溯系统基本技术要求，提出追溯过程中需要企业记录信息的内容和格式，以及数据交换要求等，指导相关方共同建设药品信息化追溯体系。统一的药品追溯标准规范有助于打通各环节、企业独立系统之间的壁垒，有利于构建药品追溯数据链条，有利于实现全品种、全过程药品追溯。

为此，根据急用先行的原则，国家药监局组织编制了《药品信息化追溯体系建设导则》等10个药品追溯标准规范，已全部发布实施。

2. 制定药品追溯标准规范的依据

标准的编制严格依据《疫苗管理法》《药品管理法》《关于加快推进重要产品追溯体系建设的意见》《关于推动食品药品生产经营者完善追溯体系的意

见》《关于药品信息化追溯体系建设的指导意见》等法规文件，遵循追溯相关国家标准和行业标准，紧密结合当前药品追溯系统的建设和使用情况以及各追溯参与方工作现状和实际需求。

3. 标准编制经历的过程

标准编制经历了广泛调研、专题研究、整理起草、征求意见、专家评审、报批发布等多个阶段。在标准编制过程中，公开征求药品上市许可持有人、生产企业、经营企业、使用单位、疾病预防控制机构、接种单位、监管部门、第三方技术机构等追溯参与方的意见和建议，通过专题座谈、网络、媒体等多种渠道充分吸纳各方意见，多次组织召开专家研讨会逐字逐句进行研讨，根据相关意见数易其稿，最终完成了标准的编制。

二、标准的主要内容

1. 已发布药品追溯标准规范的分类

已发布的 10 个药品追溯标准可分为药品追溯基础通用标准、疫苗追溯数据及交换标准、药品（不含疫苗）追溯数据及交换标准三大类（图 1）。三大类标准既相互协调，又各有侧重。

第一类，基础通用标准，从药品追溯统筹指导、夯实基础角度出发，提出了药品信息化追溯体系建设总体要求、药品追溯码编码要求和药品追溯系统基本技术要求，包括《药品信息化追溯体系建设导则》《药品追溯码编码要求》《药品追溯系统基本技术要求》等 3 个标准。

第二类，疫苗追溯数据及交换标准，考虑到疫苗单独立法的情况及其管理的特殊性，从疫苗生产、流通到接种等环节，提出了追溯数据采集、存储及交换的具体要求，包括《疫苗追溯基本数据集》《疫苗追溯数据交换基本技术要求》等 2 个标准。

第三类，药品（不含疫苗）追溯数据及交换标准，从药品（不含疫苗）生产、经营、使用和消费者查询等环节，提出了追溯数据采集、存储和交换的具体要求，包括《药品上市许可持有人和生产企业追溯基本数据集》《药品经营企业追溯基本数据集》《药品使用单位追溯基本数据集》《药品追溯消费者查询基本数据集》《药品追溯数据交换基本技术要求》等 5 个标准。

药品（含疫苗）追溯基础通用标准
《药品信息化追溯体系建设导则》
《药品追溯码编码要求》
《药品追溯系统基本技术要求》

疫苗追溯数据及交换标准
《疫苗追溯基本数据集》
《疫苗追溯数据交换基本技术要求》

药品（不含疫苗）追溯数据及交换标准
《药品上市许可持有人和生产企业追溯基本数据集》
《药品经营企业追溯基本数据集》
《药品使用单位追溯基本数据集》
《药品追溯消费者查询基本数据集》
《药品追溯数据交换基本技术要求》

图 1　已发布 10 个药品追溯标准规范分类

2. 已发布药品追溯标准规范的主要内容

《药品信息化追溯体系建设导则》规定了药品信息化追溯体系建设基本要求和药品信息化追溯体系各参与方基本要求。适用于追溯体系参与方协同建设药品信息化追溯体系。

《药品追溯码编码要求》规定了药品追溯码的术语和定义、编码原则、编码对象、基本要求、构成要求、载体基本要求、发码机构基本要求以及药品上市许可持有人、生产企业基本要求。适用于追溯体系参与方，针对在中国境内销售和使用的药品选择或使用符合本标准的药品追溯码。

《药品追溯系统基本技术要求》规定了药品追溯系统的通用要求、功能要求、存储要求、安全要求和运维要求等内容。适用于追溯体系参与方建设和使用药品追溯系统。

《疫苗追溯基本数据集》规定了与疫苗信息化追溯体系建设相关的疫苗追溯基本数据集分类、数据集与疫苗追溯数据产生方关系及数据集内容。适用于规范追溯数据产生方采集和存储满足相关要求的追溯数据。

《疫苗追溯数据交换基本技术要求》规定了疫苗信息化追溯体系中疫苗追溯数据交换的方式、数据格式、数据内容和安全要求。适用于规范相关数据交换方之间进行疫苗追溯数据的交换。

《药品上市许可持有人和生产企业追溯基本数据集》规定了药品上市许可持有人和生产企业应采集、储存及向药品追溯系统提供的基本数据集分类和内容。适用于规范药品追溯系统中药品上市许可持有人和生产企业相关的药品（不含疫苗）追溯数据。

《药品经营企业追溯基本数据集》规定了药品经营企业应采集、储存及向药品追溯系统提供的基本数据集分类和内容。适用于规范药品追溯系统中药品经营企业的药品（不含疫苗）追溯数据。

《药品使用单位追溯基本数据集》规定了药品使用单位应采集、储存及向药品追溯系统提供的基本数据集的分类和内容。适用于规范药品追溯系统中药品使用单位相关的药品（不含疫苗）追溯数据。

《药品追溯消费者查询基本数据集》本标准规定了消费者通过药品追溯系统可查询到的药品追溯基本信息。适用于规范药品追溯系统应提供给消费者的药品（不含疫苗）追溯信息。

《药品追溯数据交换基本技术要求》规定了药品信息化追溯体系中药品追溯数据的交换方式、数据格式、数据内容和安全要求。适用于规范相关数据交换方之间进行药品（不含疫苗）追溯数据的交换。

三、重点概念解释

药品追溯是指通过记录和标识，正向追踪和逆向溯源药品的生产、流通和使用情况，获取药品全生命周期追溯信息的活动。

药品信息化追溯体系是指药品上市许可持有人、生产企业、经营企业、使用单位、监管部门和社会参与方等，通过信息化手段，对药品生产、流通、使用等各环节的信息进行追踪、溯源的有机整体。药品信息化追溯体系基本构成包含药品追溯系统、药品追溯协同服务平台和药品追溯监管系统（图2），由药品信息化追溯体系参与方分别负责，共同建设。

药品追溯系统是用于药品信息化追溯体系参与方按照质量管理规范要求，采集和存储药品生产、流通及使用等全过程的追溯信息的信息系统，用于实现追溯信息采集、存储、和交换。

药品追溯协同服务平台是药品信息化追溯体系中的"桥梁"和"枢纽"，通过提供不同药品追溯系统的访问地址解析、药品追溯码编码规则的备案和管理，以及药品、企业基础数据分发等服务，辅助实现药品追溯相关信息系统的数据共享和业务协同。

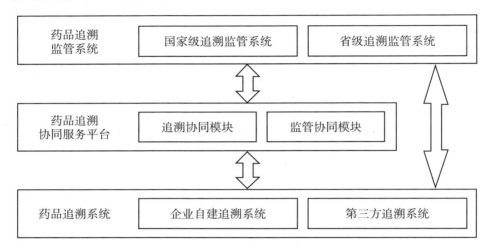

图 2　药品信息化追溯体系基本构成

　　药品追溯监管系统是药品监督管理部门根据自身的药品追溯监管需求而建设的信息系统，包括国家和省级药品追溯监管系统，具有追溯数据获取、数据统计、数据分析、智能预警、召回管理、信息发布等功能，可辅助相关部门开展日常检查、协同监管等工作，加强风险研判和预测预警。

　　药品追溯码如同药品的电子身份证号码，是解锁药品对应追溯数据的钥匙，是实现"一物一码，物码同追"的必要前提和重要基础。药品追溯码是由一系列数字、字母和（或）符号组成的代码，包含药品标识代码段和生产标识代码段，用于唯一标识药品销售包装单元，通过一定的载体（如一维码、二维码、电子标签等）附着在药品产品上，应可被扫码设备和人眼识别。药品标识为识别药品上市许可持有人、生产企业、药品名称、剂型、制剂规格、包装规格和或包装级别的唯一代码；生产标识由药品生产过程相关信息的代码组成，应至少包含药品单品序列号，根据监管和实际应用需求，还可包含药品生产批次号、生产日期、有效期等。

　　国家药品标识码是用于唯一标识与药品上市许可持有人、生产企业、药品通用名、剂型、制剂规格和包装规格对应药品的代码，由药品上市许可持有人、生产企业向药品追溯协同服务平台备案药品包装规格相关信息后产生，将在药品追溯协同服务平台上公开，供业界使用。

　　基本数据集是在系统建设中定义的具有主题的、可标识的、能被计算机处理的最小数据集合，收纳最基础、最核心的数据项，用于规范药品追溯过程中各参与方需要采集、储存、提供的基本数据集分类和内容，标准使用方根据标准开展实际应用和交换时，可在基本数据集基础上根据实际需求补充或扩展相关数据项。

医药代表备案管理办法发布

中国医药报记者　陈燕飞

2020 年 9 月 30 日，国家药品监督管理局发布《医药代表备案管理办法（试行）》（全文见附录五）（以下简称《办法》），并将于 2020 年 12 月 1 日起正式施行。

2020 年 6 月 5 日，国家药监局曾就该文件二次公开征求意见。与征求意见稿相比，《办法》定位由"规范医药代表从业行为"变为"规范医药代表学术推广行为"；增加境外药品上市许可持有人应指定境内代理人履行医药代表管理责任；未再提及医药代表学历及工作经验要求，规定由药品上市许可持有人充分落实管理责任。

药品上市许可持有人对医药代表的备案和管理负责

《办法》落实《药品管理法》有关规定，强调药品上市许可持有人全过程、全生命周期的管理责任，提出药品上市许可持有人对医药代表的备案和管理负责；药品上市许可持有人为境外企业的，由其指定的境内代理人履行相应责任。

《办法》落实《药品管理法》《疫苗管理法》的制度设计方向，明确医药代表的定义和主要职责，突出药品上市许可持有人的自我管理要求，有利于进一步压实药品上市许可持有人的主体责任。医药代表是代表药品上市许可持有人从事学术推广、技术咨询工作，由药品上市许可持有人负责指导和管理符合实际要求。

记者了解到，在实际操作中，医药代表出现违规问题，药品上市许可持有人称是医药代表个人行为的情况时有发生。《办法》明确，药品上市许可持有人应当与医药代表签订劳动合同或者授权书，并在国家药品监管部门指定的备案平台备案医药代表信息；药品上市许可持有人应当按照规定及时做好医药代表备案信息的维护，按要求录入、变更、确认、删除其医药代表信息。

医药代表存在违规情形的，药品上市许可持有人应当及时予以纠正；情节严重的，应当暂停授权其开展学术推广等活动，并对其进行岗位培训，考核合格后重新确认授权。如果药品上市许可持有人或者医药代表给予使用其药品的有关人员财物或者其他不正当利益的，将依照《药品管理法》《中华人民共和国反不正当竞争法》等相关法律法规进行调查处理。

医药代表备案信息包括：基本信息、授权时限、负责推广的药品类别或治疗领域，以及药品上市许可持有人对医药代表信息真实性的声明等必要信息，不涉及人员资质审核环节。目前，备案平台（https://pharmareps.cpa.org.cn）已经正式运行。

医药代表回归学术本位

早在 2015 年，医药代表职业被首次列入《中华人民共和国职业分类大典》，其列举的工作内容为：制定医药产品推广计划和方案；向医务人员传递医药产品相关信息；协助医务人员合理用药；收集、反馈药品临床使用情况。2017 年，国务院办公厅《关于进一步改革完善药品生产流通使用政策的若干意见》要求，加强对医药代表的管理，规范药品学术推广行为。2017 年，上海市公布《上海市医药代表登记管理试行办法（征求意见稿）》。近年来，业内有不少专家呼吁医药代表回归学术本位，真正发挥医药代表的价值。

国家药品监管部门关于医药代表管理的数次征求意见始终坚持"医药代表回归学术本位"这一方向。新修订《药品管理法》规定，禁止药品上市许可持有人、药品生产企业、药品经营企业和医疗机构在药品购销中给予、收受回扣或者其他不正当利益。2020 年 9 月，国家医疗保障局发布的《关于建立医药价格和招采信用评价制度的指导意见》也明确提出，将给予回扣等有悖诚实信用的行为纳入企业信用评价范围。医药代表回归学术本位已势在必行。

《办法》列明医药代表应从事的四项主要工作任务，分别为：拟订医药产品推广计划和方案；向医务人员传递医药产品相关信息；协助医务人员合理使用本企业医药产品；收集、反馈药品临床使用情况及医院需求信息。

此外，《办法》还明确了医药代表开展学术推广活动的五种情形，以及不得有的七种情形。

《基本医疗保险用药管理暂行办法》发布

中国医药报记者　落楠

　　2020 年 7 月 31 日，国家医疗保障局发布《基本医疗保险用药管理暂行办法》（全文见附录六）（以下简称《办法》）。《办法》提出，基本医疗保险用药范围通过制定《基本医疗保险药品目录》（以下简称《药品目录》）进行管理，符合《药品目录》的药品费用，按照国家规定由基本医疗保险基金支付，并对《药品目录》的制定、调整和使用以及医保用药的支付、管理与监督等作出规定。《办法》明确，主要起滋补作用的药品、保健药品、预防性疫苗和避孕药品等 8 类药品不纳入《药品目录》。

　　根据《办法》,《药品目录》由凡例、西药、中成药、协议期内谈判药品和中药饮片五部分组成。省级医疗保障行政部门按国家规定增补的药品单列。纳入国家《药品目录》的药品应当是经国家药品监管部门批准，取得药品注册证书的化学药、生物制品、中成药（民族药），以及按国家标准炮制的中药饮片，并符合临床必需、安全有效、价格合理等基本条件。支持符合条件的基本药物按规定纳入《药品目录》。

　　《办法》明确，主要起滋补作用的药品、保健药品、预防性疫苗和避孕药品等 8 类药品不纳入《药品目录》；有"被有关部门列入负面清单的药品"等五种情况之一的，经专家评审后，直接调出《药品目录》；符合"在同治疗领域中，价格或费用明显偏高且没有合理理由的药品"等三种情况之一的，经专家评审等规定程序后，可以调出《药品目录》。

　　《办法》提出，国务院医疗保障行政部门建立完善《药品目录》动态调整机制，原则上每年调整一次；建立《药品目录》准入与医保药品支付标准（以下简称支付标准）衔接机制。根据《办法》，除中药饮片外，原则上新纳入《药品目录》的药品同步确定支付标准。独家药品通过准入谈判的方式确定支付标准。非独家药品中，国家组织药品集中采购中选药品，按照集中采购有关规定确定支付标准；其他非独家药品根据准入竞价等方式确定支付标准。执行政府定价的麻醉药品和第一类精神药品，支付标准按照政府定价确定。

医药价格和招采信用评价制度出台
失信行为或面临全国联合处置

中国医药报记者　落楠

2020年9月16日，国家医疗保障局发布《关于建立医药价格和招采信用评价制度的指导意见》（全文见附录七）（以下简称《意见》），同时发布《医药价格和招采失信事项目录清单（2020版）》，要求各地于2020年底前建立并实施医药价格和招采信用评价制度。

根据《意见》，省级集中采购机构根据医药企业信用评级，采取书面提醒告诫、限制或中止采购相关药品或医用耗材等处置措施，失信行为涉及省份数量达到规定条件的，由国家医疗保障局医药价格和招标采购指导中心启动全国联合处置。

《意见》聚焦医药领域给予回扣、垄断控销等行为造成药品和医用耗材价格虚高、医疗费用过快增长、医保基金大量流失，加重人民就医负担，侵害群众切身利益等突出问题，明确基于药品和医用耗材集中采购中的买卖合同关系，依托药品和医用耗材招标采购平台，系统集成守信承诺、信用评级、分级处置、信用修复等机制，建立权责对等、协调联动的医药价格和招采信用评价制度。

《意见》提出，建立信用评价目录清单、实行医药企业主动承诺制、建立失信信息报告记录渠道、开展医药企业信用评级、分级处置失信违约行为、鼓励医药企业修复信用有关内容。

根据《意见》，国家医疗保障局建立医药价格和招采失信事项目录清单，实行动态调整，列入目录清单的失信事项主要包括：在医药购销中给予回扣或其他不正当利益、涉税违法、实施垄断行为、不正当价格行为、扰乱集中采购秩序、恶意违反合同约定等有悖诚实信用的行为。自《意见》印发之日起，医药企业在定价、投标、履约、营销等过程中，通过目录清单所列失信事项牟取不正当利益的，纳入医药价格和招采信用评价范围。

省级集中采购机构按照来源可靠、条件明确、程序规范、操作严密的要求实施信用评级，根据失信行为的性质、情节、时效、影响等因素，将医药企业在本地招标采购市场的失信情况评定为一般、中等、严重、特别严重四个等级，每季度动态更新。国家医疗保障局授权并指导监督医药价格和招标采购指导中心制定信用评价的操作规范和信用评级的裁量基准，规范各地信用评价评级工作。各省（区、市）可在国家制定发布的操作规范和裁量基准基础上，探索量化评分的信用评级方法，提升信用评级的标准化规范化水平。

省级集中采购机构根据医药企业信用评级，分别采取书面提醒告诫、依托集中采购平台向采购方提示风险信息、限制或中止相关药品或医用耗材挂网、限制或中止采购相关药品或医用耗材、披露失信信息等处置措施，失信行为涉及省份数量达到规定条件的，由国家医疗保障局医药价格和招标采购指导中心启动全国联合处置。

《意见》强调，要正确运用医药价格和招采信用评价，不得以医药价格和招采信用评价制度名义，实施地方保护、破坏公平竞争。各省级医疗保障部门应在 2020 年底前，指导监督本省份集中采购机构建立并实施医药价格和招采信用评价制度，引导医药企业自觉履行遵守价格规则、诚信经营的义务，引导医疗机构同等条件下优先选择信用评级更优的医药企业作为供应或配送单位。

关于《关于建立医药价格和招采信用评价制度的指导意见》答记者问

国家医疗保障局网站

2020 年 9 月 16 日国家医疗保障局发布《关于建立医药价格和招采信用评价制度的指导意见》。随后，针对有关问题，国家医疗保障局价格招采司有关负责人回答了记者提问。

Q 问：请介绍一下国家医疗保障局制定《关于建立医药价格和招采信用评价制度的指导意见》的目的和意义。

A 答：党中央、国务院高度重视治理药品和医用耗材价格虚高，要求加强政策和管理协同，保障群众获得优质实惠的医药服务，减轻群众就医负担、增进民生福祉。而医药领域给予回扣、垄断涨价等突出问题长期存在，是价格虚高的重要原因，并导致医药费用过快增长、医保基金大量流失、群众不堪重负，诱导过度医疗、损害群众健康权益、扭曲营商环境和行业生态、削弱行业创新动力。以药品回扣问题为例，根据公开可查的法院判决文书统计，2016~2019 年，全国百强制药企业中有超过半数被查实存在给予或间接给予回扣的行为，其中频率最高的企业三年涉案 20 多起，单起案件回扣金额超过2000 万元。医药上市公司平均销售费用率超过 30%。

建立信用评价制度目的是发挥医药产品集中采购市场的引导和规范作用，对给予回扣、垄断涨价等问题突出的失信医药企业采取适当措施，促进医药企业按照"公平、合理和诚实信用、质价相符"的原则制定价格，促进医药产品价格合理回归，维护人民群众的切身利益。

Q 问：请介绍一下医药价格和招采信用评价制度有哪些主要内容？

A 答：信用评价制度具体包括以下 6 方面内容。

一是建立信用评价目录清单。国家医疗保障局制定信用评价目录清单，将医药商业贿赂、涉税违法、实施垄断行为、不正当价格行为、扰乱集中采购秩序、恶意违反合同约定等有悖诚实信用的行为纳入医药价格和招采信用评价范围。

二是建立医药企业主动承诺机制。医药企业参加或委托参加药品和医用耗材集中采购、平台挂网等，向省级集中采购机构提交书面承诺，承诺事项包括杜绝失信行为、承担失信责任、接受处置措施等。

三是建立失信信息报告记录机制。采取企业报告与平台记录相结合的方式，医药企业应主动及时向失信行为发生地的省级集中采购机构报告失信信息。省级集中采购机构定期梳理汇总、采集校验医药企业失信信息。后续国家医疗保障局将积极推动与相关部门建立案源信息的共享交流机制，不断提高信息获取的及时性、准确性和完备性。

四是建立医药企业信用评级机制。省级集中采购机构依据法院判决或行政处罚决定认定事实开展信用评级，根据失信行为性质、情节、时效、影响确定医药企业在本地招标采购市场的信用等级，动态更新。

五是建立失信行为分级处置机制。省级集中采购机构根据医药企业信用评级，分别采取书面提醒告诫、依托集中采购平台向采购方提示风险信息、限制或中止相关药品或医用耗材投标挂网、向社会公开披露失信信息等处置措施。情节特别严重时，失信企业将面临丧失集中采购市场的风险。

六是建立医药企业信用修复机制。失信行为超过一定时限或依法撤销的，不再计入信用评价范围。给予医药企业申诉和整改期，鼓励企业采取剔除价格中的虚高空间、退回或公益性捐赠不合理收益等切实措施主动修复信用。

Q 问：国家医疗保障局部署建立的医药价格和招采信用评价制度有哪些创新和亮点？

A 答：信用评价制度最主要的创新包括三个方面。

首先是制度以买卖合同关系为基础。这项制度不同于传统上基于行政管理关系的信用监管，主要是在集中采购的市场范围内，以买卖合同关系为基础运行。采取的做法是以集中采购平台为依托、以守信承诺为纽带联结买卖双方，引导或要求医疗机构向诚信企业采购医药产品，减少或中止向失信企业采购医药产品。医疗保障部门并不对企业采取行政性的约束措施，企业愿意只在集中采购市场之外经营医药产品的，也不在信用评价制度的适用范围，信用评级结果也不延伸应用到公共管理领域。

其次是评价基础依靠部门协同。医疗保障部门指导省级集中采购机构建立制度，省级集中采购机构为制度运行搭建平台。但无论是医疗保障部门，还是省级集中采购机构，自身并不对医药回扣等违法违规行为进行调查、定性和查处，主要依托法院判决以及部门行政处罚所确定的失信事实。当然，如果判决所确定的失信事实变更或者撤销，省级集中采购机构同样会及时调整信用评级结果。此外，为及时准确完整地获取案源信息，国家医疗保障局将积极推动部门整体合作，探索与法院、税务、市场监管等各部门建立交流和政策联动机制。

再次是治理目标强调预防引导。建立信用评价制度，重点在于事前划定价格和营销红线、明示失信风险，引导医药企业主动加强合规建设，诚信守法经营。而且，按照《指导意见》要求，各省级集中采购机构不对《指导意见》生效前已经判决处理的失信行为进行追溯，对于超过一定时限的失信行为也不会反复被纳入评级和处置，目的也是警示相关医药企业加快转型，与给予回扣等不正当的价格和营销行为彻底切割，引导市场竞争重新回归以质量疗效和成本控制为中心的正常轨道。

Q 问：国家医疗保障局印发《指导意见》的同时，还公布了信用评价的目录清单，确定了纳入评价范围的具体事项，能否介绍一下有哪些具体考虑？

A 答：首先是维护人民群众切身利益。目前纳入评价范围的具体事项，包括医药商业贿赂、涉税违法、实施垄断行为、不正当价格行为、扰乱集中采购秩序、恶意违反合同约定等7类有悖诚实定价、诚信经营的行为。有的直接造成药品和医用耗材价格虚高、费用过快增长、群众不合理负担增加；有的通过制造或导致医药产品供应紧张影响价格，同时还影响患者健康权益。

其次是完善创新治理制度和方式。目前，按照《中华人民共和国价格法》（以下简称《价格法》）规定，经营者定价应当遵循公平、合法和诚实信用的原则，在市场竞争中获取合法利润。《药品管理法》也规定，各定价主体应当按照公平、合理和诚实信用、质价相符的原则制定价格，为用药者提供价格合理的药品，禁止暴利、价格垄断和价格欺诈等行为。同时，绝大部分药品和全部医用耗材的价格实行市场调节，由经营者自主确定。需要完善治理制度，创新方式，使医药企业既能正当行使权利，也要落实法律法规的各项要求。

再次是坚持以法律法规为依据。例如禁止给予医药回扣等不正当利益是《药品管理法》规定的；禁止实施垄断协议和滥用市场支配地位是《中华人民共和国反垄断法》规定的；禁止捏造、散布涨价信息，哄抬价格，推动价格过高上涨等不正当价格行为是《价格法》规定的；禁止以欺诈、串通投标、滥用市场支配地位等方式竞标是《中华人民共和国基本医疗卫生与健康促进法》规定的。当然，信用评价的目录清单不是一成不变的，国家医疗保障局将根据法律法规和地方实践，动态调整更新。

Q 问：信用评价制度多处涉及药品和医用耗材不正当价格行为、剔除虚高的价格空间等内容，是否国家医疗保障局要以行政手段强制治理医药价格虚高？

A 答：有的医药企业担心信用评价、失信约束，是不是药品和耗材领域不再坚持市场机制起主导作用的改革方向，是不是要用行政的方式限制企业自主经营、自主定价的权力。这些都是对信用评价制度的误读。

首先，只要医药生产经营链条中任一主体实施商业贿赂等行为被查实，暴露出医药产品存在价格虚高问题，就暴露出医药企业定价行为违法失信的本质。

其次，信用评价制度是基于买卖合同关系、基于权责对等、基于医药企业进入和退出集中采购市场的自由。以"剔除价格的虚高空间"为例，这是失信企业修复信用的一种方式，可以选择，也可以不选择，而不是医疗保障部门对失信企业采取的行政强制措施。

再次，给予回扣等违法违规行为与市场经济是不能画等号的。市场机制发挥作用并不等于没有监督约束，反而是有红线、有底线。就像有交通规则才能更好地保障行车自由，营造起公平规范、风清气正的流通秩序和交易环境，才会有市场机制发挥作用的空间。对此，广大诚信经营的医药企业是有共识和共鸣的。

问：《指导意见》主要是对制度框架和失信事项提出要求，那么国家医疗保障局将如何确保各地在实施过程中规范开展、合理把握尺度？

答：为了提升信用评价标准化规范化程度，加强区域间信用评价工作的协调性和均衡性，促进各地统一信用评价的尺度，公平有序地开展信用评价工作，国家医疗保障局医药价格和招标采购指导中心同步研究制定了与《指导意见》相配套的操作细则。

第一项是《医药价格和招采信用评价的操作规范》，主要是针对评价过程中涉及的相关概念给予统一的解释说明，分别围绕目录清单、企业承诺、信息记录、信用评级、分级处置、信用修复等各项机制，明确了操作的主体客体、方法步骤、时间要求、注意事项等，并且就一些理解上容易出现分歧的事项，采取举例的方式进行说明。

第二项是《医药价格和招采信用评价的裁量基准》，对于如何将医药企业具体的失信事实转化为对应的信用评级结果的问题，按照"比例原则"建立量化的规则体系，使失信程度和责任大小基本对等，使区域之间的裁量尺度公平统一。同时，还会明确医药企业可以修复信用的措施和对应的修复效果。

近期，操作规范和裁量基准两个文件已经公开征求了社会意见。从各方反馈情况看，是高度认同的。指导中心会尽快修改完善，及时印发各省级集中采购机构参考，而且将来也会根据实践情况不断修改完善、迭代更新。

问：医药领域给予回扣等问题存在很长时间，国家持续给予严厉打击。对于上述问题，国家医疗保障局还会采取哪些措施？

答：根治医药回扣问题，首先必须坚持系统治理、依法治理、综合治理、源头治理，多部门联动、综合施策，构建使医药企业"不敢、不能、不想"给予回扣的治理体系。

国家医疗保障局将在纠正医药购销领域不正之风的行动中，充分发挥医药价格、招标采购等各项职能，主动作为，积极推动医药回扣有效治理。建立医药价格和招采信用评价制度是重要举措之一，可以在一定程度上解决传统治理体系下，责任归集难、处置难的问题。而且医药企业对于回扣个案的罚款往往不敏感，但给予回扣会导致丧失进入集中采购市场的机会，就会产生强大的震慑效果，从而形成举一反三的系统治理效果。

　　此外，国家医疗保障局还将从改革层面持续发力，一是以全面实行集中带量采购为目标深化药品耗材集中采购制度改革，巩固和完善采购规则和政策体系，实现常态化运行。二是完善医保基金总额预算管理和量化考核，推行按病种、按疾病诊断相关分组付费等多元复合的医保支付方式，促进公立医院强化成本意识，配合降低药品耗材采购价格。三是稳妥有序推进医疗服务价格改革，通过调控医疗服务价格总水平、理顺比价关系，使公立医院更多通过医务性收入获得合理补偿，降低对药品耗材采购使用中"灰色"利益的依赖。

2020 年版国家医保目录出炉
新增调入 119 种药品

中国医药报记者　落楠

2020 年 12 月 28 日，国家医疗保障局召开新闻发布会，宣布《国家基本医疗保险、工伤保险和生育保险药品目录（2020 年）》（以下简称新版目录）调整工作全面完成。通过本次调整，共 119 种药品被新增调入，谈判成功的药品平均降价 50.64%；另有 29 种原目录内药品被调出。新版目录将于 2021 年 3 月 1 日起在全国范围正式启用。

2020 年 8 月，2020 年国家医保药品目录调整工作正式启动。根据申报规则，共计 704 种符合条件的目录外药品通过了申报环节，最终 23 种非独家药品被直接调入目录，138 种独家药品被纳入谈判范围。

此次调整共对 162 种独家药品进行了谈判。119 种药品谈判成功，其中目录外药品谈判成功 96 种，目录内药品谈判成功 23 种。谈判总成功率为 73.46%。谈判成功的药品平均降价 50.64%。

通过本次目录调整，2020 版目录内药品总数为 2800 种，其中西药 1426 种，中成药 1374 种；目录内中药饮片未作调整，仍为 892 种。

此次目录调整是近几年谈判药品数量最多、惠及治疗领域最广泛的一次。最终谈判调入 96 种独家药品，加上直接调入的 23 种非独家药品，共涉及 31 个临床组别，占所有临床组别的 86%，患者受益面更加广泛。

值得注意的是，此次调整系首次尝试对目录内药品进行降价谈判。评审专家按程序遴选出价格或费用偏高、基金占用较多的 14 种独家药品进行降价谈判。经过谈判，14 种药品均谈判成功并保留在目录内，平均降价 43.46%。

此外，此次调整将 2020 年 8 月 17 日前上市的药品纳入调整范围，最终 16 种药品被纳入 2020 版目录；为支持新冠肺炎疫情防控，本次调整高度重视新冠肺炎治疗相关药品的保障工作，最新版国家新冠肺炎诊疗方案所列药品全部纳入新版目录。

国家医疗保障局对 2020 年版医保药品目录调整政策解读

国家医疗保障局网站

一、2020 年国家医保药品目录调整工作的总体思路和目标

本次调整始终坚持"保基本"的功能定位，按照"尽力而为、量力而行"的要求，确立了"突出重点、补齐短板、优化结构、鼓励创新"的调整思路，发挥体制优势、政策优势、市场优势，释放改革红利，努力实现药品目录结构更加优化，医保资金使用更加高效，基本医保药品保障能力和水平更高的目标，更好地满足广大参保人的基本用药需求，助力解决人民群众看病就医的后顾之忧，提升广大人民群众的获得感。

经过本次目录调整，119 种药品被调入目录，29 种药品被调出目录，最终目录内共计 2800 种药品，其中西药 1426 种，中成药 1374 种，中西药比例基本持平。

二、本次调整，如何保证"保基本"的功能定位

对目录外药品，在评审、测算以及确定医保基金支付范围等环节，均综合考虑现阶段我国经济社会发展水平、医保基金和参保人员负担能力等因素，设定了符合"保基本"定位的技术标准，确保谈判形成的支付标准符合预期。对目录内药品，专门组织专家评审，对原未经谈判准入目录且价格或费用偏

高的品种进行谈判降价，引导目录内药品的支付标准逐步回归合理。同时，通过调出临床价值不高药品等措施，特别是近年来集中带量采购"以量换价"进一步挤压药价水分，实现"腾笼换鸟"，确保基金安全。

三、本次调整，纳入调整范围的目录外药品的范围及数量有何变化，有何考虑

不同于前几轮调整将"所有已上市药品"纳入评审范围的做法，2020 年首次实行申报制，即符合 2020 年调整方案所列条件的目录外药品才可被纳入调整范围。目录外药品的调整范围实现了从"海选"向"优选"的转变。

根据《2020 年国家医保药品目录调整工作方案》，此次调整的目录外药品主要有 7 类：与新冠肺炎相关的呼吸系统疾病治疗用药；纳入《国家基本药物目录（2018 年版）》的药品；被相关部门纳入急需境外新药名单、鼓励仿制药目录或鼓励研发申报儿童药品清单药品；纳入国家集中带量采购范围集采成功的药品；2015 年 1 月 1 日以后获批上市的药品，以及 2015 年 1 月 1 日以后适应证、功能主治等发生重大变化的药品。同时，考虑到各省原自行增补药品的用药延续性，本次也将"纳入 5 个及以上省级医保药品目录的药品"纳入调整范围。根据申报条件，共计 704 种目录外药品申报成功。

设定申报条件的主要考虑：一是更好满足临床需求。例如新冠肺炎治疗用药、临床急需或鼓励仿制的药品、国家基本药物、集采中选药品等。二是更好与新药审批工作衔接，实现药品审批与医保评审"无缝衔接"，体现鼓励新药创制的导向。例如新上市的药品，新批准修改功能主治或适应证的药品。三是照顾临床用药延续性。例如纳入 5 个及以上省级医保药品目录的药品，也被纳入调整范围。

四、本次国家医保药品目录调整的谈判成功率及谈判成功的药品数量、类型、治疗领域、价格降幅

与往年相比，本次调整一个重要特点就是谈判降价调入的药品数量最多，

惠及的治疗领域最广泛。

我们共对 162 种药品进行了谈判，谈判成功 119 种（其中目录外 96 种，目录内 23 种），成功率 73.46%，平均降价 50.64%。本次目录调整共新调入 119 种药品（含独家药品 96 种，非独家药品 23 种），这些药品共涉及 31 个临床组别，占所有临床组别的 86%，患者受益面非常广泛，患者的获得感会更加强烈。

五、目录内有 29 种药品调出，请问哪些情况下药品会调出，是否会对相关疾病患者用药有影响

经专家评审，共计 29 种药品被调出目录，主要为临床价值不高且可替代，或者被药监部门撤销文号成为"僵尸药"等品种。这些药品的调出，经过了专家反复论证，严格按程序确定的。专家们在评审过程中，将可替代性作为一项重要指标，被调出的药品目录内均有疗效相当或更好的药物可供替代。同时，这些药品的调出，为更多新药、好药纳入目录腾出了空间。

六、本次将一些进入目录时间较久的"老品种"纳入谈判范围，有什么考虑

《基本医疗保险用药管理暂行办法》第十条明确规定，"在同治疗领域中，价格或费用偏高且没有合理理由的药品""临床价值不确切，可以被更好替代的药品"等，经专家评审等规定程序后，可以被调出药品目录。在 2020 年的调整过程中，评审专家经反复论证和严格评审，按上述要求将 14 种目录内药品纳入谈判范围，如谈判成功将被保留在目录内，否则调出目录。这 14 种药品都是前期准入目录时未经谈判，且经评估价格或费用明显偏高的药品。经过谈判，14 种药品均谈判成功并保留在目录内，平均降价 43.46%。

将目录内未经过谈判的所谓"老品种"纳入谈判，主要考虑有三个方面：一是提升药品经济性。药品也有生命周期，受市场竞争环境变化等因素的影响，药品的支付标准也应该相应调整。从实际情况看，部分药品进入目录后，

支付标准长期没有调整，或者调整不到位，经济性明显下降。谈判是提升经济性的重要手段。二是提升公平性。通过引入谈判机制，近年来一些新准入目录的药品性价比更高，与原目录内的"老品种"相比出现了价格"倒挂"现象，为维护医保基金使用和患者权益的公平性，我们利用市场机制，对"老品种"进行谈判，引导其支付标准回归合理。三是减轻患者负担，节省基金支出。实践证明，通过对"老品种"进行谈判，能够切实减轻患者负担，提升医保资金的使用效益。

在以后的调整中，我们也会组织专家进行评审，对符合条件的"老品种"进行谈判，着力提升目录内药品的经济性。

七、经过此次调整，抗癌药领域的保障情况有什么变化

党中央国务院高度重视抗癌药的保障情况。2018 年，国家医疗保障局成立伊始，就组织开展了抗癌药专项准入谈判，最终 17 种药品谈判成功纳入目录，并于 2020 年底协议到期。这 17 种抗癌药中，3 种药品有仿制药上市被纳入乙类管理。14 种独家药品按规则进行了续约或再次谈判，平均降幅为 14.95%，其中个别一线抗癌药降幅超过 60%。经测算，14 种抗癌药降价，预计 2021 年可为癌症患者节省 30 余亿元。同时，本次调整还新增了 17 种抗癌药，其中包括 PD-1、仑伐替尼等新药好药，目录内癌症用药的保障水平明显提升。

八、本次医保药品目录调整，对医保基金和患者负担的影响

根据初步测算，通过谈判降价和调出目录，能够为基金腾出一定空间。由于在目录调整过程中，我们严格把握药品的经济性，新增的 119 种药品（独家 96 种，非独家 23 种），多数是经过谈判实现降价的独家药品，预计 2021 年增加的基金支出，与谈判和调出药品所腾出的空间基本相当。同时，本次谈判药品的协议有效期为两年，两年后我们将根据实际销售情况再次调整其

支付标准，确保基金平稳运行。

从患者负担情况看，通过谈判降价和医保报销，预计 2021 年可累计为患者减负约 280 亿元。

九、谈判药品的支付标准如何执行

谈判药品的支付标准是药品企业与国家医疗保障局共同约定的医保支付标准，是基金支付和患者个人支付的费用总和，各统筹地区以谈判确定的医保支付标准为基准支付药品费用。2020 年新确定支付标准的药品，其支付标准与新版目录同步，自 2021 年 3 月 1 日起实施，截至 2022 年 12 月 31 日为止。协议期满后按照医保药品支付标准有关规定进行调整。协议有效期内谈判药品企业向全国医疗保险定点医疗机构和定点零售药店供应该药品的价格不超过医保支付标准。有效期限内如有其他生产企业的同通用名称药品（仿制药）上市，自动属于目录范围，医保部门有权根据仿制药价格调整医保支付标准，也有权将该通用名药品纳入集中采购范围。有效期限内如遇国家政策重大调整或市场实际价格已明显低于约定支付标准的，医保部门可以与企业协商重新制定支付标准。超过有效期限后，医保部门按照医保药品支付标准有关规定调整支付标准。

第二批国家组织药品集中采购和
使用工作答记者问

国家医疗保障局网站

按照党中央、国务院决策部署，为扩大国家组织药品集中采购改革成效，国家医疗保障局会同有关部门组织全国各省份和新疆生产建设兵团形成采购联盟，于 2020 年 1 月 17 日开展了第二批国家组织药品集中采购工作，产生拟中选结果，经公示后发布正式中选结果。试点办、联采办负责人就有关问题接受记者采访。

问： 国家组织药品集中采购和使用试点及试点扩大区域范围的成效如何？

答： "4+7" 试点及扩围进展顺利。试点城市采购执行超预期，提前完成约定采购量。截至 2019 年 12 月底，25 个中选药品 "4+7" 试点地区平均采购执行进度为 183%，中选药品占同通用名药品采购量的 78%。各扩围地区均已在 2019 年 12 月份开始执行扩围采购结果，全国患者都用上了质优价廉的集中采购中选药品。"4+7" 试点及扩围是深化药品集中采购制度的有效探索，综合改革成效显著，具有深刻意义。

1. 是增进民生福祉的重要工程

药品集中采购在降低患者费用负担的同时，提高了临床用药质量水平。试点和扩围最直接的效应就是减轻患者费用负担。中选药品大多是高血压、精神病、病毒性肝炎、恶性肿瘤等慢性病和重大疾病用药，长期用药负担很重。通过带量采购显著降低药品价格，患者负担显著降低，原来吃不起的药现在吃得起了，解决了治疗可及性的问题，这是老百姓最直接的获益。带量采购以通过质量和疗效一致性评价作为仿制药入围标准，解决了简单的价格竞争导致的 "劣币驱逐良币" 问题。从 "4+7" 试点地区情况看，群众使用通过一致性评价的仿制药和原研药的占比从 50% 左右大幅度提高到 90% 以上，显著提升群众用药质量水平。

2. 是净化行业生态环境、促进产业转型升级的重要举措

在分散采购模式下，一些医药企业不注重产品创新、质量和成本控制，过度依赖销售渠道。在这种营销模式下，药品销售人员和医务人员面临违法违规风险。集中带量采购后，由于"4+7"试点及扩围将仿制药质量和疗效一致性评价作为重要基础，在质量和疗效一致的前提下，让不同企业生产的同通用名药品同台竞争，使得药品质量和疗效由行业内关注变为全社会关注。以质量和疗效一致性评价为前提的集中采购，促使企业回归成本和质量竞争，企业公关行为将大幅度减少，企业间竞争转为公开透明的产品质量和成本竞争，水面下的灰色操作转为阳光下的公平竞争，从根本上改善了医药行业生态环境，有利于医药产业从营销驱动向创新驱动转变。

3. 是推进"三医联动"的重要切入口

除了显著降低虚高价格，减轻群众负担，试点改革效应还集中体现在推动解决医疗服务体系领域深层次的体制机制问题。一方面，实现政策协同，包括医保支付标准与采购价协同，结余留用与薪酬分配制度改革协同，对医疗机构和医务人员规范使用中选药品的绩效考核协同，政策联通协同，发挥叠加效应。另一方面，实现部门联通。试点及扩围由医保、医疗、医药三部门共同推进，工信、商务、市场监管等部门在供应保障、流通配送和反垄断方面各司其职，积极支持试点工作，形成多部门协同、共同推进改革的良好局面。

问： 第二批国家组织药品集中采购和使用工作的做法以及未来国家组织药品集中采购和使用的工作思路？

答： 按照国务院常务会议精神，在坚持"4+7"试点和扩围的主要原则和政策措施基础上，总结经验，优化集中采购规则，开展第二批国家组织药品集中采购和使用工作。主要做法如下。

一是组成联盟汇总采购需求。由全国各省组成采购联盟，联盟地区公立医疗机构和军队医疗机构全部参加，医保定点社会办医疗机构、医保定点零售药店可自愿参加，报送采购需求，实施带量采购。二是明确药品范围。以仿制药一致性评价为质量入围标准，从通过仿制药一致性评价的药品中，重点选择竞争较为充分的品种纳入第二批集采范围，并强调保质保供。三是完

善采购规则。既允许多家中选，又保持适度竞争性。允许同一药品不同企业的中选价格存在差异。同时，合理控制同一药品不同中选企业间的价格差距，既尊重市场竞争导致的适度价格差异，又防范价差过大引发待遇不均衡。四是坚持"国家组织、联盟采购、平台操作"的工作机制。国家统一组织，由各省代表组成联合采购办公室，上海市医药集中招标采购事务管理所承担联合采购办公室日常职能，负责具体实施。五是坚持带量采购政策措施。坚持"4+7"试点和扩围的政策要求和保障措施，确保中选药品质量、供应、采购、回款，落实医保预付或垫付以及医疗机构结余留用等措施。

下一步将在完善"4+7"试点和扩围以及第二批国家组织药品集中采购和使用的经验做法基础上，建立常态化、规范化的集中带量采购制度，将更多产品纳入集中带量采购。让新的采购模式、营销方式、行业生态成为主导性力量。一是实施范围全覆盖。不再选择部分城市试点，一次集采即在全国同步实施。二是集采机制常态化。国家组织药品集中采购将常态化开展，符合条件的品种都将纳入集中采购范围，持续扩大采购范围，提高群众受益面。三是供应协议更稳定。适当延长将带量采购协议期，进一步稳定市场供应和行业预期。

🅠 问：为什么国家组织药品集中采购和使用工作能够大幅降低药品价格？

🅐 答：促使集采药品大幅度降价主要有以下因素。

1. 带量采购，招采合一

在传统"招采分离"的模式下，只招价格不带量、量价脱钩，企业缺乏销量预期，一些药品降价后，由于没有采购量的承诺，反而由于没有所谓销售费用空间而导致药品"降价死"，难以实现药品有效回归合理水平。从绝对价格水平看，相当一部分药品价格长期存在虚高水分，一些仿制药价格水平高于国际价格2倍以上，流通环节费用占价格中的主要部分，这也就是集中带量采购降价的主要空间。国家组织药品集中采购和使用核心就是真正实现了带量采购、招采合一，给药品生产企业明确的预期，有利于其根据采购量自主报价申报，真正实现量价挂钩，挤掉虚高空间。

2. 完善规则，促进竞争

此次纳入第二批集采范围的药品均为生产企业在3家及以上的竞争较为

充分的品种。我们在总结"4+7"试点和试点扩围经验的基础上，在确保防范垄断和供应风险的前提下，进一步完善了采购规则，通过公开、阳光的竞争实现了市场价格发现的功能。

3. "复活"低价，重回市场

从历史采购数据来看，部分生产成本不高、竞争充分的药品原来价格水平就很低，但由于流通模式原因，低价药反而难以打开市场，被高价药"逆淘汰"，患者难以低价买到药品，比如解热镇痛药对乙酰氨基酚、甲硝唑、阿莫西林等。开展国家组织药品集中采购和使用以后，通过带量采购、确保使用，企业不再需要进行销售公关，既有降低虚高药价的作用，也有将一批低价药"复活"后重新送到患者手中的功能，这也是回归国际惯例。

4. 及时回款，降低成本

国家组织药品集中采购一方面要求医疗机构及时结清货款，另一方面实行医保基金预付或医保基金直接与企业结算，确保及时结清货款。据调查，"4+7"试点中选产品的 30 天结清率达到了 90% 以上，而此前普遍存在医疗机构拖欠企业货款问题，增加了企业的资金成本，并体现在终端价格中。集中带量采购及时结清货款，显著降低了企业资金成本，也为降价留出了空间。

此外，还需要指出的是，为便于公开竞价，竞价中企业以最小制剂单位（片、粒、支、袋）报价，而现实生活中群众是按盒、瓶等包装单位购买药品的。比如，此次集中采购某企业的阿卡波糖，拟中选价 0.18 元／片是每片的价格，而患者购买是以盒为单位购买，折算价格为 5.42 元／盒。

Q 问：中选药品的质量在实际使用中如何得到有力保障？

A 答：第一批国家组织药品集中带量采购实施以来，第三方评估显示，在临床中选产品替代非中选产品后，中选产品的质量和疗效已被医生和患者普遍认可和接受。在推进药品集中采购改革中，继续严守质量关。

一是坚持质量标准。本次集中采购药品的质量入围资格以通过一致性评价为质量托底要求，实现用药质量的整体提升，同时也避免在竞争中出现"劣币驱逐良币"现象。一致性评价全称是仿制药质量和疗效一致性评价，既包括质量，也包括疗效，在药品的原辅料、生产工艺、质量检测和疗效等方面均有严格标准。

二是加强质量监管。药品中选后，药品监管部门将强化监督检查和产品抽检，加强全生命周期质量监管，确保降价不降质，让群众用上质量和疗效放心的药品。

三是夯实企业责任。企业是药品质量和供应的第一责任人，必须对药品的质量负责。中选药品如果出现严重质量问题，则列入"违规名单"，取消该企业的中选资格。同时视情节轻重取消其在列入"违规名单"之日起2年内参与各地药品采购活动的资格。

此外，需要注意的是，据相关部门对一百多种常用药的审计调查，药品销售价格平均为药品生产成本的17~18倍左右，生产成本只占药品价格中极低的比例。此次集中采购中选药品价格大幅下降，挤出的是以往在流通领域长期存在的不合理水分，而不是生产成本，不影响药品质量水平。

《药品注册管理办法》配套规范性文件梳理

王海燕 [①]

2020 年 3 月 30 日，新修订《药品注册管理办法》(以下简称《办法》)发布，并于 7 月 1 日起施行。该《办法》落实《药品管理法》中对药品注册管理的要求，将 2015 年以来药品注册管理领域一系列改革成果固化和完善，为我国药品高质量发展奠定坚实法治基础。随后，药品监管部门发布诸多配套规范性文件及技术指导原则，进一步规范药品注册行为，稳步推进药品注册管理工作。

一、创新药品注册分类

《办法》第四条将药品注册按照中药、化学药和生物制品等进行分类注册管理，并按照"创、改、仿"的原则进行细化分类；注册分类不再区分"进口"与"国产"，审评执行统一的标准和质量要求。

2020 年 6 月 30 日，国家药品监督管理局发布《生物制品注册分类及申报资料要求》《化学药品注册分类及申报资料要求》，明确生物制品分为预防用生物制品、治疗用生物制品和按生物制品管理的体外诊断试剂；预防用生物制品和治疗用生物制品又按照创新型、改良型、境内或境外已上市细分为三类。化学药品分为创新药、改良型新药、仿制药、境外已上市境内未上市化学药品，具体分为以下 5 类：①境内外均未上市的创新药；②境内外均未上市的改良型新药；③境内申请人仿制境外上市但境内未上市原研药品的药品；④境内申请人仿制已在境内上市原研药品的药品；⑤境外上市的药品申请在境内上市。9 月 28 日，国家药品监督管理局发布《中药注册分类及申报资料

---

① 王海燕，工作单位：礼来中国药物研发和医学事务中心。

要求》，明确中药按照中药创新药、中药改良型新药、古代经典名方中药复方制剂、同名同方药等进行分类。

二、明确药品注册申报资料要求

自 2020 年 10 月 1 日起，化学药品、预防用生物制品和治疗用生物制品的临床试验和药品上市注册，以及化学原料药申请，应按照现行版《M4：人用药物注册申请通用技术文档（CTD）》格式编号及项目顺序整理并提交申报资料。国家药品监督管理局药审中心（CDE）于 7 月 1 日发布《M4 模块一行政文件和药品信息》，明确按照 CTD 格式递交中国区域性文件信息；7 月 3 日发布《化学药品注册受理审查指南（试行）》《生物制品注册受理审查指南（试行）》，规范药品注册资料基本要求、受理形式审查要点及审查流程。7 月 9 日发布《药品注册申报资料格式体例与整理规范》，制定"申报资料袋封面格式""申报资料项目封面格式"和"申报资料项目目录"模板，统一规范药品注册申报资料提交形式。8 月 6 日，CDE 发布《境外生产药品分包装备案程序和要求》，明确需取得大包装备案凭证后再申请分包装；分包装及其变更，由药品上市许可持有人指定中国境内的企业法人报 CDE 备案；同时明确分包装备案资料要求。

关于中药注册申报资料，2020 年 9 月 28 日国家药品监督管理局发布的《关于中药注册分类及申报资料要求》通告中明确，在 2020 年 12 月 31 日前，申请人可按照新要求提交申报资料，也可先按原要求提交申报资料；自 2021 年 1 月 1 日起，一律按新要求提交申报资料。2020 年 10 月 22 日发布《中药注册受理审查指南（试行）》，规范中药注册资料基本要求、受理形式审查要点及审查流程，自发布之日起施行。

对于药品再注册，国家药品监督管理局于 2020 年 4 月 30 日发布《境内生产药品再注册申报程序、申报资料基本要求和审查要点（征求意见稿）》和《境外生产药品再注册申报程序、申报资料要求和审查要点（征求意见稿）》；9 月 11 日，CDE 正式发布《境外生产药品再注册申报程序、申报资料要求和形式审查内容》，于 10 月 1 日起施行。

2020 年 4 月 30 日，CDE 就《化学原料药受理审查指南（征求意见稿）》

公开征求意见，国家药品监督管理局综合司就《中药注册管理专门规定（征求意见稿）》等公开征求意见。

此外，国家药监局药品评价中心（CDR）落实《办法》第十五条要求，修订完善《处方药转换非处方药申报资料及要求》，并于 2020 年 7 月 24 日公开征求意见。CDE 根据《药品注册管理办法》及配套文件最新要求，修改完善《eCTD 申报指南（征求意见稿）》《eCTD 技术规范（征求意见稿）》《eCTD 验证标准（征求意见稿）》，于 2020 年 9 月 21 日公开征求意见。CDE 于 10 月 19 日发布《化学仿制药参比制剂遴选申请资料要求》，完善调整有关申请材料要求，进一步提高化学仿制药参比制剂遴选工作质量和效率。

三、强化临床试验过程管理

《办法》固化了临床试验机构备案管理模式，明确临床试验申请默示许可制和生物等效性试验备案制；强化临床试验过程管理，临床试验期间需提交研发期间安全性更新报告，提交可疑且非预期严重不良反应和其他潜在严重安全性风险信息报告；增加临床试验期间变更情形及申报路径；明确临床试验暂停、终止情形等。

2020 年 7 月 1 日，CDE 发布《药物临床试验期间安全信息评估与管理规范（试行）》，明确申请人和药品监管部门在药物临床试验期间安全性风险评估与管理职责，明确暂停（终止）临床试验的标准和条件，以及暂停临床试验后申请恢复工作程序；发布《研发期间安全性更新报告管理规范（试行）》，明确药品注册申请人对报告周期内收集到的与药物（无论上市与否）相关的安全性信息均需要进行全面深入的年度回顾和评估，申请人按照 ICHE2F 指导原则的要求准备、撰写和提交报告；发布《药物临床试验登记与信息公示管理规范（试行）》，明确应当在开展药物临床试验前进行临床试验信息登记的四种情形。同时，为满足《办法》要求，完成了对 2013 年版药物临床试验登记与信息公示平台的升级改造，于 2020 年 7 月 10 日正式上线新版药物临床试验登记与信息公示平台系统。

此外，为充分保护疫情防控期间药物临床试验受试者安全，2020 年 7 月 14 日，CDE 发布《新冠肺炎疫情期间药物临床试验管理指导原则（试行）》，对疫情期间应急批准的抗新冠肺炎用药物临床试验和其他在研药物临床试验提出建议和参考。同时，为积极应对新冠肺炎疫情，指导并加快新冠药物临床研发，CDE组织制定并于8月14日发布《新型冠状病毒预防用疫苗研发技术指导原则（试行）》《新型冠状病毒预防用mRNA疫苗药学研究技术指导原则（试行）》《新型冠状病毒预防用疫苗非临床有效性研究与评价技术要点（试行）》《新型冠状病毒预防用疫苗临床研究技术指导原则（试行）》《新型冠状病毒预防用疫苗临床评价指导原则（试行）》，于9月9日发布《新型冠状病毒中和抗体类药物申报临床药学研究与技术资料要求指导原则（试行）》。

四、加强上市后变更分类管理

新修订《药品管理法》第七十九条明确，对药品生产过程中的变更，按照其对药品安全性、有效性和质量可控性的风险和产生影响的程度，实行分类管理。《办法》第七十七条规定，药品上市后的变更，按照其对药品安全性、有效性和质量可控性的风险和产生影响的程度，实行分类管理，分为审批类变更、备案类变更和报告类变更；第七十八条至第八十条就审批类变更、备案类变更和报告类变更情形作出明确规定。此外，《药品生产监督管理办法》第十五条至第十七条，对变更药品生产许可证许可事项和登记事项提出明确要求。为强化药品上市后变更管理，强化药品上市许可持有人药品上市后变更管理主体责任，2020年7月31日，国家药品监督管理局就《药品上市后变更管理办法（试行）（征求意见稿）》公开征求意见，细化《药品管理法》对药品上市后变更分类管理理念，统一规范药品生产许可证载明事项、药品上市批准证明文件及其附件载明事项和内容的变更，以及有关变更指导原则列明的变更情形；明确鼓励药品上市许可持有人主动开展变更研究；明确变更应遵循变更控制原则、分类管理原则及变更管理类别动态调整原则，以及药品上市许可持有人对药品上市后的技术变更进行充分研究和验证的义务等。

为落实上述法规中关于药品上市后变更管理要求，国家药品监督管理局于2020年4月30日发布《已上市药品临床变更技术指导原则（征求意见稿）》《已上市化学药品变更事项及申报资料要求（征求意见稿）》《已上市生物制品变更事项分类及申报资料要求（征求意见稿）》《已上市中药变更事项及申报资料要求（征求意见稿）》《化学药品变更受理审查指南（征求意见稿）》《生物制品变更受理审查指南（征求意见稿）》《中药变更受理审查指南（征求意见稿）》《已上市化学药品药学变更研究技术指导原则（征求意见稿）》《已上市生物制品药学变更研究技术指导原则（征求意见稿）》《已上市中药药学变更研究技术指导原则（征求意见稿）》，明确各类药品注册变更分类、申报资料要求和相应技术要求等。

除此之外，国家药品监督管理局于 12 月 10 日发布《< 药品年度报告管理规定 >（征求意见稿）和 < 药品年度报告模板 >（征求意见稿）》，明确"已上市药品药学变更中的审批类变更信息汇总""已上市药品药学变更中的备案类变更信息汇总""已上市药品药学变更中的微小变更、国家药监局需要报告的其他变更"等内容，应作为"上市后研究情况"纳入年度报告中，明确 CDE 负责对年度报告中涉及已上市药品变更相关技术指导原则有关内容进行指导与管理。

五、加强境外生产药品上市许可持有人监督管理

新修订《药品管理法》明确，药品注册申请人应具备三大能力，即质量管理、风险防控和责任赔偿能力，且在诸多条款中规定了药品上市许可持有人在药品全生命周期管理中应承担的法律责任。

对于境内企业，原国家食品药品监督管理总局于 2017 年 11 月发布的《关于发布药品注册受理审查指南（试行）的通告》中规定，境内企业申请成为药品上市许可持有人的申请人，需提供安全责任承担能力相关文件。在《办法》第五十条规定，申请药品上市许可时，申请人和生产企业应当已取得相应的药品生产许可证。

对于境外企业，新法第三十八条规定，药品上市许可持有人为境外企业的，应当由其指定的在中国境内的企业法人履行药品上市许可持有人义务，与药品上市许可持有人承担连带责任；第一百三十六条规定，药品上市许可持有人为境外企业的，其指定的在中国境内的企业法人未依照本法规定履行相关义务的，适用本法有关药品上市许可持有人法律责任的规定。据此，为加强对境外生产药品的药品上市许可持有人的监督管理，国家药品监督管理

局组织制定《境外药品上市许可持有人境内代理人管理暂行规定（征求意见稿）》。该征求意见稿明确，境外药品上市许可持有人持有多个药品注册证书的，应当指定一个代理人；并规定属地化监管原则，由省级药品监督管理部门负责本行政区域内代理人的监督管理工作；明确代理人条件、义务等要求。

六、优化审评审批工作流程

1. 完善药品加快上市审批通道

《办法》明确了建立药品加快上市注册制度，支持以临床价值为导向的药物创新，并增设"药品加快上市注册程序"一章，明确符合条件的药品注册申请，申请人可以申请突破性治疗药物程序、附条件批准程序、优先审评审批程序和特别审批程序四个加速通道。同时要求，在药品研制和药品注册过程中，药品监督管理部门及其专业技术机构给予必要的技术指导、沟通交流、优先配置资源、缩短审评时限等政策和技术支持。

2020 年 7 月 8 日，国家药监局发布《突破性治疗药物审评工作程序（试行）》等 3 个文件，明确突破性治疗药物程序、附条件批准程序和优先审评审批程序的纳入范围、工作程序和支持政策等，以鼓励企业研究和创制新药，加快具有明显临床优势、具有突出临床价值的临床急需短缺药品上市，提升药品可及性。7 月 9 日，CDE 网站"申请人之窗"栏目上线"突破性治疗药物程序申请系统"和新版"优先审评审批申请系统"，开通电子提交通道。此外，结合 2019 年 11 月 8 日发布的《临床急需药品附条件批准上市技术指导原则（征求意见稿）》内容，2020 年 11 月 19 日发布《药品附条件批准上市技术指导原则（试行）》，完善《药品附条件批准上市申请审评审批工作程序（试行）》中规定的附条件批准程序适用条件。

2. 实行原辅包关联审评审批

《办法》固化了原辅包关联审评审批制度。2020 年 4 月 30 日，CDE 就《化学原料药、药用辅料及药包材与药品制剂关联审评审批管理规定（征求意见稿）》公开征求意见。

该征求意见稿基于保证药品制剂质量要求，简化药品审评审批程序；明确药品上市许可持有人主体责任；建立以制剂为核心，原辅包为基础的质量管理体系；明确原辅包生产企业对所生产的产品质量负责，保证原辅包质量、安全性及功能性满足制剂的需要；明确原辅包登记范围、变更程序，原料药登记缴费程序，原料药关联审评审批与单独审评审批程序及时限，药用辅料和药包材关联审评审批程序及时限。同时，在附件中明确对于已在食品、药品中长期使用且安全性得到认可的药用辅料和药包材简化资料要求，以及不纳入登记和关联审评范围的药包材目录。

3. 优化核查检验及通用名称核准等工作程序

《办法》明确，依据产品创新程度和风险特点，实行基于风险的核查和检验模式，以合理配置资源，提高审评审批工作效率。注册、核查、检验程序由"串联"改为"并联"。

为贯彻落实这一要求，CDE组织起草《药品注册核查检验启动原则和程序管理规定（试行）（征求意见稿）》。2020年5月22日，国家药品监督管理局食品药品审核查验中心就《药品注册核查实施原则和程序管理规定（征求意见稿）》《药品注册核查要点与判定原则（征求意见稿）》公开征求意见。中国食品药品检定研究院于7月1日发布《药品注册检验工作程序和技术要求规范（试行）》，明确药品注册检验的四种分类，即前置注册检验、上市申请受理时注册检验、上市申请审评中注册检验、上市批准后补充申请注册检验，以及具体工作程序和时限要求。此外，为提高启动核查检验工作效率，CDE于8月18日发布《关于在申请人之窗提交药品注册核查检验用申报资料及查收启动核查通知书相关事宜的通知》，明确申请人在CDE官网"申请人之窗"提交药品注册核查检验用申报资料〔涵盖所有上市许可注册申请、涉及技术转让、相关指导原则规定的重大变更补充申请（含一致性评价注册申请）〕及查收启动核查通知书。

《办法》第三十七条规定，申报药品拟使用的药品通用名称，未列入国家药品标准或者药品注册标准的，申请人应当在提出药品上市许可申请时同时提出通用名称核准申请。据此，国家药典委员会于7月1日发布《药品通用名称核准工作程序和报送资料要求》，规范药品通用名称核准工作。

4. 简化补充资料程序

《办法》第八十六条和第八十七条明确了药品注册补充资料的三种情形：一是有药品安全性新发现的，申请人应当及时报告并补充相关资料；二是需要在原申报资料基础上补充新的技术资料的，CDE原则上提出一次补充资料要求，列明全部问题后，以书面方式通知申请人在 80 日内补充提交资料；三是不需要申请人补充新的技术资料，仅需要申请人对原申报资料进行解释说明的，申请人在 5 日内按照要求提交相关解释说明。

为规范药品注册审评补充资料管理，2020 年 11 月 25 日，CDE 发布《药审中心补充资料工作程序（试行）》，以"问询函"的方式增加发补前后的有效沟通途径，减少不必要的发补；增加补充资料期间的发补咨询和发补异议处理环节，提高沟通交流效率；增加发补时间到期提醒和终止审评程序，完善和细化发补流程。

5. 完善沟通交流及救济途径

《办法》第十六条规定，申请人在药物临床试验申请前、药物临床试验过程中以及药品上市许可申请前等关键阶段，可以就重大问题与 CDE 等专业技术机构进行沟通交流。

以 2018 年 10 月 8 日《药物研发与技术审评沟通交流管理办法》构建的多渠道、多层次沟通交流机制为基础，结合 2020 年 4 月 30 日发布的征求意见稿反馈意见，2020 年 12 月 11 日，CDE 正式发布《药物研发与技术审评沟通交流管理办法》，对《办法》配套文件中关于沟通交流的有关要求进行全面梳理，统一汇总至该文件中，对沟通交流要求进行统一和细化；调整和优化沟通交流程序，以提升沟通交流处理的预见性和工作效率；将 Ⅱ 类会议划分为依法应沟通交流、原则上应当沟通交流、可以沟通交流三类情形，明确和细化沟通交流适用情形，突出强调申请人主体责任。

此外，结合我国审评资源和行业现状，CDE 配套发布 100 多个技术指导原则及征求意见稿，大力推进指导原则体系建设，进一步明确技术要求，指导企业研发申报；同时，节约审评资源，以减少沟通交流的必要性。

《办法》取消了复审申请程序，优化药品注册申请审评审批中可能存在争议的救济解决途径。第九十条规定，在药品注册期间，对于审评结论为不通过的，CDE 应当告知申请人不通过的理由，申请人可以在 15 日内向 CDE 提出异议。CDE 结合申请人的异议意见进行综合评估并反馈申请人。申请人对综合评估结果仍有异议的，CDE 应当按照规定，在 50 日内组织专家咨询委员会论证，并综合专家论证结果形成最终的审评结论。2020 年 9 月 1 日，国家药品监督管理局发布《药品注册审评结论异议解决程序（试行）》，明确异议解决程序及具体时限。根据综合评估结果，解决程序分为 3 种情形：①药审中心经综合评估，认为需要调整审评结论的；②药审中心经综合评估，认为不符合现行法律法规明确规定，或明显达不到注册技术基本要求，或在审评过程中已经召开过专家咨询委员会且审评结论是依据专家咨询委员会结论作出的，仍维持原审评结论；③药审中心经综合评估，认为现有研究资料或研究数据不足以支持申报事项，属于发布的现行技术标准体系没有覆盖、申请人与审评双方存在技术争议等情况。

七、调整和规范药品审评审批信息公开及行政许可事项审批结果证明文件式样

2020 年 7 月 1 日，国家药品监督管理局行政受理服务大厅发布《关于启用〈药品注册证书〉〈药品再注册批准通知书〉〈药品补充申请批准通知书〉（2020 版）的公告》，调整行政许可事项审批结果证明文件式样。自公告发布之日起，启用境内、境外生产药品《药品注册证书》《药品再注册批准通知书》《药品补充申请批准通知书》，将《新药证书》《国产药品注册证》《进口药品注册证》"三证合一"为《药品注册证书》，不再核发药品注册 / 补充申请 / 再注册申请批件；《药品注册证书》附件包括：生产工艺、质量标准、说明书、标签、上市后研究要求及其他。

CDE 落实《办法》第十八条规定，结合前期《中国上市药品目录集》相关工作经验，于 2020 年 10 月 29 日发布《＜新批准上市以及通过仿制药质量和疗效一致性评价的化学药品目录集＞收载程序和要求（试行）（征求意见稿）》，征求意见稿调整和规范品种信息收载、发布和更新及日常管理工作，明确监管机构和药品上市许可持有人相关责任义务。

2020 年 12 月 31 日，CDE 发布《药品审评审批信息公开管理办法》，明确药品注册受理审评审批过程信息、审评审批结果信息和其他审评审批信息的公开内容要求和程序，提高审评审批透明度。

此外，CDE 还组织制定了《中药生产工艺及质量标准通用格式和撰写指南（征求意见稿）》《化学药品生产工艺及质量标准通用格式和撰写指南（征求意见稿）》《生物制品生产工艺及质量标准通用格式和撰写指南（征求意见稿）》《中药处方药说明书通用格式及撰写指南（征求意见稿）》《化学药品及

生物制品说明书通用格式和撰写指南（征求意见稿）》，并于 7 月 6 日公开征求意见。

八、调整药品注册收费实施细则

2020 年 6 月 30 日，国家药品监督管理局发布《关于重新发布药品注册收费标准的公告》，在 2015 年制定的收费标准基础上结合新药品注册分类调整收费实施细则。明确 I 类、II 类化学药品按照新药注册费标准缴费，III 类、IV 类、V 类化学药品按照仿制药注册费标准缴费；所有类别生物制品按照新药注册费标准缴费；中药创新药、中药改良型新药按照新药注册费标准缴费，古代经典名方中药复方制剂、同名同方药及其他类按照仿制药注册费标准缴费；明确了化学原料药缴费细则。

2019 年以来我国药品生产监管政策盘点

张海[①]

新一轮机构改革以来，尤其是新修订《中华人民共和国药品管理法》（以下简称《药品管理法》）施行后，《药品生产监督管理办法》（以下简称《办法》）及一系列相关配套文件陆续出台，从根本上明确了药品生产的许可条件、标准规范、主体责任、管理制度、监督检查、法律责任等基本要求，对加强药品生产监督管理、规范药品生产活动发挥了重要的指导和规范作用。

一、明确生产监管原则要求

《药品管理法》第四章规定了药品生产的基本事项和原则性要求，强调从事药品生产应当依法取得许可，具备相应的技术人员、厂房设施、卫生环境、检验能力、质量管理等条件，应当遵守生产质量管理规范，执行国家药品标准和经核准的生产工艺，药品原辅包材和容器、包装标识等应符合相关规范标准，应当加强出厂放行管理、从业人员健康管理。2019 年 9 月 25 日，国家药品监督管理局在《关于学习宣传贯彻〈中华人民共和国药品管理法〉的通知》中提出强化动态监管和事中事后监管，要求取消药品生产质量管理规范（GMP）认证后，药监部门应随时对 GMP 执行情况进行检查。《办法》对上述要求进一步细化，对生产许可、生产管理、监督检查、法律责任进行了具体规定。

1. 明确药品生产的主体责任

《办法》的一个突出特点就是全面贯彻落实《药品管理法》确立的药品上市许可持有人制度，以此为基础明确了各类生产主体的法定责任，那就是严

---

① 张海，工作单位：江苏省药品监督管理局。

格遵守法律、法规、规章、标准和药品生产质量管理规范，确保生产过程持续符合法定要求。对药品上市许可持有人来说，应当建立药品质量保证体系，履行药品上市放行责任，对其取得药品注册证书的药品质量负责；建立并实施药品追溯制度，通过信息化手段实施药品追溯。对中药饮片生产企业来说，应履行药品上市许可持有人的相关义务，确保中药饮片生产过程持续符合法定要求。对原料药生产企业来说，应当按照核准的生产工艺组织生产，严格遵守药品生产质量管理规范，确保生产过程持续符合法定要求。经关联审评的辅料、直接接触药品的包装材料和容器的生产企业以及其他从事与药品相关生产活动的单位和个人，依法承担相应责任。

2019 年 11 月 29 日，国家药品监督管理局发布《关于贯彻实施〈中华人民共和国药品管理法〉有关事项的公告》，提出自 2019 年 12 月 1 日起，凡持有药品注册证书（药品批准文号、进口药品注册证、医药产品注册证）的企业或药品研制机构为药品上市许可持有人，应当严格履行药品上市许可持有人义务，依法对药品研制、生产、经营、使用全过程中药品的安全性、有效性和质量可控性负责。

2. 明确药品监督管理部门的监管责任

《办法》明确了国家、省级药品监督管理部门及其下属专业技术机构的监管职责，规定国家药品监督管理局主管全国药品生产监督管理工作，对省级药品监督管理部门的药品生产监管工作进行监督指导；省级药品监督管理部门负责本行政区域内的药品生产监管，承担药品生产环节的许可、检查和处罚等工作；药品监督管理部门依法设置或指定的药品审评、检验、核查、监测与评价等专业技术机构，依职责承担药品生产监管的技术支撑工作。

3. 明确违法行为的法律责任

《办法》列举了几种药品生产违法情形的法律责任，规定按《药品管理法》相关条款给予处罚或处分（详见"五、严格药品生产违法查处"内容）。

二、规范生产许可管理

我国对药品生产实行许可管理制度，《药品管理法》规定从事药品生产活动应当经所在地省级药品监督管理部门批准，取得药品生产许可证。《办法》

贯彻落实严格准入的要求，明确了从事药品生产的基本条件，规定从事制剂、原料药、中药饮片生产、药品上市许可持有人委托他人生产制剂应当办理药品生产许可证；明确了受理、审评、现场检查、批准、期限以及特殊情况时的听证等程序要求，规范了生产许可证载明事项、事项变更以及核发、重新发证、变更、补发、吊销、撤销、注销等流程，为药品生产许可提供了办理依据和操作指南。

在程序方面，《办法》规定药品监督管理部门应当自收到申请之日起30日内作出决定，自书面批准决定作出之日起10日内颁布药品生产许可证，自收到企业变更申请之日起15日内作出是否准予变更的决定，生产许可证电子证书与纸质证书具有同等法律效力等，体现了近年来"放管服"和审评审批制度改革要求和成果，实现了流程优化和再造。新一轮机构改革以来，国家药品监督管理局先后下发《关于取消36项证明事项的公告》《关于取消68项证明事项的公告》《关于启用新版〈药品生产许可证〉等许可证书的通知》等，取消50多项药品生产证明事项，启用新版生产许可证等许可证书样式，规定电子证书样式与新版纸质证书样式一致等。系列改革成果在《办法》中得到了充分体现。

2020年3月31日，国家药品监督管理局发布《关于实施新修订〈药品生产监督管理办法〉有关事项的公告》，规定自7月1日起从事制剂、原料药、中药饮片生产活动的申请人申请生产许可，应当按照《办法》有关规定办理；现有生产许可证在有效期内继续有效，《办法》施行后，药品生产企业申请变更、重新发证、补发等按照《办法》有关要求审查和换发；已取得生产许可证的药品上市许可持有人委托生产制剂的，按照《办法》有关变更生产地址或生产范围的规定办理；原已办理药品委托生产批件的在有效期内继续有效，生产许可证到期、变更、重新审查发证、补发的，或委托生产批件到期的，原委托生产终止，需要继续委托生产的按《办法》有关生产地址和生产范围变更的规定办理；药品上市许可持有人委托生产制剂的，应当委托符合条件的药品生产企业，签订委托协议和质量协议；药品上市许可持有人在试点期间至新修订《药品注册管理办法》实施前，以委托生产形式获得批准上市的，应在7月1日前向所在地省级药品监管部门申请办理生产许可证。

这一新规的一项重要政策创新就是取消了委托生产的单独审批，规定委托生产不再单独发放批件，改为许可事项变更，按《办法》第十六条规定办理，药品上市许可持有人和受托企业都要办理生产许可证，从而将委托生产双方都纳入许可管理范围。规定变更涉及药品注册证书及其附件载明内容的，在省级药品监督管理部门批准后，报国家药品监督管理局药品审评中心更新相关内容。

针对中药饮片，生产许可政策有所调整。《药品管理法》规定中药饮片生产企业履行药品上市许可持有人相关义务，应当按照国家药品标准或省、自治区、直辖市人民政府药品监督管理部门制定的炮制规范炮制；医疗机构配制制剂，应当经所在省、自治区、直辖市人民政府药品监督管理部门批准，取得医疗机构制剂许可证。2020 年 4 月 29 日，国家药品监督管理局作出《关于医疗机构委托配制中药制剂法律适用有关问题的复函》，明确依据《中华人民共和国中医药法》第三十一条规定，医疗机构无需就委托配制中药制剂行为向药品监督管理部门申请许可，只需向省级药品监督管理部门备案即可，备案主体为委托配制中药制剂的医疗机构。针对中药复方制剂，国家药品监督管理局组织制定了《中药复方制剂生产工艺研究技术指导原则（试行）》，明确了中药复方制剂前处理研究、提取纯化与浓缩干燥研究、成型研究、包装选择研究、中试研究、商业规模生产研究、工艺验证等生产工艺研究原则，并于 2020 年 11 月 26 日公告发布。

针对生物制品，强化了批签发管理。2020 年 12 月 21 日，国家市场监督管理总局发布《生物制品批签发管理办法》，明确了批签发职责分工和机构职责，以及申请、审核、检验、检查、签发、复审、信息公开等基本程序，完善了重大质量风险及违法行为查处程序；规范了批签发管理要求，明确了免予批签发情形、检验项目、检验频次、现场检查要求，加强了生产工艺偏差管理；严格落实药品上市许可持有人的主体责任，明确了批签发全过程乃至全生命周期的管理原则，增加了批签发产品应当按照经核准的工艺生产并应当符合国家药品标准和药品注册标准、生产全过程应当符合药品生产质量管理规范要求、药品上市许可持有人应当建立完整的生产质量管理体系持续加强偏差管理等新规定，要求药品上市许可持有人对批签发产品生产、检验等过程中形成的资料、记录和数据的真实性负责，批签发资料应当经药品上市许可持有人的质量受权人审核并签发，对于促进生物制品依法守规生产、保障生物制品安全有效，具有重要的指导意义。

三、强化药品生产全程管控

《药品管理法》规定，从事药品生产活动，应当遵守药品生产质量管理规范，建立健全生产质量管理体系，保证生产全过程持续符合法定要求，并对主体责任、执行标准、原辅包材、质量检验、药品包装、从业人员健康管理等提出相应要求。这些要求成为药品生产管理的根本依据。《办法》进一步细化了这些要求，强调对质量体系运行过程进行风险评估和持续改进，保证药品生产全过程持续符合法定要求。

1. 明确药品生产的根本遵循

《办法》反复强调遵守生产质量管理规范，建立完善质量管理体系，按照国家药品标准和经核准的生产工艺进行生产；规定药品上市许可持有人、生产企业应当开展风险评估、控制、审核等质量管理活动，对已识别风险及时采取有效风险控制措施，以保证产品质量。GMP 是药品生产质量管理基本准则和质量管理体系重要内容，是药品生产根本遵循和监管依据。虽然《药品管理法》取消了 GMP 认证，但不等于药品生产可以不遵守 GMP 要求，而是要求药品监督管理部门加强事中事后监管，督促企业严格按照规范生产。

2. 强化关键人员的管理

药品生产活动中，法定代表人、主要负责人居于中心地位，起决定性作用，加强对其管理是药品生产的关键。《办法》规定药品上市许可持有人、生产企业的法定代表人、主要负责人的生产管理职责，如配备专门质量负责人独立负责药品质量管理，配备专门质量受权人独立履行药品上市（出厂）放行责任，监督质量管理体系的运行或质量管理规范的执行，及时报告药品质量有关的重大安全事件并开展风险处置等，明确了关键人员的管理职责。

3. 细化生产主体法定义务

《办法》规定药品上市许可持有人、生产企业应当开展风险评估和防控措施，建立上市（出厂）放行规程，进行年度自检和年度报告，制定上市后风险管理计划、开展上市后研究，建立药物警戒体系、开展药物警戒工作，加强生产工艺变更管理和控制，进行产品质量回顾、分析、记录，加强从业人员健康管理，进行关键人员变更登记、短缺药品停产报告等。这些规定全面明确了生产主体的法定责任和义务，有效规范了药品生产行为。

4. 坚持全过程持续合规

《办法》多处强调加强质量体系的持续管理，保证生产全过程持续符合法定要求、质量体系持续合规。从原辅料等的购进到药品出厂，从设施设备、工艺验证评估到风险评估控制，从人员职责界定到健康管理，从药品的生产到包装，无不体现出对生产的持续管制和全过程管理的原则。

5. 贯彻风险管理原则

《办法》规定药品上市许可持有人应当持续开展药品风险获益评估和控制，制定上市后风险管理计划，主动开展上市后研究；建立年度报告制度，按时向药品监督管理部门报告药品生产销售、上市后研究、风险管理情况；建立药物警戒体系，经常考察本单位的药品质量、疗效和不良反应，并及时按照要求报告；发生与药品质量有关的重大安全事件，及时报告并采取风险处置和控制措施，这些规定使风险管理原则在药品生产领域得到全面精准贯彻落实。为贯彻落实《药品管理法》关于建立药物警戒制度的要求和风险管理原则，规范药品上市许可持有人药物警戒主体责任，国家药品监督管理局组织起草了《药物警戒质量管理规范（征求意见稿）》，并于 2020 年 12 月 1 日向社会公开征求意见。

6. 严格委托生产管理

《办法》要求委托生产应当委托符合条件的生产企业，对受托方质量保证能力和风险管理能力进行评估，签订质量协议及委托协议，配备专门人员对受托生产企业质量管理体系进行审核监督，并规定受托方不得将委托事项再次委托第三方、经批准或通过关联审评审批的原料药不得委托他人生产。

为落实药品生产全程管控要求，国家药品监督管理局先后下发《关于实施新修订〈药品生产监督管理办法〉有关事项的公告》《关于发布〈药品生产质量管理规范（2010 年修订）〉生物制品附录修订稿的公告》《关于发布〈药品生产质量管理规范（2010 年修订）〉血液制品附录修订稿的公告》《关于发布药品委托生产质量协议指南（2020 年版）的公告》《关于发布药品记录与数据管理要求（试行）的公告》《关于做好疫情防控期间药品出口监督管理的通知》等文件，制定《境外药品上市许可持有人境内代理人管理暂行规定》《药品上市后变更管理办法（试行）》等征求意见稿，就 GMP 符合性检查、药品上市许可持有人委托生产制剂、境外药品上市许可持有人境内代理人管理、药品生产活动记录和数据管理等作出相应规定，强调持续加强药品生产监管，督促药品上市许可持有人和药品生产企业严格按照法律法规和GMP组织生产，严格落实各方责任，指导和督促药品上市许可持有人落实药品安全主体责任，加强药品全生命周期质量管理。

四、加强药品生产监督检查

监督检查是《药品管理法》赋予药品监督管理部门的法定职责，《药品管理法》规定药品监督管理部门应依法对药品研制、生产、经营和药品使用单位使用药品等活动进行监督检查。生产监督检查是其中的重要内容，《办法》主要在以下几方面明确了监督检查的相关规定和要求。

1. 明确监督检查的事权划分

《办法》规定省级药品监督管理部门负责对本行政区域内药品上市许可持有人及药品生产企业的监管，药品上市许可持有人和受托生产企业不在同一省份的，由药品上市许可持有人所在地省级药品监督管理部门负责对药品上市许可持有人的监管，受托生产企业所在地省级药品监督管理部门负责对受托生产企业的监管，省级药品监督管理部门应加强监督检查信息互相通报，必要时可以开展联合检查。这些规定明确了属地监管的根本原则，使监管事权划分更加细化、更加明晰，增强了可操作性。

2. 落实检查员队伍建设要求

建立职业化、专业化检查员队伍，是解决药品监督管理队伍数量不足、专业能力不强问题的重要举措。2019年6月29日通过的《中华人民共和国疫苗管理法》提出，"国家建设中央和省级两级职业化、专业化药品检查员队伍"。7月9日，国务院办公厅印发《关于建立职业化专业化药品检查员队伍的意见》，对职业化、专业化药品检查员队伍建设作出整体部署安排，明确到2020年底基本完成制度体系建设，在此基础上用3~5年时间构建起基本满足监管要求的队伍体系。针对《药品管理法》中关于建立职业化、专业化药品检查员队伍的要求，国家药品监督管理局在《关于学习宣传贯彻〈中华人民共和国药品管理法〉的通知》中提出强化检查机构建设，合理确定队伍规模，多渠道充实职业化、专业化药品检查员队伍，加快推进检查员队伍建设和能力建设。《办法》进一步落实上述要求，强调药品监督管理部门应当建立健全职业化、专业化检查员队伍，明确检查员的资格标准、职责任务、分级管理、能力培训、行为规范、绩效评价和退出程序等规定，提升其专业素养和工作水平。

3. 明确监督检查形式和内容

《办法》规定监督检查包括许可检查、常规检查、有因检查和其他检查形式，主要内容包括药品上市许可持有人、药品生产企业执行有关法律法规、实施药品生产质量和管理规范、药物警戒管理规范及有关技术规范等情况，药品生产活动是否与品种档案载明的相关内容一致，委托生产质量协议及委托协议，风险管理计划实施情况，变更管理情况等，要求药品上市许可持有人和药品生产企业根据检查需要说明情况、提供有关材料。

4. 规范监督检查程序

《办法》规定省级药品监督管理部门制定的年度检查计划应当包括检查范围、内容、方式、重点、要求、时限、承担检查的机构等要素；应当根据药品品种、剂型、管制类别等特点，结合国家药品安全总体情况、药品安全风险警示信息、重大药品安全事件及查处情况以及既往检查、检验、不良反应监测、投诉举报等情况确定检查频次；应当制定检查方案，明确检查标准，如实记录现场检查情况，需要抽样检验或研究的，按照有关规定执行；应当指派两名以上检查人员，向被检查单位出示执法证件，保守知悉的商业秘密，客观公正地分析汇总检查情况，进行综合研判。

5. 强化事中事后监管

《办法》规定通过监督检查发现生产管理存在缺陷或有证据证明可能存在安全隐患的，药品监督管理部门应当发出告诫信，并分别采取不同措施。对基本符合 GMP 要求，需要整改的，采取告诫、约谈、限期改正等措施；对存在药品质量问题或其他安全隐患的，采取暂停生产、销售、使用、进口、责令召回等控制措施；发现存在药品质量安全风险时，及时向派出单位报告，属于重大风险时，及时向上一级药品监督管理部门和同级政府报告；发生与药品质量有关的重大安全事件时，要求药品上市许可持有人立即采取控制措施并及时报告药品监督管理部门；发现存在涉嫌违法行为，及时采取现场控制措施，做好证据收集工作，涉嫌犯罪的移送公安机关处理。提出将监管信息归入药品安全信用档案管理，并保持动态更新；对有不良信用记录者，增加监督检查频次，并可以按照国家规定实施联合惩戒。

为规范抽检工作，2019 年 8 月 19 日国家药品监督管理局下发《关于印发〈药品质量抽查检验管理办法〉的通知》，明确了抽检的机构、种类、计划制定、抽样、检验、复检、信息公开等内容。12 月 30 日，国家药品监督管理局在《关于印发药品抽样原则及程序等文件的通知》中，进一步明确了药品抽样的基本原则、程序及相关材料样式。

为规范药品上市许可持有人检查工作，国家药品监督管理局组织起草《药品上市许可持有人检查工作程序》《药品上市许可持有人检查要点》征求意见稿，明确了监管部门对药品上市许可持有人检查的目的、依据、范围、形式、程序等内容，以及机构与人员、质量保证体系、药物警戒管理、风险管理、药品上市后研究、文件与记录管理、责任赔偿等检查要点，于 2020 年 3 月 2 日向社会公开征求意见。

为加强集中采购药品监督检查，国家药品监督管理局 2020 年 3 月 10 日下发《关于开展国家组织药品集中采购和使用中选药品专项检查工作的通知》，决定进行专项检查，明确了检查的重点品种、重点内容、工作安排、工作要求，要求重点检查中选药品生产执行药品生产质量管理规范和数据真实可靠、落实原辅料质量控制和严控源头质量风险、按照国家药品标准和核准的生产工艺进行生产、委托双方落实委托生产质量管理责任、执行药物警戒和药品不良反应监测以及对抽检不合格等药品的处理控制等情况。

五、严格药品生产违法查处

《药品管理法》贯彻"四个最严"要求，对药品违法行为规定了严厉的惩处措施，《办法》进一步细化了药品生产违法行为的惩处规定。对变更生产地址、生产范围应当经批准而未批准的，药品生产许可证超过有效期仍进行生产的情形，按照《药品管理法》第 115 条规定处罚；对未配备专门质量负责人、专门质量受权人、质量管理体系不能正常运行、未采取有效的风险控制措施等违反药品生产质量管理规范的情形，按照《药品管理法》第 126 条处罚；对未按规定办理登记事项变更、未按照规定对从业人员进行健康检查并建立健康档案、未按零售业对短缺药品进行停产报告的情形，由省级药品监督管理部门处 1 万元以上 3 万元以下罚款；对药品监督管理部门药品生产监管职责的情形，按照《药品管理法》第 149 条给予处分。

　　新冠肺炎疫情暴发后，国家药品监督管理局先后出台一系列严厉打击药械违法行为的文件。2020 年 2 月 4 日，在《关于严厉打击制售假劣药品医疗器械违法行为　切实保障新型冠状病毒感染肺炎疫情防控药品医疗器械安全的通知》中，强调对各类违法行为依法"从严、从重、从快"查处，药品领域重点查处生产销售标明的适应证或功能主治超出规定范围的药品以及过期药品等假药、劣药和生产销售未经批准的药品等违法行为，这类假药、劣药无需送药检机构检验，依法直接立案查处。4 月 3 日，在《关于做好疫情防控期间药品出口监督管理的通知》中，强调严格规范药品出口证明管理，持续加强药品生产监管，严厉打击药品生产环节各类违法违规行为。6 月 15 日，在《关于进一步做好案件查办工作有关事项的通知》中，提出进一步落实药品监管事权，及时固定涉嫌违法行为的证据，强化与公安机关的配合，加强行政处罚决定的执行，落实"处罚到人"的规定。7 月 10 日，在《关于新修订〈药品管理法〉原料药认定以及有关法律适用问题的复函》中，明确原料药按照药品管理，发现原料药违法情形，应综合案情判断、依法处理，构成假药、劣药情形的按生产进口销售假劣药处罚；坚持"从旧兼从轻"，涉嫌犯罪的，及时移送司法机关处理。7 月 14 日，在《关于假药劣药认定有关问题的复函》中，明确根据《药品管理法》第 98 条第 2 款第 4 项认定为假药、第 3 款第 3~7 项认定为劣药，不需要对涉案药品进行检验，处罚决定亦无需载明药检机构质检结论。这一系列文件，明确了药品生产违法行为查处的原则和依据，为案件查办提供了政策指导。

监管科学

为药品安全治理体系和治理能力现代化装上"新引擎"

中国医药报记者　陆悦

2019 年 4 月 30 日，中国药品监管科学行动计划正式启动实施，我国药品监管装上"新引擎"，以更加奋发有为、更加蓬勃发展的姿态展现在世人面前。时至今日，药品监管科学理念逐渐深入人心，药品监管科学成为业界热议和重点关注的话题。

近两年来，国内知名高校和科研院所纷纷加入药品监管科学行动计划，为药品监管科学研究注入源头活水；药品监管科学行动计划确定的 9 大重点研究项目陆续结出硕果，不断为药品监管提供新工具、新方法、新标准和新制度；在监管科学引擎的推动下，我国不少研究成果登上国际舞台，实现从跟跑到并跑，再到部分领域领跑。

理念深入人心　研究蓬勃兴起

"我们收到了 80 多个重点实验室的申报资料，堆了满满一屋子。"在 2020年 4 月 27 日举行的中国药品监管科学行动计划实施一周年座谈会上，中国食品药品检定研究院副院长路勇开篇这样汇报。"目前，不少院士牵头的实验室都在申报重点实验室。"路勇说，药品监管科学理念正在被越来越多的业界人士推崇。

"前段时间军队最权威的研究机构也在向我们咨询监管科学研究的事情，并表示有意向参与申报重点实验室。"国家药品监督管理局科技和国际合作司一级巡视员毛振宾接着说。

一段对话背后，是药品监管科学行动计划的深入人心和蓬勃发展。

事实上，近两年来，药品监管科学研究基地数量迅速增加。

2019 年 4 月 26 日，四川大学医疗器械监管科学研究院成立，成为国家药监局首个医疗器械监管科学研究基地。四川大学医疗器械监管科学研究院积极配合国家药监局工作，在短短 1 年时间内，即参与药械组合产品技术评价研究、人工智能医疗器械安全有效性评价研究、医疗器械新材料监管科学研究、真实世界数据用于医疗器械临床评价的方法学研究、上市后药品的安全性监测和评价方法研究等多个重点项目。

2019 年 6 月 27 日，国家药监局与中国中医科学院、北京中医药大学签署中药监管科学研究合作协议，成立中药监管科学研究中心、中药监管科学研究院。中药监管科学研究中心重在破解中药审评与监管难题、推动中药创新的政策和机制研究、加强中药监管科学人才培训；中药监管科学研究院则重在加强中药监管科学学历教育、中药监管人才培养合作、构建以数据为核心的中药智慧监管模式。

2019 年 11 月 19 日，国家药监局批复山东大学为国家药监局药品监管科学研究基地；2019 年 11 月 23 日，沈阳药科大学药品监管科学研究院作为国家药监局药品监管科学研究基地正式揭牌运行；2019 年 12 月，国家药监局批复华南理工大学为国家药监局医疗器械监管科学研究基地；2020 年 1 月 7 日，国家药监局批复北京工商大学为国家药监局化妆品监管科学研究基地……截至 2020 年底，国家药监局与高校、科研院所合作建立了 12 个监管科学研究基地，建设第一批 45 个国家药监局重点实验室。

这些依托国内知名高等院校、科研机构建设的国家药品监管科学研究基地、重点实验室，正在系统开展药品监管科学基础理论研究，推进监管科学学科建设，培养监管科学领军人才，进一步提高药品监管效能和水平。

科研深入推进　项目硕果累累

2020 年 3 月 26 日，国家药监局发布消息，经审查，批准美国艾尔建公司"青光眼引流管"注册。这是我国首次将真实世界数据用于医疗器械产品注册。而这一成果正是得益于药品监管科学行动计划的实施。

2019 年 7 月，监管科学行动计划首批重点项目正式启动，国家药监局协调安排中国食品药品检定研究院、国家药典委员会、药品审评中心、药品评价中心、医疗器械技术审评中心等有关单位，在药品、医疗器械、化妆品三个领域开展9个重点项目的研究。

这些项目聚焦药品科技前沿，紧紧围绕我国药品创新发展和监管科学的战略需求，科学布局科技成果转移转化、高端人才培养、药品监管新方法、检验检测新技术、标准制修订、风险分析和预警、安全评价、应急处置等重点领域，有针对性地开展原创性研究和科技攻关，其产出成果有力支持了药品监管大局。

2020年伊始，新冠肺炎疫情暴发，干细胞疗法被列入新冠肺炎患者的治疗方案中。药品监管科学行动计划9大项目之一的"细胞和基因治疗产品技术评价与监管体系研究"立即发挥作用。

"研究项目成果快速转化为干细胞治疗新冠肺炎的临床试验设计的考虑要点和申报资料要点，明确了技术审评标准，规范了相关产品的研究和申报。"药审中心生物制品临床部高建超介绍，得益于这一研究成果，国家药监局第一时间批准了中科院动物所CAStem细胞、北京贝来人脐带间充质干细胞开展重症患者的临床试验。

在新冠肺炎诊断中，肺部CT影像是病例确诊的重要依据之一。为此，国家药监局根据应急审评原则，于2020年3月5日发布了《肺炎CT影像辅助分诊与评估软件审评要点（试行）》，而这正是"人工智能医疗器械安全有效性评价研究"项目的阶段性成果之一。

根据国家药监局初步统计数据，药品监管科学行动计划实施一年时，9个研究项目正在制定或者已经制定的新工具、新标准、新方法、新制度达近百项。

凸显创新特色　与世界同频共振

"我们项目的重点是中药安全性评价，拟准备建立有毒中药对重要脏器的毒理数据库。"国家药典委员会业务综合处副处长宋宗华介绍说，"关于中药的研究，只能中国来做。这既是审评急需，也是监管科学需要。"

守正创新，推进中西医并重，实现中医药现代化、产业化，构建领跑世界的中医药特色监管科学体系是中医药在新时代的任务。在"以中医临床为导向的中药安全评价研究"中，课题组致力于中药国家标准制定、中药相关指导原则的制修订，以及中药整体质量控制与安全性研究，充分体现中医药特色理论优势，探索符合国际规范的中药新药研发模式。

在推动我国药品监管接轨国际、助力我国药品监管与世界并跑甚至领跑方面，监管科学研究也正显示出其蓬勃生命力。

当前，国家药监局已受理了我国首个 CAR-T 细胞产品的上市申请，未来更多产品将陆续提交上市申请。由于细胞治疗产品的特殊性，注册检验、现场核查要求和工作程序无先例可循。据悉，得益于监管科学项目的推动，中检院已积极与业内研发企业就细胞治疗产品检验技术要求和规范进行了探索，并形成了初步共识。药审中心也在研拟注册检验相关的启动程序和原则，核查中心已提出细胞治疗产品现场核查等有关条款。

2017 年，国家药监机构加入国际人用药品注册技术协调会（ICH）。经过两年多发展，我国药监部门在国际标准协调中的话语权和影响力正逐步提升，其中在细胞治疗、纳米课题等方面，我国有关研究走在前沿。据悉，在药品监管科学行动计划推动下，我国有关细胞免疫治疗产品临床试验技术指导原则、干细胞产品临床试验技术指导原则等已纳入制定计划，有关指导原则正在稳步推进。

推进药品治理体系和治理能力现代化，意味着要有更多新方法、新工具、新标准、新制度。在中国药品监管科学行动计划强大引擎的带动下，我国药品监管事业正不断成长壮大。

认真对待药品专利链接制度

徐非

2017 年 10 月，中共中央办公厅、国务院办公厅印发《关于深化审评审批制度改革鼓励药品医疗器械创新的意见》，提出探索建立药品专利链接制度。这是我国知识产权保护领域的重要制度创新。科学把握药品专利链接制度的要义、价值、功能、关键、前提、实质和艺术，有利于审时度势，趋利避害，最大限度地发挥这一制度的潜力和优势。

要义

形成知识产权保护共治合力

改革开放以来，我国高度重视精神财富创造，持续推进专利制度进步，已形成较为完备的专利法律制度。保护知识产权，是全人类、全社会的共同责任。建立药品专利链接制度，就是要克服专利保护的统一性与碎片化之间的矛盾，创新治理理念，打破部门分割，强化部门联动，织密保护网络，形成知识产权保护的合力。

在全球化、信息化和社会化的大时代，有效保护知识产权，必须坚持多部门协同联动。学者普遍认为，实施药品专利链接制度，需要最高立法机关从法律层面确立专利链接制度和拟制侵权制度，需要司法机关、专利行政部门对药品注册环节的专利侵权纠纷进行裁决，需要药品监管部门根据司法机关、专利行政部门的裁决对已通过技术审评的药品作出是否批准上市的决定。从某种意义上讲，药品专利链接制度是药品监管部门的审评审批工作与司法机关、专利行政部门裁决活动的有效衔接，这一衔接的目的就是形成知识产权保护共治的大格局，最大限度地保护知识产权、鼓励创新创造。

长期以来，在药品领域，我国没有建立专利链接制度。基于行政机关不介入民事纠纷的基本认知，对药品领域的专利纠纷，药品监管部门既无纠纷裁决的职责，也无执行其他部门裁决的义务。这一制度安排，不利于鼓励药品研发创新，不利于药品仿制生产。随着我国从制药大国向制药强国的迈进，有必要借鉴国际经验，加快建立药品专利链接制度。

价值

构建鼓励接续创新社会生态

在专利链接制度研究早期，有人认为，这一制度维护的是创新药企业的利益，而不是仿制药企业的利益，甚至在某种程度上会损害仿制药企业的利益。这是对这一制度价值的某种误读。诚然，专利链接制度有保护原研药企业创新的功能，但也不能忽视这一制度对仿制药企业竞争的激励价值。试想，如果没有药品专利链接制度，仿制药企业有机会在原研药专利到期前获批上市吗？如果建立了专利链接制度，仿制药企业是不是会有更多的通过专利挑战的机会，使其生产的仿制药品更早地获批上市？其权益是否可以得到法律的有效保护呢？

长期以来，有些人认为，只有原研药存在创新，仿制药几乎没有创新。情况果真如此吗？事实上，原研药往往有重大的技术创新，但仿制药也有一定程度的技术创新（对于改良新药有技术创新，并无争议）。仿制药除了在活性成分、剂型、规格、适应证、给药途径和用法用量等方面应当与原研药保持相同外，可以在生产工艺等方面与原研药有所不同。那么，对于生产工艺等方面的技术进步，是否也应当给予必要的法律保护呢？研究专利链接制度，面临着一个需要深入思考才能解答的难题：仿制药企业如何做到既与原研药质量和疗效保持一致，又能绕开原研药专利保护的"封锁"进行创新。既要创新，又要坚守，这就是矛盾和困惑，这就是挑战和考验。

药品专利链接制度的智慧之处在于，其对原研药和仿制药进行动态保护，在一定程度上实现对专利权滥用的矫正，进而营造保护创新、鼓励挑战、激励竞争、接续进步的良好社会生态。

功能

避免造成社会资源巨大浪费

研究专利链接制度时，有人认为，仿制药申请人如果生产、销售、使用、进口原研药企业的专利，侵犯了原研药企业的专利权，原研药企业可以在产品上市后通过诉讼进行救济。这种观点并无错误。事实上，专利链接可以分为前链接和后链接两种。前链接是指在审批过程中因拟制侵权而进行的链接；后链接是在产品上市后因专利侵权而进行的链接。从制度设计的角度看，两条道路均可以选择，但这里需要回答一个问题，即哪个制度设计的效益更大？

之所以建立前链接制度，是因为这种制度可以给仿制药企业在药品研制过程中以明确的预期，即知晓其仿制行为是否构成侵权。所以这种制度也可以称为"专利纠纷早期解决的有效机制"。在他人的专利期限尚未届满前，通过不侵犯他人专利的仿制行为生产药品，这本身就是极富创造性的工作。因为仿制药企业需要等待化合物专利期满或者无效，才有机会通过生产工艺等的创新绕开原研药专利保护的"封锁"，这绝不是轻而易举就可以实现的。众所周知，一个药品的研制生产往往需要巨额资金投入，如果在生产前或者生产过程中，企业对自己的仿制行为是否构成侵权存在某种忐忑，这个企业的研制生产能正常吗？如果司法机关未来裁决其专利侵权，这将给企业造成巨大的经济损失。前链接制度恰恰可以较早地给企业以"定心丸"，消除未来构成侵权的忧虑，避免造成社会资源的巨大浪费。

关键

法院裁决仿制是否构成侵权

推行药品专利链接制度的关键是，司法机关、专利行政机关对原研药企业或者相关权利人提起的诉讼或者异议申请进行裁决。也就是说，这是在药品审评审批这一特殊阶段，药品的原研者与仿制者之间展开的民事纠纷。关于诉讼的类型，有人认为是侵权之诉（前提是立法确认拟制侵权制度），有人认为是确认之诉（仿制药采用的技术是否落入原研药专利的范围）。事实上，无论是侵权之诉，还是确认之诉，都必须回答：在原研药专利到期前，未经原研药企业的同意，仿制药企业是否可以进行仿制而不侵权。

仿制药采用的技术如果落入原研药专利的范围，是否就等于仿制药侵犯了原研药的专利呢？对此，多数人认为，这取决于是否存在拟制侵权制度的立法。有人主张，如果法律确立拟制侵权制度，司法机构就可以旗帜鲜明地作出是否侵权的裁决，这有利于药品监管部门更好地配合衔接。也有人提出反对意见，认为如果对审评审批阶段的药品研制活动直接作出是否侵权的裁决，司法机关后续将面临原研药企业提出损害赔偿等一系列复杂的问题，这一观点值得商榷。无论是拟制侵权，还是侵权，都存在损害事实认定的问题。如果没有损害事实，如何谈得上赔偿呢？

有人主张，从国外立法来看，拟制侵权并不是法律概念，而是法学概念，即对相关法律条文所作的抽象概况。这种概况，究竟是指研发阶段的仿制药使用了原研药的专利，还是指仿制药的技术落入原研药专利的范围，其实并不特别重要。从当事人的诉求和司法机关的处理来看，是否直接作出侵权的裁决，可能有所差异，但对药品监管部门来讲，法律处理并没有差别。

前提

立法机关确立拟制侵权制度

建立专利链接制度，是否需要立法机关通过法律确立拟制侵权制度，学者间存在不同的认识。有人主张，不必在立法中确定拟制侵权的概念或者制度。只要司法机关作出仿制药的技术是否落入原研药专利范围的裁决，这就为药品监管部门进行行政决定提供了必要条件。也就是说，只要立法机关明确规定仿制药的技术落入原研药专利的范围，药品监管部门就可以根据司法机关、专利行政机关的裁决对已通过技术审评的药品作出不予批准上市的决定。许多人对此持有不同的意见。

也有人主张，裁决仿制药的技术落入原研药专利的范围，实际上就是确立了拟制侵权制度。因为确认之诉、侵权之诉的实际效果并非泾渭分明。拟制侵权概念的回避，并不妨碍拟制侵权制度要义的实现。

回顾专利法律制度发展史，可以看出，专利保护的深度和广度不断拓展。第一阶段，在专利期限内，未经专利权人同意，使用他人的专利产品，即构成专利侵权。第二阶段，同样前提下，销售含有他人专利的产品，也构成专利侵权。第三阶段，同样前提下，生产含有他人专利的产品，也构成专利侵权。第四阶段，同样前提下，向监管部门提出含有他人专利的产品上市申请，则构成拟制侵权。

为什么第四种情形被称为拟制侵权，这里主要有两个原因：一是传统专利侵权的确定是以抢占商业市场、实现商业利益为前提的。研制阶段，尚不具备抢占商业市场、实现商业利益的现实条件，这时对专利权人的商业利益无现实的危害。二是研究环节使用他人的专利技术并不构成侵权。这就是所谓的 Bolar 例外。在目前我国的语境下，药品研究和药品研制是两个相互关联但又有所不同的概念。向药品监管部门申请上市前的阶段，往往称为药品研究阶段。向药品监管部门申请上市的阶段，往往称为药品研制阶段。所以有人指出，临床试验阶段，不存在专利链接问题。

实质

药监部门履行法律明示义务

保护和促进公众健康是药品监管部门的使命。长期以来，世界各国药品监管部门的职责就是通过技术审评，对申请人提交的产品的安全性、有效性和质量可控性的数据和资料进行评估和确认，以决定是否批准其上市销售。

专利链接制度的实质，究竟是药品监管部门对司法机关、专利行政机关裁决的协助，还是对法律明示义务的履行，值得进一步推敲。因为司法机关不会作出要求药品监管部门对仿制药直接作出批准或者不予批准上市的裁决。所以，有必要在立法中明确药品监管部门执行法定义务的具体情形，这是药品监管部门坚持依法行政原则，有效履行专利平行保护义务的重要前提。也就是说，司法机关的裁决是药品监管部门作出是否批准的一个启动因素，药品监管部门如果作出不予批准的决定，必须在相关决定中引用具体的法律条文作为决定的依据。如果法律不确立拟制侵权制度，则立法必须明确：司法机关、专利行政机关裁决仿制药的技术落入原研药专利的范围时，药品监管部门应当对已通过技术审评的作出不予批准的决定。这是药品监管部门开展相关工作所需的重要前提。

艺术

实现药品创仿保护动态平衡

任何制度安排都有其利弊得失。审时度势、趋利避害是法律制度设计的智慧所在。建立药品专利链接制度，可以实现维护创新药企业利益的目的，社会各界对此没有异议。但对于这一制度能否同时维护仿制药企业的利益，有人则存在疑虑。

总结国际实践，下述制度安排可以在一定程度上维护仿制药企业的商业利益。一是制定上市药品目录集。登载上市药品，可以为药品仿制提供必要的参比药品；登载上市药品的核心专利，可以为仿制药申请人提供查询的便利，帮助申请人做好相关风险的预判。二是等待期的确立。基于我国司法制度实际，应当科学确定合理的等待期。等待期过长，权属状态不明确，可能延迟仿制药的合法上市；等待期过短，司法机关的裁决可能尚未完成，此时作出上市决定仍可能留下上市后侵权纠纷的隐患。三是仿制药申请人确权诉讼。如果原研药企业未提出侵权诉讼，应当允许仿制药申请人提出不侵权之诉，以便及时进入司法程序，避免仿制药上市的延迟。四是仿制药申请人反诉。如果原研药企业滥用权利提起诉讼，没有得到司法机关支持，仿制药申请人可以提起赔偿反诉，遏制原研药企业滥用诉权。五是确立首仿药的市场独占期。通过首仿独占期建立良好的获利预期，鼓励仿制药企业提出专利挑战以突破原研药的专利"封锁"尽快上市，通过公平的市场竞争，平抑原研药价格的居高不下，更好地保护公众健康权益。

法律是充满智慧的创新艺术。世界各国的法律没有完全相同的，也没有停滞不前的。药品专利链接制度既涉及诉讼制度，也涉及行政管理制度，两者的有效衔接，是药品专利链接制度运行的条件。法律是公共幸福的制度安排。这是立法工作者和监管工作者需要始终铭记的。

推进监管科学研究
保障药物警戒制度实施

沈传勇 [①]

药品安全关系着人民群众的健康福祉，保障药品安全是以人民为中心发展思想的具体体现。新修订《药品管理法》第十二条第二款规定："国家建立药物警戒制度，对药品不良反应及其他与用药有关的有害反应进行监测、识别、评估和控制。"实施药物警戒制度是我国提升药品安全水平的重大举措，也是强化药品全生命周期管理的重要保障。

我国药品不良反应监测体系与药物警戒制度逐步完善

"药物警戒"一词 1974 年最先由法国科学家提出。1992 年，欧盟专家将药物警戒概括为："对药品特别是对其在正常用量下出现的非必要效应，进行有关信息的收集与评价的体系，也包括常见的药品误用与严重的药物滥用信息的收集。"2002 年，世界卫生组织（WHO）将药物警戒定义为："发现、评估、认识、预防药品的不良反应（ADR）及其他相关问题的科学与活动。"

目前，很多国家和地区的药品监管机构均制定了相关法规及技术文件，并设立专门机构负责药物警戒相关工作。美国 FDA 发布了一系列指南文件，如《良好药物警戒实践与药物流行病学评估指南》《上市后研究和临床试验指南》《药品安全信息–FDA 与公众的沟通》等；欧盟药品法规第 9 卷设立药物警戒规范（GVP），对药品监管机构及上市许可持有人在药物警戒工作中的职责作出详细规定；日本发布的《处方药上市后早期警戒的实施》《风险管理计划指南》等法规、技术文件也对药物警戒相关机构的责任与义务提出明确

---

① 沈传勇，国家药品监督管理局药品评价中心主任。

要求。

我国于 1998 年正式加入 WHO 国际药品监测合作计划组织，1999 年，国家药品不良反应监测中心成立。20 余年来，已建成覆盖国家、省、地（市）、县的四级监测体系及国家药品 ADR 监测系统。2019 年度，全国药品 ADR 监测网络共收到来自全国 97.14% 的县级地区报告的《药品 ADR/ADE 报告表》151.4 万份，全国每百万人口平均报告数达 1130 份。1999~2019 年，全国药品 ADR 监测网络累计收到报告表 1519 万份，为监测评价工作深入开展奠定了坚实基础。

此外，药物警戒的理念也逐渐在法律层面得到确立。2011 年，原卫生部发布的《药品不良反应报告和监测管理办法》将药品 ADR 定义为："合格药品在正常用法用量下出现的与用药目的无关的或意外的有害反应。"2018 年 9 月，国家药监局发布的《关于药品上市许可持有人直接报告不良反应事宜的公告》指出，药品 ADR 报告范围包括患者使用药品出现的与用药目的无关，且无法排除与药品存在相关性的所有有害反应。2019 年 12 月 1 日正式实施的新修订《药品管理法》明确规定"国家建立药物警戒制度"，对药品安全性监测评价技术能力提出了更高要求。

发达国家开展药物警戒相关监管科学研究情况

药物警戒是药品不良反应监测理论和实践的发展。近年来，发达国家药品监管部门纷纷开展相关监管科学研究，关注新的安全性监测评价方法、主动监测模式及新型药物警戒系统，应用先进信息技术，提升药品安全监管能力。

2007 年，FDA 启动哨兵计划（Sentinel Initiative），建设新型药物警戒系统（哨兵系统）。2011 年，FDA 监管科学规划的 8 个优先领域中，毒理学现代化、利用多源数据改善健康结局、促进医疗对策发展等药物警戒相关领域均将信息技术作为推动发展的关键手段，哨兵系统则作为重要数据来源。FDA 认为，哨兵系统可改变安全监测模式，增强其对监管产品的警戒能力，并将其规划为创新技术实验室及支撑监管科学发展的真实世界数据和资源中心，将自然语言处理、数据互操作性等先进技术的应用作为创新方向。2008 年，欧盟启动 EU-ADR 项目，从临床数据库中主动获取 ADR，弥补现有监测系统的不足。2009 年，日本 PMDA 启动 MIHARI 项目，建设基于真实世界数据（RWD）的医学信息数据库网络（MID-NET），用于评估创新药风险。

此外，美国、欧盟、日本等国家和地区药品监管机构通过将药物警戒研究纳入监管科学研究规划、发布药物警戒相关研究规划、设立药物警戒相关行动计划等形式，组织社会力量在药物警戒领域积极开展大量高水平的监管科学研究，广泛应用机器学习、人工智能等先进信息技术，有效提升药品安全监管能力和水平。

我国药物警戒监管科学研究取得阶段性进展

2019 年 4 月 30 日，国家药监局正式启动实施中国药品监管科学行动计划，并确定"上市后药品的安全性监测和评价方法研究"等首批 9 个重点研究项目，拟通过监管工具、标准、方法等系列创新，制定一批监管政策、审评技术规范指南、检查检验评价技术标准等规范性文件，有效解决影响和制约药品创新、质量等的突出性问题，加快实现药品治理体系和治理能力现代化。

"上市后药品的安全性监测和评价方法研究"项目第一阶段的研究主要针对真实世界数据在上市后药品的安全性监测和评价的适用范围、应用价值、伦理风险及实践可行性，构建真实世界数据用于上市后药品安全性监测评价的研究设计、质量控制、证据评价等基本原则，开展基于真实世界数据的药品严重过敏反应或脏器损害的实证分析。

该项目由国家药监局药品监督管理司牵头，国家药监局药品评价中心组织实施，任务由北京大学、四川大学、中国医学科学院、清华大学、中国毒理学会等 5 家单位牵头承担，广东、山东、上海、浙江、江苏等地的 5 家省级药品不良反应监测中心参加。任务牵头单位协调重庆医科大学、北京天坛医院、上海瑞金医院、上海仁济医院、上海东方医院、南京鼓楼医院、武汉中南医院、天津中医药大学第二附属医院、山东胸科医院等近 20 家单位参与。

监管科学行动计划实施以来，该项目聚焦药品安全性监测评价及药物警戒制度实施中的突出问题，着力推动先进技术在药品安全监管中的应用。以建立药品监测评价亟需的新工具、新方法、新标准为目标，突出专项任务主线、明确研究重点、丰富研究内容，并将研究成果在上市药品安全监管中的应用价值及支撑作用作为关键，体现了监管科学研究的核心任务及目标。

　　项目从理论、标准、实践三个维度扎实推进，力求实效，已取得阶段性进展。真实世界数据用于上市后药品的安全性监测和评价的相关指导原则正在起草，严重危害患者用药安全的药物性肝损伤等不良反应的监测评价新方法已探索应用，基于大数据的上市许可持有人药物警戒评估模型研究正在持续推进。该项目的开展及预期成果的应用，将进一步提升公众安全用药的保障能力，并将为上市药品安全监管及药物警戒制度实施，提供更有力的技术支撑。

尊崇科学精神　人民生命至上

孔繁圃 [1]

　　"面对前所未知的新型传染性疾病，我们秉持科学精神、科学态度，把遵循科学规律贯穿到决策指挥、病患治疗、技术攻关、社会治理各方面全过程。"在全国抗击新冠肺炎疫情表彰大会上，习近平总书记深刻阐述伟大抗疫精神，彰显尊重科学、求真务实的重要性。对于特殊时期药品审评工作来说，尊重科学尤为重要。

　　国家药品监督管理局药品审评中心（以下简称药审中心）是我国承担药物临床试验、药品上市许可申请受理和技术审评的部门。当百年来全球最严重的传染病在武汉暴发，人民生命安全和身体健康面临严重威胁时，我们深切感受到，党和国家对治疗新冠肺炎药物以及预防新冠肺炎疫苗的殷殷期望。药品审评部门要与疫情赛跑，决不辜负党和人民的重托。抢时间、抢速度，但不能违背科学规律。在国家药监局党组的坚强领导下，药审中心第一时间启动应急审批工作，工作人员加班加点，主动放弃春节、"五一"和周末等休息时间，集中优势资源，打赢新冠肺炎药物疫苗审评战役。药审中心主要做了以下工作：

　　一是加强统一领导，全力推进工作。2020年1月21日，药审中心迅速成立抗新型冠状病毒药物特别审评领导小组；抽调14个部门的91名骨干力量作为工作小组成员；组织拥有药学、药理学、临床、统计学等专业背景的审评人员，组成了适应证团队和8个新冠疫苗审评团队；设立A/B岗，项目管理人员和审评人员随时对接申请人递交的申请，24小时保持战斗状态。为全力支持新冠疫苗研发，药审中心按照国家药监局部署，与疫苗研发企业建立联系，重点关注科技部应急立项和国家卫健委疫苗专班的项目，及时跟进每个品种的研发进程，了解疫苗研发过程中的技术问题。药审中心始终坚守"安

---

　　① 孔繁圃，国家药品监督管理局药品审评中心主任。

全守底线、疗效有证据、质量能保证、审评超常规"的要求，依法依规、科学规范开展审评工作。截至 2020 年 9 月中旬，先后制定了"一个方案、两个程序、一个工作规范、28 个技术指导文件"，并确保与国际疫苗研发的通行标准相一致，在保证标准不降低的前提下，加快审评速度。对于瑞德西韦、盐酸阿比多尔、注射用西维来司他钠等重点品种，有针对性地开展工作，结合每个药物的不同情况，量身定制工作方案和申报资料要求。

二是发挥专家作用，解决技术问题。根据国家药监局要求，药审中心遴选出包含 11 位院士在内的 21 位专家，经国家药监局批准，成立了抗新型冠状病毒药物特别专家组。为满足疫苗审评需求，经国家药监局同意，药审中心增补了 16 名疫苗相关专家。截至 2020 年 9 月中旬，已召开抗新型冠状病毒药物特别审批专家组会议 29 次，遇到新的技术和难点问题时，听取专家意见建议后，由专家投票表决。针对新冠疫苗的药学、药理毒理学、临床研究及评价，以及重点品种审评中的问题，药审中心组织专家研讨会和专家咨询会，截至 2020 年 9 月中旬，共组织召开了 30 次专家会议。

三是边审评边完善，优化工作流程。药审中心充分发挥集体决策作用，召开抗新型冠状病毒药物特别审评领导小组会议 6 次，抗新型冠状病毒药物特别审评领导小组专题会 16 次，及时研究解决特别审评过程中遇到的问题，明晰工作原则，保证工作顺利推进。建立"研审联动"工作机制，允许企业滚动提交资料，经审评团队评估，申报资料符合要求的，立即提请特别专家组进行评估和审核，并决定是否纳入特别审批程序，通过这种"边研发、边提交、边审评"的工作模式，为新冠疫苗研发争取宝贵时间。不断优化工作程序，将审评期间专家会需要解决的问题，提前到特别专家组评估和审核中一并解决，将发补工作提前至沟通交流中解决，两个环节并行，实现了零发补。同时，持续规范提请特别专家组会议审核程序，严格申请人申报资料审核，确保受理的申报资料达到审批要求，为药物纳入特别审批程序后能够迅速受理奠定了基础。通过持续调整优化，将审评时限由 15 天压缩至 5 天，实际审评用时平均不超过 24 小时。此外，药审中心还将及时完善指导原则。鉴于生物医学新技术的迅速发展，同时也受限于对新型冠状病毒的生物学特性认知，药审中心将随着研究的不断深入，以及相关研究数据的积累，持续对指导原则进行完善和适时更新。

四是集中优势力量，保证沟通顺畅。药审中心在确保审评工作程序依法合规、药品质量安全有效的基础上，遵循"早期介入、持续跟进、主动服务"的工作要求，安排专人负责，主动对接申请人，建立跟踪台账，动态跟进研发进展，及时研究答复申请人提出的问题，避免研发工作走弯路，全力支持疫情防控所需药物疫苗特别审评审批。据不完全统计，共进行注射用瑞德西韦沟通交流95次、法匹拉韦片沟通交流110次、BDB-001注射液沟通交流67次、CAStem细胞注射液沟通交流50余次、重组新型冠状病毒疫苗（腺病毒载体）沟通交流85次、新型冠状病毒灭活疫苗沟通交流180次等。截至9月中旬，药审中心共收到507件与新冠疫情相关特别审批咨询和申请，涉及288个品种，组织沟通交流4514次。药审中心积极组织与国外监管机构以及研发领域专家的沟通交流，包括参加世界卫生组织（WHO）研讨会、国际药品监管机构联盟（ICMRA）组织召开的视频电话会议，沟通情况，共同探讨研发审评标准，了解疫苗研发信息，积极指导推动研发企业赴国外开展Ⅲ期临床试验。截至2020年9月中旬，已召开视频或电话会议35场。

五是加强事中管理，保护受试者安全。为加强临床试验过程中的风险管理，保护受试者安全，药审中心起草了临床试验过程中的安全信息监测、分析、评估和控制工作程序。针对新冠肺炎疫情期间的临床研究制定了临床试验管理指导原则，要求临床试验申办者加强临床试验的安全管控，建立每日报告制度，及时掌握临床试验的进展以及不良反应等情况。一旦发现临床试验进程中存在安全性问题或者其他风险，及时开展风险沟通交流，提醒或要求申办者及时调整临床试验方案、暂停或者终止临床试验，以控制临床试验的风险。针对新冠疫苗中13个进入临床试验的品种，及时提醒申办者加强风险管理，共发出12份安全信息报告及风险管理通知书；为临床试验中出现不良反应的品种多次开展风险沟通交流，发出了2份风险管理通知书，讨论风险控制措施，有效控制了健康受试者面临的安全风险。

六是坚守初心使命，勇于担当作为。面对疫情，药审中心干部职工在关键时刻"逆向而行"，舍小家顾大家，坚守药审人的责任和担当。审评工作从受理到批准都是以小时安排每一个环节，一环扣一环，许多受理、审评工作都是连夜进行的。在高强度工作状态下，有的同志开会时突发心脏病，服用速效救心丸后，坚持开会，忙完工作才去医院就诊，第二天又赶回单位为晚上的专家会做准备；有的同志春节前被确诊为眼底黄斑水肿，原定于春节期间手术，在接到加入新冠疫苗审评团队的通知后，毅然决定推迟手术，这一推就是 5 个多月；还有同志刚做完手术还不能正常进食，就主动要求归队，参加新冠疫苗审评保障工作……正是因为有这样一大批能够克服各种困难的同志始终奋斗在审评审批第一线，坚守使命、不忘初心、忘我工作、敢于担当，才确保了新冠药物特别审评工作的高质量和高效率。

习近平总书记在全国抗击新冠肺炎疫情表彰大会上指出："我们注重科研攻关和临床救治、防控实践相协同，第一时间研发出核酸检测试剂盒，加快有效药物筛选和疫苗研发，充分发挥科技对疫情防控的支撑作用。"药审中心作为科技支撑部门之一，不辱使命、勇于担当，目前预防新冠肺炎疫苗临床试验进展顺利。同时，在抗击新冠肺炎疫情过程中，我们也深刻认识到，唯有尊重科学、崇尚科学、敬畏科学，保持求真务实的生命线，按科学规律办事，才能取得抗击疫情斗争的全面胜利。

2019 年度药品监管统计年报①

国家药品监督管理局网站

一、生产和经营许可情况

（一）药品生产和经营许可情况

1. 药品生产许可情况

截至 2019 年底，全国共有原料药和制剂生产企业 4529 家。

2. 药品经营许可情况

截至 2019 年底，全国共有《药品经营许可证》持证企业 54.4 万家，其中批发企业 1.4 万家；零售连锁企业 6701 家，零售连锁企业门店 29.0 万家；零售药店 23.4 万家。

（二）医疗器械生产和经营许可情况

1. 医疗器械生产许可情况

截至 2019 年底，全国实有医疗器械生产企业 1.8 万家，其中，可生产一类产品的企业 8232 家，可生产二类产品的企业 10 033 家，可生产三类产品的企业 1977 家。

2. 医疗器械经营许可情况

截至 2019 年底，全国共有二、三类医疗器械经营企业 59.3 万家，其中，

---

① 本报告数据来源于《药品监督管理统计报表制度》。数据报告期为 2019 年 1 月 1 日至 2019 年 12 月 31 日。

医疗器械生产许可情况：例如，既生产一类产品又生产三类产品的企业，统计时分别计为一类生产企业和三类生产企业，企业总数仅计 1 家。

医疗器械经营许可情况：例如，同时经营二类和三类的企业在统计时分别计入各自类别。

仅经营二类医疗器械产品的企业 34.7 万家，仅经营三类医疗器械产品的企业
6.9 万家，同时经营二、三类医疗器械产品的企业 17.7 万家。

（三）化妆品生产许可情况

截至 2019 年底，共有化妆品生产企业 5060 家。

二、注册审批情况

（一）药品注册情况

2019 年在新药审批工作中国家药品监督管理局共批准新药临床 577 件，
批准新药生产的新药证书及批准文号 14 件，批准文号 35 件；共批准按新药
申请程序申报临床申请 109 件，批准按新药申请程序申报生产 12 件。

2019 年共批准仿制药临床申请 107 件，生产申请 373 件。

2019 年共批准进口药品临床申请 494 件，上市 74 件。

2019 年国家药品监督管理局共批准药品补充申请 2996 件。全国各省（区、
市）局共批准药品补充申请 3515 件，备案 14 888 件。

（二）医疗器械注册情况

2019 年，全国共完成境内第一类医疗器械备案 28 407 件，进口第一类医
疗器械（含港澳台）备案 2360 件；共批准境内第二类医疗器械首次注册 6135
件，境内第三类医疗器械首次注册 1067 件，进口（含港澳台）第二类医疗器
械首次注册 344 件，进口（含港澳台）第三类医疗器械首次注册 315 件。批
准境内第二类医疗器械延续注册 6793 件，境内第三类医疗器械延续注册 1446
件，进口（含港澳台）第二类医疗器械延续注册 1608 件，进口（含港澳台）
第三类医疗器械延续注册 1463 件。批准境内第二类医疗器械许可事项变更
3387 件，境内第三类医疗器械许可事项变更 631 件，进口（含港澳台）第二
类医疗器械许可事项变更 648 件，进口（含港澳台）第三类医疗器械许可事
项变更 804 件。

（三）化妆品注册情况

2019 年共批准国产特殊用途化妆品首次申报 2248 件，延续申报 1977 件，变更 979 件；批准进口特殊用途化妆品首次申报 2446 件，延续申报 695 件，变更 128 件；进口非特殊用途化妆品备案 16 348 件。

三、投诉举报情况

2019 年各级监管机构共受理药品投诉举报 7.1 万件，立案 3329 件，结案 4396 件。受理医疗器械投诉举报 1.6 万件，立案 854 件，结案 1204 件。受理化妆品投诉举报 4.0 万件，立案 1130 件，结案 1808 件。

四、案件查处情况

2019 年各级监管机构共查处药品案件 7.7 万件，货值金额 19.9 亿元，罚款 3.9 亿元，没收违法所得金额 1.1 亿元，取缔无证经营 785 户，捣毁制假售假窝点 120 个，责令停产停业 1394 户，吊销许可证 127 件，移送司法机关 1258 件。

2019 年各级监管机构共查处涉及药品包装材料案件 264 件，货值金额 352.9 万元。

2019 年各级监管机构查处医疗器械案件 1.5 万件，货值金额 1.1 亿元，罚款 4.7 亿元，没收违法所得金额 2244.4 万元，取缔无证经营 133 户，捣毁制假售假窝点 10 个，责令停产停业 120 户，吊销许可证 17 件，移送司法机关 25 件。

2019 年各级监管机构共查处化妆品案件 8703 件；货值金额 1.8 亿元，罚款 5982.0 万元，没收违法所得 3387.1 万元，责令停产停业 254 户，移送司法机关 36 件。

2019 年度药品审评报告

　　2019 年是药品监管法律建设史上具有里程碑意义的一年，新制定的《中华人民共和国疫苗管理法》（以下简称《疫苗管理法》）是世界首部综合性疫苗管理法律，新修订的《中华人民共和国药品管理法》（以下简称《药品管理法》）是近 20 年来的一次全面修订，《疫苗管理法》《药品管理法》将党中央、国务院的部署，人民群众的期盼，审评制度改革的经验，以法律的形式固定下来，为巩固和推进药品审评审批制度改革提供了有力的法律保障。这一年，国家药品监督管理局药品审评中心（以下简称药审中心）在国家药品监督管理局（以下简称国家局）的坚强领导下，认真学习贯彻《药品管理法》《疫苗管理法》，持续推动药品审评审批制度改革，积极构建药品审评以流程为导向的科学管理体系，坚持依法依规、公开透明、服务为本、科学规范审评，切实保障药品安全有效可及，维护人民群众健康权益。

一、药品注册申请受理情况

　　2019 年，药审中心受理新注册申请 8082 件（含器械组合产品 5 件，以受理号计，下同），其中需技术审评的注册申请 6199 件（含 4907 件需药审中心技术审评和行政审批的注册申请），直接行政审批（无需技术审评，下同）的注册申请 1878 件。

（一）总体情况

　　药审中心受理的 8077 件药品注册申请中，化学药注册申请受理量为 6475 件，占 2019 年全部注册申请受理量的 80.2%，2016~2019 年各类药品注册申请受理情况详见图 1。

　　2019 年，受理需技术审评的注册申请 6199 件，较 2018 年增加 11.21%，其中化学药注册申请为 4937 件，较 2018 年增长了 10.72%，占全部需技术审评的注册申请受理量的 79.64%；中药注册申请 257 件，较 2018 年降低了 14.33%；生物制品注册申请 1005 件，较 2018 年增长了 23.3%。2016~2019 年需技术审评的化学药、中药和生物制品注册申请受理情况详见图 2。

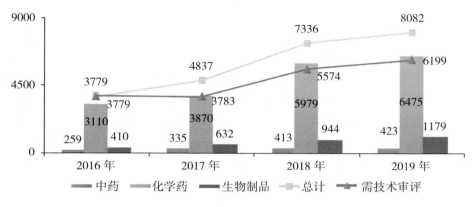

图 1 2016~2019 年各类药品注册申请受理情况

注：① 2019 年受理量中含 5 件器械组合产品的注册申请，故图 1 中 2019 年受理注册申请总量大于中药、化学药、生物制品受理注册申请之和；② 药审中心的直接行政审批工作自 2017 年开始，所以 2016 年无直接行政审批注册申请，所有受理注册申请均需技术审评。

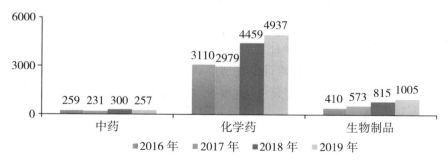

图 2 2017~2019 年需技术审评的各类药品注册申请受理情况

药审中心受理 1 类创新药注册申请共 700 件（319 个品种，化学药的品种数以活性成分统计，中药和生物制品的品种数均以药品通用名称统计，下同），品种数较 2018 年增长了 20.8%。其中，受理 1 类创新药的新药临床试验

（IND）申请 302 个品种，较 2018 年增长了 26.4%；受理 1 类创新药的新药上市申请（NDA）17 个品种，较 2018 年减少了 8 个品种。

（二）国产创新药受理情况

药审中心受理国产 1 类创新药注册申请 528 件（244 个品种），其中受理临床申请 503 件（228 个品种），上市申请 25 件（16 个品种）。按药品类型统计，化学药 401 件（144 个品种），生物制品 127 件（100 个品种），创新药的适应证主要集中在抗肿瘤、抗感染和消化系统疾病领域。

（三）进口创新药及原研药受理情况

药审中心受理 5.1 类化学药进口原研药注册申请 157 件（92 个品种），受理 1 类进口创新药注册申请 172 件（75 个品种），创新药的适应证主要集中在抗肿瘤、内分泌和神经系统疾病领域。

（四）各类注册申请受理情况

1. 化学药注册申请受理情况

药审中心受理化学药注册申请 6475 件，其中受理化学药 IND 申请 694 件，较 2018 年增长了 51.9%；受理化学药 NDA 130 件，较 2018 年增长了 21.5%；受理仿制药上市申请（ANDA）1047 件，较 2018 年增长了 6.6%；受理一致性评价补充申请 1038 件（308 个品种），件数较 2018 年增长 71%。2019 年化学药各类注册申请受理情况详见图 3。2016~2019 年化学药 IND 申请、NDA 和一致性评价等注册申请受理情况详见图 4。

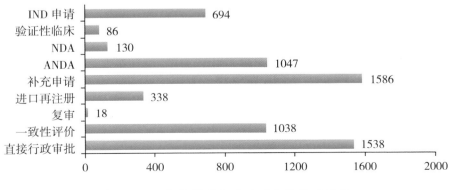

图 3　2019 年化学药各类注册申请受理情况

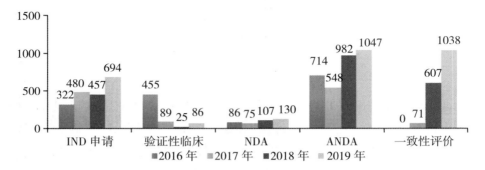

图 4　2016~2019 年化学药 IND 申请、NDA 和一致性评价等注册申请受理情况

注：药审中心自 2017 年 8 月开始承担仿制药质量和疗效一致性评价工作。

（1）国产、进口化学药 IND 申请、NDA 受理情况

在化学药 IND 申请中，受理国产化学药 IND 申请 444 件，受理进口 IND 申请 250 件。国产化学药 IND 申请的适应证主要集中在抗肿瘤、消化系统和抗感染药物领域，进口 IND 申请的适应证主要集中在抗肿瘤、抗感染药物和神经系统领域。

化学药 NDA 中，受理国产化学药 NDA 45 件，受理进口化学药 NDA 85 件。国产化学药 NDA 的适应证主要集中在抗肿瘤和抗感染药物领域，进口化学药 NDA 的适应证主要集中在抗肿瘤和神经系统领域。2019 年受理国产和进口的化学药 IND 申请、NDA 治疗领域分布情况详见图 5。

（2）1 类化学药创新药受理情况

药审中心受理 1 类化学药创新药注册申请 573 件（219 个品种），品种数较 2018 年增加了 39.5%，其中受理 IND 申请 206 个品种，较 2018 年增长了 46.1%；受理 NDA 13 个品种，较 2018 年减少了 3 个。

219 个品种的 1 类化学药创新药注册申请中，国产化学药创新药注册申请为 144 个品种，进口化学药创新药注册申请为 75 个品种。2016~2019 年创新药注册申请受理情况详见图 6。

抗肿瘤药物
消化系统疾病药物
抗感染药物
皮肤及五官科药物
循环系统疾病药物
呼吸系统疾病及抗过敏药物
风湿性疾病及免疫药物
神经系统疾病药物
精神障碍疾病药物
血液系统疾病药物
内分泌系统药物
镇痛药及麻醉科用药
肾脏 / 泌尿系统疾病药物
生殖系统疾病药物
外科及其他药物

国产化学药 IND 申请

进口化学药 IND 申请

国产化学药 NDA

进口化学药 NDA

抗肿瘤药物
抗感染药物
精神障碍疾病药物
镇痛药及麻醉科用药
循环系统疾病药物
神经系统疾病药物
消化系统疾病药物
呼吸系统疾病及抗过敏药物
内分泌系统药物
皮肤及五官科药物
风湿性疾病及免疫药物
血液系统疾病药物
肾脏 / 泌尿系统疾病药物
生殖系统疾病药物

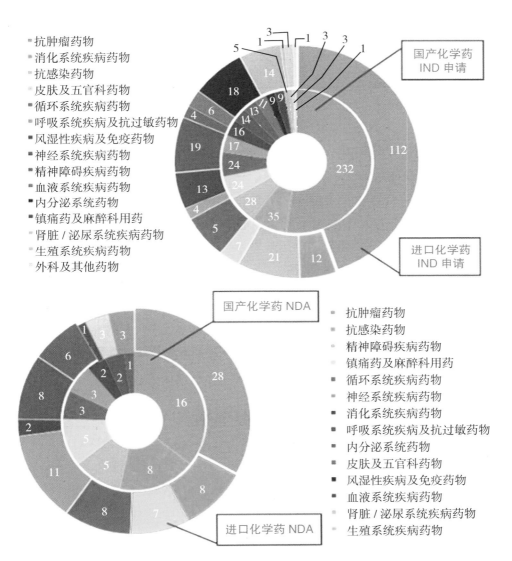

图 5　2019 年受理国产和进口的化学药 IND 申请、NDA 治疗领域分布情况

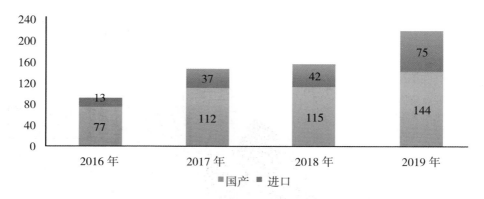

图 6　2016~2019 年化学药创新药注册申请受理情况

2. 中药注册申请受理情况

药审中心受理中药注册申请 423 件，其中受理中药 IND 申请 17 件，受理中药 NDA 3 件，受理中药 ANDA 3 件。2019 年中药各类注册申请受理情况详见图 7。2016~2019 年中药 IND 申请、NDA 和 ANDA 受理情况详见图 8。

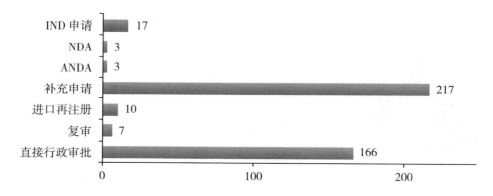

图 7　2019 年中药各类注册申请受理情况

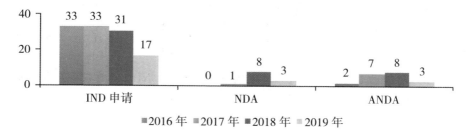

图 8　2016~2019 年中药 IND 申请、NDA 和 ANDA 受理情况

（1）中药 IND 申请受理情况

在 17 件中药 IND 申请（5、6、8 类）中，适应证主要集中的治疗领域为消化、呼吸和骨科，占全部中药 IND 申请的 76%。

（2）中药新药受理情况

药审中心受理 5~6 类中药新药注册申请 18 件（18 个品种，无 1~4 类中药注册申请），其中中药 IND 申请 15 件（15 个品种），中药 NDA 3 件（3 个品种），较 2018 年均有所减少。

3. 生物制品注册申请受理情况

药审中心受理生物制品注册申请 1179 件，其中受理生物制品 IND 申请 310 件（预防用 IND 申请 7 件，治疗用 IND 申请 303 件），较 2018 年增长了 4%；受理生物制品 NDA 124 件（预防用 NDA 7 件，治疗用 NDA 117 件），较 2018 年增长了 45.9%。2019 年生物制品各类注册申请受理情况详见图 9。2016~2019 年生物制品 IND 申请和 NDA 受理情况详见图 10。

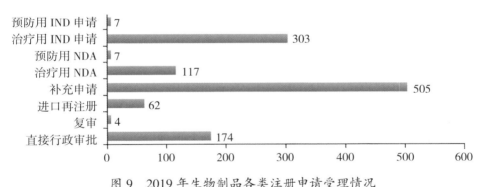

图 9　2019 年生物制品各类注册申请受理情况

图 10　2016~2019 年生物制品 IND 申请和 NDA 受理情况

1 类生物制品创新药受理情况

药审中心受理 1 类生物制品创新药注册申请 127 件（100 个品种），件数较 2018 年增长了 3.3%，其中预防用生物制品 2 件，治疗用生物制品 125 件。1 类生物制品创新药注册申请中，IND 申请 121 件（96 个品种），较 2018 年增长了 8%；NDA 6 件（4 个品种，均为治疗用生物制品），较 2018 年减少了 5 件。

药审中心受理 1 类治疗用生物制品 IND 申请 119 件（95 个品种），适应证主要集中在抗肿瘤治疗领域，占全部 1 类治疗用生物制品 IND 申请的 69%，具体治疗领域分布详见图 11。

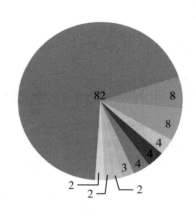

1 类治疗用生物制品 IND 申请

- 抗肿瘤药物
- 风湿性疾病及免疫药物
- 皮肤及五官科药物
- 呼吸系统疾病及抗过敏药物
- 抗感染药物
- 循环系统疾病药物

图 11　2019 年受理的 1 类治疗用生物制品 IND 申请治疗领域分布情况

二、药品注册申请审评审批情况

（一）总体完成情况

1. 全年审评审批完成情况

2015~2018 年，药审中心通过扩充审评通道、强化审评项目管理、大规模招聘人员、借调省局人员等措施多渠道扩增审评力量、提高审评效率，使得药品注册申请积压基本得以解决，药审中心的工作重点已经由解决药品注册申请积压逐渐过渡为提升药品注册申请的按时限审评审批率，2019 年药审中心实现了中药、化学药、生物制品各类注册申请按时限审评审批率超过 90%，基本完成了国务院《关于改革药品医疗器械审评审批制度的意见》（国发〔2015〕44 号，以下简称 44 号文件）确定 2018 年实现按规定时限审批的工作目标。

2019 年完成审评审批的注册申请共 8730 件（含器械组合产品 5 件），其中完成需技术审评的注册申请 6817 件（含 4075 件需药审中心技术审评和行政审批注册申请），完成直接行政审批的注册申请 1908 件。2019 年底在审评审批和等待审评审批的注册申请已由 2015 年 9 月高峰时的近 22 000 件降至 4423 件（不含完成审评因申报资料缺陷等待申请人回复补充资料的注册申请），巩固了 44 号文件要求解决注册申请积压的改革成效。

2019 年 4423 件在审评审批和等待审评审批的注册申请中，启动审评 3334 件，审评结束等待核查 450 件，处于暂停审评计时等待关联品种（290 件）、等待申请人核对质标说明书包装标签工艺（235 件）、等待检验报告（36 件）等情况中的任务共 639 件。

完成技术审评的 6817 件注册申请中，中药注册申请 300 件，生物制品注册申请 1104 件，化学药注册申请为 5413 件，化学药注册申请约占全部审评完成量的 79%。

2. 各类注册申请审评完成情况

药审中心完成 IND 申请审评 1001 件（含 1 件器械组合产品），完成 NDA 审评 270 件（含 1 件器械组合产品），完成 ANDA 审评 1664 件（含 3 件药械组合产品）。2016~2019 年各类注册申请审评完成情况详见图 12。

3. 审评通过情况

2019 年，药审中心审评通过批准 IND 申请 926 件，审评通过 NDA 164 件，审评通过 ANDA 654 件，审评通过批准口服固体制剂一致性评价申请 260 件（按活性成分统计 95 个品种，按通用名统计 107 个品种），品种数较 2018 年（57 个品种）同比增长 66.7%。

审评通过上市 1 类创新药 10 个品种，审评通过进口原研药 58 个品种（含新适应证）。

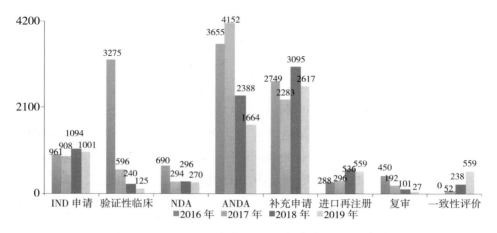

图 12　2016~2019 年各类注册申请审评完成情况

📖注：2019 年含 5 件器械组合产品的注册申请，故图 12 中 2019 年注册申请总量大于中药、化学药、生物制品注册申请之和。

（二）化学药注册申请审评完成情况

1. 总体情况

药审中心完成审评的化学药注册申请 5413 件，其中完成化学药临床申请（IND 申请和验证性临床）共 746 件，完成化学药 NDA 156 件，完成化学药 ANDA 1655 件。2019 年化学药各类注册申请的审评完成情况详见图 13。

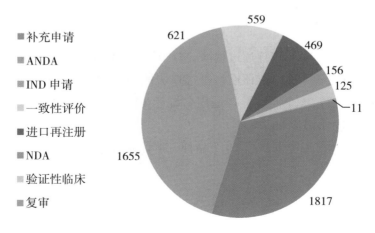

图 13　2019 年化学药各类注册申请的审评完成情况

2. 审评通过情况

药审中心完成审评的化学药 NDA 共 156 件，其中审评通过 88 件。2016~2019 年化学药 NDA 审评通过数量情况详见图 14，2019 年化学药各类注册申请审评完成的具体情况详见表 1。

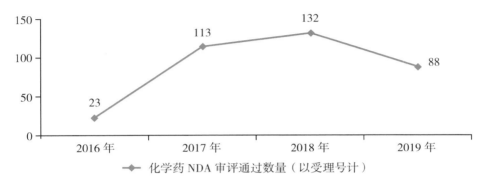

图 14　2016~2019 年化学药 NDA 审评通过数量情况

表 1　2019 年化学药各类注册申请审评完成的具体情况

申请类型	完成审评情况（件）			
	审评通过/批准 （含补充完善资料后通过）	建议不批准/不批准	其他	合计
IND 申请	599	18	4	621
验证性临床	104	7	14	125
NDA	88	3	65	156
ANDA	654	71	930	1655
补充申请	1309	85	423	1817
进口药品再注册	387	6	76	469
一致性评价	260	17	282	559
复审				11
合计				5413

注："其他"是指申请人主动申请撤回的注册申请、完成审评等待申请人补充完善申报资料的注册申请、非药审中心审评报送国家局药品注册管理司的注册申请、送国家局医疗器械技术审评中心的药械组合注册申请和关联制剂撤回的原料／辅料注册申请等，下同。

药审中心完成审评的化学药 IND 申请 621 件，审评通过批准 IND 申请 599 件，其中批准 1 类化学药创新药 IND 申请 493 件（189 个品种）。2016~2019 年 1 类化学药创新药 IND 申请审评通过批准数量详见图 15。

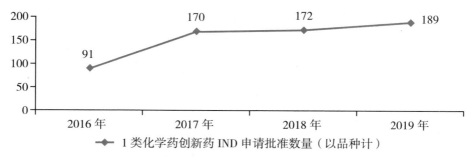

图 15　2016~2019 年 1 类化学药创新药 IND 申请批准数量

药审中心批准 IND 申请的 189 个 1 类化学药创新药中，抗肿瘤药物、消化系统疾病药物、抗感染药物和神经系统疾病药物较多，占全部创新药临床试验批准数量的 70%。2019 年审评审批 IND 申请的 1 类化学药创新药适应证分布详见图 16。

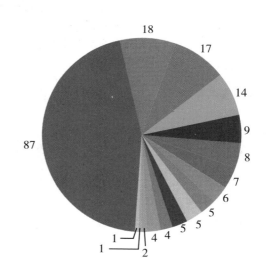

- ■抗肿瘤药物
- ■抗感染药物
- ■消化系统疾病药物
- ■神经系统疾病药物
- ■皮肤及五官科药物
- ■循环系统疾病药物
- ■风湿性疾病及免疫药物
- ■血液系统疾病药物

图 16　2019 年审评审批 IND 申请的 1 类化学药创新药适应证分布

　注：部分化学药创新药有多个适应证分布在不同的适应证分组中，故上图中各适应证分组创新药品种数之和大于 189 个。

（三）中药注册申请审评完成情况

1.总体情况

药审中心完成审评的中药注册申请 300 件，其中完成 IND 申请 17 件，完成 NDA 3 件，完成 ANDA 6 件。2019 年中药各类注册申请的审评完成情况详见图 17。

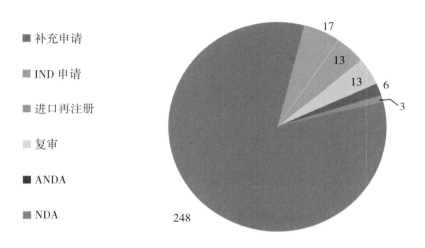

- ■ 补充申请
- ■ IND 申请
- ■ 进口再注册
- □ 复审
- ■ ANDA
- ■ NDA

图 17　2019 年中药各类注册申请的审评完成情况

2.审评通过情况

药审中心审评通过批准中药 IND 申请 15 件，审评通过中药 NDA 2 件（2 个品种，芍麻止痉颗粒、小儿荆杏止咳颗粒）。2019 年中药各类注册申请审评完成的具体情况详见表 2，2016~2019 年中药 IND 申请审评通过批准和 NDA 审评通过数量详见图 18。

表 2　2019 年中药各类注册申请审评完成的具体情况

申请类型	完成审评情况（件）			
	审评通过/批准 （含补充完善资料后通过）	建议不批准/不批准	其他	合计
IND 申请	15	2	0	17
NDA	2	0	1	3

续表

申请类型	完成审评情况（件）			
	审评通过/批准（含补充完善资料后通过）	建议不批准/不批准	其他	合计
ANDA	0	5	1	6
补充申请	195	2	51	248
进口药品再注册	6	0	7	13
复审				13
合计				300

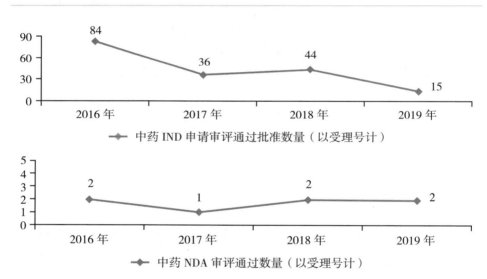

图 18　2016~2019 年中药 IND 申请审评通过批准和 NDA 审评通过数量

　　药审中心审评通过批准的中药 IND 申请 15 件，涉及 10 个适应证领域，其中心血管、消化、肿瘤、呼吸、肾脏各 2 件，共占 67%，具体治疗领域分布详见图 19。

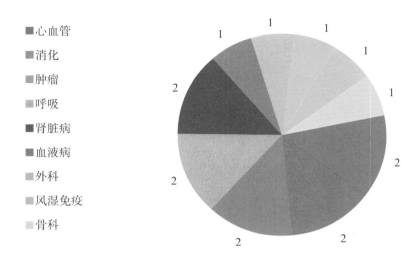

图 19　2019 年批准 IND 申请的中药适应证分布

（四）生物制品注册申请审评完成情况

1. 总体情况

药审中心完成审评的生物制品注册申请共 1104 件，其中完成预防用生物制品 IND 申请（预防用 IND 申请）24 件，完成治疗用生物制品 IND 申请（治疗用 IND 申请）338 件，完成预防用生物制品 NDA（预防用 NDA）13 件，完成治疗用生物制品 NDA（治疗用 NDA）95 件，完成体外诊断试剂 NDA（体外诊断 NDA）2 件。2019 年生物制品各类注册申请的审评完成情况详见图 20。

2. 审评通过情况

药审中心审评通过批准预防用 IND 申请 18 件、治疗用 IND 申请 294 件，审评通过预防用 NDA 5 件、治疗用 NDA 67 件、体外诊断 NDA 2 件。2019 年生物制品各类注册申请审评完成的具体情况详见表 3，2016~2019 生物制品 IND 申请审评通过批准和 NDA 审评通过数量详见图 21。

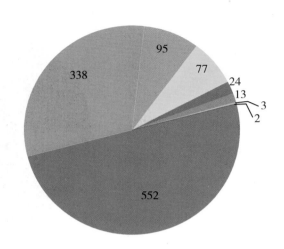

■补充申请

■治疗用 IND 申请

■治疗用 NDA

■进口再注册

■预防用 IND 申请

■预防用 NDA

■复审

■体外诊断试剂 NDA

图 20　2019 年生物制品各类注册申请的审评完成情况

表 3　2019 年生物制品各类注册申请审评完成的具体情况

申请类型	完成审评情况（件）			
	审评通过/批准 （含补充完善资料后通过）	建议不批准/不批准	其他	合计
预防用 IND 申请	18	3	3	24
治疗用 IND 申请	294	31	13	338
预防用 NDA	5	1	7	13
治疗用 NDA	67	2	26	95
体外诊断试剂 NDA	2	0	0	2
补充申请	361	14	177	552
进口药品再注册	62	1	14	77
复审	/			3
合计	/			1104

药审中心审评通过批准生物制品 IND 申请 312 件，治疗领域分布详见图 22。

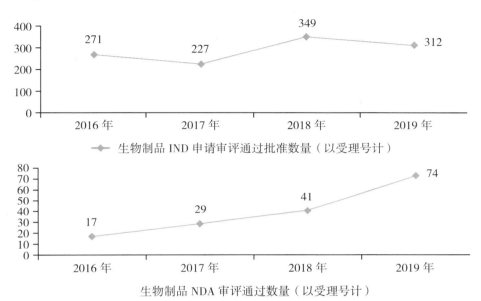

生物制品 IND 申请审评通过批准数量（以受理号计）

生物制品 NDA 审评通过数量（以受理号计）

图 21　2016~2019 年生物制品 IND 申请审评通过批准和 NDA 审评通过数量

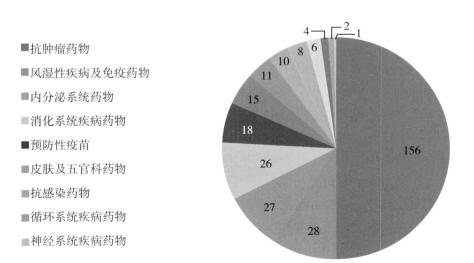

- ■抗肿瘤药物
- ■风湿性疾病及免疫药物
- ■内分泌系统药物
- ■消化系统疾病药物
- ■预防性疫苗
- ■皮肤及五官科药物
- ■抗感染药物
- ■循环系统疾病药物
- ■神经系统疾病药物

图 22　2019 年批准的生物制品 IND 申请适应证分布

药审中心审评通过批准生物制品 NDA 74 件，治疗领域分布详见图 23。

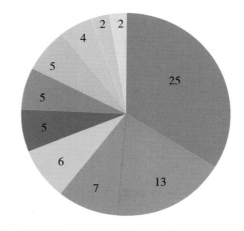

- 抗肿瘤药物
- 内分泌系统药物
- 风湿性疾病及免疫药物
- 循环系统疾病药物
- 血液系统疾病药物
- 预防性疫苗
- 消化系统疾病药物
- 皮肤及五官科药物
- 体外诊断试剂
- 抗感染药物

图 23　2019 年批准的生物制品 NDA 适应证分布

（五）行政审批注册申请完成情况

1. 总体情况

2019 年，药审中心完成行政审批中药、化学药、生物制品注册申请 5983 件，其中完成审评审批的注册申请（临床试验申请、一致性评价、补充申请、进口药品再注册申请及复审）4075 件，完成直接行政审批的注册申请（无需技术审评的补充申请、临时进口申请）1908 件。

2. 审评审批完成情况

4075 件需药审中心审评审批的注册申请中，临床试验申请 1124 件（含验证性临床）、一致性评价 345 件、补充申请 2127 件、进口药品再注册申请 471 件、复审 8 件。按照临床试验 60 日默示许可制度，药审中心完成审评审批后发出临床试验通知书 1178 份，含 1066 份《临床试验通知书》和 112 份《暂停临床试验通知书》。因 ANDA 等注册申请在技术审评过程中需申请人补充临床试验，药审中心会以《临床试验通知书》的形式告知申请人，故临床试验通知书发出数量大于需药审中心审评审批的临床试验申请 1124 件。

3. 直接行政审批完成情况

1908 件药审中心技术审评的直接行政审批注册申请中，补充申请 1491 件、临时进口申请 417 件。

1908 件药审中心直接行政审批注册申请平均审批时限为 9.9 个工作日，其中有 1905 件在法定的 20 日时限内完成，全年平均按时限完成率为 99.8%。

（六）优先审评情况

1. 优先审评品种纳入情况

根据原国家食品药品监督管理总局（以下简称原总局）《关于解决药品注册申请积压实行优先审评审批的意见》（食药监药化管〔2016〕19 号）和《关于鼓励药品创新实行优先审评审批的意见》（食药监药化管〔2017〕126 号），2019 年药审中心将 253 件（按通用名计 139 个品种）注册申请纳入优先审评程序，同比降低 19.2%，其中儿童用药和罕见病用药 52 件。2016~2019 年纳入优先审评程序的各类注册申请情况详见表 4。

表 4　2016~2019 年纳入优先审评程序的注册申请情况

纳入优先审评程序的注册申请情况	2016年		2017年		2018年		2019年	
	任务（件）	比重	任务（件）	比重	任务（件）	比重	任务（件）	比重
具有明显临床价值的新药	85	44.0%	106	46.1%	72	23.0%	86	34.0%
同步申报	19	9.8%	36	16.0%	86	27.5%	71	28.1%
罕见病	8	4.1%	11	5.0%	28	8.9%	28	11.1%
儿童用药	17	9.0%	30	13.0%	35	11.2%	24	9.5%
按与原研药质量和疗效一致的标准完善后重新申报	——	——	10	4.0%	52	16.6%	20	7.9%
重大专项	——	——	——	——	15	4.8%	19	7.5%
专利到期	16	8.0%	18	8.0%	25	8.0%	4	1.6%
临床急需、市场短缺	5	3.0%	12	5.0%	——	——	1	0.4%
首仿	43	22.0%	7	3.0%	——	——	——	——
总计	193	100.0%	230	100.0%	313	100.0%	253	100.0%

注：①优先审评工作自 2016 年开始。②比重 = 当年各类任务 / 任务总量，下同。

在已纳入优先审评的注册申请中，具有明显临床价值的新药占比 34%，所占比例最大，其次为同步申报品种（28.1%）。与 2018 年已纳入优先审评注册申请的结构相比较，具有明显临床价值的新药占比由 23% 增至 34%，按与原研药质量和疗效一致的标准完善后重新申报品种占比则由 16.6% 降至 7.9%，从数据变化上来看，仿制药数量逐渐减少，优先审评资源更多的聚焦到具有明显临床价值、临床急需和临床优势的药品上来。

2. 优先审评品种完成情况

2019 年有 143 件注册申请（按通用名计 82 个品种）通过优先审评程序，得以加快批准上市，如我国自主研发的 1 类创新药注射用甲苯磺酸瑞马唑仑、甘露特钠胶囊，治疗罕见病法布雷病注射用阿加糖酶 β，新型核因子 κB 受体激活因子配体（RANKL）抑制剂地舒单抗注射液、治疗糖尿病的聚乙二醇洛塞那肽注射液、治疗银屑病的本维莫德乳膏、非小细胞肺癌靶向治疗药物达可替尼片等药品。近几年优先审评的品种情况详见表 5。

表 5　2016~2019 年优先审评通过的品种情况

优先审评通过的品种	2016年		2017年		2018年		2019年	
	品种（个）	比重	品种（个）	比重	品种（个）	比重	品种（个）	比重
具有明显临床价值的新药	1	14.3%	33	66.0%	39	47.0%	40	48.8%
同步申报	—	—	4	8.0%	14	16.9%	7	8.5%
罕见病	—	—	—	—	3	3.6%	6	7.3%
儿童用药	4	57.1%	1	2.0%	9	10.8%	7	8.5%
按与原研药质量和疗效一致的标准完善后重新申报	—	—	—	—	5	6.0%	8	9.8%
重大专项	—	—	—	—	—	—	5	6.1%
专利到期	1	14.3%	2	4.0%	4	4.8%	7	8.5%
临床急需、市场短缺	—	—	2	4.0%	3	3.6%	—	—
首仿	1	14.3%	8	16.0%	6	7.2%	2	2.4%
总计	7	100.0%	50	100.0%	83	100.0%	82	100.0%

（七）沟通交流情况

1. 总体情况

为进一步强化服务意识，为申请人研发创新提供便捷的指导和服务，药审中心不断丰富沟通交流渠道，提高沟通交流效率和质量，形成了沟通交流会议、一般性技术问题咨询、电话咨询、邮件咨询和现场咨询的多渠道、多层次的沟通交流模式。

2019 年药审中心接收沟通交流会议申请 2633 件，较 2018 年增长了 32.8%，办理沟通交流会议申请 1871 件，较 2018 年增长了 41.1%。药审中心为保证会议质量、提高会议效率，按照国家局《关于发布药品研发与技术审评沟通交流管理办法的公告》（2018 年第 74 号）相关要求，在会前严格筛选，剔除了存在重复提交和未提供有效会议资料等问题的会议申请，经过审核的会议申请，按时限要求尽快召开沟通交流会议。对于无需召开会议的申请，药审中心均采用书面回复的形式及时反馈申请人。

2019 年在网络平台接收一般性技术问题咨询 16 572 个，较 2018 年增长了 8.9%；接收电话咨询超过上万次，邮件咨询数千件，同时也面向社会提供现场咨询服务。近几年接收沟通交流申请和一般性技术问题咨询具体情况详见图 24。

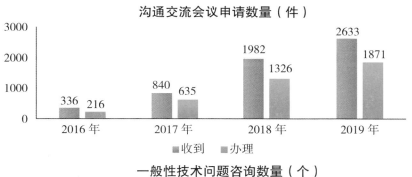

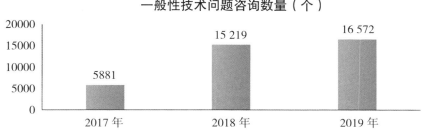

图 24　近几年接收沟通交流申请和一般性技术问题咨询具体情况

注：一般性技术问题的解答工作自 2017 年开始。

2. 沟通交流会议申请的完成情况

在药审中心所办理的 1871 件沟通交流会议申请中，在药物研发关键阶段召开的Ⅱ类会议所占比例较大，为 71.8%，而Ⅱ类会议中 Pre-IND 会议申请占比最多，为 34.9%。2019 年各类沟通交流会议申请及办理情况详见表 6。

表 6 2019 年各类沟通交流会议申请及办理情况

沟通交流会议申请类型		申请数量	办理数量	办理率
	Ⅰ类会议	77	49	63.6%
Ⅱ类会议	临床前（Pre-IND）申请	1027	653	63.6%
	临床（IND）申请	205	159	77.6%
	完成Ⅰ期临床后（End of phase Ⅰ）	206	152	73.8%
	完成Ⅱ期临床后（End of phase Ⅱ）申请	182	146	80.2%
	生产前（Pre-NDA）申请	248	193	77.8%
	生产（NDA）申请	44	30	68.2%
	一致性评价品种	6	3	50.0%
	复杂仿制药	13	8	61.5%
	Ⅲ类会议	625	478	76.5%
	合计	2633	1871	71.1%

注：办理率 = 办理数量 / 申请总量，下同。

沟通交流会议的形式为电话会议、视频会议、面对面会议。2019 年召开了沟通交流会议 421 次，较 2018 年（322 次）增长 30.7%。2018~2019 年各类沟通交流会议的召开情况详见表 7。

表 7 2018~2019 年各类沟通交流会议召开情况

沟通交流会议申请类型		2018年		2019年	
		召开会议	比重	召开会议	比重
	Ⅰ类会议	—	—	20	4.8%
Ⅱ类会议	临床前（Pre-IND）申请	120	37.3%	134	31.8%
	临床（IND）申请	31	9.6%	33	7.8%
	完成Ⅰ期临床后（End of phase Ⅰ）	37	11.5%	33	7.8%
	完成Ⅱ期临床后（End of phase Ⅱ）申请	47	14.6%	42	10.0%
	生产前（Pre-NDA）申请	87	27%	71	16.9%
	生产（NDA）申请	—	—	6	1.4%
	一致性评价品种	—	—	1	0.2%
	复杂仿制药	—	—	2	0.5%
	Ⅲ类会议	—	—	79	18.8%
	合计	322	100%	421	100%

3. 一般性技术问题答复情况

在药审中心网站上接收了社会公众 16 572 个一般性技术问题的咨询。总体上，按照内容分类，公众咨询的问题主要集中于原辅包（4152 个）、受理（1846 个）等方面；按照药品分类，公众咨询的问题主要集中于化学药物（9743 个），并且集中于化学药一致性评价（1386 个）、化学药受理（1174 个）等方面。一般性技术问题答复具体情况详见表 8。

表8　一般性技术问题答复具体情况

咨询问题内容分类	原辅包	化学药物	中药和天然药物	生物制品	其他	合计
原辅包相关问题	2873	1155	22	81	21	4152
受理相关问题	134	1174	77	327	134	1846
技术审评相关问题 – 药学	27	1176	39	485	12	1739
一致性评价相关问题	16	1386	—	5	33	1440
技术审评相关问题 – 临床	—	854	67	304	38	1263
技术审评相关问题 – 合规	30	814	78	196	61	1179
指导原则相关问题	37	397	55	120	61	670
发补资料相关问题	81	482	29	69	9	670
CDE 网站相关问题	134	133	10	17	68	362
技术审评相关问题 – 药理毒理	—	169	17	112	3	301
技术审评相关问题 – 统计 / 临床药理	—	86	2	15	6	109
其他事项	143	1917	119	396	266	2841
合计	3475	9743	515	2127	712	16 572

注：申请人一次性所提出一般性技术问题中含有多个问题，为避免重复计算，仅按其中一个问题的类型进行统计。

（八）核查检查情况

2019 年，药审中心基于技术审评需要和申请人合规情况，启动核查任务 1230 个，其中药学现场核查任务 782 个，临床试验数据核查任务 446 个，药理毒理研究核查任务 2 个。

2019 年，药审中心接收核查报告 1242 份，其中药学现场检查报告 689 份，临床试验核查报告 551 份，药理毒理研究核查报告 2 个。

此外，基于投诉举报和审评发现的问题，2019 年药审中心启动有因检查 12 个，接收有因检查报告 8 份。

三、重点治疗领域品种

（一）抗肿瘤药物

1. 甲磺酸氟马替尼片

为我国首个具有自主知识产权的小分子 Bcr-abl 酪氨酸激酶抑制剂，适用于治疗费城染色体阳性的慢性髓性白血病慢性期成年人患者，本品获批上市为此类患者提供了更好的治疗选择。

2. 达可替尼片

为第二代小分子表皮生长因子受体（EGFR）酪氨酸激酶抑制剂（TKI），适用于局部晚期或转移性表皮生长因子受体敏感突变的非小细胞肺癌患者的一线治疗。与第一代 EGFR-TKI 相比，本品可延长患者的生存期，为此类患者提供了更好的治疗手段。

3. 甲苯磺酸尼拉帕利胶囊

为一种高选择性的多聚腺苷二磷酸核糖聚合酶（PARP）抑制剂创新药物，适用于铂敏感的复发性上皮性卵巢癌、输卵管癌或原发性腹膜癌成年人患者在含铂化疗达到完全缓解或部分缓解后的维持治疗，本品获批上市为此类患者提供了新的治疗选择。

4. 地舒单抗注射液

为核因子 κB 受体激活因子配体（RANKL）的全人化单克隆 IgG2 抗体，适用于治疗不可手术切除或者手术切除可能导致严重功能障碍的骨巨细胞瘤，属临床急需境外新药名单品种。本品获批上市填补了此类患者的治疗空白，满足其迫切的临床需求。

5. 达雷妥尤单抗注射液

为全球首个抗 CD38 单克隆抗体，也是用于治疗多发性骨髓瘤的首个单克隆抗体，适用于治疗既往经过蛋白酶体抑制剂和免疫调节剂治疗后无药可选的多发性骨髓瘤，本品获批上市为此类患者带来了治疗获益。

6. 利妥昔单抗注射液

为国内首个利妥昔单抗生物类似药注射液，同时也是国内首个上市的生物类似药，适用于治疗非霍奇金淋巴瘤，本品获批上市提高了此类患者的临床可及性。

7. 贝伐珠单抗注射液

为国内首个贝伐珠单抗注射液生物类似药，适用于治疗转移性结直肠癌，晚期、转移性或复发性非小细胞肺癌，本品获批上市将提高该类药品的可及性。

（二）抗感染药物

1. 格卡瑞韦哌仑他韦片

为全新的抗丙型病毒性肝炎固定组合复方制剂，适用于治疗基因 1、2、3、4、5 或 6 型慢性丙型肝炎病毒（HCV）感染的无肝硬化或代偿期肝硬化成年人和 12 岁至 18 岁以下青少年患者，属临床急需境外新药名单品种。本品针对全基因型在初治无肝硬化患者中的治疗周期可缩短至 8 周，其获批上市将进一步满足临床需求，为丙型病毒性肝炎患者提供了更多治疗选择。

2. 索磷维伏

为索磷布韦、维帕他韦、伏西瑞韦 3 种成分组成的固定复方制剂，适用于治疗慢性丙型肝炎病毒感染，属临床急需境外新药名单品种。本品可为全基因型既往直接抗病毒药物（DAA）治疗失败的丙肝患者提供高效且耐受的补救治疗方案，填补了临床空白。

3. 拉米夫定替诺福韦片

为拉米夫定和替诺福韦二吡呋酯的固定剂量复方制剂，适用于治疗人类免疫缺陷病毒 –1（HIV–1）感染，属国内首个仿制药。拉米夫定片和替诺福韦二吡呋酯片的联合治疗方案为临床抗 HIV 的一线治疗方案，本品获批上市可提高患者的用药依从性。

4. 注射用头孢他啶阿维巴坦钠

为新型 β– 内酰胺酶抑制剂，适用于治疗复杂性腹腔内感染、医院获得性肺炎和呼吸机相关性肺炎以及在治疗方案选择有限的成年人患者中治疗由革兰阴性菌引起的感染。本品获批上市可解决日益突出的耐药菌感染所带来的巨大挑战,满足了迫切的临床治疗要求。

(三)循环系统药物

波生坦分散片

为我国首个用于儿童肺动脉高压(PAH)的特异性治疗药物,属儿童用药且临床急需境外新药名单品种。PAH 是一种进展性的危及生命的疾病,国内尚无针对儿童 PAH 患者的特异性治疗药物,本品为针对儿童开发的新剂型,其获批上市解决了儿童 PAH 患者的用药可及性。

(四)风湿性疾病及免疫药物

1. 注射用贝利尤单抗

为一种重组的完全人源化 $IgG_2\lambda$ 单克隆抗体,适用于在常规治疗基础上仍具有高疾病活动的活动性、自身抗体阳性的系统性红斑狼疮(SLE)成年患者,是全球近 60 年来首个上市用于治疗 SLE 的新药。目前 SLE 治疗选择不多,本品获批上市满足了 SLE 患者未被满足的临床需求。

2. 阿达木单抗注射液

为国内首个阿达木单抗生物类似药,适用于治疗成年患者的类风湿关节炎、强直性脊柱炎和银屑病等自身免疫性疾病,本品获批上市将提高该类药物的临床可及性,有效降低患者经济负担。

(五)神经系统药物

1. 拉考沙胺片

为新型抗癫痫药物,适用于 16 岁及以上癫痫患者部分性发作的联合治疗,属国内首个仿制药,本品获批上市提高了此类患者的用药可及性,方便患者使用。

2. 咪达唑仑口颊黏膜溶液

为国内首家治疗儿童惊厥急性发作的口颊黏膜溶液,属儿童用药。小儿惊厥常为突然发作,静脉注射、肌内注射、直肠给药等给药方式较为困难,口颊黏膜给药方式可弥补上述给药途径的不足,本品获批上市为此类患者提供了一项新的更便捷的给药方式。

（六）镇痛药及麻醉科药物

水合氯醛灌肠剂

适用于儿童检查 / 操作前的镇静、催眠，以及监护条件下的抗惊厥的中枢镇静药物，属首批鼓励研发申报儿童药品清单品种。本品是适合儿童应用的剂型，其获批上市填补了国内儿童诊疗镇静用水合氯醛制剂无上市品种的空白，满足我国儿科临床迫切需求。

（七）皮肤及五官科药物

1. 本维莫德乳膏

为具有我国自主知识产权的全球首创治疗银屑病药物，具有全新结构和全新作用机制，适用于局部治疗成年人轻至中度稳定性寻常型银屑病。本品获批上市为临床提供了一种新型的安全有效治疗药物选择。

2. 司库奇尤单抗注射液

为我国首个白介素类治疗中至重度银屑病药物，属临床急需境外新药名单品种。与 TNFα 类药物相比，本品疗效更好，其获批上市为此类患者提供了一种新作用机制的药物选择。

（八）罕见病药物

1. 依洛硫酸酯酶 α 注射液

为国内首个且唯一用于治疗罕见病 IVA 型黏多糖贮积症（MPS IVA，Morquio A 综合征）的酶替代治疗药物，属临床急需境外新药名单品种。黏多糖贮积症是严重危及生命且国内尚无有效治疗手段的疾病，本品获批上市填补了我国此类患者的用药空白。

2. 注射用阿加糖酶 β

为治疗罕见病法布雷病的长期酶替代疗法药物，属临床急需境外新药名单品种。法布雷病是严重危及生命且国内尚无有效治疗手段的疾病，已列入我国第一批罕见病目录，本品获批上市填补了国内此类患者的治疗空白。

3. 诺西那生钠注射液

为国内首个且唯一用于治疗罕见病脊髓性肌萎缩症的药物，属临床急需境外新药名单品种。本品有效解决了我国脊髓性肌萎缩症目前尚无有效治疗手段的临床用药急需问题。

4. 依达拉奉氯化钠注射液

适用于治疗罕见病肌萎缩侧索硬化（ALS），属临床急需境外新药名单品种。本品有效解决了目前我国 ALS 尚无有效治疗手段的临床用药急需问题。

（九）预防用生物制品（疫苗）

1. 13 价肺炎球菌多糖结合疫苗

为具有自主知识产权的首个国产肺炎球菌结合疫苗，适用于 6 周龄至 5 岁（6 周岁生日前）婴幼儿和儿童，预防 1 型、3 型等 13 种血清型肺炎球菌引起的感染性疾病。本品是全球第二个预防婴幼儿和儿童肺炎的疫苗，其上市提高了该类疫苗的可及性，可更好地满足公众需求。

2. 重组带状疱疹（CHO 细胞）疫苗

适用于 50 岁及以上成年人预防带状疱疹，属临床急需境外新药名单品种。随着年龄增长，带状疱疹患病风险升高，且其并发症严重影响患者正常工作和生活，目前国内缺少对该疾病的有效预防和治疗手段，本品获批上市进一步满足了公众特别是我国老龄患者的临床用药需求。

3. 双价人乳头瘤病毒疫苗（大肠埃希菌）

为首个国产人乳头瘤病毒（HPV）疫苗，适用于 9~45 岁女性预防由 HPV16/18 引起的相关疾病，9~14 岁女性也可以选择采用 0、6 月分别接种 1 剂次的免疫程序。本品可进一步缓解国内 HPV 疫苗的供需紧张，有助于满足我国女性对 HPV 疫苗的临床需求。

（十）中药新药

1. 芍麻止痉颗粒

为白芍、天麻等 11 种药味组成的新中药复方制剂，属儿童用药，可治疗抽动秽语综合征（Tourette 综合征）及慢性抽动障碍中医辨证属肝亢风动、痰火内扰者。本品可明显改善患儿的运动性抽动、发声性抽动，以及社会功能缺损，神经系统不良反应发生率明显低于已上市药品之一的阳性药盐酸硫必利片，为患儿尤其是轻、中度患儿提供了一种更为安全有效的治疗选择，满足患者需求和解决临床可及性。

2. 小儿荆杏止咳颗粒

为荆芥、苦杏仁等 12 种药味组成的新中药复方制剂，属儿童用药，具有"疏风散寒、宣肺清热、祛痰止咳"的功效，适用于治疗小儿外感风寒化热的轻度支气管炎。本品在咳嗽、咳痰等主要症状改善和中医证候、疾病愈显率等方面具有明显疗效，不良反应较少，为急性支气管炎小儿患者提供了一种新的安全有效的治疗选择。

四、重点工作进展情况

（一）加快临床急需境外新药审评

继续贯彻国务院常务会议精神，落实加快境外已上市临床急需新药审评要求，提高公众用药可及性，在确定了第一批 48 个品种名单的基础上，药审中心组织专家遴选临床急需新药品种，梳理确定第二批 26 个品种名单。对于列入临床急需境外新药名单的品种，逐一与相关企业进行沟通，主动向相关企业宣传国家加快临床急需境外新药审评审批相关政策，对于存在困难的企业给予指导并帮助其尽快提出注册申请，同时明确临床急需新药审评审批相关工作程序和资料要求，接受药品境外临床试验数据，设立专门审评通道，加快审评速度。

通过上述举措，2019 年药审中心批准了 16 个用于治疗罕见病的、临床急需的药品，较 2018 年增长了 60%，均在规定时限内完成审评工作，罕见病药品在 3 个月之内完成审评，其他临床急需药品在 6 个月之内完成审评，大大缩短了临床急需境外新药在我国上市的时间差距。目前已有 26 个品种批准上市或完成审评，14 个品种正在进行技术审评，6 个品种正在整理资料准备申报上市，11 个品种正在整理资料且尚未提出注册申请，11 个品种暂无申报上市计划，6 个品种暂无法与持有企业取得联系。

（二）大力开展仿制药一致性评价

一是规范参比制剂遴选程序，制定并由国家局发布《仿制药参比制剂遴选与确定程序》，自开展参比制剂遴选工作以来发布了 22 批 1899 个品规（含注射剂参比制剂 402 个品规），2019 年发布了 3 批 748 个品规；二是积极梳理国内特有品种情况，经专家论证和征求意见，在药审中心网站发布《国内特有品种评价建议》，指导企业开展评价工作；三是加强信息公开和沟通交流，在药审中心网站开通"仿制药一致性评价专栏"，及时公开通过一致性评价的品种说明书、企业研究报告及 BE 试验数据，举办一致性评价技术研讨班，做好相关政策和技术要求培训和宣讲，进一步加强与业界沟通交流，通过咨询日、申请人之窗、电话及公文等形式接受咨询，服务和指导企业申报；四是广泛调研，与专家和业界讨论，制定了《已上市化学注射剂一致性评价技术要求》《已上市化学注射剂一致性评价申报资料要求》《化学药品注射剂仿制药（特殊注射剂）质量和疗效一致性评价技术要求》，明确化学仿制药品注射剂一致性评价的整体研究思路和技术要求，以便企业能够更好地开展相关研究工作；五是 2019 年化学药生物等效性试验备案平台已收集 442 条信息，仿制药一致性评价生物等效性试验备案平台已收集 737 条信息。

（三）持续推动审评审批制度改革

1. 落实临床试验期间风险管理

2019 年新修订的《药品管理法》明确，"国家建立药物警戒制度，对药品不良反应及其他与用药有关的有害反应进行监测、识别、评估和控制""药物临床试验期间，发现存在安全性问题或者其他风险的，临床试验申办者应当及时调整临床试验方案、暂停或者终止临床试验，并向国家药品监督管理部门报告。必要时，国家药品监督管理部门可以责令调整临床试验方案、暂停或者终止临床试验。"

2019 年药审中心接收到来自 164 家国内外研发企业、涉及 432 个试验药物的临床试验期间可疑且非预期严重不良反应（SUSAR）个例报告 117 140 份（涉及病例 43 131 例），其中中国境内 SUSAR 个例报告为 11 062 份（涉及病例 3166 例）；自 2019 年 4 月 26 日开通了研发期间定期安全性更新报告（DSUR）的电子提交路径以来，已接收报告 585 份。

为更好地控制药物临床试验风险，药审中心开展了以下工作：一是强化临床期间安全性报告监测、审核、处理，逐步建立、厘清风险监测处理中各方的职责分工，规范相关工作机制和程序，有序开展药物临床期间风险管控工作。二是针对临床试验高风险药物（如 CAR-T 细胞治疗药物等）制定并实施重点监测方案。针对临床试验中存在的严重安全性风险的 13 个品种，提出了进一步的风险控制处理意见，积极与申请人进行风险沟通，通过督促申请人完善风险管理措施（例如修改临床试验方案、修改知情同意书、修改研究者手册、建议申请人主动暂停临床试验等），加强临床试验风险控制，切实保护受试者安全。

2. 优化合规审查检查工作程序

一是优化完善合规审查体系，探索建立审评工作基于品种风险因素、合规工作基于申请人合规风险因素双向并行式的风险管控模式；二是推进研发生产主体合规信息库建设，推动审评与检查工作并联开展，将启动检查节点前移至专业审评阶段；三是持续强化审评与检查检验同步开展及工作衔接程序，推进检查检验协调工作电子化，建立审评与检查检验定期沟通交流机制。

3. 实行原辅包与制剂共同审评审批

根据国家局《关于进一步完善药品关联审评审批和监管工作有关事宜的公告》（2019 年第 56 号，以下简称 56 号公告），药审中心对原料药登记受理系统和技术审评系统进行了完善，更新原料药登记表格和相关行政许可文书，实现了仿制境内已上市药品制剂所用的原料药通过登记系统提出单独审评审批。将符合 56 号公告有关要求的 15 538 个原辅包产品推送至登记平台并标识为"A"。原辅包登记平台公示原料药、药用辅料和药包材共 26 424 个，其中原料药 12 541 个，药用辅料 3066 个，药包材 10 817 个。

4. 推进中国上市药品目录集工作

自开展《中国上市药品目录集》工作以来，《中国上市药品目录集》共纳入药品 1055 个（按品规计，下同），其中进口原研药品 484 个，通过仿制药质量和疗效一致性评价的药品 336 个，按化学药品新注册分类批准的仿制药 105 个，创新药 21 个，其他药品 109 个。2019 年共收录了 430 个品规，较 2018 年（424 个品规）同比增长 1.42%。

（四）构建药品审评流程导向科学管理体系

按照国家市场监督管理总局和国家局工作部署，为不断完善和优化审评审批流程、提高审评效率，全面提升药品审评工作水平，药审中心秉承以人民为中心的发展理念，成立了科学管理体系领导小组和效能办公室，坚持全面研究、试点先行和边试边改的原则，以实地走访调研、全员参与、群策群力等多种途径，对现有流程进行分解细化、优化提升，提出各类有针对性的改革措施，积极开展药品审评流程导向科学管理体系建设工作。在做好顶层设计、研究试点督办的基础上，以制度建设、效能监督为有效手段，全方位确保各项改革措施落到实处。把内部监督机制融入审评权力运行的全流程，加强效能监察工作，将各项改革措施落到实处并取得初步成效。此项工作为提高审评效率、统一审评尺度、提高药品审评报告质量等起到了有力的保障作用。

（五）扎实推进审评科学基础建设

1. 深度参与药品法律法规制修订

药审中心在积极参与《药品管理法》《疫苗管理法》等法律法规制修订工作的基础上，努力做好新修订的《药品注册管理办法》35 个配套文件制修订工作。

2. 积极推进 ICH 工作继续深入

全力推动我国药品审评审批体系与国际接轨，积极参与 ICH 国际协调和指导原则转化实施工作。一是深入参与 ICH 议题协调工作，向 30 个 ICH 工作组派出 53 名专家，参与 ICH 大会和管委会各类会议 20 场，组织 ICH 相关专家会议 263 场，处理 ICH 相关事项 327 件；二是重点推进 ICH 三级指导原则实施工作，评估 ICH 指导原则国内实施情况，协助国家局发布适用及推荐适用 43 个 ICH 三级指导原则公告，协调原文翻译相应指导原则；三是组织开展 ICH 培训相关工作，ICH 工作办公室与 ICH 秘书处及第三方密切合作，开展 ICH 指导原则培训 16 场，培训对象多达 2600 人次，实现了对监管机构培训的目标，同时扩大了在业界的宣传和影响力。

3. 强化细化审评技术标准体系建设

开展以指导原则为核心的审评标准体系建设，统一审评尺度，提升审评质量和效率，减少审评自由裁量权。2019 年完成《晚期非小细胞肺癌临床试验终点技术指导原则》等 33 个指导原则发布和公开征求意见，其中 9 个指导原则的制定旨在推动中药传承与新药研发，例如《中药新药质量标准研究技术指导原则》。2019 年经国家局发布或已报送国家局的指导原则 8 个。为了配合好《药品注册管理办法》的实施，药审中心启动了 5 个指导原则制修订工作，立足于鼓励创新、支持研发、规范审评，科学高效的指导原则体系逐步形成。

4.科学统筹审评质量管理体系建设

进一步推进药品审评和质量管理体系的结合和相互促进。将《质量手册》等体系文件与药品审评相关法规制度有机结合起来，让质量体系的各项要求能够贯彻落实到药审中心的各项工作当中去，一方面以质量目标为核心，科学运用信息系统工具，将审评监督管理工作日常化；另一方面以审评工作中发现的实际问题为导向，按照质量体系要求开展专项内部审核，高度重视国家局和申请人对药审中心审评业务的满意度和工作建议，及时制定改进措施并持续督促落实，提升质量管理体系在药品审评工作中的专业性，保证和提高药品审评质量和效率。

5.优化完善 eCTD 系统建设

加强审评信息化系统建设，全面推进药品电子通用技术文档资料管理系统（以下简称 eCTD 系统）建设工作。一是制定 eCTD 技术规范和申报指南等技术文件，明确申请人进行资料准备和提交注册申请的技术要求；二是完成与国内外 10 家制药企业之间的系统测试工作，优化系统功能和流程，为 eCTD 系统上线运行积累了实际操作经验；三是完成与 eCTD 项目相配套系统的改造和集成工作，实现了药品注册、受理、审评等全流程电子化管理；四是建设 eCTD 专栏，为加强与申请人的沟通交流提供优质的服务保障。

（六）持续提升审评队伍能力

扎实开展审评员培训工作，不断推进药审中心培训工作制度化、规范化、系统化、专业化，进一步完善审评员培训管理制度体系，制定药审中心《员工培训管理办法》等制度文件，在政治理论知识、廉政保密教育、利益防范、法律法规、审评相关专业理论知识、审评实务、实践操作、综合管理相关专业理论知识、综合素质能力方面，对员工开展岗前培训、继续教育、任职培训和在职学历学位教育，组织部分资深审评员、应届毕业生开展实践培训，全面拓展审评工作视野，持续提升审评能力，不断建设高素质的药品审评人才队伍。继续深化与世界卫生组织、美国食品药品管理局、丹麦药品管理局等国际组织和药监机构的沟通交流，加强与国内高校、科研院所的合作，开展学术互动与交流，紧跟行业发展前沿，服务产业创新发展。

五、2020 年重点工作安排

2019 年，药品审评工作取得了一定进展，但仍存在着一些问题：一是药审中心的人员结构和能力还不能满足药物研发创新的需要，实现审评能力的现代化仍是摆在审评队伍建设面前的艰巨任务；二是随着"两法一办法"的落地实施，大量的配套文件、系统等调整工作有待尽快完成，在更高审评标准的要求下，保障审评质量和效率需要付出更大的努力；三是审评信息公开力度、面对面沟通交流会议承接能力等与申请人的期盼仍有一定差距。

2020 年药审中心将紧密围绕国家局工作部署，重点开展以下工作。

（一）积极推动规章制度体系完备

贯彻落实新修订的《药品管理法》《疫苗管理法》《药品注册管理办法》，加快制度制修订，根据实际情况继续起草《药品注册管理办法》配套文件；强化法规制度宣贯，持续开展"两法一办法"及相关配套规章制度的宣贯和解读；统筹协调贯彻落实新旧《药品注册管理办法》的顺利过渡和衔接，确保各项审评任务不断、不散、不乱。

（二）持续深化审评审批制度改革

进一步深化审评审批制度改革，提高审评服务水平，改进审评项目管理制度和流程，建立完善药品加快上市审评机制；继续坚持按时限审评的底线，对审评时限实施动态、持续管理和协调，确保注册申请不积压；加快临床急需境外新药、罕见病用药、儿童用药、重大传染病用药等的审评审批，鼓励新药境内外同步研发申报，推进境内外新药尽快上市，持续鼓励药品创新发展；扎实推进仿制药质量和疗效一致性评价工作，开展化学药品注射剂一致性评价，持续推进化学药品仿制药口服固体制剂一致性评价；完善参比制剂的遴选程序及要求。

（三）不断完善药品审评保障机制

确立以临床价值为核心的审评管理体系，完善以审评为主导、检查检验为支撑的技术审评体系，推动审评体系现代化；加快审评信息化建设，继续对 eCTD 系统进行测试，尽早实现按 eCTD 要求电子申报和审评；继续开展专家咨询委员会的组建工作，制定细化会议工作程序，建立相关工作规范；持续深化国际合作，加强监管机构之间的交流合作，深度参与 ICH 国际协调和指导原则制定；持续完善以指导原则为核心的审评标准体系，统一审评尺度；加强构建药物警戒一体化工作模式和系统建设，完善全生命周期的药物警戒机制。

（四）鼓励支持中医药传承创新发展

贯彻落实党中央、国务院《关于促进中医药传承创新发展的意见》，加强顶层设计，构建中医药理论、人用经验和临床试验相结合的注册审评体系，建立适合中药安全性、有效性和质量可控性的审评标准，健全优先审评制度；根据国家局安排，制定完善符合中医药特点的技术指导原则；鼓励古代经典名方中药复方制剂的研制、申报，推动中药的传承创新发展。

（五）持续推进流程导向科学管理体系建设

在前期的研究和试点基础上总结经验，持续推进流程导向的科学管理体系建设，结合上位法及配套文件的落地实施，保障体系建设改革措施切实发挥作用；加强制度和信息化建设，在研究和试点工作中不断探索和总结经验，进一步固化流程，保障各项改革措施实施的可持续性；加强效能监察力度，着力发现并解决各类潜在风险问题，不断提升审评科学管理水平；结合审评流程科学管理体系和质量管理体系成果，逐步构建和完善审评质量管理规范（GRP）。

（六）坚持推进深化"放管服"改革

深化"放管服"改革，增强服务意识，健全完善沟通服务机制，助推医药产业创新发展；深入落实《政府信息公开条例》，推进审评审批重点信息主动公开；公开受理和审批的相关信息，引导申请人有序研发和申请；加强对业界的宣传和引导，集中解决共性问题，提高申请人沟通效率。

（七）继续加强审评人才队伍建设

畅通审评员职业发展通道；进一步完善培训工作制度体系，不断提高培训的针对性和系统性，开展审评专业知识培训、英语培训、综合管理培训等各项培训工作；开展补充性招聘，引进临床、统计等紧缺专业人才。

"苟日新，日日新，又日新。终日乾乾，与时偕行"。药审中心以习近平新时代中国特色社会主义思想为指导，坚持以人民为中心的发展思想，全面落实"四个最严"要求，全面贯彻《药品管理法》《疫苗管理法》，持续深化药品审评审批制度改革，完善药物研发创新激励机制，激发创新力和竞争力，持续推动医药产业高质量发展，积极推进药品审评体系和药品审评能力现代化，努力建设具有国际影响力的、权威的、公众信赖的药品审评机构，加快新药好药上市，满足公众用药急需，保障公众用药权益，忠诚履行保护和促进公众健康的职责使命。

2019 年度国家药品抽检年报

中国食品药品检定研究院网站

2019 年，国家药品监督管理局按照"四个最严"要求，坚持问题导向和风险防控原则，紧密围绕药品监管需求，在全国范围内组织对生产、经营、使用环节的部分品种开展质量抽查检验工作，并大力推进药品抽检工作的规范性、科学性、靶向性，充分发挥抽检工作在药品监管中的技术支撑作用。2019 年国家药品抽检结果显示，当前我国药品安全形势总体平稳可控，药品质量持续保持在较高水平。

一、概述

药品抽检是药品监管部门根据药品监督管理的实际需要，依法对生产、经营和使用的药品所采取的质量抽查检验工作，其目的是为了评价某类或一定区域内药品质量状况，探寻影响药品质量安全的潜在问题或安全隐患，维持震慑，消除隐患，保障公众用药安全有效，助推药品产业高质量发展。

为落实《中华人民共和国药品管理法》，强化药品质量监管，国家药品监督管理局持续加强药品抽检管理的制度建设，在 2019 年组织修订并印发了《药品质量抽查检验管理办法》，发布了《药品抽样原则及程序》，明确了药品抽检是对上市后药品监管的技术手段，应当遵循科学、规范、合法、公正原则。

国家药品抽检目前采取"分散抽样、集中检验、探索研究、综合评价"的工作模式，即在全国范围内组织抽取样品，同一品种的全部样品交由同一药品检验机构集中检验，在检验样品是否符合标准规定的基础上，结合文献查询、市场调研、现场考察等，围绕抽检品种可能存在的安全性、有效性问题，开展有针对性的探索性研究，从生产投料、工艺处方、质量标准、原辅料质量及使用、包装材料、说明书和标签等方面探寻可能存在的问题，为持续提升药品质量水平和药品监管能力提供技术支持，服务药品监管。

2019 年国家药品抽检共完成 184 个品种 15 612 批次产品的抽检任务，样品来源涉及 4551 家药品生产、经营企业和使用单位，覆盖境内全部 31 个省、自治区和直辖市，由 43 家药品检验机构承担检验和探索性研究任务。对经检验不符合规定的 178 批次产品，国家药品监督管理局组织各省级药品监管部门及时采取了有效控制措施，对涉事企业和单位开展调查核实并依法处理，同时要求相关企业开展问题原因排查并及时整改。对在探索性研究中发现个别企业涉嫌存在的违法违规生产和质量管理水平较低等问题，依风险不同，国家药品监督管理局分别组织开展了现场检查、风险提示、督促整改等相应的监管措施。

二、抽检数据分析

（一）抽样情况

2019 年国家药品抽检共抽取制剂产品与中药饮片品种 184 个，包括化学药品 112 个、中成药 57 个、生物制品 8 个和中药饮片 7 个，其中属于国家基本药物品种 94 个；共完成抽样 15 612 批次，包括生产环节 1909 批次、经营环节 10 025 批次和使用环节 3678 批次（图 1），涉及 667 家药品生产企业、2535 家药品经营企业和 1349 家药品使用单位，所抽取样品的标示生产企业所在地区抽样分布情况见图 2。

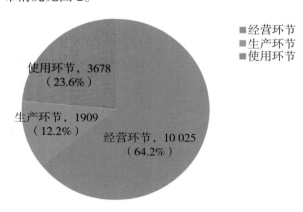

图 1　生产、经营、使用环节抽样情况

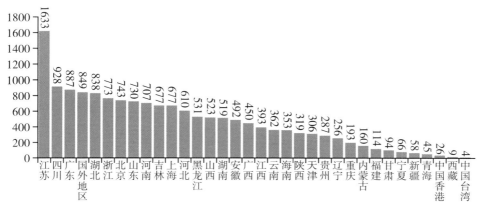

图 2　抽检样品产地分布图

（二）药品制剂抽检数据分析

2019 年国家药品抽检共抽检制剂产品 14 269 批次。经检验，符合规定 14 212 批次，不符合规定 57 批次，其中有 2 批次药品系按照补充检验方法检出其他植物组织。抽检的 177 个品种中，全部样品符合规定的药品制剂有 158 个，共 11 446 批次。其中，化学药品有 102 个品种 6335 批次、中成药有 48 个品种 4931 批次、生物制品有 8 个品种 180 批次。

2019 年国家药品抽检数据显示，制剂产品合格率为 99.6%，总体质量处于较高水平。

1. 化学药品

2019 年国家药品抽检共抽检化学药品 112 个品种 7912 批次，涉及 22 个剂型，在药品生产、经营、使用环节各抽样品 886、4646、2380 批次。经检验，符合规定 7881 批次，不符合规定 31 批次，分别在经营与使用环节检出不符合规定产品 28 批次和 3 批次，分别占对应环节全部样品的 0.6% 和 0.1%（图 3）。

不符合规定产品主要涉及 6 个剂型，其中片剂（13 批次）、注射剂（7 批次）、冻干注射剂（1 批次）、胶囊剂（1 批次）、口服溶液剂（7 批次）、吸入溶液剂（2 批次），分别占对应剂型全部产品的 0.5%、0.5%、0.1%、0.1%、1.7%、1.5%（图 4）。

不符合规定项目主要涉及检查、性状和含量测定，不符合规定产品数量依次为 20 批次、11 批次和 2 批次，分别占全部不符合规定项目的 60.6%、

33.3% 和 6.1%（图 5）。

抽检数据显示，经营环节出现不符合规定情况高于生产、使用环节，提示药品经营企业要注意检查产品包装密封，完善药品贮存、运输环节的温湿度控制体系，重点关注需冷藏、避光贮存的药品；药品生产企业应加强过程管理，严格控制口服溶液剂等剂型品种的生产工艺关键步骤，提高工艺的稳定性和无菌保障能力。

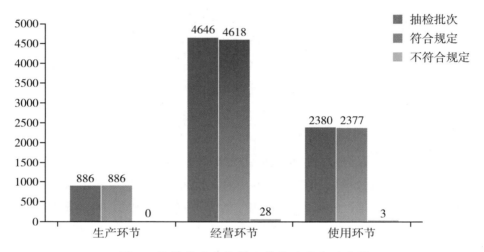

图 3　化学药品各抽样环节检验信息示意图

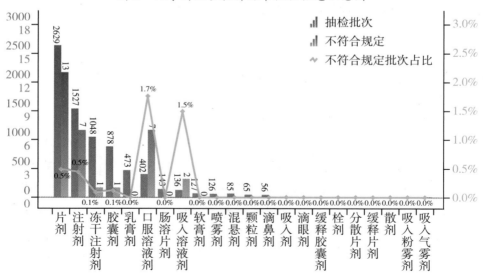

图 4　化学药品各剂型检验信息示意图

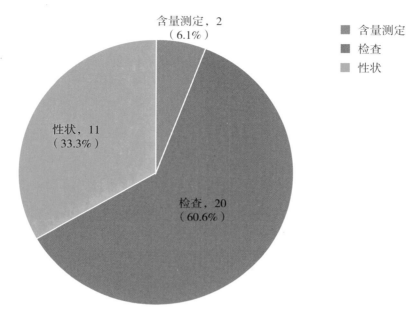

图 5 化学药品不符合规定项目分布图

注：某些不符合规定产品涉及多个不符合规定项目。

2. 中成药

2019 年国家药品抽检共抽检中成药 57 个品种 6177 批次。经检验，符合规定 6151 批次，不符合规定 26 批次（含 2 批次补充检验不符合规定）。生产、经营、使用环节分别抽取中成药 634、4805、738 批次，在生产与经营环节各检出不符合规定产品 3 批次和 23 批次，占对应环节全部产品的比例均为 0.5%（图 6）。

不符合规定项目主要集中在检查与含量测定两项。不符合规定产品数量依次为 18 批次和 6 批次，分别占全部不符合规定项目的 69.2% 和 23.1%（图 7）。

抽检数据显示，口服制剂产品的不符合规定批次占比较高（图 8），提示有关企业应加强全过程质量控制，加强购进药材和原辅料的质量管理，应严格控制生产工艺关键步骤，提高工艺稳定性，优化包装条件等。

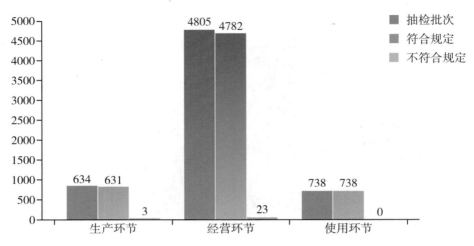

图 6　中成药各抽样环节检验信息示意图

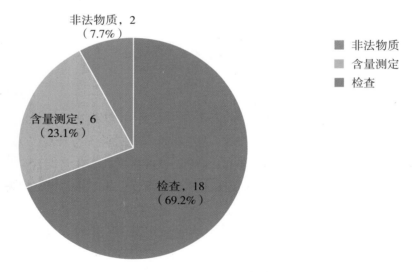

图 7　中成药不符合规定项目分布图

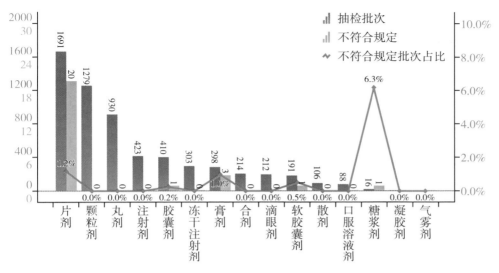

图 8　中成药各剂型检验信息示意图

3. 生物制品

2019 年国家药品抽检共抽检生物制品 8 个品种 180 批次，其中生产、经营、使用环节分别抽取 91 批次、36 批次、53 批次（图 9）。涉及治疗类品种 2 个、预防类品种 5 个、诊断类品种 1 个，共计 2 个剂型（图 10）。经检验，所检项目均符合规定，合格率为 100%。

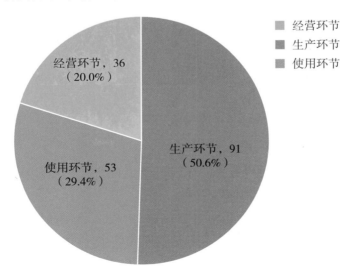

图 9　生物制品各抽样环节检验信息示意图

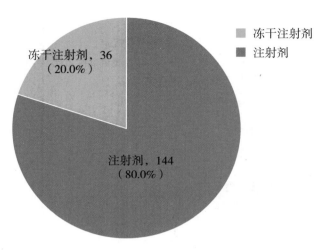

图 10 生物制品各剂型检验信息示意图

4. 基本药物

2019 年国家药品抽检共抽检国家基本药物（不含中药饮片）8889 批次，经检验，符合规定 8872 批次，合格率 99.8%。其中抽取生产、经营、使用环节各 1095 批次、5416 批次、2378 批次，在经营环节检出不符合规定产品 17 批次（图 11）。

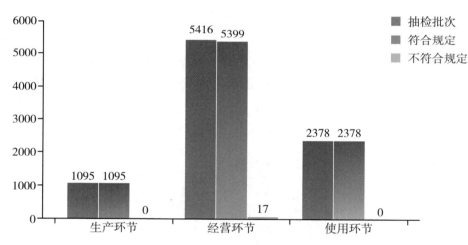

图 11 国家基本药物各环节检验信息示意图

5. "4+7" 中选品种专项

2019 年国家药品抽检设置了 "4+7" 中选品种专项，以保障药品集中采购和使用试点期间中标药品的质量。

2019 年共抽检 "4+7" 城市药品集中采购中选的 25 个品种 98 批次，涉及 6 个剂型，其中在生产、经营环节分别抽取样品 88 批次、10 批次（图 12），覆盖了全部集中采购中标企业。经检验，所检项目均符合规定，合格率为 100%。

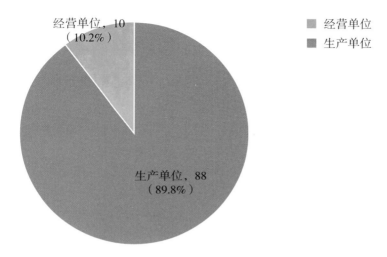

图 12　"4+7"中选品种各抽样环节检验信息示意图

6. 进口药品（不含进口中药材）

2019 年，国家药品抽检加大了对进口药品的抽检力度，共抽检进口药品 874 批次，涉及 15 个剂型（图 13），其中生产环节（进口口岸）、经营环节与使用环节分别抽取 8 批次、374 批次和 492 批次（图 14）。经检验，所检项目均符合规定，合格率为 100%。

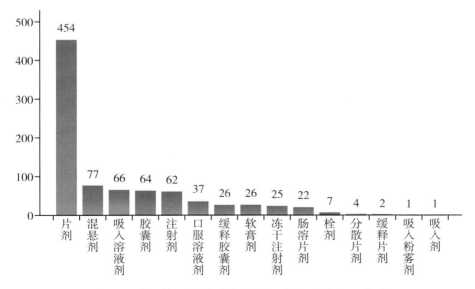

图 13　进口药品各剂型与抽样环节检验信息示意图

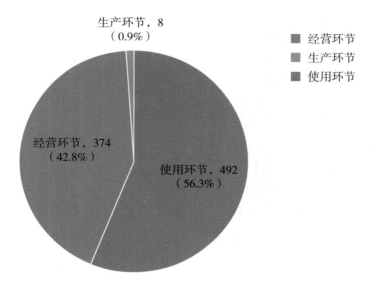

生产环节，8
（0.9%）

经营环节
生产环节
使用环节

经营环节，374
（42.8%）

使用环节，492
（56.3%）

图 14　进口药品各抽样环节检验信息示意图

（三）中药饮片专项抽检情况

2019 年国家药品监督管理局组织开展了中药饮片专项抽检。主要针对近年来销量较大、使用范围较广的中药饮片常出现的掺假染色、外源性污染问题，以及因炮制、贮存方法不当等造成的质量问题，开展检验和探索性研究。

2019 年，国家药品抽检共抽检 7 个中药饮片 1343 批次样品。经检验，符合规定 1222 批次，不符合规定 121 批次（图 15）。不符合规定项目主要涉及性状（72 批次）、主成分含量测定（37 批次）、醇不溶物（2 批次）、鉴别（5批次）、浸出物测定（2 批次）、水分（6 批次）等方面，分别占全部不符合规定项目的 58.2%、29.8%、1.6%、4.0%、1.6% 和 4.8%（图 16）。

2019 年国家药品抽检发现的主要问题有：一是混伪品掺杂、以次充好问题，如半夏为虎掌南星混用或掺伪，用栽培品防风经焦糖染色后充当野生品，血竭中掺入龙血竭等；二是炮制不规范、染色问题，如部分批次半夏未检出炮制的指标成分甘草次酸，部分批次血竭检出人工色素。抽检结果提示，中药饮片生产企业应规范产地加工，严格遵守炮制规范和贮运条件，加强进厂或投料前检验，积极落实质量主体责任。

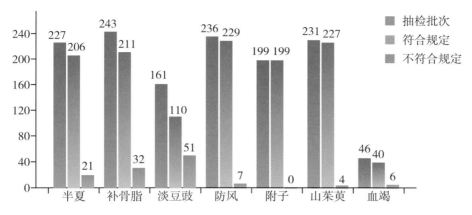

图 15　2019 年中药饮片专项抽检结果示意图

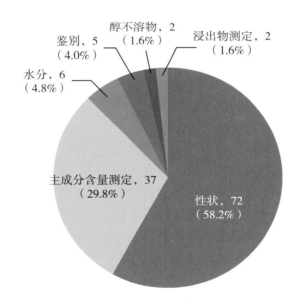

图 16　2019 年中药饮片专项不符合规定项目分布图

注：某些不符合规定产品涉及多个不符合规定项目。

（四）探索性研究

为深入挖掘抽检品种的潜在风险，助力药品质量持续提升。2019 年，各药品检验机构在按照现行法定标准检验的基础上，根据抽检品种可能存在的不同问题，针对性地开展探索性研究。2019 年国家药品抽检探索性研究发现的主要问题有：一是个别企业违法违规生产，包括低限或使用掺伪、替代品投料，违反关键工艺制法，非法染色等；二是中药饮片掺伪染色、以次充好，并用于成方制剂生产问题；三是部分品种重金属、微生物、农药残留超限；四是生产工艺参数设置不合理或控制水平低，导致内在质量存在差异或交叉污染；五是部分生产企业对包材辅料质量控制不严，影响产品质量。

三、抽检结果应用

药品抽检作为上市后药品监管的主要技术手段，在查控假劣药品、震慑不法企业、评价质量状况、服务药品监管，发现质量风险、消除安全隐患，提升药品质量、促进高质发展等方面发挥着不可替代的重要作用，是实现科学监管、智慧监管的重要技术支撑。2019 年，药品监管部门充分利国家药品抽检结果，推进制度化规范化建设，不断提高抽检数据的深度挖掘和分析利用。

一是查控假劣药品。2019 年，国家药品监督管理局组织各省级药品监管部门对国家药品抽检发现的所有不符合规定产品，在第一时间采取了查封扣押、暂停销售使用、要求企业主动召回等风险控制措施；对涉及的相关企业和单位均依法组织查处；同时要求药品生产企业认真排查，督促其查找问题原因并切实整改，确保质量安全隐患得到及时有效清除。通过药品抽检严厉打击了制售假劣药品的行为，发挥了震慑不法企业、净化市场环境的作用。此外，国家药品监督管理局在 2019 年共发布药品补充检验方法 23 个，为打假治劣提供了监管利器。

二是做好政策支撑。为配合国家医药新政执行，国家药品抽检加大了对国家基本药物、集中采购品种、进口药品等的抽检力度。2019 年共抽检基本药物 94 个，较 2018 年增加了 75 个品种，且均为《国家基本药物目录（2018 年版）》新增品种；对 2019 年"4+7"城市药品集中采购中选的 25 个品种进行了全覆盖抽检，抽取样品覆盖了全部集中采购中标企业；针对进口化学药品取消口岸通关检验的情况，开展对进口药品的抽检，并将抽样关口前移至口岸，全年共抽检进口药品（不含进口中药材）874 批次，在为医药新政顺利实施提供有力技术支撑的同时，也保障了公众用药安全。

三是打击违法违规。2019 年，药品监管部门深度利用法定标准检验与探索性研究结果等数据，挖掘可能的违法线索和潜在风险，及时开展现场检查化解系统性风险，根据检查结果采取相应的风险控制和监管措施，严厉打击个别企业存在的违法违规行为。例如，在检验中发现部分批次淡豆豉性状不符合规定，经检查发现个别企业质量把关不严甚至为了经济利益，将黑芸豆代替淡豆豉使用；在探索性研究中发现部分批次感冒止咳颗粒涉嫌违规投料，经检查发现个别企业涉嫌擅自变更工艺，采用提取物替代原粉投料。随着检验研究水平的不断提升，以及检验与检查工作的紧密结合，个别企业的侥幸心理和违法冲动得到遏制，质量安全意识逐步增强。

四是落实主体责任。2019 年，对在探索性研究中发现的有关工艺、处方、原辅料、包装材料、说明书等方面可能存在的一般性问题，药品监管部门通过"药品质量提示函"等形式反馈相关企业，寓服务于监管。例如，对青霉胺片的探索性研究发现，包衣辅料中使用的着色剂氧化铁可能在一定程度上影响该药品吸收；对天麻追风膏的探索性研究发现，现有工艺可能会导致药品黏度过大、损料严重。各地监管部门围绕提示内容以及企业排查整改情况，采取多种方式加强对企业的指导和服务，督促企业不断完善质量保障体系，持续提高药品质量。

五是促进社会共治。2019 年，国家药品监督管理局继续以通告的形式，及时发布不符合规定药品信息，全年共发布国家药品抽检通告 8 期；同时将全部通告信息纳入国家药品监督管理局政府网站数据库，供公众查询，警示公众用药安全。中国食品药品检定研究院持续在官方网站公开国家药品抽检的探索性研究情况，2019 年共发布 60 个品种的新建检验方法、联系方式等内容，方便相关单位共享利用。2019 年 6 月，中国食品药品检定研究院在成都召开一年一度的"药品质量安全年会"，年会依托国家药品抽检结果，分析药品质量状况，为药品检验机构、药品生产企业和研究机构搭建沟通交流平台。

六是推进制度建设。新修订的《中华人民共和国药品管理法》对药品抽检工作提出了新的也是更高的要求，面对药品监管的新形势、新任务、新要求，国家药品监督管理局在深入总结 2013 年以来药品抽检工作取得成绩和经验教训的基础上，广泛深入调研、充分听取社会各界意见，组织对药品抽检的制度体系进行重塑，分别于 2019 年 8 月和 12 月发布了《药品质量抽查检验管理办法》和《药品抽样原则及程序》，对药品抽检管理工作从制度上进行全方位革新，着力提高服务药品监管的效能，突出抽检工作的技术支撑作用，为全国药品抽检的顺利实施提供了有力的政策保障。

四、结语

2019 年国家药品抽检工作顺利完成，抽检结果显示，当前我国药品质量处于较高水平，安全形势整体平稳可控。

2020 年是全面建设小康社会的收官之年，国家药品监督管理局将继续落实问题导向和风险防控原则，不断完善国家药品抽检模式，不断提高发现问题、解决问题的能力，提高信息化管理水平，加强与检查、监测、稽查等工作的联动，继续为药品监管体系和监管能力现代化提供技术支撑，保障人民群众用药安全有效。

背景资料

1. 药品抽检历史沿革

1956 年，我国首次提出药品计划抽检的概念；1964 年，原卫生部第一次制定国家级年度药品抽检计划并组织实施；1984 年颁布《中华人民共和国药品管理法》，第一次从法律上明确了药品抽检工作的地位；1986 年，实行药品质量公报制度；1990 年，实行药品抽检收费制度，即抽检药品须由被抽检单位付检验费；2001 年，《中华人民共和国药品管理法》修订，取消了药品抽检收费制度，所需费用由财政列支；2019 年，《中华人民共和国药品管理法》再次修订，明确"药品监督管理部门根据监督管理的需要，可以对药品质量进行抽查检验""抽样应当购买样品"。

2. 药品标准检验

药品标准检验是指具有检验资质的药品检验机构，依据国家药品监督管理部门批准的法定检验标准中的检验方法，进行全项目或部分项目的检验，并依法出具检验报告书的过程。

3. 探索性研究

探索性研究是指在国家药品抽检过程中，除按照国家药品标准进行检验并判定药品是否符合标准规定之外，针对可能存在的质量问题，应用该品种国家药品标准以外的检验项目和检测方法对药品质量进行进一步分析研究的过程。探索性研究结果不作为判定药品合格与否的依据，可为进一步提升药品质量水平、加强药品监管提供技术支持。

4. 国家基本药物

基本药物是适应基本医疗卫生需求，剂型适宜，价格合理，能够保障供应，公众可公平获得的药品。国家基本药物目录是各级医疗卫生机构配备使用药品的依据。《国家基本药物目录（2018 年版）》中的药品包括化学药品和生物制品、中成药、中药饮片 3 部分，其中，化学药品和生物制品主要依据临床药理学分类，共 417 个品种；中成药主要依据功能分类，共 268 个品种；中药饮片不列具体品种，颁布国家标准的中药饮片为国家基本药物，国家另有规定的除外。

5. 药品补充检验方法

药品检验补充检验方法和检验项目（药品补充检验方法）适用于有掺杂、掺假嫌疑，且国家药品标准规定的检验方法和检验项目不能检验的药品检验。经国务院药品监督管理部门批准后，使用补充检验方法和检验项目所得出的检验结果，可以作为药品监督管理部门认定药品质量的依据。

6. 检验项目

性状项下记载药品的外观、臭、味、溶解度以及物理常数等，在一定程度上反映药品的质量特性。

鉴别项下规定的试验方法，系根据反映该药品的某些物理、化学或生物学等特性所进行的药物鉴别试验，不完全代表对该药品化学结构的确认。

检查项下包括反映药品的安全性与有效性的试验方法和限度、均一性与纯度等制备工艺要求等内容；对于规定中的各种杂质检查项目，系指该药品在按既定工艺进行生产和正常贮藏过程中可能含有或产生并需控制的杂质（如残留溶剂、有关物质等）；改变生产工艺时需另考虑增修订有关项目。

含量测定项下规定的试验方法，用于测定原料及制剂中有效成分的含量，一般可采用化学、仪器或生物测定方法。

2019 年度国家药品不良反应监测年度报告

国家药品监督管理局网站

为全面反映 2019 年我国药品不良反应监测情况，提高安全用药水平，更好地保障公众用药安全，国家药品不良反应监测中心组织编撰《国家药品不良反应监测年度报告（2019 年）》。

一、药品不良反应监测工作情况

2019 年，按照习近平总书记对食品药品"四个最严"要求，药品不良反应监测评价工作平稳有序开展，法规制度不断完善，监测评价体系逐步健全，报告数量和质量稳步提升，风险控制手段更加成熟，相关工作取得明显成效，为药品监管提供了有力支撑。

一是完善信息系统，进一步夯实监测评价工作基础。完善国家药品不良反应监测网络系统，药品上市许可持有人（以下简称持有人）直接报告药品不良反应监测系统正式运行，持有人不良反应监测工作得到有效推动。继续加强与医疗机构的合作，探索药品不良反应监测新模式，目前已在 189 家三级医疗机构建立药品不良反应监测哨点。2019 年全国 97.4% 的县级地区报告了药品不良反应 / 事件，全国每百万人口平均报告数达到 1130 份，为监测评价工作深入开展奠定了坚实的基础。

二是加强科学评价，及时处置风险预警信号。建立健全日监测、周汇总、季度分析工作机制，同时密切关注国内外监管动态，紧密结合临床用药实际，不断强化对药品不良反应报告数据的分析评价。根据评价结果，及时发布药品安全警示信息。2019 年发布停止含呋喃唑酮复方制剂生产销售使用公告，发布药品说明书修订公告 27 期，发布《药物警戒快讯》12 期。继续优化预警管理平台功能，对预警信号做到早发现、早应对、早调查、早处置，切实保障公众用药安全。

三是强化规范建设，推进 ICH 相关指导原则转化实施。发布《上市药品临床安全性文献评价指导原则（试行）》《药品上市许可持有人药物警戒年度报告撰写指南（试行）》，指导持有人开展监测、报告、分析和评价工作。稳步推进 ICH E2B（R3）转化实施，发布《个例安全性报告 E2B（R3）区域实施指南》；促进监管活动医学词典（MedDRA）应用，开展疾病术语映射研究，加强对持有人和监测机构的培训，为全面实施 ICH 相关指导原则提供技术保障。

四是积极宣传引导，努力提高公众对不良反应的认知度。举办第七届中国药物警戒大会，促进药物警戒领域的学术交流和经验分享。组织开展药品不良反应监测业务培训，指导持有人落实安全主体责任，强化风险管理意识。充分借助全国安全用药月平台，利用网络、电视、报纸等媒体，积极宣传药品不良反应知识，开展公众开放日和城乡携手共建等形式多样的活动，努力提高公众对药品不良反应的认知度。

二、药品不良反应／事件报告情况

（一）报告总体情况

1. 2019 年度药品不良反应／事件报告情况

2019 年全国药品不良反应监测网络收到《药品不良反应／事件报告表》151.4 万份。1999~2019 年，全国药品不良反应监测网络累计收到《药品不良反应／事件报告表》1519 万份（图 1）。

2. 新的和严重药品不良反应／事件报告情况

2019 年全国药品不良反应监测网络收到新的和严重药品不良反应／事件报告 47.7 万份；新的和严重药品不良反应／事件报告占同期报告总数的 31.5%。

2019 年全国药品不良反应监测网络收到严重药品不良反应／事件报告 15.6 万份，严重药品不良反应／事件报告占同期报告总数的 10.3%（图 2）。

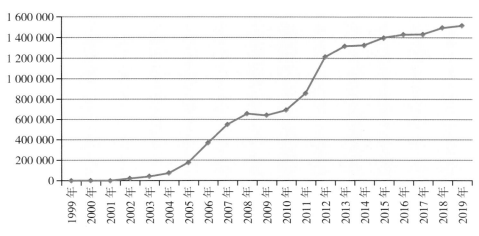

图 1　　1999~2019 年全国药品不良反应 / 事件报告数量增长趋势

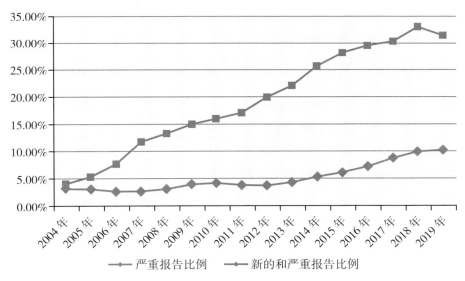

图 2　　2004~2019 年新的和严重以及严重药品不良反应 / 事件报告比例

 小贴士

如何认识药品不良反应报告？

　　药品不良反应是指合格药品在正常用法用量下出现的与用药目的无关的有害反应。药品不良反应是药品固有属性，一般来说，所有的药品都会存在或多或少、或轻或重的不良反应。

药品不良反应监测工作是药品上市后安全监管的重要支撑，其目的是及时发现、控制药品安全风险。药品上市许可持有人、经营企业、医疗机构应当报告所发现的药品不良反应，国家鼓励公民、法人和其他组织报告药品不良反应。

经过各方努力，药品上市许可持有人、经营企业、医疗机构报告药品不良反应的积极性逐步提高，我国药品不良反应报告数量总体呈上升趋势。严重药品不良反应/事件报告比例是衡量报告总体质量和可利用性的重要指标之一，药品不良反应监测评价工作一直将收集和评价新的和严重不良反应作为重点内容。新的和严重药品不良反应报告，尤其是严重药品不良反应报告数量多了，并不是说明药品安全水平下降，而意味着监管部门掌握的信息越来越全面，对药品的风险更了解，风险更可控，对药品的评价更加有依据，监管决策更加准确。同样，在医疗实践中，能及时地了解药品不良反应发生的表现、程度，并最大限度地加以避免，也是保证患者安全的重要措施。

3. 每百万人口平均报告情况

每百万人口平均报告数量是衡量一个国家药品不良反应监测工作水平的重要指标之一。2019 年我国每百万人口平均报告数为 1130 份。

4. 药品不良反应/事件县级报告比例

药品不良反应/事件县级报告比例是衡量我国药品不良反应监测工作均衡发展及覆盖程度的重要指标之一。2019 年全国 97.4% 的县级地区报告了药品不良反应/事件。

5. 药品不良反应/事件报告来源

持有人、经营企业和医疗机构是药品不良反应报告的责任单位。按照报告来源统计，2019 年来自医疗机构的报告占 88.1%；来自经营企业的报告占 6.6%；来自持有人的报告占 5.2%；来自个人及其他报告者的报告占 0.1%（图 3）。

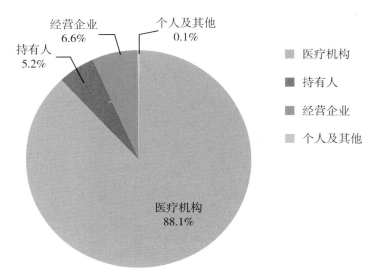

图 3　2019 年药品不良反应 / 事件报告来源分布

6. 报告人职业

按照报告人职业统计，医生占 56.6%，药师占 22.3%，护士占 15.3%，其他职业占 5.8%（图 4）。

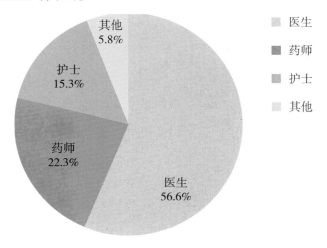

图 4　2019 年报告人职业构成

7. 药品不良反应 / 事件报告涉及患者情况

2019 年药品不良反应 / 事件报告中，男女患者比为 0.86 : 1，女性略多于男性。14 岁以下儿童患者占 10.2%；65 岁及以上老年患者占 29.1%（图 5）。

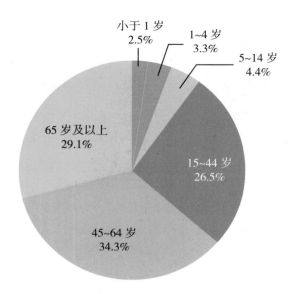

图 5　2019 年药品不良反应 / 事件报告涉及患者年龄分布

8. 药品不良反应 / 事件报告涉及药品情况

按照怀疑药品类别统计，化学药品占 84.9%、中药占 12.7%、生物制品占 1.6%，无法分类占 0.8%（图 6）。

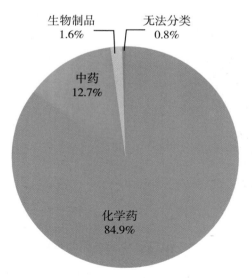

图 6　2019 年药品不良反应 / 事件报告涉及药品类别

按照给药途径统计，2019 年药品不良反应 / 事件报告中，注射给药占

62.8%、口服给药占 32.5%、其他给药途径占 4.7%。注射给药中，静脉注射给药占 92.5%、其他注射给药占 7.5%（图 7）。

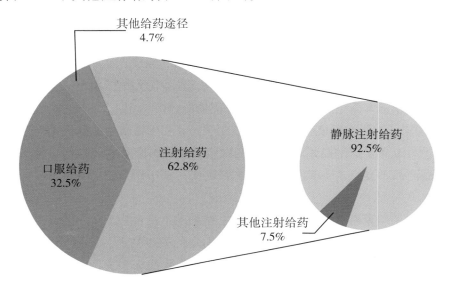

图 7　2019 年药品不良反应 / 事件报告给药途径

9. 药品不良反应 / 事件累及器官系统情况

2019 年报告的药品不良反应 / 事件中，累及器官系统排名前 5 位的分别为皮肤及其附件损害、胃肠损害、全身性损害、神经系统损害和心血管系统损害（图 8）。

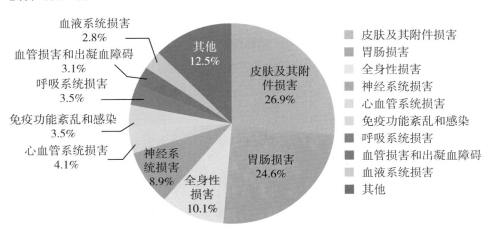

图 8　2019 年药品不良反应 / 事件累及器官系统情况

（二）基本药物监测情况

1. 国家基本药物监测总体情况

2019 年全国药品不良反应监测网络共收到《国家基本药物目录（2018 年版）》收载品种的不良反应 / 事件报告 68.0 万份，其中严重报告 7.6 万份，占 11.2%。报告涉及化学药品和生物制品占 89.5%，中成药占 10.5%。

2. 国家基本药物化学药品和生物制品情况分析

《国家基本药物目录（2018 年版）》化学药品和生物制品部分共 417 个（类）品种。2019 年全国药品不良反应监测网络共收到国家基本药物化学药品和生物制品药品不良反应 / 事件报告 64.8 万例次，其中严重报告 8.8 万例次，占 13.5%。

2019 年国家基本药物化学药品和生物制品不良反应 / 事件报告，按照药品类别统计，报告数量排名前 5 位的分别是抗微生物药、心血管系统用药、抗肿瘤药、激素及影响内分泌药、治疗精神障碍药；累及器官系统排名前 5 位的是皮肤及其附件损害、胃肠损害、全身性损害、神经系统损害以及血液系统损害。

3. 国家基本药物中成药情况分析

《国家基本药物目录（2018 年版）》中成药部分涉及共 268 个品种。2019 年全国药品不良反应监测网络收到国家基本药物中成药药品不良反应 / 事件报告 8.9 万例次，其中严重报告 6692 例次，占 7.6%。2019 年国家基本药物中成药部分 7 大类中，药品不良反应 / 事件报告总数由多到少依次为内科用药、骨伤科用药、妇科用药、外科用药、耳鼻喉科用药、儿科用药、眼科用药。

以上监测数据表明，2019 年国家基本药物监测总体情况基本保持平稳。

小贴士

国家基本药物目录（2018 年版）收录品种情况

2018 年 11 月 1 日起，我国正式启用《国家基本药物目录（2018 年版）》。该目录主要分为化学药品和生物制品、中成药和中药饮片三个部分。其中化学药品和生物制品部分包括抗微生物药、抗寄生虫病药、麻醉药等 26 类药品，中成药部分包括内科用药、外科用药、妇科用药等 7

类药品。与 2012 版基药目录相比，2018 版基药目录共调入药品 187 种，调出 22 种（其中有 17 个为化学药），目录总品种数量由原来的 520 种增加到 685 种，其中西药 417 种、中成药 268 种。

（三）化学药品、生物制品监测情况

1. 总体情况

2019 年药品不良反应 / 事件报告中，涉及怀疑药品 163.5 万例次，其中化学药品占 84.9%，生物制品占 1.6%。2019 年严重不良反应 / 事件报告涉及怀疑药品 19.9 万例次，其中化学药品占 90.0%，生物制品占 1.9%。

2. 涉及患者情况

2019 年化学药品、生物制品不良反应 / 事件报告中，男女患者比为 0.86∶1，女性多于男性。14 岁以下儿童患者的报告占 10.6%，65 岁及以上老年患者的报告占 29.0%。

3. 涉及药品情况

2019 年药品不良反应 / 事件报告涉及化学药品中，例次数排名前 5 位的类别依次为抗感染药、心血管系统用药、肿瘤用药、镇痛药、电解质、酸碱平衡及营养药。2019 年严重药品不良反应 / 事件涉及化学药品中，报告数量最多的为抗感染药，占 32.2%；其次是肿瘤用药，占 28.8%。按严重报告占本类别报告比例计算，肿瘤用药的严重报告比例最高，为 42.1%，其次是免疫系统用药，为 24.3%。

2019 年药品不良反应 / 事件报告涉及的生物制品中，抗毒素及免疫血清占 32.3%，细胞因子占 24.2%，血液制品占 4.7%。

按剂型统计，2019 年化学药品不良反应 / 事件报告中，注射剂、口服制剂所占比例分别为 66.2% 和 29.8%，其他剂型占 4.0%。生物制品中，注射剂、口服制剂占比分别为 97.5% 和 0.3%，其他制剂占 2.2%。

4. 总体情况分析

2019 年化学药品和生物制品不良反应 / 事件报告情况与 2018 年基本一致。从药品类别上看，抗感染药报告数量依然居首位，但占比延续了多年以来的下降趋势，提示其使用风险持续降低但仍需要关注；肿瘤用药占比呈上升趋势，其严重报告构成比居首位，提示应关注肿瘤用药的用药风险。从患者年龄看，65 岁及以上老年患者不良反应较 2018 年略有升高，提示应关注此类用药群体的用药安全。

正确看待化疗药引起的骨髓抑制

化疗药是治疗肿瘤的药物，最常见的不良反应之一是骨髓抑制，表现为白细胞减少、血小板减少、贫血等。化疗药导致骨髓抑制与其药理作用有关，此类药物在杀伤癌细胞的同时，对正常组织，尤其是新陈代谢活跃的细胞（如骨髓干细胞）也有较强的抑制作用。骨髓抑制的发生，尤其是白细胞和血小板的严重降低，常常导致患者治疗中断或延期化疗，还可能继发感染，治疗受到影响。

常用的化疗药多可导致骨髓抑制，如烷化剂类的环磷酰胺、司莫司汀，抗代谢药物甲氨蝶呤、氟尿嘧啶，抗肿瘤抗生素类表柔比星、丝裂霉素，抗肿瘤植物药物长春地辛、多西他赛等。

化疗药虽然存在骨髓抑制等严重不良反应，但在临床治疗中不可或缺。肿瘤患者应全面了解化疗药的不良反应，积极配合医生的诊疗方案、不良反应预防和处置措施。医生应掌握各种化疗药发生骨髓抑制的时间和程度，采取适当的预防和处置措施，保证化疗的正常进行。

（四）中药监测情况

1. 总体情况

2019 年药品不良反应 / 事件报告中，涉及怀疑药品 163.5 万例次，其中中药占 12.7%；2019 年严重不良反应 / 事件报告涉及怀疑药品 19.9 万例次，其中中药占 7.1%。

2. 涉及患者情况

2019 年中药不良反应 / 事件病例报告中，男女患者比为 0.82：1，女性多于男性。2019 年中药不良反应 / 事件报告中，14 岁以下儿童患者占 8.1%，65 岁及以上老年患者占 28.2%。

3. 涉及药品情况

2019 年药品不良反应／事件报告涉及的中药中，例次数排名前 5 位的类别分别是理血剂中活血化瘀药（28.4%）、清热剂中清热解毒药（11.4%）、补益剂中益气养阴药（6.8%）、开窍剂中凉开药（6.1%）、祛湿剂中清热除湿药（5.7%）。2019 年中药严重不良反应／事件报告的例次数排名前 5 位的类别分别是理血剂中活血化瘀药（39.8%）、补益剂中益气养阴药（13.0%）、开窍剂中凉开药（10.5%）、清热剂中清热解毒药（8.6%）、解表剂中辛凉解表药（3.8%）。

2019 年中药不良反应／事件报告按照给药途径分布，注射给药占 45.5%、口服给药占 46.4%、其他给药途径占 8.1%。注射给药中，静脉注射给药占 98.5%、其他注射给药占 1.5%。

4. 总体情况分析

2019 年中药不良反应／事件报告数量及严重报告占比与 2018 年相比均有所下降。从给药途径看，注射给药占比略有下降。从药品类别上看，活血化瘀药报告数量依然居首位，但占比略有下降。总体情况看，2019 年各类别中药不良反应／事件报告数量呈下降趋势，但仍需要关注用药安全。

三、相关风险控制措施

根据 2019 年药品不良反应监测数据和分析评价结果，国家药品监督管理局对发现存在安全隐患的药品及时采取相应风险控制措施，以保障公众用药安全。

1. 发布停止生产销售使用含呋喃唑酮复方制剂公告。

2. 发布含头孢哌酮药品、丹参川芎嗪注射液、蟾酥注射液等药品说明书修订的公告 27 期，增加或完善 40 个（类）品种说明书中的警示语、不良反应、注意事项、禁忌等安全性信息。

3. 发布《药物警戒快讯》12 期，提示 68 个（类）品种的国外药品安全信息。

四、各论

根据药品不良反应监测结果以及公众关注情况，对抗感染药、心血管系统用药、注射剂、老年人用药的不良反应报告情况进行分析，并提示安全风险如下。

（一）关注抗感染药用药风险

抗感染药是指具有杀灭或抑制各种病原微生物作用的药品，包括抗生素、合成抗菌药、抗真菌药、抗病毒药等，是临床应用最为广泛的药品类别之一，其不良反应／事件报告数量一直居于首位，是药品不良反应监测工作关注的重点。

2019 年全国药品不良反应监测网络共收到抗感染药不良反应／事件报告51.9 万份，其中严重报告 5.0 万份，占 9.7%。抗感染药不良反应／事件报告占 2019 年总体报告的 34.3%。

1. 涉及药品情况

2019 年抗感染药不良反应／事件报告数量排名前 3 位的药品类别分别是头孢菌素类、喹诺酮类、大环内酯类，严重不良反应／事件报告数量排名前 3 位的药品类别分别是头孢菌素类、喹诺酮类、抗结核病药。

2019 年抗感染药不良反应／事件报告中，注射剂占 80.7%，口服制剂占 16.5%，其他剂型占 2.8%；与药品总体报告剂型分布相比，注射剂比例偏高。严重不良反应／事件报告中，注射剂占 80.8%，口服制剂占 18.1%，其他剂型占 1.1%。

2. 累及器官系统情况

2019 年抗感染药不良反应／事件报告中，整体报告和严重报告的药品不良反应／事件累及器官系统情况详见图 9。与抗感染药的整体报告相比，严重报告的全身性损害、免疫功能紊乱和感染、呼吸系统损害、心血管系统损害和肝胆损害构成比明显偏高。

抗感染药整体药品不良反应／事件报告中，口服制剂累及器官系统排名前 5 位的是胃肠损害、皮肤及其附件损害、神经系统损害、肝胆损害、全身性损害；注射剂累及器官系统排名前 5 位是皮肤及其附件损害、胃肠损害、全身性损害、免疫功能紊乱和感染、神经系统损害。

　　抗感染药严重药品不良反应 / 事件报告中，口服制剂累及器官系统排名前5 位是皮肤及其附件损害、肝胆损害、胃肠损害、全身性损害、代谢和营养障碍；注射剂累及器官系统排名前 5 位是皮肤及其附件损害、全身性损害、呼吸系统损害、免疫功能紊乱和感染、胃肠损害。

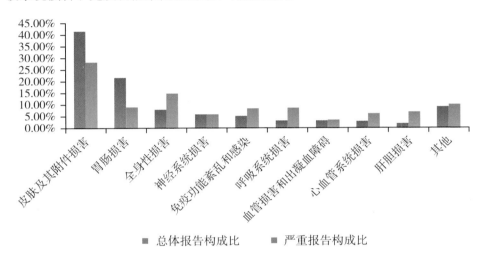

　　　　　　■ 总体报告构成比　　　　■ 严重报告构成比

图 9　2019 年抗感染药不良反应 / 事件累及器官系统情况

3. 监测情况分析及安全风险提示

　　近年来，抗感染药不良反应 / 事件报告占总体报告比例呈现持续下降趋势，说明国家加强抗感染药使用管理等措施取得一定实效，但其严重不良反应报告数量仍然很高，提示抗感染药的用药风险仍需继续关注。

小贴士

吡哌酸的严重不良反应主要有哪些？

　　吡哌酸是喹诺酮类药物，已上市使用多年，但其严重过敏反应的风险仍需予以关注，包括过敏性休克以及严重皮肤过敏反应，如多形性渗出性红斑、史 – 约（Stevens–Johnson）综合征、中毒性表皮坏死松解症（Lyell 综合征）。患者一旦出现皮疹、瘙痒、寒战、胸闷、呼吸困难、血压下降等症状，应立即停药并及时就医。患者应严格按照药品说明书用药，避免严重不良反应的发生。

（二）关注心血管系统用药风险

心血管系统用药是指用于心脏疾病治疗、血管保护、血压和血脂调节的药品，包括降血压药、抗心绞痛药、血管活性药、抗动脉粥样硬化药、抗心律失常药、强心药和其他心血管系统药。近年来，心血管系统用药不良反应 / 事件报告数量及严重报告占比均呈现上升趋势，提示应对该类药品风险给予更多关注。

2019 年全国药品不良反应监测网络共收到心血管系统用药的不良反应 / 事件报告 12.9 万例，占总体报告的 8.5%；其中严重报告 8324 例，占 6.4%。

1. 涉及患者情况

按性别统计，2019 年心血管系统用药不良反应 / 事件报告中，女性患者比男性患者高 2.5 个百分点；严重报告中，男性患者比女性患者高 3.4 个百分点。

按年龄统计，2019 年心血管系统用药不良反应 / 事件报告中，45~64 岁与 65 岁及以上年龄组分别占 42.8% 和 45.6%（图 10），远高于其他年龄组比例；严重报告中，65 岁及以上年龄组占 51.9%。

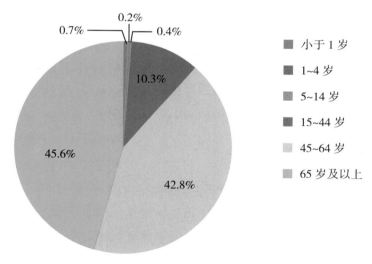

图 10　2019 年心血管系统用药不良反应 / 事件报告涉及患者年龄分布

2. 涉及药品情况

2019 年心血管系统用药不良反应 / 事件报告，数量排名前 3 位的药品类别是降血压药、抗心绞痛药、抗动脉粥样硬化药；心血管系统用药严重报告，数量排名前 3 位的药品类别是抗动脉粥样硬化药、降血压药、抗心绞痛药。

2019 年心血管系统用药不良反应 / 事件报告中，注射剂占 41.9%，口服制剂占 57.4%，其他剂型占 0.7%；严重报告中，注射剂占 51.4%，口服制剂占 47.6%，其他剂型占 1.0%。

3. 累及器官系统情况

2019 年心血管系统用药不良反应 / 事件报告中，口服制剂累及器官系统排名前 5 位是神经系统损害、胃肠损害、全身性损害、呼吸系统损害、皮肤及其附件损害；注射剂累及器官系统前 5 位是神经系统损害、皮肤及其附件损害、全身性损害、胃肠损害、血管损害和出凝血障碍（图 11）。

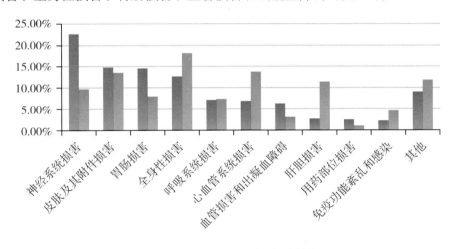

■ 总体报告构成比　　■ 严重报告构成比

图 11　2019 年心血管系统用药不良反应 / 事件累及器官系统情况

4. 监测情况分析及安全风险提示

统计分析结果显示，心血管系统用药不良反应 / 事件报告中，65 岁及以上年龄组患者报告占比及严重报告占比均明显高于总体报告中该年龄组患者水平，提示老年患者是心血管系统用药的主要群体，医务人员和患者应关注发生严重不良反应的风险。

2019 年心血管系统用药不良反应 / 事件报告中，口服制剂报告比例较注射剂高出 15.5 个百分点，提示心血管系统用药不良反应 / 事件报告更多来自口服给药途径。在该类药品口服制剂中，他汀类药品严重不良反应/事件报告数量最多，这可能与他汀类药品使用较多有关，他汀类药品除用于血脂代谢紊乱及相关心血管疾病的治疗，还用于此类疾病的预防；此外，不排除其中存在的不合理、不规范使用情况，提示医务人员和患者应关注此类药品的风险。

 小贴士

患者使用他汀类药品应注意什么？

目前国内上市的他汀类药品包括阿托伐他汀、瑞舒伐他汀、辛伐他汀、洛伐他汀、氟伐他汀、匹伐他汀等。此类药品严重不良反应主要表现为肝功能异常、肝酶异常、肌痛、肌酸磷酸激酶升高等。

他汀类药品常用于血脂代谢紊乱及相关心血管疾病的治疗和预防，患者在使用此类药品前应仔细阅读药品说明书不良反应、注意事项、警示、禁忌等安全性提示信息，服用药品期间应遵医嘱动态监测肝功能和肌酸激酶；如出现不适，建议及时就医。他汀类药品常常和其他药品联合使用，特别需要关注药物相互作用。例如他汀类药品需要和红霉素、克拉霉素、伊曲康唑等联用时，医务人员应结合患者的基础疾病和用药情况，给予患者适宜的药品，并注意调整剂量，避免发生严重不良反应。

（三）关注注射剂用药风险

2019年药品不良反应/事件报告按照剂型统计，整体报告中注射剂占63.3%，严重报告中注射剂占74.3%。所有注射剂报告中，化学药品注射剂占86.9%，中药注射剂占9.1%，生物制品占1.6%，无法分类占2.5%。

1. 药品情况

化学药品注射剂的报告数量排名前3位的药品类别是抗感染药，肿瘤用药，电解质、酸碱平衡及营养药（图12）。

中药注射剂报告数量排名前3位的药品类别是理血剂，补益剂，开窍剂（图13）。

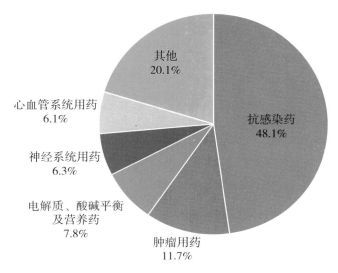

图 12　2019 年化学药品注射剂不良反应 / 事件报告药品类别情况

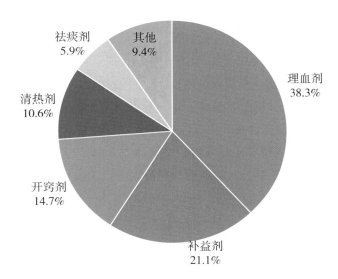

图 13　2019 年中药注射剂不良反应 / 事件报告药品类别情况

2. 累及器官系统情况

2019 年注射剂不良反应 / 事件报告中，累及器官系统排名前 5 位的是皮肤及其附件损害、胃肠损害、全身性损害、神经系统损害、心血管系统损害。注射剂严重不良反应 / 事件中，累及器官系统排名前 5 位的是皮肤及其附件损害、全身性损害、血液系统损害、胃肠损害、呼吸系统损害（图 14）。

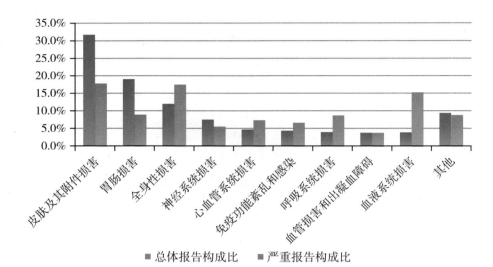

■ 总体报告构成比　　■ 严重报告构成比

图 14　2019 年中药注射剂不良反应 / 事件累及器官系统情况

3. 监测情况分析及安全风险提示

2019 年药品不良反应 / 事件报告按剂型统计，注射剂总体报告占比较高，与近年来注射剂报告总体情况基本相似。注射剂不良反应 / 事件报告中，严重报告占比高，不良反应表现以过敏反应或过敏样反应为主，不排除不合理、不规范使用情况，提示我们需继续关注注射剂的用药风险。

2019 年儿童药品不良反应 / 事件报告中，注射剂占 77.6%，口服制剂占 16.4%。提示儿童作为特殊用药人群，受脏器发育尚未完全等因素影响，对药物更为敏感，耐受性较差，其注射用药风险需重点关注。

怎样合理选择给药途径？

临床上给药途径多种多样，主要包括经胃肠道给药途径和非经胃肠道给药途径。经胃肠道给药途径，即口服给药途径，常见剂型如片剂、颗粒剂、胶囊剂、散剂、溶液剂、丸剂等；非经胃肠道给药途径，即除口服给药途径以外的所有其他途径，如注射给药、呼吸道给药、皮肤给药等，常见剂型如注射剂、喷雾剂、外用溶液剂、滴眼剂、栓剂等。其中，注射给药途径包括皮下注射、皮内注射、肌内注射、静脉注射等。

不同给药途径具有不同的临床意义，如口服给药途径，是最常用，相对安全、方便、经济的给药途径；注射给药途径，优点是吸收快，药量准确可控，缺点是未经过人体的天然屏障，直接进入体内，可引起组织损伤、疼痛、感染，甚至严重不良反应。临床上应根据用药实际，遵循"能口服给药的，不选用注射给药；能肌内注射给药的，不选用静脉注射或滴注给药"的原则，合理选择给药途径。

（四）关注老年人用药安全

2019 年全国药品不良反应监测网络中 65 岁及以上老年患者相关的报告占 29.1%。老年患者严重报告占老年患者报告总数的 12.0%，略高于 2019 年总体报告中严重报告比例。

1. 涉及老年患者情况

2019 年老年患者药品不良反应 / 事件报告中，男女患者比为 0.95∶1。老年患者年龄分布中 65~69 岁老年患者报告占 32.9%，70~74 岁老年患者报告占 25.3%（图 15）。

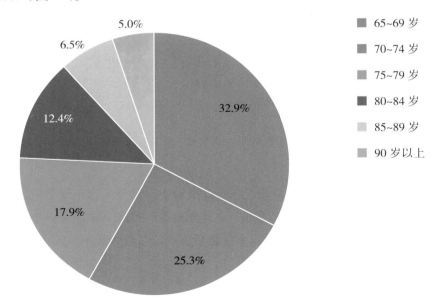

65~69 岁
70~74 岁
75~79 岁
80~84 岁
85~89 岁
90 岁以上

图 15　2019 年老年患者药品不良反应 / 事件报告年龄分布

2. 涉及药品情况

按照药品类别统计，化学药品占 86.6%，中药占 12.6%，生物制品占 0.8%。化学药品排名居前的药品类别是抗感染药、心血管系统用药、肿瘤用药、神经系统用药，电解质、酸碱平衡及营养药；中药排名居前的药品类别是理血剂、补益剂、祛湿剂、开窍剂、清热剂。

按照药品给药途径统计，注射给药占 67.0%、口服给药占 30.1%、其他给药途径占 2.9%（图 16）。注射给药中，静脉注射给药占 92.7%、其他注射给药占 7.3%。

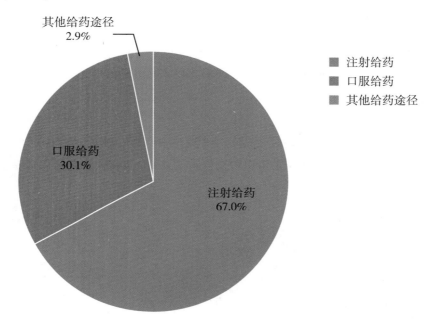

图 16 2019 年老年患者药品不良反应 / 事件报告给药途径分布

3. 累及器官系统情况

2019 年老年患者药品不良反应 / 事件报告中，累及器官系统排名前 5 位的是胃肠损害、皮肤及其附件损害、全身性损害、神经系统损害、心血管系统损害。化学药品、中药累及器官系统排名前 5 位与总体基本一致（图 17）。

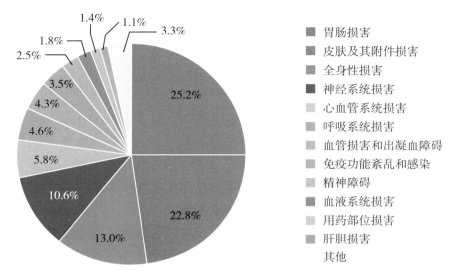

图 17　2019 年老年患者药品不良反应 / 事件累及器官系统情况

4. 监测情况分析及安全风险提示

2019 年老年患者药品不良反应 / 事件报告占整体报告的 29.1%；老年患者严重报告所占比例高于整体报告中严重报告比例，提示老年患者受基础疾病较多、机体代谢水平较差以及用药情况复杂等因素影响，发生药品不良反应的风险更大，因此应持续关注老年人群用药安全。

从 2019 年老年患者药品不良反应 / 事件报告统计数据看，在药品类别分布上，老年患者用药的化学药品中，心血管系统用药、神经系统用药的构成比高于该类别药品在化学药总体报告中的构成比，提示老年患者使用以上药品较多，不良反应发生情况较多。中药排名居前的药品类别为理血剂、补益剂、祛湿剂、开窍剂，这 4 类药品的使用与老年人疾病谱和生理特点有关。

 小贴士

老年人用药应注意什么？

一般来说，随着年龄的增长，老年人脏器功能有不同程度减弱，新陈代谢减慢，容易发生药品不良反应；老年患者往往身患一种以上的疾病，使用的药品种类及数量多，有些老年人还服用一些保健食品，所以老年人用药要特别慎重，尽量避免不良的药物相互作用带来的治疗失败或不良反应/事件；治疗中需遵医嘱使用药品，用药后出现身体不适应咨询医生或药师，严重的应及时就医。

五、有关说明

1. 本年度报告中的数据来源于国家药品不良反应监测数据库中 2019 年 1 月 1 日至 2019 年 12 月 31 日各地区上报的数据。

2. 与大多数国家一样，我国药品不良反应报告是通过自发报告系统收集并录入到数据库中的，存在自发报告系统的局限性，如漏报、填写不规范、信息不完善、无法计算不良反应发生率等。

3. 每种药品不良反应/事件报告的数量受到该药品的使用量和不良反应发生率等诸多因素的影响，故药品不良反应/事件报告数量的多少不直接代表药品不良反应发生率的高低或者严重程度。

4. 本年度报告完成时，其中一些严重报告、死亡报告尚在调查和评价的过程中，所有统计结果均为现阶段数据收集情况的真实反映，并不代表最终的评价结果。

5. 专业人士会分析药品与不良反应/事件的关联性，提取药品安全性风险信息，根据风险的普遍性或者严重程度，决定是否需要采取相关措施，如在药品说明书中加入安全性信息，更新药品如何安全使用的信息等。在极少数情况下，当认为药品的获益不再大于风险时，药品也会撤市。

6. 本年度报告数据均来源于全国药品不良反应监测网络，不包含疫苗不良反应/事件的监测数据。

行业发展

2019 年度中国医药工业百强榜单评析

中国医药工业信息中心

2019 年，百强企业实现主营业务收入 9296.4 亿元，同比增长 10.7%，超过医药工业整体增速 2.7 个百分点。

2019 年，全国规模以上医药工业企业 8745 家，百强企业数量仅占 1.1%，主营业务收入占比却高达 35.6%，同比提升 3.1 个百分点；其中数量仅为 0.1% 的十强企业主营业务收入占比为 11.8%。

2019 年，百强企业的研发费用持续增长，平均研发费用 5.5 亿元，平均投入强度为 5.9%，均为历年来的最高值。

2019 年是医药行业充满机遇与考验的一年。新修订《药品管理法》的实施，优化审评审批与推进药品上市许可持有人制度，将进一步释放企业创新活力；控费降价的风暴席卷行业，促成我国药品定价机制在新医改十年后全面蜕变，从"天花板"到"地板"的价格差，决定了企业必须在运营战略、资源配置、价值链条等多方面做出变革。多重政策交织下，行业重组洗牌的大幕已然拉开。

在这个以创新与变革为主题的新时代，究竟谁能勇立潮头？ 2020 年 8 月 30 日，"2019 年度中国医药工业百强榜"在第 37 届全国医药工业信息年会上正式发布，或许我们能够从中找到答案。百强企业凭借对外部环境的清晰洞察、对内部资源的合理调配，创新制胜、降本增效、资本助力、多元发展，不仅实现本年度榜单名次的跃升，更是走在前、作表率，全力推动医药行业高质量发展。

一、多项数据创新高　持续领跑全行业

1. 创纪录，百强营收近万亿

受多项政策落地实施的影响，2019 年度规模以上医药工业企业主营业务收入为 26147 亿元，同比增长 8.0%（注：规模以上工业企业利润总额、主营业务收入等指标的增速均按可比口径计算，与上年所公布的同指标数据之间有不可比因素，不能直接相比计算增速），增速较上年同期放缓 4.7 个百分点。然而，经历改革的阵痛是为了实现结构的优化，百强企业凭借更强的市场能力和更有价值的产品线，实现主营业务收入 9296.4 亿元（图 1），同比增长 10.7%，超过医药工业整体增速 2.7 个百分点。两位数的增速，代表着百强企业具备出色的抗压能力，也表明行业正朝着优化集中的方向稳定发展。

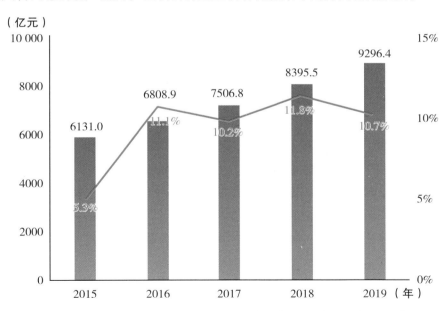

图 1　2015~2019 年百强企业总体主营业务收入（亿元）及增速

2. 挑大梁，集中度首超三分之一

长期高于行业整体水平的增速，表现为产业集中度进一步提升。2019 年全国规模以上医药工业企业 8745 家，百强企业数量仅占 1.1%，主营业务收

入占比却高达 35.6%，同比提升 3.1 个百分点；其中数量仅为 0.1% 的十强企业主营业务收入占比为 11.8%（图 2）。龙头企业对我国医药工业的贡献度持续提升，对产业发展的推动作用不断增强，彰显了我国医药工业调结构、促转型的努力卓有成效。

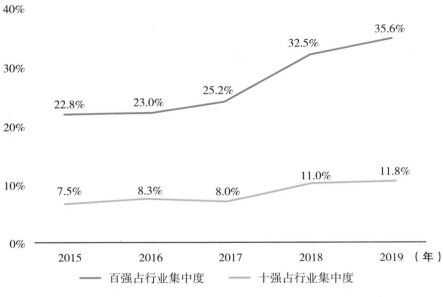

图 2　2015~2019 年十强、百强企业主营业务收入占行业集中度

3. 破恒局，十强企业显著更迭

随着医药工业集中度加速提升，龙头企业格局逐步形成，百强榜单已趋于稳定，企业排名波动幅度缩小。然而，近两年行业改革逐渐深入，政策调控作用持续发酵，隐藏在榜单中的细微变化终于在 2019 年汇聚成磅礴的变革力量。本年度百强企业大幅变化，特别是十强榜单产生了 5 年来最为显著的席位更迭（表 1）。

表 1　2019 年医药工业十强企业排名变化

企业	2019年	2018年	2017年
扬子江药业集团有限公司	1	1	1
广州医药集团有限公司	2	2	2
中国医药集团有限公司	3	3	4

企业	2019年	2018年	2017年
华润医药控股有限公司	4	5	5
修正药业集团股份有限公司	5	4	3
上海医药（集团）有限公司	6	6	6
上海复星医药（集团）股份有限公司	7	7	11
拜耳医药保健有限公司	8	11	7
中国远大集团有限责任公司	9	13	13
江苏恒瑞医药股份有限公司	10	14	14

具体来看，榜单前三甲分别是：扬子江药业、广药集团、国药集团。虽然面孔未变，但三家企业主营业务收入均突破400亿元规模，前三强差距逐年缩小，竞争进入白热化。其中以国药集团医药工业营收增速最快，本年度大幅增长20.8%。随着旗下各大业务板块并购重组完成，国药集团资源整合优势显现，发展势头迅猛。

前十强作为百强企业的核心代表，既荣誉加身，又必须以身作则，承担起引领产业发展的重任。本年度新晋十强榜单的有两家企业：远大集团、江苏恒瑞。作为我国本土制药企业转型升级的成功典范，这两家企业多年来排名稳步提升，2019年更是以加速度实现超越，杀入榜单前十。远大集团凭借跨界并购，在优势治疗领域多元化发展；江苏恒瑞则聚焦自主研发，创新产品带来丰厚营收回报。由此可见，外延式扩张和内生式增长，已成为我国制药企业提高核心竞争力的主流方式。

4. 强恒强，百亿集群扩容升级

除十强之争外，主营业务收入破百亿成为龙头医药企业的另一道门槛。本年度"百亿俱乐部"再添5家新贵：阿斯利康、鲁南制药、深圳东阳光、赛诺菲中国以及华北制药，总数量突破历史新高达27家。同时，百亿成员也在不断向更高层次跃迁，除国药集团突破400亿元外，远大集团、江苏恒瑞、石药控股新晋200亿元集群。在全行业面对严峻考验时期，百亿元企业的增长步伐从未放缓，从0到1乃至更高规模的层级，强者恒强已成为市场不变的定律。

5.门槛升,核心竞争力凸显价值

正视与上榜门槛的差距,将成为促进全行业企业前进的动力。本年度百强上榜门槛进一步提升至28.6亿元,增速为9.5%,较上年度同比增长7.5个百分点。企业能否顺应行业发展趋势、拥有核心竞争力,将成为登榜与否的关键因素。7家新晋企业中,甘李药业专注于胰岛素类似物的研发和生产,打破了全球市场的寡头垄断格局,对降低胰岛素价格、提高可及性起到重要作用。先发优势、产品线布局优势、价格优势等共同构成甘李药业的核心竞争力,促使其市场份额逐年提升,在保障民生的同时成功步入百强行列(表2)。

表2　2019年百强榜单新上榜企业

企业	2019年排名
杭州默沙东制药有限公司	28
青峰医药集团有限公司	64
上海勃林格殷格翰药业有限公司	81
广西梧州中恒集团股份有限公司	82
海思科医药集团股份有限公司	85
甘李药业股份有限公司	99
江苏恩华药业股份有限公司	100

6.优布局,产业集聚效应再分布

综观百强企业的地域分布,我国华东、华北地区利用区位合作优势和丰富的人才、资本、技术资源,抢抓机遇,长期引领医药产业高速发展;内陆地区凭借丰富的药材、土地、人力等资源,形成产业梯度,为医药产业转移提供了基础条件。近年来,在国家深入实施振兴东北和西部大开发的战略背景下,内陆地区积极招商引资,扶持地方产业发展,东北、西南地区的百强企业数量有所提升,新的产业集聚效应正在逐步形成。

比较整体和各地区百强企业的平均营收水平,华中、西北、东北等地区企业的营收差距已显著缩小。内陆地区大力兴建医药产业园区,加强创新扶持力度,树立绿色发展理念,重点解决产业发展过程中的"卡脖子"问题,产业发展环境明显改善,为承接医药产业转移做好了准备。

外资企业的发展也是华东地区百强企业数量较多的原因之一。随着中国医药市场的快速崛起，以及药品审评审批制度改革、临床急需境外新药名单发布等多项政策的实施，中国正以扩大开放的态度积极迎接外资药企的进入。2019 年辉瑞普强的全球总部落户上海，成为第一个在中国设立全球总部的跨国药企，其在中国市场销售的大部分产品均已实现本地化生产。营销渠道下沉、全链条合作、快速调整在华策略，外资药企已成为中国市场的重要参与者。

二、转换发展动能　构建多元产业

透过数据直面本质不难发现，百强企业虽各有所长，但其发展策略亦存在共性，可总结为"内外兼修"：对内把钱花在刀刃上，既加大研发投入、为企业增添发展动能，又控制成本、强化产品竞争力，在各类谈判中占得先机；对外则积极参与资本运作，借助资本市场乃至科创板的东风谋求变革，同时跨界布局，从优势领域向多元化业务拓展。

1. 创新制胜

2019 年百强企业的研发费用持续增长（注：各年统计数据均排除当年未上报国内研发费用的企业），平均研发费用 5.5 亿元，平均投入强度为 5.9%，均为历年来的最高值。百强企业在研发上的重视和热情远超行业平均水平，成为企业良性、快速发展的关键因素。

进一步比较个体研发投入强度，多家由仿到创的转型企业表现突出。投入强度大于 15% 的企业由上一年的 3 家增至 5 家，分别是江苏恒瑞、浙江海正、深圳信立泰、成都康弘及北京四环。尽管在当前的市场环境中，制药企业面临着较大的成本压力，但研发创新永远是企业转型升级、提升竞争力的根本动能，不能"因噎废食"，重视研发的企业才有未来。

作为创新驱动的典范，江苏恒瑞在本年度首次进入榜单前十，其成功与长期一贯的高研发投入密切相关。根据中国医药工业信息中心的统计数据显示，2015~2019 年获批的 27 个 1 类创新药中，江苏恒瑞的数量最多，拥有吡咯替尼、卡瑞利珠单抗、甲苯磺酸瑞马唑仑 3 个创新药，这表明经过多年的技术积淀，该企业已初步形成高研发高回报的正反馈机制（表 3）。

表3 2015~2019年百强企业获批1类创新药

品种	生产企业	年份
海姆泊芬	上海复旦张江生物医药股份有限公司	2016
奈诺沙星	浙江医药股份有限公司新昌制药厂	2016
安罗替尼	正大天晴药业集团股份有限公司	2018
吡咯替尼	江苏恒瑞医药股份有限公司	2018
聚乙二醇洛塞那肽	江苏豪森药业集团有限公司	2019
氟马替尼	江苏豪森药业集团有限公司	2019
卡瑞利珠单抗	江苏恒瑞医药股份有限公司	2019
甲苯磺酸瑞马唑仑	江苏恒瑞医药股份有限公司	2019
达可替尼	辉瑞制药有限公司	2019

浙江海正则是转型升级的成功案例，其研发投入强度逐年提升，2019年进一步升至16.6%。该企业也正以研发创新为发展动能，驶入从原料药向制剂、仿制药向独家仿制药乃至创新药转型的快车道。

值得一提的是，创新药名单中还出现了外资企业辉瑞的名字，辉瑞选择在中、美、欧、日等全球多个国家和地区，同步递交该药品的注册申请并获得批准，再次证明了中国市场的重要性，也从侧面验证了我国药品审评审批能力已具备国际水平。

2. 降本增效

2019年百强企业工业增加值同比增长24.7%，较上年同期大幅提升20个百分点，恢复至往年工业增加值加速提升的整体态势。在医药行业提质增效的要求下，智能制造和精益运营在规模化制药企业中得到更加广泛而深入的应用，导致工业中间投入（包括原材料、燃料等各类实物产品以及对外支付的服务费用等多方面）显著下降，有效实现控成本、降价格的产业发展目标。

生产成本的降低给了百强企业更大的定价自主权，从而在药品集中采购中占得先机。从"4+7"城市试点到第三批国家集采，百强企业始终表现突出，品种覆盖率不断提升。我国本土百强企业积极参与仿制药一致性评价和集采工作，其品种覆盖率和产品覆盖率之高，表明降本增效后的百强正在以规模优势转化为发展优势，龙头企业在未来的市场竞争中已占据主动。

3. 资本助力

将百强企业根据公司性质分成外资、中资未上市和中资已上市三类（注：若集团公司或其子公司上市，均定义为上市公司）。2019 年榜单上的中资已上市公司数量高达 65 家，并且仍呈现逐年升高趋势。其中，A 股上市公司为 48 家，H 股上市公司 11 家，A+H 股上市公司 6 家。对于大型本土企业而言，A 股市场仍然是首选的上市渠道。医药企业上市不仅有助于改善企业的财政状况、募集大量资金用以推动业务转型升级、大大增强企业的发展活力，也是对企业管理水平、发展前景、盈利能力的有力证明，可显著提高企业知名度，提升临床形象，最终扩大产品渗透率乃至收益。

在港股上市新规出台后，为了强化 A 股市场对科技创新型企业的服务能力，科创板作为中国资本市场改革的"试验田"应运而生。截至 2020 年 8 月 16 日，已有 35 家生物医药企业上市，包括三生制药旗下的三生国健以及上药集团为第一大股东的复旦张江。除此之外，科创板的巨大潜力还吸引了一批百强企业分拆子公司，如乐普诊断、百克生物（长春高新子公司）、天士力生物均正在筹备中，甚至港股千亿市值的石药集团也宣布拟登录科创板，掀起一股红筹股回归的浪潮。受益于日臻完善的投融资机制，本土创新正在更强有力的资本支持下崛起。

4. 多元发展

本年度上榜企业以化学药品制剂制造、中成药制造为主，生物生化制品制造企业数量虽少，但已逐年增长至 4 家：长春高新、三生制药、华兰生物以及 2019 年首次上榜的甘李药业。生物制品的治疗领域广、市场需求量大、总体临床成功率高，已成为企业未来发展的重点机会。

由于企业只能选择唯一的主行业登记注册，故按此分类并不能如实反映当前制药企业更加多元化、外延式的发展策略。一方面，规模企业正逐步告别单一药品类别的业务模式，转向综合发展。统计本年度位列百强的 82 家本土制药企业，其中 79 家拥有化药制剂批件、65 家拥有中药制剂批件、24 家拥有生物制品批件，由此可见，三大类药品多元化发展已成为百强企业的战略趋势。

另一方面，药品、器械、服务三位一体的协同发展模式受到企业追捧。新晋十强企业远大集团，采用先重点领域药物再相关医疗器械的并购思路，打造"诊断－药品－手术"全周期产品线；传统支架强者乐普医疗，进军心血管及相关并发症药物，走药械互促互补道路。复星医药作为跨界企业代表，自 2013 年以来相继收购多家医院及高端医疗器械公司后，近期又推出"复星健康＋"试水互联网医疗服务。积极拓展多元化业务，成为百强企业维持发展活力的关键因素之一。

三、整合优化　将是行业长期趋势

百强企业拥有辉煌和高光时刻的同时，也有一些发展困局值得关注。一是发展不充分、不均衡的问题仍然存在，如优秀的百强企业仍主要分布在沿海省市，内陆地区相对薄弱；二是百强企业仍以化药制造为主，在生物医药全球化蓬勃发展的今天，拥有生物制品的百强企业相对较少；三是在逆全球化的背景下，2019 年百强企业的出口交货值 5 年来首次出现负增长。表明我国医药产业仍需要加强政策引导，转换新旧动能，拓宽投融资渠道，提升规模企业的支撑作用，推动产业结构加速调整升级。

正因如此，百强企业所具备的研发创新、成本费用控制、资本运作、生产监管、原料制剂一体化等能力的重要性更加凸显。疫情防控所带来的公共卫生安全需求、经济增长动能的持续转换、全面建成小康社会的奋斗目标，将进一步加速我国医药产业变革。

展望未来，医药行业发展的长期趋势将是整合和优化。在"创"与"变"的时代风口，拥有绝对创新力量的中国医药工业百强，将持续通过产品创新、技术创新和经营模式创新来实现企业自身的整体战略目标，并在促进行业高速发展、引领工业转型升级和冲击世界一流企业的过程中，更好地诠释整个产业所赋予其的社会价值与责任。

2019 年度中国医药工业百强企业榜单

扬子江药业集团有限公司

广州医药集团有限公司

中国医药集团有限公司

华润医药控股有限公司

修正药业集团股份有限公司

上海医药（集团）有限公司

上海复星医药（集团）股份有限公司

拜耳医药保健有限公司

中国远大集团有限责任公司

江苏恒瑞医药股份有限公司

江西济民可信集团有限公司

山东齐鲁制药集团有限公司

石药控股集团有限公司

辉瑞制药有限公司

四川科伦药业股份有限公司

正大天晴药业集团股份有限公司

上海罗氏制药有限公司

阿斯利康制药有限公司

山东步长制药股份有限公司

诺和诺德（中国）制药有限公司

珠海联邦制药股份有限公司

鲁南制药集团股份有限公司

赛诺菲（杭州）制药有限公司

天津市医药集团有限公司

深圳市东阳光实业发展有限公司

赛诺菲（中国）投资有限公司

华北制药集团有限责任公司

杭州默沙东制药有限公司

人福医药集团股份公司

丽珠医药集团股份有限公司

西安杨森制药有限公司

江苏豪森药业集团有限公司

费森尤斯卡比（中国）投资有限公司

江苏济川控股集团有限公司

云南白药集团股份有限公司

中国北京同仁堂（集团）有限责任公司

新和成控股集团有限公司

瑞阳制药有限公司

太极集团有限公司

北京诺华制药有限公司

江苏康缘集团有限责任公司

康恩贝集团有限公司

天士力控股集团有限公司

绿叶投资集团有限公司

长春高新技术产业（集团）股份有限公司

普洛药业股份有限公司

华立医药集团有限公司

山东罗欣药业集团股份有限公司

山东新华制药股份有限公司

浙江海正药业股份有限公司

浙江华海药业股份有限公司

山西振东健康产业集团有限公司

中国医药健康产业股份有限公司

南京先声东元制药有限公司

中美上海施贵宝制药有限公司

沈阳三生制药有限责任公司

石家庄以岭药业股份有限公司

浙江医药股份有限公司

江苏奥赛康药业有限公司

东北制药集团股份有限公司

天津红日药业股份有限公司

北京泰德制药股份有限公司

深圳信立泰药业股份有限公司

青峰医药集团有限公司

葵花药业集团股份有限公司

辰欣科技集团有限公司

石家庄四药有限公司

山东睿鹰制药集团有限公司

仁和（集团）发展有限公司

京新控股集团有限公司

卫材（中国）投资有限公司

上海创诺医药集团有限公司

哈药集团有限公司

浙江仙琚制药股份有限公司

华兰生物工程股份有限公司

山东鲁抗医药股份有限公司

哈尔滨誉衡药业股份有限公司

江苏苏中药业集团股份有限公司

好医生药业集团有限公司

江苏亚邦药业集团股份有限公司

上海勃林格殷格翰药业有限公司

广西梧州中恒集团股份有限公司

亚宝药业集团股份有限公司

惠氏制药有限公司

海思科医药集团股份有限公司

乐普（北京）医疗器械股份有限公司

成都康弘药业集团股份有限公司

成都倍特药业股份有限公司

施维雅（天津）制药有限公司

百特（中国）投资有限公司

安斯泰来制药（中国）有限公司

神威药业集团有限公司

悦康药业集团股份有限公司

山东齐都药业有限公司

安徽丰原集团有限公司

吉林敖东药业集团股份有限公司

贵州益佰制药股份有限公司

北京四环制药有限公司

甘李药业股份有限公司

江苏恩华药业股份有限公司

一致性评价：铺就中国仿制药提质之路

中国医药报记者　陆悦　胡芳

　　自 2015 年药品审评审批制度改革启动以来，我国仿制药坚定不移地走上质量提升之路。2020 年，仿制药质量和疗效一致性评价工作稳步推进，并重点围绕注射剂开展，全年发布参比制剂 2064 个品规，累计发布 3963 个品规；截至 2020 年底，累计通过和视同通过一致性评价审评的品种已达 445 个，约占常用化学药品的三分之一，其中包括口服固体制剂 321 个，注射剂 86 个，其他剂型 38 个。在各方力量推动下，更多高质量仿制药实现对原研药的替代，在临床上发挥作用，让患者受益。

顶层设计　建立体系

　　长期以来，仿制药是我国药品市场的主体，但由于历史原因，部分仿制药质量和疗效与原研药存在差距。2015 年 8 月，国务院印发《关于改革药品医疗器械审评审批制度的意见》，将"提高仿制药质量"作为药审改革的五大目标之一，对已上市的仿制药，按照与原研药品质量和疗效一致的要求，分期分批开展评价。

　　药审改革启动后，国家制定了一系列政策，鼓励企业积极开展仿制药一致性评价，并设立了由药品审评、检验检测、审核查验、监测评价等部门组成的仿制药质量和疗效一致性评价办公室（以下简称一致性评价办公室）。

　　2016 年 3 月，国办发布《关于开展仿制药质量和疗效一致性评价的意见》，这是指导我国药品生产企业开展仿制药一致性评价的纲领性文件。2017 年 8 月，国家药监部门发布《关于仿制药质量和疗效一致性评价工作有关事项的公告》，规定了仿制药一致性评价受理审批、检查检验的基本流程。

　　据了解，仿制药一致性评价共涉及 4300 余个品种、10.5 万个批准文号、

3500 余家药品生产企业。2018 年 11 月 1 日,《国家基本药物目录(2018 年版)》施行, 建立动态调整机制, 通过仿制药一致性评价的品种优先纳入目录, 未通过仿制药一致性评价的品种逐步调出目录。

设立标杆　提升质量

仿制药一致性评价工作启动后, 国家药监部门不断完善一致性评价工作细则, 制定了一系列扶持政策, 鼓励更多企业开展仿制药一致性评价。

2017 年 12 月, 一致性评价办公室对 289 基药目录中品种的参比制剂进行梳理, 形成了《289 目录品种参比制剂基本情况表》并实时更新, 供企业进行仿制药一致性评价研究参考。2018 年 1 月, 国家药监部门制定发布《中国上市药品目录集》, 收录了我国批准上市的创新药、改良型新药、按照化学药品新注册分类申报的仿制药以及通过一致性评价药品的信息, 指定仿制药参比制剂, 树立了仿制药研发标杆。2019 年 3 月, 国家药监局发布公告, 确定化学仿制药参比制剂遴选与确定程序, 截至 2020 年底, 已正式发布 35 批参比制剂目录。

"仿制药一致性评价是需要企业投入资金、技术和时间进行质量攻关、工艺改进和技术提升的科学研究。"江苏先声药业集团党委书记兼研究院副院长王峰表示, 仿制药一致性评价工作的推进, 驱动企业在研发体系质量上与原研药对标, 且必须与 ICH 标准接轨。仿制药一致性评价工作提高了药品质量和药品研发体系整体水平。

降低药价　重塑市场

企业开展仿制药一致性评价的资金和技术成本并不低。复星医药相关人士介绍说, 企业开展仿制药一致性评价, 平均每个品种投入 750 万元左右。王峰表示, 短期来看, 企业开展仿制药一致性评价后的经济获益不明显, 但从长远来看, 这是一件多方共赢的好事:对患者来说, 可降低药价, 提高药品质量, 保障药品供应;对企业来说, 产品通过仿制药一致性评价, 有利于企业在竞争激烈的仿制药市场上获得更好效益，也有利于企业品牌价值的提升。

在第四届中国药品监管科学大会上，国家药监局南方医药经济研究所所长林建宁直言，我国药品招标采购的模式正在发生变化，未通过仿制药一致性评价的品种将失去市场机会。仿制药一致性评价的临床意义也已显现。以慢性髓性白血病治疗一线用药甲磺酸伊马替尼（格列卫）为例：2001 年格列卫进入中国时，定价为 23 500 元 / 盒，一名患者一年的药物费用超过 28 万元；2018 年，经医保谈判后，每盒价格降至 1 万元出头；2018 年 7 月，江苏豪森药业生产的仿制药甲磺酸伊马替尼（昕维）通过仿制药一致性评价，可进行原研替代——而昕维每盒价格不及进入医保目录后的格列卫价格的 1/9，切实降低了患者的药费负担。

提升产业国际竞争力

在仿制药审评审批过程中，国家药品监管部门坚持与原研药质量和疗效一致的原则，按照已发布的相关药物研发技术指导原则开展技术审评，督促企业持续提高药学研究及人体生物等效性研究质量。

为避免一致性评价成为"一次性评价"，国家药品监管部门对通过一致性评价的仿制药品种加强监管，将已经通过一致性评价的仿制药纳入下一年度国家药品抽检计划，同时规范药品制剂原料药、药用辅料、药包材的变更管理。

仿制药一致性评价不仅有效提高了我国仿制药质量，也有助于提升我国制剂水平，实现制药行业高质量发展。

我国是制药大国，但非制药强国。在国际医药市场，我国还是以原料药出口为主（我国已经成为全球最大原料药生产国和出口国），但制剂出口无论是品种还是金额，所占的比重都较小，造成这一现象的根本原因在于制剂水平的相对落后。

制剂是有效成分、辅料和包材的有机结合，仿制药一致性评价将促进企业更多地进行生产工艺和辅料、包材的综合研究，全面提高制剂水平，加快我国医药产业的优胜劣汰、转型升级步伐，进一步推动我国制剂产品走向国际市场，提高国际竞争能力。

一致性评价步入常态

目前，我国仿制药一致性评价审评体系已初步形成，一致性评价工作已步入常态。

国家药监部门不断完善评价机制，按照国务院办公厅《关于开展仿制药质量和疗效一致性评价的意见》提出开展仿制药质量和疗效一致性评价工作的要求，原国家食品药品监督管理总局发布《关于仿制药质量和疗效一致性评价工作有关事项的公告》，国家药监局发布《关于仿制药质量和疗效一致性评价有关事项的公告》《关于发布化学仿制药参比制剂遴选与确定程序的公告》，组织制定和发布了《仿制药质量和疗效一致性评价受理审查指南（需一致性评价品种）》《仿制药质量和疗效一致性评价受理审查指南（境内共线生产并在欧美日上市品种）》及相关文件，明确仿制药注册标准与《中华人民共和国药典》等国家药品标准的关系，确定仿制药质量和疗效一致性评价技术要求、一致性评价申报资料要求，完善仿制药一致性评价审评审批制度。由药品审评、检验检测、审核查验、监测评价等部门组成的仿制药质量与疗效一致性评价办公室，统筹推进仿制药一致性评价各项工作。由产业界、协会学会、高等院校等70余名专家组成的专家委员会，针对参比制剂遴选、人体生物等效性试验豁免、疑难品种评价方案等重要技术问题召开专家咨询会，加强仿制药一致性评价的技术支撑，保障评价结果的公平性与科学性。根据国家药监局《关于发布化学仿制药参比制剂遴选与确定程序的公告》，逐步建立起完善的仿制药参比制剂目录集，为我国仿制药企业合理选择和确定参比制剂提供有力依据。

在仿制药一致性评价中，国家药监局坚持引导、督导与服务并重。根据评价品种具体情况，分类处理、分别施策。建立绿色通道，对仿制药一致性评价申请随到随审，加快审评进度。企业在研究过程中遇到重大技术问题的，可以按照《药物研发与技术审评沟通交流管理办法》的有关规定，与药品审评机构进行沟通交流。同时，充分发挥市场机制作用，激发企业开展仿制药一致性评价的积极性。通过仿制药一致性评价的品种，药品监管部门允许其在说明书和标签上予以标注，并将其纳入《新批准上市以及通过仿制药质量和疗效一致性评价的化学药品目录集》；常态化的药品带量采购则要求投标药品必须是原研药和通过一致性评价的仿制药。

注射剂一致性评价加速

2020 年 5 月，国家药监局发布《关于开展化学药品注射剂仿制药质量和疗效一致性评价工作的公告》（以下简称《公告》），正式启动注射剂一致性评价工作。《公告》要求，国家药品监督管理局药品审评中心（以下简称"药审中心"）应当在受理申请后 120 日内完成注射剂一致性评价工作。

《公告》发布当日，药审中心即发布《化学药品注射剂仿制药质量和疗效一致性评价技术要求》《化学药品注射剂（特殊注射剂）仿制药质量和疗效一致性评价技术要求》《化学药品注射剂仿制药质量和疗效一致性评价申报资料要求》3 个技术文件，对持有人开展一致性评价研究、撰写申报资料予以指导。

与此同时，药审中心制定了《化学仿制药注射剂一致性评价工作方案》，成立专项审评工作组，对评价工作中遇到的无明确原则的管理或技术问题等，随时发起讨论，并予以解决。在立卷审查、技术审评、合规协调、检查检验等环节上，齐头并进，全力加快审评速度。此外，药审中心还根据评价品种的具体情况，细化分类处理措施，严格执行一次性发补，明确注射剂一致性评价注册核查的随机原则，加大对按时限完成任务的督导力度。

为更好地指导企业研发，药审中心于 2020 年 8 月举办了为期两天的化学仿制药注射剂一致性评价技术研讨会，系统介绍了注射剂一致性评价的工作概况、技术要求、指导原则、启动检查检验、参比制剂遴选、包材相容性、杂质研究、原辅料关联审评等内容，并就相关问题进行了线上交流答疑。

"目前，620 件注射剂一致性评价遗留品种已处理完毕，一致性评价按时限完成率已连续 8 个月保持在 95% 以上。注射剂一致性评价工作进入常态化。"药审中心副主任周思源表示。

带量采购　保障可及

在一致性评价持续推进过程中，带量采购应运而生。

2018 年以来，由国家层面组织的药品集中带量采购已逐步从"4+7"试点地区向全国铺开。药品带量采购要求仿制药必须通过一致性评价。在"带量采购、量价挂钩、招采合一"的方向下，药品生产企业要在投标中脱颖而出，必须在保证质量的前提下尽可能将价格压到最低，才能抢占到市场份额，实现以量换价。

这一政策的实施效果非常显著。2020 年 11 月 2 日，国家医疗保障局医药价格和招标采购司司长钟东波在接受央视采访时表示，第三批国家带量采购 55 种药品，191 个产品中选，涉及高血压、糖尿病、恶性肿瘤等领域药品品种，平均降价 53%。以化疗用药卡培他滨为例，药品由原来的每片 15 元降至 3 元多。按照静态测算，三批药品集采全国约能节省 539 亿元。按照老百姓个人支付 40% 来算，约可节省 216 亿元，用药可及性明显提升。此外，用药的质量层次也明显提升：调查显示，在"4+7"试点之前，患者使用通过一致性评价的药品比例只有 50%，而实施试点之后能扩大到 90% 以上。

"一致性评价 + 带量采购"组合拳，促使药价一降再降，让老百姓用上了质量更好、价格更便宜的仿制药。与此同时，由于带量采购模式确定了药品的采购量，也间接对企业的生产能力、供货能力和成本控制能力提出了新的要求。没有优质产品和核心竞争力的药品生产企业将举步维艰，逐渐被市场淘汰或被大型企业吞并，一些企业则必须转型升级加大研发创新，从而实现医药行业资源的重新整合，推动行业逐步向专业化、集约化、规模化发展。

我国药品集中采购现状及发展趋势[1]

耿鸿武 [2]

据不完全统计，在"十三五"期间，仅 2016 年 1 月 1 日至 2020 年 6 月 30 日，国家（包括各省）出台的与医药行业相关的政策文件就有 6713 个。其中，"集中采购"作为关键词，无论是从文件数量还是出现的频率，始终排在第一位，成为医药行业关注的焦点[3]。

一、我国药品集中采购不同发展阶段的特点

我国药品集中采购制度自 2000 年建立始，从政策规制的角度可划分为五个阶段，2019 年我国药品集中采购进入到第五个阶段（图 1）。

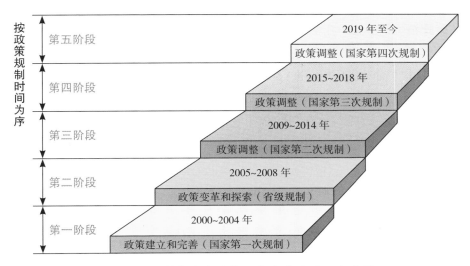

图 1　从规制角度我国药品集中采购的五个阶段

---

① 本文截稿日期为 2020 年 10 月。

② 耿鸿武，九州通医药集团营销总顾问，清华大学老科协医疗健康研究中心执行副主任。

③ 中国药招联盟（CAPD）根据公开资料整理。

我国药品集中采购的探索始于20世纪90年代。2000年2月，国务院办公厅转发原国务院体改办、原国家计委等七部委《关于城镇医药卫生体制改革的指导意见》（国办发〔2000〕16号，以下简称《指导意见》），明确要求"推进药品流通体制改革，整顿药品流程秩序"，其中，要求"规范医疗机构购药行为"，由原卫生部牵头，原国家经贸委等部门参加，根据2000年1月1日生效的《中华人民共和国招标投标法》进行药品集中招标采购工作试点，对招标、投标和开标、评标、中标以及相关的法律责任等进行探索，提出规范药品集中招标采购的具体办法，自此拉开了我国药品集中采购制度国家层面试点并逐步探索建立全国统一规则的序幕。

（一）第一阶段（2000~2004年）

2001年11月，原卫生部、原国家计委、原国家经贸委等六部门联合印发《医疗机构药品集中招标采购工作规范（试行）》（卫规财发〔2001〕308号，以下简称"308号文"），这是我国第一部关于药品集中招标采购运作模式和法律责任的部门规章，同时还印发了308号文的技术操作性文件《医疗机构药品集中招标采购和药品集中议价采购文件范本（试行）》（卫规财发〔2001〕309号，以下简称"309号文"）；同月，原国家计委等七部门联合印发《医疗机构药品集中招标采购监督管理暂行办法》（国纠办发〔2001〕17号）。上述文件从药品集中采购的主体、招标方式、组织、程序、合同管理、价格、监管等多个方面对药品招标进行了规范。

2004年9月，针对"308号文""309号文"执行过程中的突出问题，原卫生部、国家发改委等六部门联合印发《关于进一步规范医疗机构药品集中招标采购的若干规定》（卫规财发〔2004〕320号，以下简称"320号文"），同时国家发改委印发《集中招标采购药品价格及收费管理暂行规定》（发改价格〔2004〕2122号）的通知，对药品集中采购中的合同执行、招标过程监管、中标价格、中介收费等提出了更为细化的要求和安排，标志着我国以政府为主导、全国统一执行的集中招标采购制度初步建立，成为药品集中采购的第一阶段。

（二）第二阶段（2005~2008年）

2005年，由于"308号文"和"320号文"执行中自身难以克服的局限性，行业诟病越来越多，各地陆续开始探索药品集中招标采购新模式，药品集中采购进入第二个阶段，即以各地的政策规章制度为主导，如四川"挂网模式"、宁夏"三统一"招标、广东"阳光采购"等。与此同时，部分地区也出现如中标产品不使用、招标主要用来降价格、医院二次议价等现象。由于业界对"集中招标采购"中的"招标"存在较大争议和疑问，后续文件不再提及"药品集中招标采购"，而是改为"药品集中采购"。

（三）第三阶段（2009~2014 年）

2009 年新一轮医改启动，药品集中采购进入新的发展阶段。同年 1 月，原卫生部等六部门联合印发《关于进一步规范医疗机构药品集中采购工作的意见》（卫规财发〔2009〕7 号），明确药品集中采购工作存在各地发展不平衡、采购政策不统一、采购办法不完善、中介服务成本高等突出问题，为进一步规范医疗机构药品集中采购工作，将药品集中采购规范为"以政府主导、以省（自治区、直辖市）为单位的网上集中采购"的制度设计，开启了药品集中采购从分散到集中的新发展阶段。2009 年 4 月，《中共中央、国务院关于深化医药卫生体制改革的意见》正式发布，在"完善医药卫生四大体系，建立覆盖城乡居民的基本医疗卫生制度"中明确"建立药品供应保障体系"；2010 年 7 月 15 日，原卫生部等七部门联合印发《医疗机构药品集中采购工作规范》（卫规财发〔2010〕64 号，以下简称"64 号文"），明确"县级及县级以上人民政府、国有企业（含国有控股企业）等举办的非营利性医疗机构必须参加医疗机构药品集中采购工作"，对县及县以上医疗机构药品（除基本药物）集中采购提出了规范要求；2010 年 12 月 9 日，国务院办公厅《关于印发建立和规范政府办基层医疗卫生机构基本药物采购机制指导意见的通知》（国办发〔2010〕56 号，以下简称"56 号文"）发布，针对基层医疗机构基本药物集中采购提出要求，"双信封制、单一货源承诺、量价挂钩、招采合一、只招生产企业、统一支付、全程监管"等为特征的招标组合拳使得药物集中采购模式发生重大改变，从制度上突破了十余年来药品招标难以真正撼动药品价格的状况，尤其是安徽模式的基本药物集中采购实现了中标价格的大幅下降，新一轮药品集中采购再次拉开大幕。

（四）第四阶段（2015~2018年）

2015年2月9日，国务院办公厅印发《关于完善公立医院药品集中采购工作的指导意见》（国办发〔2015〕7号，以下简称"7号文"），明确坚持以省（区、市）为单位的网上药品集中采购方向，实行一个平台、上下联动、公开透明、分类采购，采取招生产企业、招采合一、量价挂钩、双信封制、全程监控等措施。

同年6月11日，原国家卫计委印发《关于落实完善公立医院药品集中采购工作指导意见的通知》（国卫药政发〔2015〕70号，以下简称"70号文"），细化药品分类采购措施。我国药品集中采购进入到分类采购为特征的第四个阶段。

紧接着，国务院医改办等部门《关于在公立医疗机构药品采购中推行"两票制"的实施意见（试行）的通知》（国医改办发〔2016〕4号）、国务院《关于印发"十三五"深化医药卫生体制改革规划的通知》（国发〔2016〕78号）、国务院办公厅《关于进一步改革完善药品生产流通使用政策的若干意见》（国办发〔2017〕13号）等文件陆续出台，对集中采购政策进行了进一步修订并提出新的要求。各省地市也按照要求广泛开展了"省级挂网＋议价""GPO采购""跨区域联盟采购"等创新模式的探索，涌现出北京"阳光采购"、福建"十标"、浙江"三流合一"、湖北采购准入、安徽带量议价采购、深圳GPO采购等新模式。

（五）第五阶段（2019年至今）

2018年3月，第十三届全国人大第一次会议表决通过了关于国务院机构改革方案的决定，组建国家医疗保障局。国家医疗保障局将承接原国家卫计委、人社部、民政部、国家发改委等部门的相关职能，主要包括组织制定和调整药品、医疗服务价格和收费标准，制定药品和医用耗材的招标采购政策并监督实施，监督管理纳入医保范围内的医疗机构相关服务行为和医疗费用等。此阶段，围绕"三医联动""医保控费""两票制""分级诊疗""流通整治"等要求出台的一系列组合性政策，对药品集中采购的执行产生重大影响。

2018年11月14日，中央全面深化改革委员会第五次会议审议通过了《国家组织药品集中采购试点方案》，会议指出：国家组织药品集中采购试点，目的是探索完善药品集中采购机制和以市场为主导的药价形成机制，降低群众药费负担，规范药品流通秩序，提高群众用药安全。

2018 年 11 月 15 日，《4+7 城市药品集中采购文件》在上海阳光医药采购网发布；2018 年 12 月 6 日，31 个品种进行报价和议价操作，7~8 日公布结果，25 个产品拟中选，平均降价幅度 52%，最大降幅 96%，引起行业巨大震动。

2018 年 12 月 7 日，国家医改领导小组在京召开国家组织药品集中采购和使用试点工作部署会。国务院副总理、国务院医改领导小组组长孙春兰指出：药品改革涉及生产、流通、使用多方利益调整，试点地区和相关部门要提高政治站位，层层压实责任，精心组织实施，加强宣传引导，以试点工作平稳有序推动医改向纵深发展，让改革成果更多转化为人民群众的获得感。

2018 年 12 月 8 日，国家医疗保障局举行新闻发布会，宣布"4+7"试点实现四个目标，一是药品降价提质，二是行业转型升级，三是公立医院深化改革，四是医疗保障减负增效。

2019 年 1 月 11 日，国家医疗保障工作座谈会在北京召开，韩正副总理出席会议，他指出：要做好国家组织药品集中采购和使用试点工作，切实减轻群众药费负担。

2019 年 1 月 17 日，国务院办公厅印发《关于印发国家组织药品集中采购和使用试点方案的通知》（国办发〔2019〕2 号，以下简称"2 号文"），提出了"带量采购、以量换价、招采合一、降低药价、国家组织、联盟采购、平台操作、保证用量、医保保障"的新药品集中采购思路。国家药监局、国家卫生健康委、国家医保局各相关部门相继出台《关于加强药品集中采购和使用试点期间药品监管工作的通知》（国药监药管〔2018〕57 号）、《关于做好国家组织药品集中采购中选药品临床配备使用工作的通知》（国卫办医函〔2019〕77 号）、《关于国家组织药品集中采购和使用试点医保配套措施的意见》（医保发〔2019〕18 号）等配套文件。我国药品集中采购进入到一个新的发展阶段。

二、2019 年我国药品集中采购工作进展

（一）国家联采进一步常态化

2019 年，"4+7"药品集中采购贯穿全年。这一年既是国家组织药品带量

采购在 11 个城市试点的实施年，也是把药品带量采购从部分省市实施推广至全国各省份统一实施的扩围年，还是国家联采制度迭代、完善和建立，实现品种范围进一步扩大、带量采购常态化操作的筹划年。截至目前，三轮四批的国家联采已经进行完毕，国家联采已进入常态化。

2019 年 4 月 3 日，国务院总理李克强主持召开国务院常务会议。会议强调，要进一步推进国家药品集中采购试点、短缺药监测应对和医疗救助工作；要完善集中采购制度，加强中标药品质量监管和供应保障，实现降价惠民。认真总结试点经验，及时全面推开。

为扩大"4+7"试点改革效应，4+7 带量采购从 11 个城市扩围到 25 个省（市、自治区）和新疆生产建设兵团，从一家中选改为三家。2019 年 9 月 24 日在上海开标，当晚上海联采办公室公布了《国家组织药品集中采购和使用试点全国扩围产生拟中选结果》，本次联盟采购 25 个"4+7"试点药品扩围采购全部成功，价格都降低到不高于"4+7"试点中选价格；共有 77 家企业参与，产生拟中选企业 45 家，拟中选产品 60 个。与联盟地区 2018 年最低采购价相比，拟中选价平均降幅 59%；与"4+7"试点中选价格水平相比，平均降幅 25%。

2019 年 9 月 30 日，国家医保局、工业和信息化部、国家药监局等九部门联合下发《关于国家组织药品集中采购和使用试点扩大区域范围的实施意见》（医保发〔2019〕56 号），对下一步各省（市、自治区）的实施提出了明确要求。随后，多个省份发布"4+7"带量采购全国扩围落地配套文件，山东、江苏、江西、安徽、辽宁等地还按照"4+7"带量采购精神在"4+7"外产品和耗材领域进行了试点。

2019 年 11 月 15 日，国务院医改领导小组发布《国务院深化医药卫生体制改革领导小组关于进一步推广福建省和三明市深化医药卫生体制改革经验的通知》，在"加大药品耗材集中采购改革力度"的重点任务中指出，2019 年 12 月底前，各省份要全面执行国家组织药品集中采购和使用改革试点 25 种药品的采购和使用政策。2020 年，按照国家统一部署，扩大国家组织集中采购和使用药品品种范围。

2019 年 11 月 20 日，国务院总理李克强主持召开国务院常务会议，部署深化医药卫生体制改革，进一步推进药品集中采购和使用，提出四项措施，包括扩大集中采购和使用药品品种范围、确保集中采购药品稳定供应和质量安全、制定实施国家用药管理办法、推进医保支付方式改革。半年里，国务院两次会议就同一问题进行部署，可见国家对药品集中采购的高度重视，也凸显了国家对当前药品集中采购工作的肯定。

2019 年 11 月 29 日，国务院深化医药卫生体制改革领导小组印发《关于以药品集中采购和使用为突破口 进一步深化医药卫生体制改革的若干政策措施》，从药品、医疗、医保改革和行业监管四个方面提出 15 项改革举措。文件要求全面深化国家组织药品集中采购和使用改革，总结评估全国范围推进国家组织药品集中采购和使用试点经验做法，坚持市场机制和政府作用相结合，不断优化国家组织药品集中采购模式，有序扩大国家组织集中采购和使用药品品种范围，探索逐步将高值医用耗材纳入国家组织或地方集中采购范围，同时要求"构建全国药品公共采购市场和多方联动的采购格局"。

2019 年 12 月 29 日，国家组织药品集中采购和使用联合采购办公室发布全国药品集中采购标书，第二批国家组织药品集中采购和使用正式启动。

2020 年 1 月 16 日，国家医保局、国家卫健委等五部门联合下发《关于开展第二批国家组织药品集中采购和使用工作的通知 》（ 医保发〔2020〕2 号 ），明确由全国各省（市、自治区）和新疆生产建设兵团组成采购联盟，联盟地区所有公立医疗机构和军队医疗机构全部参加，医保定点社会办医疗机构、医保定点零售药店可自愿参加。1 月 17 日，第二批国家组织药品集中采购公布拟中选结果，本次集采的 33 个品种中 32 个采购成功，共 100 个产品中选。与联盟地区 2018 年最低采购价相比，拟中选价平均降幅 53%，最高降幅达到93%。

2020 年 8 月 20 日，第三批国家组织药品集中采购启动，品种数量和范围进一步扩大，纳入 56 个品种、86 个品规，品种数量接近前两批的总和，涉及糖尿病、高血压、抗肿瘤等各个治疗领域，平均降价幅度 50% 以上，最高降幅达到 98.72%。

（二）国家联采的特征分析和市场观察

"国家组织药品集中采购"的最大特点就是"带量采购"。

带量采购对于医药行业来说并不是一个新鲜的名词，早在 2010 年的集采相关文件中就有明确表述，之后很多省份在集中采购方案中也都沿用了这一说法，但只有国家组织带量采购能使药品的中选价格降到之前从没有出现过的"地板价"。究其原因是聚集了"天时、地利、人和"以及解决了原有供应链中的诸多"痛点"。

具体来说,仿制药质量和疗效一致性评价的推进为带量采购提供了质量的标准,此为"天时";中共中央深改委第五次会议批准此次药品集中采购的试点方案,此为"地利";国家医保局接手集采后,在整体设计和执行中以问题为导向,把抓落实和严格督导作为核心,相关各部门和各层级紧密配合,此为"人和"。

国家组织的药品带量采购,延续了以往分类采购、量价挂钩、招采合一、保证质量的思路和方法;但是针对过去制约药品集中采购的4个痛点("结账""数量""进院""使用")采用了一些新的解决方法,收到良好的降价效果。一是医保提前结算货款,集采方案要求医保部门在合同签订后给付不低于30%的货款,这就解决了医疗机构此前长期拖欠货款的问题。二是明确了采购数量,此次采购数量首先不再是"聋子的耳朵",而是实实在在的销量,且与各医疗机构相对应,其次这是迄今为止国内最大医药采购联盟的总体采购量,在这样的采购量面前,任何投标企业都不可能掉以轻心,因为中选意味着"1",不中选则意味着"0",加之医保局"总额不变、结余留用"政策的进一步落地,从某种意义上讲,这是一场关于企业"生存权"的竞争。三是对于中选产品,医疗机构无条件开户。在过去的集中采购中,中标仅仅是一个入门槛,无法保证医疗机构的使用,后续仍需要企业进行二次公关,这就使得"进院"成为企业营销中成本最高、难度最大的环节,很多企业由此单独成立了"开户和进院"的"KA部门"。而此次国家联采规定,任何单位不得因为药占比、一品两规、医院的药事委员会等理由限制中选产品的进入,保证了中选产品的顺利进院。四是文件要求各有关单位要提高政治站位,做好落实。因此,各医疗机构积极推进中标产品使用(从2019年底国家医保局通报的首批"4+7"品种183%的进度可见一斑),医生的处方行为在医保监督机制制约下,也彻底发生了改变。

从国家组织的带量采购试点来看,新规则将加剧行业的洗牌,未来的市场结构、产品结构、营销规则、竞争机制都将发生根本变化。

1. 降价是带量采购的主要目标,低价是王道

从第一批中选药品价格降幅超大的"惊天动地"到此后中选药品价格降幅更大的"波澜不惊",医药行业已经开始接受和习惯药品带量采购对行业的影响。

2. 原研、外资企业对国家联采的态度出现分化

部分企业积极参与，大部分企业依然保持观望——与国内企业的激烈竞争形成鲜明对比。

3. 带量采购中药品中标往往见分晓于分厘之间

从结果上看，带量采购中企业很难把握自己的命运，竞争对手常常会利用更低的价格和招标的价格规则将竞争产品挤出中选范围，如第一批扩围中的头孢呋辛酯、第二批中的阿卡波糖、第三批中的西地那非等。

4. 企业必须要有明确的投标策略

从投标结果来看，有些企业被翻盘出局，主要原因是前后策略的不一致、缺少对产品成本核算的精准、对竞争对手降价决心的预判不足、不拥有原料优势等。不同的报价结果迥然不同。

5. 通过仿制药一致性评价的产品成为"普药"

对于部分仿制药，过去企业采用的销售方式与所谓"新药"推广无异。然而，在国家联采中，最小单位价格 ≤ 1.00 元的仿制药，在第二批中选产品 100 个中有 71 个，占 70%，其中 < 0.1 元品种共 31 个；第三批中选产品 299 个中有 182 个，占 61%，其中 < 0.1 元品种共 57 个。

6. 非医保产品也被纳入国家联采

在第二、三批中，总共有 6 个产品纳入，如第二批中他达拉非片、注射用紫杉醇（白蛋白结合型）、安立生坦，第三批中的西地那非、达泊西丁、左乙拉西坦注射用浓溶液等。

7. 行业集中度提高，强者恒强

从三批中选企业的排名看，国家联采是一场"医药巨人"之间的游戏。参加国家联采的企业首先要有产品通过仿制药一致性评价；其次要有能力承受超低价格。

8. 未来采购范围、品种将进一步扩大

虽然目前已经进行了三批四轮国家联采，但仅涉及 113 个品种，相比于临床目前使用的品种数量，相比于目前医保基金保障的 80% 的金额，只是万里长征刚刚走完了第一步。未来品种范围、用药领域等会进一步扩大。

（三）国家联采仍需完善

国家联采虽然取得了较好的效果，但在执行中也出现了一些需要完善的

问题。如中选品种由于价格存在 1.8 倍以内的差价，顺位省份选择的方法使得不同省份的品种和价格均可能不同，存在着一定的不公平性；个别地区采用指定配送商的方式并不可取；在第一批两轮的带量采购中，由于涉及的品种数量较少，可以通过行政安排完成约定的采购量，但随着越来越多的品种纳入带量采购，需要建立更为科学、确保临床使用的保障体系；对于公立医疗机构以外的如零售药店等用药终端，应该更多采用市场化手段进行管理，个别地区规定"零售企业中选产品加价率不得超过 15%"的政策很难达到预期效果；医保支付标准应该及早出台，以解决三年梯度价格调整中客观存在的不公平性和明显的"价格越高保障金额越高"的漏洞等。

（四）各省（市、自治区）带量采购的进展和模式

国家联采的前提条件是通过一致性评价（含视同通过），不通过一致性评价的产品原则上由省级平台试点进行带量采购。按照各级文件精神，有要求将"临床用量大、采购金额高、竞争充分"的产品纳入带量采购，从 2019 年下半年到 2020 年 9 月，很多省份进行了有益的探索，虽然目前各地集中采购涉及的品种数量较少（截止到 2020 年 9 月，涉及总数在 500 个左右，各地品种重叠性不高，抗生素和肿瘤药品相对较多），但形成了丰富多样、极具特色的带量采购模式（图 2）。

> 武汉市针对非一致性评价品种带量采购模式
>
> 福建紧跟国家联采方式开展省带量集采模式
>
> 从京津冀扩展到 3+6 北部省级联盟带量模式
>
> 河北针对两病产品进行的省级带量采购模式
>
> 青海重点监控输液、中药等带量采购模式
>
> 江苏阳光挂网应采尽采的分类带量采购模式
>
> 湖南省率先针对抗生素进行的带量采购模式
>
> 三明探索跨不同区域地市联盟带量采购模式
>
> 山东省内以地市联盟为单位的带量采购模式
>
> 江西运用双信封法区别制定评价标准的模式

图 2   2019~2020 年我国药品集中带量采购的主要模式

上述模式一定不是未来集中采购模式的全部。

2020 年 9 月 10 日，韩正副总理主持召开了药品和高值医用耗材集中采购的座谈会，对下一步药品带量采购工作提出了更高的要求。

2020 年 9 月 16 日，国家医保局经过近五个月三次征求意见，出台了《关于建立医药价格和招采信用评价制度的指导意见》（医保发〔2020〕34 号），将医药购销中给予回扣或其他不正当利益、涉税违法、价格垄断、不正当价格行为、违规投标、恶意违反合同约定等有悖诚实信用的行为纳入医药价格和招采失信事项目录清单。文件要求，各省级医疗保障部门在 2020 年底前，指导监督本省份集中采购机构建立并实施医药价格和招采信用评价制度。配套文件《医药价格和招采信用评价的操作规范》《医药价格和招采信用评价的裁量基准》即将出台。

2020 年 7 月 23 日，国务院办公厅《关于印发深化医药卫生体制改革 2020 年下半年重点工作任务的通知》（国办发〔2020〕25 号）明确"制定改革完善药品采购机制的政策文件"将成为下半年的重点工作任务。

三、对我国药品集中采购的展望和趋势预判

现阶段，药品集中采购相关话题主要集中于以下方面：产品降价的幅度和速度将进一步加快；药品集中采购分散化、碎片化趋势明显，省标、市标、医联体（医院）标穿插进行；数据不联通，各地相同品规产品中标价格差距较大；"带量采购"与"最低价"联动需要政策的进一步完善；带量中的"量"的计算方法有待统一；"两票制"应以效率高、成本低、有利于药品供应保障等为原则；集中采购中的回款问题亟待解决等等。

可以看到，对于上述问题，在国家组织的药品集中采购试点方案和配套政策中，以及各省（市、自治区）关于集中采购新模式的探索中，有部分已经得到解决或缓和，有部分仍需进一步研究和落实。

按照国际经验，药品供应保障机制的改革是一个持续性发展的过程。通过对当前问题和政策趋势的研究，对我国药品集中采购的发展趋势和特征预判如下：

（一）降价和控费依然是集中采购的主要目标

医保筹资增长率降低与医疗费用快速增长间的矛盾尚未解决，控费和降价依旧是未来医改的核心，而集中采购则是实现药品降价控费的重要途径。

（二）药品集中采购政策进入新一轮的调整期

国家医保局在过去近二十年集中采购的经验基础上，结合医保支付机制的改革，一定会提出新的集中采购的思路，明确方向，规范实施，促进医改进一步深化。

（三）药品集中采购方式将呈现 1123 多样化

从目前国家药品集中采购的各项政策和各省带量采购试点的具体实践，可以预判：未来我国药品集中采购将呈现出"1123"的框架结构，即"一套系统、一套编码、两级平台、三级操作"。

"一套系统"，2019 年 3 月 25 日，国家医疗保障局组织了建设国家医保药品和医用耗材招采管理子系统的招标。此系统将会在三年之内完成，将会与各省级平台对接，数据共享，形成一套完整的集中采购信息系统。2019 年 11 月 20 日的国务院常务会议更是明确了构建药品国家集中采购平台，依托省（市、自治区）建设全国统一开放采购市场。

"一套编码"，2019 年 6 月 27 日，国家医保局下发的《关于印发医疗保障标准化工作指导意见的通知》（医保发〔2019〕39 号）明确，到 2020 年，在全国统一医疗保障信息系统建设基础上，逐步实现疾病诊断和手术操作等 15 项信息业务编码标准的落地使用。"十四五"期间，形成全国医疗保障标准清单，启动部分医疗保障标准的研究制定和试用完善。前期重点开展医保疾病诊断和手术操作、医疗服务项目、药品、医用耗材 4 项信息业务编码标准的测试使用，及时总结经验做法，为其余 11 项信息业务编码标准的全面实施提供可行经验和示范引领。

"两级平台"是指建立国家和省两级平台，各地依托省级采购平台开展集中采购、建设全国统一开放采购市场。

"三级操作"指国家、省、地市各司其职，分工负责，在三个层面对药品、耗材实施招标操作。从目前来看，国家层面：主要对通过一致性评价药品、专利药、用量小、需求不稳定的药品、生产企业较少、省级议价能力不足的药品进行集采。省级层面：通过省级或省级联盟的方式，采取集中招标或谈判等方式，主要对未通过仿制药质量和疗效一致性评价、临床用量大的药品、医用耗材进行招标，实现量价挂钩、以量换价等。地市层面：利用省级平台，主要对国家和省级集中带量采购以外的药品、医用耗材进行集采，通过地市联盟、地市、医联体、医共体、医疗机构等为主体议价带量采购。

（四）"直接挂网+议价"成为各地的主流模式

截至目前，所有省级集中采购项目都采用了直接挂网的模式，这也为多种形式的议价提供了土壤。省级挂网价成为产品"入市"的"门槛"，出现了以地市为单位、以医联（共）体为单位、以医疗机构为单位的不同议价方式，采购主体回归，议价主体将拥有产品的"定价权"。

（五）量价挂钩、价格动态调整成为普遍要求

国家多份文件均提及要"坚持集中带量采购原则"，目前在各省的集中采购政策中，量价挂钩、价格联动已经被普遍使用。总结国内外相关经验，价格动态调整已经成为控制价格上涨的有效手段。近年来，我国很多省份也借鉴国际经验采用了这一方法。科学、合理、长效的药价形成机制将在未来的改革探索中形成。

（六）医疗机构参与集中采购的积极性大幅提升

在"医保控费"的大背景下，"结余留用、超支合理分担"已经成为现阶段医保改革的政策要求，这一机制使得药品从医疗机构的"利润中心"向"成本中心"转变，改变了医疗机构原有运行方式，更加突出了医疗机构的采购主体。这将大大调动医疗机构参与集中采购的积极性。

（七）集中采购成为医保支付方式改革的突破口

目前医保支付的改革是从单一付费向复合付费方式的转变。按照目前政策安排，2020年前所有二级以上医疗机构都将实施临床路径，而上述措施与集中采购的关系越来越紧密。近两年，上海、福建、浙江、安徽、山西、甘肃等省（市、自治区）的医保部门已经积极地参与到集中采购的政策制定和

执行中，福建省还开展了医保支付标准下的阳光采购。

（八）跨省、跨地区联盟采购模式成为政策引导

从"7号文"和"70号文"提出探索跨地区联合采购后，三明联盟、京津冀联盟、陕西牵头的省际联盟、华东四省一市联盟、粤鄂联盟、重庆牵头的四省联盟等相继成型。在国家政策对跨地区联合采购的态度由"探索"升级为"鼓励"的情形之下，未来各地还将衍生出更多的联盟合作模式。

（九）医药领域的两票制全面推行流通格局改变

2018年药品两票制在全国范围内已经全面实施，近期国家医改工作重点又提出逐步推行公立医疗机构高值耗材的"两票制"，虽然两票制实施中面临的问题较多，但是至少在目前，国家政策不会放松这一要求。医药流通在两票制政策下，集中度将快速提高，诸多中小型医药经销商或代理商面临转型，甚至出局。

（十）GPO采购模式或将迎来发展春天

从美国GPO（集团采购组织）一百多年的发展历程和我国台湾地区1995年进行的健保改革看，按病种付费制度催生和推动了GPO的繁荣发展。2018年，在医保制度改革中，按病种付费是重要的抓手，这也一定会催生我国GPO采购模式的深化和快速发展。2016~2017年，上海、广东等地进行了GPO的试点，2018年进一步延伸到黑龙江、广西等地，且有进一步扩大范围的趋势，这种政府主导的GPO为集中采购的改革积累了经验，我们有理由相信，未来以市场为主导的第三方GPO也会出现，分化出以医院、医联体、药店、流通企业、PBM（药品福利管理）组织等为主体的多种采购方式，GPO的春天即将到来。

国家医保政策对医药行业的影响[①]

孙峰 [②]

2018 年 3 月，第十三届全国人大第一次会议表决通过了关于国务院机构改革方案的决定，组建中华人民共和国国家医疗保障局。国家医疗保障局的组建，有利于从根本上理顺医保管理体制，从源头加强医保基金监管，从关键环节加快推进医药卫生体制改革。

2019 年是医保政策发力的一年。其推行的系列政策，对医药行业产生了极大影响，尤其是医保支付标准、医保价格谈判、带量采购、DRG（疾病诊断相关分组）等，不仅大幅降低了药品价格，还将直接改变医药行业的生态以及价值观。基于"以药养医"背景下的生存模式将成为过去，未来发展将依托创新驱动——医药行业正经历着凤凰涅槃，浴火重生！

一、影响医药行业的主要医保政策回顾

（一）医保支付制度改革

2019 年 10 月 24 日，国家医疗保障局发布《关于印发疾病诊断相关分组（DRG）付费国家试点技术规范和分组方案的通知》（医保办发〔2019〕36 号），正式开始对医院服务从"消极买单"到"战略性购买"的转变。

医保支付改革是继医院药品零加成和药占比之后的一个重要变革，把过去诊疗行为创收的利润模式改变成医保费用预付制下的成本模式，药品在医院已经由利润项转为成本项，为下一步彻底打破医生和药商的关联奠定了基础，还有利于下一步医药分业的配套政策落地。特别是医保支付标准的推行，使得很多医保目录中的产品受到适应领域的限制，对于规范临床合理用药起

[①] 本文截稿日期为 2020 年 10 月。

[②] 孙峰，北京大学医药管理国际研究中心研究员。

到积极作用。

（二）医保目录调整改革

2019 年 4 月 17 日，国家医疗保障局公布了《2019 年国家医保药品目录调整工作方案》，明确了医保目录准入的标准。根据方案，调入分为常规准入和谈判准入两种方式，其中价格较高或对医保基金影响较大的专利独家药品应当通过谈判方式准入。

2019 年 11 月 28 日，国家医疗保障局、人力资源和社会保障部发布《关于将 2019 年谈判药品纳入〈国家基本医疗保险、工伤保险和生育保险药品目录〉乙类范围的通知》，聚焦患者临床治疗需求，优先考虑国家基本药物中的非医保品种、癌症及罕见病等重大疾病用药、糖尿病、乙肝、风湿性关节炎等慢性病用药、儿童用药等，将 97 个价格谈判成功的药品纳入到医保乙类目录。

值得关注的是，这 97 个价格谈判成功的药品多为近年来新上市且具有较高临床价值的药品。新的医保目录动态调整促进治疗性药物的回归，将没有明确临床治疗综合评价的重点监控产品排除在医保目录之外，推动了制药企业在创新方面持续发力。

（三）药品支付价格改革

2019 年 1 月 17 日，国务院办公厅印发了《国家组织药品集中采购和使用试点方案》；2019 年 9 月 30 日，国家医疗保障局等九部门发布《关于国家组织药品集中采购和使用试点扩大区域范围实施意见》，在全国范围内推广国家组织药品集中采购和使用试点集中带量采购模式，为全面开展药品集中带量采购积累经验。

（四）医保账户统筹改革

2019 年 4 月 11 日，国家医疗保障局、财政部就《医疗保障基金使用监管条例（征求意见稿）》公开征求意见（注：目前该条例已正式发布）；2020 年 8 月 26 日《关于建立健全职工基本医疗保险门诊共济保障机制的指导意见（征求意见稿）》公开征求意见，该征求意见稿提出，建立门诊共济保障机制，报销比例 50%；医保单位缴费部分全部计入统筹基金，居民医保账户、职工医保账户逐渐统筹管理，资金分配更加合理。

（五）基金监管制度改革

2019 年 3 月 21 日，国家卫生健康委、中央网信办、发改委、公安部、国家市场监管总局、国家医疗保障局、国家中医药管理局、国家药监局八部门联合下发《关于开展医疗乱象专项整治行动的通知》，开展打击欺诈骗取医疗保障基金专项治理，查处医疗机构及其医务人员的骗保行为。

2020 年，各部委对市场监督管理的文件下发得频率更高。2020 年 8 月 23 日，国家医疗保障局就《医药价格和招采信用评价的操作规范（征求意见稿）》和《医药价格和招采信用评级的裁量基准（征求意见稿）》公开征求意见。2020 年 9 月 16 日，国家医保局印发《关于建立医药价格和招采信用评价制度的指导意见》。从发布的文件可以看出，对于医疗和医药市场监管，各部委的责任更明确，整合社会资源的能力越来越强，整治的力度也越来越大。

二、医保政策对医药行业的影响

从 2009 年至今，新医改一直着力于通过医保体制改革、卫生体制改革与药品流通体制改革联动（即三医联动），解决"看病难"和"看病贵"两大难题。事实上，"看病难"主要是我国优质医疗资源（特别是专家和临床学术带头人）主要集中在大型三级医院，老百姓对基层医疗体系的信心不足，纷纷聚集到大型医院看病而导致。"看病贵"则主要是由于我国医保覆盖的广度和深度不够。

对于"看病难"，在医疗资源不流动、医疗信息无法共享的前提下，恐怕很难得到解决；为解决"看病贵"，国家持续扩大医保覆盖面，并不断提高医疗保障水平。但上述两个难题相互纠缠、相互交织。在此过程中，医保基金承受着巨大压力，医保支付改革势在必行。

以 2020 年为例，新冠肺炎疫情过后，医保部门必须配合分级诊疗的基层医疗体系建设，与此同时，疫情催生的互联网诊疗和信息服务产业也将倒逼医保部门将部分资金投向数字化医疗。此外，处方药外流大势所趋，需要有药事监测和服务来保证药品使用的安全性，而药事服务费的支出又将对医保基金带来一定的压力。由此可知，医保支付制度的改革将成为医改重点，也必将给医药行业带来巨大影响。

（一）药品集采会继续强化

2018 年底，国家医疗保障局启动了"4+7"国家组织药品集中采购和使用试点。2019 年，试点范围扩大。针对药品集中采购，可以明确的是，"4+7"带量采购不是针对通过仿制药质量和疗效一致性评价产品的价格管理机制，而是国家新的药品价格形成机制。未来的药品采购都会进入集采范畴，只不过价格形成方式不一定是带量采购而已。

当然，带量采购在具体操作上还有继续完善的空间，但是其有效解决了药价虚高痼疾。不难判断，国家将进一步加大集采力度，扩大集采品种范围，从药品拓展至诊断试剂与器械耗材，特别是高值耗材领域。

（二）医保目录管理会更加严格

2019 年 7 月国家医疗保障局发布《关于建立医疗保障待遇清单管理制度的意见（征求意见稿）》，对省级医保目录增补给予限制。这就意味着药企无法再通过省级医保目录增补来弥补未能进入国家医保目录的缺失，也就是说医保目录不再存在地方增补的机会。

征求意见稿规定，各地原则上不得出台超出清单授权范围的政策措施。对以往出台的与清单不相符的政策措施，由省级人民政府负总责，政策出台部门具体牵头，原则上在 3 年内完成清理规范，并同国家政策衔接。具体安排为：重点监控目录药品率先移出医保目录；其余地方增补品种原则上在三年内完成清理，三年清理品种的比例分别为 40%、40%、20%。

可以预见到，如果一旦国家取消省级增补目录的产品，很多靠地方政府出台保护政策的医药企业将遭受巨大的冲击。

（三）好药的评价标准发生变化

此前，制药企业判断一个产品是否"好"，是否值得推广，其标准为：价格空间大小、是否是独家产品、是否进入医保目录、是否进入基药目录等。即使不是独家品种，也没有进入医保和基药目录，如果价格空间足够，该产品也可以操作。比如说自费的高价格空间产品，由于影响医保基金的可能性小，一度市场认可度非常高。

但在现有医保支付政策下，这种以价格空间作为市场竞争主要手段的产品驱动力发展模式将受到挑战，传统的以医生为中心的营销模式将逐步退出历史舞台，重新回归到以患者的疾病管理为中心。这也就要求企业需要重新建立标准，判断一个药品的好坏，即建立以临床价值为导向的评价体系，同时兼顾药物经济学以及医保、医院和患者的综合获益，确保药品在临床使用的安全性、有效性和经济性。

不仅如此，医保支付标准的应用会带来同类产品价格比拼，这也迫使企业持续创新，以避免恶性竞争。研发创新成为企业发展的驱动力。

在当下，企业在研发创新中需要关注几个问题：一是药品定价，价格太低的产品，基本很难维持持续的工艺创新和迭代研发。二是应仿创结合，特别是要对高难度首仿、有临床意义剂型改造的价值进行再评估。三是关注专利纠纷、专利保护。

（四）医疗行业合规要求越来越迫切

医疗部门为了控制药价虚高，拟进行信用体系可追溯系统建设，明确医疗市场各参与方的信用准则，并据此制定出以信用评价为核心的指标体系，将医保资金的分配与该指标体系的评价挂钩，也就是将医保信用状况作为医保资金的分配标尺之一，甚至是主要标准。

医疗机构如果以提高医保信用为目标，那么降低医疗成本、提升诊疗水平、提高服务质量将是医疗机构和医务工作者的关注重点。对制药企业来说，注重产品的学术推广，帮助医生更好地提高诊疗水平，应该是未来产品营销的方向。制药企业必须通过科学地传达产品信息，包括国内外临床应用的最新进展、专家的个性化诊疗经验分享等，来帮助医生提升相关疾病的诊疗水平。而一些靠药品回扣来驱动医生大处方、乱处方的药品推广行为，将受到法律法规的严惩。

（五）多渠道营销应该受到制药企业的重视

2020 年 3 月 2 日，国家医保局、国家卫生健康委两部门发布《关于推进新冠肺炎疫情防控期间开展"互联网+"医保服务的指导意见》，将符合条件的"互联网+"医疗服务费用纳入医保支付范围，鼓励定点医药机构提供"不见面"购药服务，对符合规定的"互联网+"医疗服务、在线处方药费等实现在线医保结算。

该指导意见在一定程度上显示，国家医保局认同了互联网医疗、在线问诊、医药电商等行为，无疑为下一步远程医疗铺垫了基础，也有助于解决公众"看病难""看病贵"的问题。

对制药企业来说，销售渠道要跟随分级诊疗下沉到基层医疗机构，对于未纳入医保的产品，尽快寻求在院外市场的销售，甚至探索医保处方药在医院以外的销售，是一个战略性的课题。

院外终端市场是个纷繁复杂的领域，门槛低、市场规模小、竞争对手五花八门、竞争手段更加残酷。如果制药企业认为绕过医院做市场会是未来的方向，那么院外终端市场的市场竞争，含医院的DTP药房、连锁及零售单店、社区服务中心和诊所、乡村诊所和卫生室、个体医院以及各种新媒体社交营销平台、医药电商等，可能才能真正体现企业的营销能力和水平，其拼杀也必将更加惨烈。

综上所述，医保支付制度的改革对制药企业的影响极其重大：制药企业暂时性的获益受损无关大局；仿制药和普通器械耗材企业将逐步变为精细化工制造与传统制造企业；创新药与创新器械企业将出现规模集中、竞争加剧、逐步向上游源头集中的格局。对此，制药企业需要做好长期的战略规划，真正思考自身的行业竞争优势、企业的价值观和未来存在的价值体系，并制定符合未来国家战略的企业发展策略。只有这样，才能赢得未来。

三、医疗保险的政策趋势和展望

在过往的二十多年里，医药行业依靠国家医保基金和以药养医政策，才得以快速发展。2019年以来，医保政策最大的亮点在于对药品价格的管控初显成效；依靠集采药品大幅度降价和仿制药替代，医保基金也实现了较好的管理。在此过程中，医药行业已经深刻地感受到，未来行业成长必须通过创新和研发来驱动。

习近平总书记在党的十九大报告中指出，当前我国社会主要矛盾已经转化为人民群众日益增长的美好生活需要和不平衡不充分的发展之间的矛盾。人民健康是民族昌盛和国家富强的重要标志。要完善国民健康政策，为人民群众提供全方位全生命周期健康服务。提出深化医药卫生体制改革，全面建立中国特色基本医疗卫生制度、医疗保障制度和优质高效的医疗卫生服务体系，健全现代医院管理制度的要求。

随着"健康中国2030"持续推进，医保制度的改革也将进入深水区。可以预判，未来医疗保险政策将会在促进医共体、医联体医疗信息化平台的建设、药事服务管理、集采规则和价格谈判法律法规建设、药品在诊疗应用中的经济性评估体系构建等问题上不断完善。

2019~2020 年我国原料药产业发展综述

吴惠芳[①]

2019~2020 年是决胜全面建成小康社会的关键时期，也是药监政策频出的两年。

在这一阶段，原料药行业面临挑战也迎来机遇：环保税法的实施以及空气、水、土壤污染防治标准提高，使原料药、中间体成本增加；"4+7"带量采购倒逼原料药产品进一步压缩利润；原料药与制剂关联审评和登记备案制，使原料药和制剂形成更加紧密的产业链关系；部分企业开始发力"原料药 + 制剂"一体化……在政策引导下，我国原料药行业实现了阶段性转型升级，由粗放型产能扩张向绿色制造、高品质转移。

一、2015~2019 年化学原料药行业经济指标

国家统计局、中国医药工业信息中心等发布的历年医药行业相关数据（含原料药行业主营业务收入、利润、产量、出口规模以及变化率）显示，2019年我国原料药宏观指标略有下降。

（一）原料药行业经济指标

相关数据显示，2019 年医药行业主营业务收入总额 26147 亿元，其中化学原料药主营业务收入 3804 亿元，占全行业比重的 14.55%，较之前几年呈下降态势。2019 年，化学原料药利润依旧处于全行业较低水平，其利润率为11.81%，较之 2018 年的 10.6% 略有提高（表 1，表 2）。

---

① 吴惠芳，北京东方比特科技有限公司总经理。

表 1　2015~2019 年原料药行业主营业务收入和占行业比重

单位：亿元

年度	医药全行业	化学原料药	原料药占比
2015 年	26 885	4 614	17.16%
2016 年	29 636	5 035	16.99%
2017 年	29 826	4 992	16.74%
2018 年	25 840	3 843	14.87%
2019 年	26 147	3 804	14.55%

表 2　2019 年医药工业全行业收入和利润率

单位：亿元

子行业	主营收入	比重	利润总额	比重	利润率
化学药品原料药制造	3803.7	14.55%	449.2	13.00%	11.81%
化学药品制剂制造	8576.1	32.80%	1172.7	33.93%	13.67%
中药饮片加工	1932.5	7.39%	162.8	4.71%	8.42%
中成药生产	4587	17.54%	593.2	17.16%	12.93%
生物制品制造	2479.2	9.48%	485.4	14.04%	19.58%
卫生材料及医药用品制造	1781.4	6.81%	184	5.32%	10.33%
制药专用设备制造	172.3	0.66%	5.2	0.15%	3.02%
医疗仪器设备及器械制造	2814.8	10.77%	404.4	11.70%	14.37%
合计	26 147.4	100.00%	3456.7	100.00%	13.22%

（二）原料药总产量呈下降态势

2019 年，我国原料药产量 262 万吨，同比下降 7.16%，继续呈下降趋势（图 1）。其主要原因是产业结构调整、供给侧改革等宏观政策，对大规模重复建设项目进行了限制；行业内也较少出现大规模新建、扩大产能项目。以上有利于优化产业结构、缓解供需矛盾、减少污染排放等，促使行业良性发展。

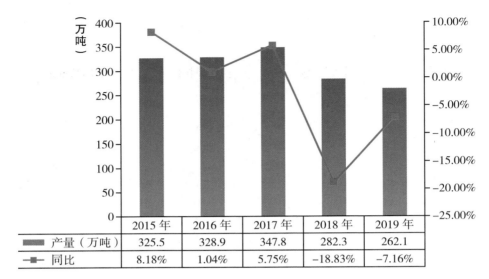

	2015 年	2016 年	2017 年	2018 年	2019 年
产量（万吨）	325.5	328.9	347.8	282.3	262.1
同比	8.18%	1.04%	5.75%	−18.83%	−7.16%

图 1　2015~2019 年全国原料药总产量（统计口径）

二、原料药相关行业政策

2019~2020 上半年间，与原料药密切相关的产业政策仍是以绿色制造、环保、产业结构、药品注册审批为主，重点如下：

（1）2019 年 7 月，国家药监局发布《关于进一步完善药品关联审评审批和监管工作有关事宜的公告》，明确原料药、药用辅料、直接接触药品的包装材料和容器与药品制剂关联审评审批和监管有关事宜，该公告是原料药产业发展的重要的转折点。

（2）2019 年 10 月 30 日，国家发展改革委修订发布《产业结构调整指导目录（2019 年本）》。

（3）新修订的《药品管理法》自 2019 年 12 月 1 日起实施。该部法律从药品研制和注册、生产、经营、上市后监管等各个环节完善监管制度，监管理念也从以企业为主转变为以产品为主，从准入资格管理转变为动态监管为主，药品上市许可持有人制度和原辅料登记备案进一步全面推开。

（4）2020 年 1 月 2 日，工业和信息化部、生态环境部、国家卫生健康委、国家药监局四部门联合发布《推动原料药产业绿色发展的指导意见》。

（5）2020 年 10 月 13 日，国家市场监管总局就《关于原料药领域的反垄断指南（征求意见稿）》公开征求意见，预防和制止原料药领域垄断行为，引导原料药领域经营者守法合规经营。

（一）国家发改委《产业结构调整指导目录（2019 年本）》

1. 鼓励类

（1）含氟精细化学品。

（2）原料药生产节能降耗减排技术。

（3）采用现代生物技术改造传统生产工艺。

（4）药物生产过程中的膜分离、超临界萃取、新型结晶、手性合成、酶促合成、连续反应、系统控制等技术开发与应用。

2. 限制类

（1）新建、扩建古龙酸和维生素 C 原粉（包括药用、食品用、饲料用、化妆品用）生产装置，新建药品、食品、饲料、化妆品等用途的维生素 B_1、维生素 B_2、维生素 B_{12}、维生素 E 原料生产装置。

（2）新建青霉素工业盐、6- 氨基青霉烷酸（6-APA）、化学法生产 7- 氨基头孢烷酸（7-ACA）、化学法生产 7- 氨基 -3- 去乙酰氧基头孢烷酸（7-ADCA）、青霉素 V、氨苄青霉素、羟氨苄青霉素、头孢菌素 C 发酵、土霉素、四环素、氯霉素、安乃近、扑热息痛、林可霉素、庆大霉素、双氢链霉素、丁胺卡那霉素、麦迪霉素、柱晶白霉素、环丙氟哌酸、氟哌酸、氟嗪酸、利福平、咖啡因、柯柯豆碱生产装置。

（3）新建紫杉醇（配套红豆杉种植除外）、植物提取法黄连素（配套黄连种植除外）生产装置。

（4）新建年产 5 万吨以下柠檬酸生产线；10 万吨 / 年及以下赖氨酸、苏氨酸生产线；20 万吨 / 年及以下谷氨酸生产线。

3. 淘汰类

（1）铁粉还原法对乙酰氨基酚（扑热息痛）、咖啡因装置。

（2）年处理 15 万吨以下、总干物收率 97% 以下的湿法玉米淀粉生产线（特种玉米淀粉生产线除外）。

（二）工业和信息化部等四部门《推动原料药产业绿色发展的指导意见》

《推动原料药产业绿色发展的指导意见》明确提出，到 2025 年，突破 20 项以上绿色关键共性技术，基本实现行业绿色生产技术替代，建立原料药绿色工厂、绿色园区、绿色管理标准评价体系，主要污染物排放强度逐步下降。

《意见》提出 4 项重点任务。一是调整产业结构。鼓励优化产业资源配置，推进绿色生产技术改造，提高大宗原料药绿色产品比重，加快发展特色原料药和高端定制原料药，依法依规淘汰落后技术和产品等。

二是优化产业布局。按照生态保护红线、环境质量底线、资源利用上线、生态环境准入清单要求，合理规划产业区域布局。加快环境敏感区企业升级改造和产业转移，环境空气质量未达标城市应制定更严格的准入标准等。

三是加快技术创新与应用。加快推进绿色技术攻关和产业化应用，推广高效提取纯化、绿色酶法合成、微通道反应等绿色工艺，突破一批关键核心绿色技术，培育一批高质量创新型企业，打造一批创新平台、战略联盟、示范基地等。

四是推行绿色生产标准。以提高质量、节能降耗、清洁生产、污染治理、循环利用和生态保护为着力点，构建资源节约、环境友好、生态文明的绿色生产体系等。

值得关注的是，《意见》明确提出"原料药基本实现园区化生产"，这就意味着现在仍然处在非园区生产和将来要在非园区建厂的企业在近几年内要重新寻找出路。这类企业为数不少，有国有企业也有民营企业。而对于处于"环境敏感区"的原料药企业来说，只能是要么"搬"，要么"停"。当然，搬迁对企业既是机会也有挑战，一方面可以在新的厂区开展新项目引进、完成老旧项目的升级；另一方面也面临着成本增加、尽快适应园区环境复产、短时间内解决用工和引进高新技术人才等的压力。

（三）关于原料药领域的反垄断指南

为预防和制止原料药领域垄断行为，引导原料药领域经营者守法合规经营，国家市场监管总局起草了《关于原料药领域的反垄断指南（征求意见稿）》，向社会公开征求意见。征求意见稿更加明确且细化了相关情形。原料药领域的垄断形式多样，包括包销、返点、拒绝供应等多种形式。而滥用市场支配地位导致的结果就是一些常用药品短期内急剧涨价或者断供。

2020 年 11 月 17 日，国家市场监管总局发布《万邦德制药集团浙江医药销售有限公司滥用市场支配地位案行政处罚决定书》。处罚决定书显示，浙江省市场监管局于 2020 年 8 月对万邦德制药集团浙江医药销售有限公司涉嫌滥用市场支配地位行为立案调查。2020 年 11 月，浙江省市场监管局对本案做出行政处罚决定，没收违法所得 232 205.11 元，并处 2019 年度销售额 3% 的罚款 2 241 753.58 元，共计罚没款 2 473 958.69 元。

三、原料药产品登记备案信息

2017 年 11 月，国家药监部门发布了《关于调整原料药、药用辅料和药包材审评审批事项的公告》，拉开了原料药产业改革的序幕。

2019 年 7 月，国家药监局发布《关于进一步完善药品关联审评审批和监管工作有关事宜的公告》，明确原料药、药用辅料、直接接触药品的包装材料和容器与药品制剂关联审评审批和监管有关事宜。

根据上述公告，有关企业或者单位可通过 CDE 官网上的原料药、药用辅料和药包材登记平台，按要求提交原料药、药用辅料和药包材登记资料，获得原料药、药用辅料和药包材登记号，再待关联药品制剂提出注册申请后一并审评。

根据相关规定，药品制剂在注册时与其关联的原料药通过了技术审评，登记平台标识为"A"；未通过技术审评或尚未与制剂注册进行关联的标识为"I"；2017 年 11 月 27 日之后仍有效的批准文号的原料药自动转为"A"；仿制或进口境内已上市药品制剂所用的原料药，原料药登记人登记后，可进行单独审评审批等。

实施原料药关联审评和登记备案后出现了几种变化：一是原料药与制剂生产捆绑，上下游之间形成更加紧密的关系。也就是生产商与供应商不仅是商品的供需关系，还是质量共管体。制剂方需要更加严格挑选和监督原料药供应商的产品质量、原材料追溯；而原料药企业也要把好质量关。

二是原料药短缺或垄断现象得到一定的遏制。因为原料药无须像此前那样等待审评批准，理论上说只要有符合质量管理要求和工艺标准的产品，厂家都可以登记备案，由制剂厂家公开挑选。这也让小品种原料药有机会登记备案并被制剂厂家选择。

三是产业整合加快。登记备案制降低了原料药政策准入门槛。原料药供应商需要积极寻找长期稳定下游合作方，包括与制剂企业在资本上合作；制剂方为了更好管理和长期稳定经营考虑有可能把关键原料药掌握在自己手里，从而向上游原料药延伸产业链。上、下游两个领域相向而行加快了产业整合。

数据显示，2017 年 11 月到 2020 年 9 月，登记的原料药项目共 13314 件。其中与制剂共同审评关联的有 10 089 件，含国产原料药 9410 件，进口原料药 675 件，港澳台登记的已关联原料药 4 件。值得一提的是，2019 年原料药的登记量达到高峰，共有登记项目 9738 件（表 3，图 2）。

表 3 2017~2020 年 9 月原料药登记关联情况

单位：件

	2017年	2018年	2019年	2020年9月前	总计
已关联	1111	127	8818	33	10 089
港、澳、台	—	—	4	—	4
国产	897	116	8374	23	9410
进口	214	11	440	10	675
未关联	991	794	920	520	3225
港、澳、台	—	10	10	6	26
国产	742	610	619	374	2345
进口	249	174	291	140	854
总计	2102	921	9738	553	13 314

在品种方面，通用名药物以及不同成盐形态的产品共有 2553 个（药品名称），含国产 2367 个，进口和港澳台 749 个。最多的品种包括埃索美拉唑钠、盐酸法舒地尔、盐酸莫西沙星、硫酸氢氯吡格雷等，均有超过 50 件产品登记号（表 4）。

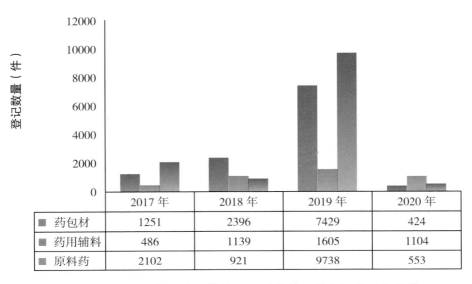

	2017 年	2018 年	2019 年	2020 年
■ 药包材	1251	2396	7429	424
■ 药用辅料	486	1139	1605	1104
■ 原料药	2102	921	9738	553

图 2　2017~2020 年 9 月原料药、药用辅料、药包材登记号数量

表 4　原料药品种登记量最多的 30 种

原料药	已关联登记数	未关联登记数量	合计
埃索美拉唑钠	29	35	64
盐酸法舒地尔	39	17	56
盐酸莫西沙星	22	30	52
硫酸氢氯吡格雷	28	22	50
硫普罗宁	46	1	47
恩替卡韦	26	20	46
富马酸替诺福韦二吡呋酯	34	11	45
炎琥宁	43	——	43
依达拉奉	35	8	43
盐酸小檗碱	42	——	42
兰索拉唑	38	4	42
胸腺五肽	40	1	41
替米沙坦	38	3	41

原料药	已关联登记数	未关联登记数量	合计
硫酸头孢匹罗	40	—	40
帕瑞昔布钠	19	18	37
甘草酸二铵	35	—	35
头孢曲松钠	31	2	33
塞来昔布	14	18	32
奥拉西坦	17	15	32
替格瑞洛	7	25	32
对乙酰氨基酚	27	5	32
卡络磺钠	32	—	32
卡培他滨	14	17	31
利伐沙班	3	28	31
头孢米诺钠	29	1	30
更昔洛韦	28	2	30
奥扎格雷	29	—	29
盐酸伐昔洛韦	29	—	29
头孢噻肟钠	28	1	29
紫杉醇	21	7	28

四、原料药绿色制造和绿色工厂

自 2017 年工业和信息化部开展绿色工厂评价以来，医药企业共有 83 家获得评价。其中典型原料药生产企业有 28 家获得评价通过。

2017 年，天津的凯莱英生命科学技术（天津）有限公司、新疆的伊犁川宁生物技术有限公司、河南的河南甾体生物科技有限公司、河北的神威药业集团有限公司、石药集团欧意药业有限公司 5 家率先通过绿色工厂评价。

2020 年 9 月上旬，工信部公布了第 4 批获得绿色工厂评价的企业名单，其中含 12 家原料药厂家。2020 年成为近年来原料药企业评价通过最多的一年。这 12 家企业包括华北制药先泰药业有限公司、山东鲁抗医药股份有限公司、珠海联邦制药股份有限公司、山东新时代药业有限公司、上海中西三维药业有限公司等（表 5）。

表 5　已通过绿色工厂评价的四批原料药企业名单

省（市、自治区）	工厂名称	批次	类型	批准时间
河北	华北制药集团先泰药业有限公司	第四批	原料药	2020-9-2
上海	上海中西三维药业有限公司	第四批	原料药	2020-9-2
江苏	江苏天士力帝益药业有限公司	第四批	原料药	2020-9-2
山东	艾美科健（中国）生物医药有限公司	第四批	原料药	2020-9-2
山东	华熙生物科技股份有限公司	第四批	原料药	2020-9-2
山东	山东鲁抗医药股份有限公司	第四批	综合	2020-9-2
山东	山东新时代药业有限公司	第四批	综合	2020-9-2
河南	河南华商药业有限公司	第四批	原料药	2020-9-2
河南	焦作健康元生物制品有限公司	第四批	原料药	2020-9-2
河南	天方药业有限公司	第四批	综合	2020-9-2
湖南	湖南九典制药股份有限公司	第四批	综合	2020-9-2
广东	珠海联邦制药股份有限公司	第四批	原料药	2020-9-2
河北	华北制药华民药业	第三批	原料药	2018-10-29
内蒙古	联邦制药（内蒙古）有限公司	第三批	原料药	2018-10-29
江苏	江苏康缘药业	第三批	综合	2018-10-29
江西	江中药业	第三批	综合	2018-10-29
江西	江西兄弟医药有限公司	第三批	原料药	2018-10-29
山东	山东金城医药化工有限公司	第三批	原料药	2018-10-29
山东	齐鲁制药有限公司	第三批	原料药	2018-10-29
山东	山东新药制药股份有限公司	第三批	原料药	2018-10-29
天津	天津人金汇药业集团有限公司	第二批	原料药	2018-2-11
浙江	浙江华海药业有限公司	第二批	原料药	2018-2-11

续表

省（市、自治区）	工厂名称	批次	类型	批准时间
广东	丽珠集团丽珠制药厂	第二批	原料药	2018-2-11
河北	神威药业集团有限公司	第一批	综合	2017-8-23
河北	石药集团欧意药业有限公司	第一批	原料药	2017-8-23
河南	河南甾体生物科技有限公司	第一批	原料药	2017-8-23
新疆	伊犁川宁生物技术有限公司	第一批	原料药	2017-8-23
天津	凯莱英生命科学技术（天津）有限公司	第一批	原料药	2017-8-23

五、中国原料药在国际市场既有优势又有阻力

原料药包括化学原料药、生化原料药和植物提取物，是中国医药领域在国际市场的一张名片，以产量大、品种多、具有价格优势而著称，特别是在大宗抗生素、维生素、氨基酸等发酵、半合成类产品领域。

2019年，我国原料药出口额近277亿美元（与2018年同比有1.7%的小幅下降），约占药品类产品出口额的78%。其中原料药产品出口额最高的有肝素、维生素C、维生素E、阿莫西林、6-氨基青霉烷酸等30多种（表6，表7，图3）。

表6 2019年中国医药类产品进出口额规模[①]

单位：亿美元

分类	金额	比重	同比	增幅
	进口			
生化药	126.71	37.21%	27%	5.12%
提取物	2.66	0.78%	72%	−81.48%
西成药	205.84	60.44%	18%	12.91%
西药原料	61.93	18.18%	2%	−15.91%
中药类	5.56	1.63%	38%	28.63%
总计	402.7	100%	18%	6.16%

---

① 本章数据来源为国家海关整理。

续表

分类	金额	比重	同比	增幅
	出口			
生化药	26.25	8.07%	3.05%	−17.17%
提取物	16.51	5.08%	15.75%	−182.01%
西成药	38.68	11.90%	−2.55%	−32.57%
西药原料	235.2	72.34%	−3.23%	−15.81%
中成药	11.32	3.48%	331.50%	326.56%
总计	327.96	100.87%	0.87%	−17.39%

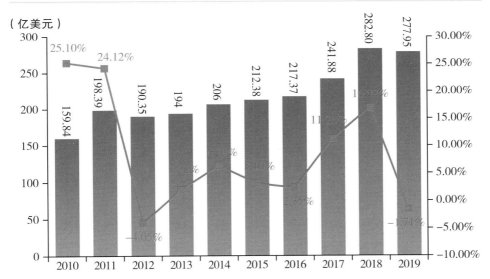

图 3　2010~2019 年原料药类商品中国出口额趋势

表 7　2019 年中国出口原料药商品种类分布

单位：亿美元

序号	产品分类	2018年	2019年	同比	占比
1	抗生素	37.9	38.37	1.26%	17.57%
2	维生素	40.74	33.79	−17.05%	15.47%
3	食品添加剂	33.37	27.38	−17.97%	12.53%
4	氨基酸类	21.03	20.92	−0.50%	9.58%

续表

序号	产品分类	2018年	2019年	同比	占比
5	植物提取物	14.26	16.51	15.75%	7.56%
6	血液系统药物	11.83	11.28	−4.65%	5.17%
7	解热镇痛	7.13	7.82	9.65%	3.58%
8	饲用抗生素	7.51	7.17	−4.53%	3.28%
9	降压药	4.51	6.99	55.04%	3.20%
10	甜味剂	10.08	6.88	−31.82%	3.15%
11	甾体激素类	6.86	6.64	−3.27%	3.04%
12	抗病毒药物	5.83	5.59	−4.19%	2.56%
13	心血管药物	3.24	4.15	28.05%	1.90%
14	降脂药	3.32	3.47	4.54%	1.59%
15	骨骼系统药物	2.51	2.51	−0.13%	1.15%
16	神经系统药物	2.08	2.42	16.03%	1.11%
17	其他	14.99	16.49	349.48%	7.56%

（一）中国原料药在欧美认证和登记分布

我国原料药在国际的销售区域，主要在非法规市场以及欧美的低端市场。但近 5 年，这一状况正在逐步改变，国内原料药企业纷纷向欧美日等药政法规门槛较高的领域开拓，开展原料药主文档编写和提交登记认证工作。

截至 2020 年上半年，中国境内原料药在欧洲药品质量管理局（EDQM）获得的原料药欧洲药典适应性证书（CEP）总计 355 件，目前处于有效期的有 313 件，其中 2019 年超过了百件，达到 110 件，成为仅次于印度的原料药 CEP 证书来源国家（图 4）。

这些证书的产品涉及高血压、消化系统、肿瘤、抗感染、激素、神经系统等领域，约有 200 多个品种。获得证书的企业约 170 家，主要集中在浙江、江苏、湖北、山东、河北等省份。其中，浙江华海药业有限公司拥有 17 件证书，山东安信制药（齐鲁集团）拥有 10 件（表 8）。

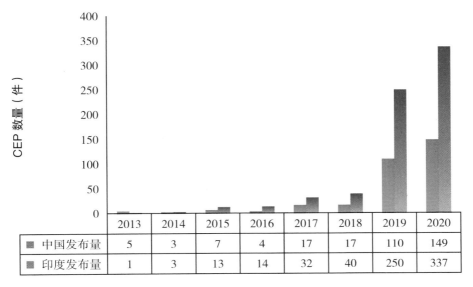

图 4 欧洲 EDQM 发布的 CEP 证书（至 2020 年上半年）

	2013	2014	2015	2016	2017	2018	2019	2020
■ 中国发布量	5	3	7	4	17	17	110	149
■ 印度发布量	1	3	13	14	32	40	250	337

表 8 拥有最多欧洲 CEP 证书的中国原料药企业

企业名称	证书数量
浙江华海药业有限公司	17
山东安信制药有限公司	10
上海协和氨基酸有限公司	7
华美生物科技股份有限公司	7
宜都东阳光制药有限公司	7
齐鲁安替制药有限公司	7
浙江国邦制药有限公司	6
山东新华制药有限公司	6
江西同和药业有限公司	5
浙江天宇药业有限公司	5
寿光富康制药有限公司	4
山东安宏制药有限公司	4

续表

企业名称	证书数量
扬州利百得制药有限公司	4
珠海联邦制药有限公司	4
湖北葛店人福药业有限公司	4
浙江江北制药有限公司	4
浙江金华康恩贝股份有限公司	4
浙江仙居制药有限公司	4
齐鲁制药有限公司	4

截至 2020 年上半年，在美国 FDA 登记备案的药品主文件（DMF）处于有效的登记量中，来自于中国生产的原料药共有 1700 多件，其中 2019 年共有 147 件。截至 2019 年底，持有最多 DMF 文件号的生产企业是浙江华海药业有限公司、浙江海正药业有限公司、江苏恒瑞医药股份有限公司、山东新华制药、上海迪赛诺化学制药、东阳光药业等（表 9）。

表 9 持有 DMF 文件最多的中国医药企业

序号	中方DMF持有者	有效数量
1	浙江华海药业有限公司	71
2	浙江海正药业有限公司	54
3	ALP PHARM BEIJING CO LTD	38
4	江苏恒瑞医药股份有限公司	24
5	上海迪赛诺化学制药股份有限公司	20
6	山东新华制药股份有限公司	20
7	中化合成生物股份有限公司	20
8	东阳光药业	20
9	阜新龙瑞药业有限责任公司	17
10	天津天药药业股份有限公司	17

序号	中方DMF持有者	有效数量
11	齐鲁天和惠世制药	17
12	重庆华邦制药有限公司	16
13	浙江普洛家园药业有限公司	16
14	美药星（南京）制药有限公司	16
15	浙江车头制药股份有限公司	15
16	天津炜捷制药有限公司	15
17	江苏豪森药业集团有限公司	15
18	乳源东阳光药业有限公司	15

（二）中国原料药遇到的新挑战

面对不断崛起的中国医药产业，国际上少数制药大国提出要摆脱对中国原料药的依赖；加之受新冠肺炎疫情影响，全球贸易（包括医药贸易）受到冲击，中国原料药在国际市场上遇到新的挑战。

但纵观种种不难发现：国际市场竞争已不是某个产品的竞争，而是产业链的竞争。2020 年初赛诺菲就发布消息，要建立自己的商业化原料药产业基地。当然，大型跨国公司要实现自身产业链内循环是有一定意义的，但不可忽视的是会大大提高管理和生产成本，且分散自身优势。对于大多数制药企业来说，还是专业性分工合作更有利于自身发展。

中国提供的原料药产品，多为上述国家不愿意生产，或者是环保、安全性及成本优势远差于中国。也因为中国提供原料药，为这些国家大大提高了制剂生产效率，同时降低了成本。中国原料药对世界医药行业的贡献有目共睹。

疫情之后，最有可能受到影响的是向欧美高端市场开拓的中国优质原料药，包括创新药和中间体。一是相关国家可能会设置门槛；二是政府通过提高税率、对输入方采取经济措施等，迫使采购方放弃与中国合作。在这种情况下，中国原料药要将成本优势向制剂转移，加快成品药在国际市场的布局；争取获得原研方的专利授权、专利转让等知识产权方面的地位，由仿制药为主转向专利药领域。

  对于中国原料药企业来说，首先是要做好自己的事，更加小心和严格管理，实现绿色可持续发展；其次是与合作方积极主动沟通，提高服务质量，同时加大国内产业链完善和市场供应，避免国际市场变化产生的不利影响；第三仍要在创新上下功夫。

科技创新

◎ 新环境下高速发展的中国创新药

◎ 创新药角逐"突破性治疗药物"赛道

◎ 重大新药创制晒出靓丽成绩单

新环境下高速发展的中国创新药①

魏利军 ②

创新是民族进步的灵魂，是社会发展的源动力，国家对创新药的发展给予了高度重视，通过多个维度政策引导和推动，我国创新药研发环境逐渐形成。在过去的 3 年里，共有 31 个 1 类新药（包括化学药和治疗性生物制品，不包括中药、疫苗、细胞制品、血液制品等，下同）获国家药品监督管理局批准上市。

一、创新药的新环境

我国创新药起步较晚，但近年来发展非常迅速。2010 年以前，仅有个别企业开展 me-too 产品的研发。2011~2015 年间，艾瑞昔布、埃克替尼、康柏西普、马林硝唑、阿帕替尼和西达本胺等产品获批，大幅加快了我国创新药的发展。随着药品审评审批制度改革的深入推进，我国创新药发展进入了崭新的历史阶段。

2016 年以来，我国创新药的临床申请（IND）和新药申请（NDA）数量逐年稳步增加，2018~2020 年获批上市的 1 类创新药数量超过日本和欧洲主要创新药强国。在质量上，泽布替尼获得美国 FDA 批准上市，意味着我国创新药开始走向世界，而且在不远的将来，康柏西普、恩沙替尼"国产"PD-1 单抗也将走出国门，成为世界公认的"新分子实体"。近年来我国创新药飞速发展，离不开国家良好的创新药政策环境和快速发展的创新药市场的刺激（表 1）。

---

① 截至成稿时（2021-01-02），奥布替尼和索凡替尼的批准信息尚未进入国家药监局数据库，文中批准时间是国家药监局宣布批准的新闻发布时间。文中信息基于作者个人梳理，不代表官方数据。

② 魏利军，哈药集团股份有限公司立项部总监。

CDE 受理的创新药申请情况变化（来源：CDE 年度审评报告）

年份	2016	2017	2018	2019
IND 申请号数	322	480	457	694
NDA 申请号数	86	75	107	130
国产 1 类新药数	77	112	115	144
进口 1 类新药数	13	37	42	75

（一）政策环境

审评审批方面，2015 年以来，国家多次发文，从多个维度鼓励和推动创新药研发。2015 年，国务院颁布《国务院关于改革药品医疗器械审评审批制度的意见》，提出鼓励研究和创制新药，并加快创新药审评审批；2016 年，原国家食品药品监督管理总局出台《关于发布化学药品注册分类改革工作方案的公告》，对创新药进行重新界定，指出创新药不仅要"中国新"，而且要满足"全球新"；2017 年，中办、国办印发《关于深化审评审批制度改革鼓励药品医疗器械创新的意见》，提出改革临床试验管理、加快上市审评审批、促进药品创新和仿制药发展，并推出一系列措施，为创新药的研发、申报扫清障碍。

资金支持方面，除了国家重大科技专项和地方科技项目基金支持外，部分地方政府也推出相关政策，为创新药的研发提供资金支持。例如，2018 年安徽省出台了《支持现代医疗和医药产业发展若干政策》，对创新药的研发最高给予 1000 万元的补助；2019 年河北省发布《关于支持生物医药产业高质量发展的若干政策》，对进入 Ⅱ 期、Ⅲ 期临床试验研究的创新药，分别给予 300 万元、500 万元省战略性新兴产业专项资金奖励。

市场准入方面，多个省份为创新药的准入开辟了绿色通道。2018 年，辽宁省发布《关于公布并执行辽宁省 2018 年医疗机构药品集中采购联合议价结果的通知》，率先明确对新批准上市创新药品进行联合议价，议价成功的药品实施挂网采购。继辽宁之后，广西壮族自治区在 2019 年发布《关于开设创新药品种直接挂网采购绿色通道》的通知，浙江省发布《关于公开征求过一致性评价仿制药和 1 类新药挂网采购文件意见建议的通知》，给予创新药挂网采购的政策支持，使得创新药的准入周期大幅缩短。

医保支付方面，通过国家组织药品集中带量采购实现"腾笼换鸟"，有效解决了创新药医保支付能力不足的问题。尤其是通过每年一次的医保准入谈判，使得创新药有了第一时间进入医保目录的机会。在 2020 年获得批准的本土 1 类创新药中，可洛派韦、阿美替尼、泽布替尼和依达拉奉右莰醇 4 个产品已被纳入 2020 版医保药品目录，在惠及患者的同时，相关药企也直接获益。

（二）市场环境

在过去的几十年里，全球药品市场稳步增长，根据 IQVIA 数据，2019 年全球药品支出已达 1.25 万亿美元，其中约七成来自创新药消费。截至目前，我国已超越日本，成为全球第二大药品市场，2019 年药品支出达 1416 亿美元。PDB 样本医院数据显示，国家药品监管部门自 2011~2019 年批准的 29 个 1 类新药在 2019 年的总销售额为 27.6 亿元，5 年复合增长率达 46.53%；2019 年医保扩容之后，增长进一步加快，仅 2020 年一季度，以上 29 个产品的销售额就达 15.8 亿元，2020 全年的同比增长率预计将超过 100%。

一方面，丰厚的创新药投资回报，刺激企业重金投资研发；另一方面，在国家组织药品集中采购政策的推动下，我国的医药市场结构开始逐渐向欧美等发达国家"靠拢"，随着仿制药价格的大幅下降，仿制药将不再是我国医药市场的主要增长点，迫使制药企业把目光转向创新药研发。

随着国际交流的日益频繁，我国创新药研发也开始逐渐与国际接轨，国外的信息、技术、资本能够第一时间进入我国，而国内的创新药也开始走向世界。根据科睿唯安数据，在过去的 3 年里，有近 40 个研发项目被授权到海外（license-out）。2019 年以来，石药集团的改良型新药左旋氨氯地平和百济神州的泽布替尼获得了美国 FDA 的上市批准，代表我国创新药开始从"中国新"迈向"全球新"的全新历史阶段。

除了自主研发，投资并购也是获得创新药的主要方式。近年来，我国医药行业海外合作、海外投资的规模正在迅速扩大。根据科睿唯安数据，近年来 license-in 的交易数量呈迅速上升趋势，由 2015 年的 39 项逐年增加至 2019 年的 89 项，以尼拉帕利、拉维达韦为代表的 1 类 license-in 型创新药相继获得国家药监局批准上市，大大丰富了临床治疗需求，同时有效降低了患者的治疗成本。

二、2018~2020 年国家药监局批准的 1 类新药

随着药品审评审批制度改革的启动以及中国药品监管机构加入国际人用药品注册技术协调会（ICH），国家药品监管部门实行了临床试验申请默示许可制，开通了"优先审评""快速通道""突破性疗法"和"有条件批准"等特殊审评审批通道，有效加快了创新药的开发速度，使得我国本土创新药能够与国外竞品几乎同步上市（如 PD-1 单抗），甚至部分产品还能够领先美欧日，率先在中国上市（如罗沙司他）。

在短短的几年时间里，我国的创新药政策取得了卓越成效。2018 年以来，国家药监局共批准了 31 个 1 类新药上市，这些产品主要分布在抗肿瘤、抗感染、精神神经类等三大治疗领域。

（一）重组细胞因子基因衍生蛋白

2018 年 4 月 12 日，国家药监局批准了杰华生物的重组细胞因子基因衍生蛋白注射液（乐复能），用于乙肝 e 抗原（HBeAg）阳性的慢性乙型肝炎治疗。重组细胞因子基因衍生蛋白是一种具有干扰素活性的非天然重组蛋白质，由 166 个氨基酸构成，分子量为 19 300。因为本品具有干扰素类似的生理功能，故还有望用于肿瘤和新冠病毒感染治疗，相关临床试验正在开展中。

（二）安罗替尼

2018 年 5 月 8 日，国家药监局通过优先审评审批程序批准了正大天晴的安罗替尼胶囊（福可维），用于晚期或转移性非小细胞肺癌（NSCLC）治疗。安罗替尼是索拉非尼的改构，是一种血管内皮细胞生长因子受体（VEGFR）、成纤维细胞生长因子受体（FGFR）、干细胞因子受体（c-KIT）和血小板源生长因子受体（PDGFR）的多靶点抑制剂。据国家癌症中心数据，我国 2015 年新发肺癌病例高达 78.7 万例，而 NSCLC 约占肺癌的 80%~85%，治疗需求巨大。米内网数据显示，该产品在 2019 年的销售额达 30 亿元。除了 NSCLC 三线治疗，该产品还有多个适应证处于临床开发中，其中腺泡状软组织肉瘤、直肠癌、胃癌、平滑肌肉瘤、滑膜肉瘤、鼻咽癌、甲状腺癌已经处于 III 期临

床试验阶段。

（三）艾博韦泰

2018 年 5 月 23 日，国家药监局批准了前沿生物的艾博韦泰（艾可宁），用于治疗经抗病毒药物治疗后仍有病毒复制的 HIV-1 感染。艾博韦泰是全球首个长效 HIV-1 融合抑制剂，给药频率为每周 1 次。

（四）达诺瑞韦钠

2018 年 6 月 8 日，国家药监局批准歌礼药业的 NS3/4A 蛋白酶抑制剂达诺瑞韦钠片（戈诺卫）上市，适应证是与利托那韦、聚乙二醇干扰素（PEG-IFN）和利巴韦林联用，治疗基因 1b 型无肝硬化的慢性丙型肝炎初治患者。尽管吉利德、艾伯维和默沙东等制药巨头的三代丙肝鸡尾酒疗法陆续进入我国，但本品仍可以通过低价策略赢得一部分市场份额。米内网数据显示，本品在 2019 年的销售额已超过 1 亿元。

（五）吡咯替尼

2018 年 8 月 12 日，国家药监局有条件批准了恒瑞医药的吡咯替尼片（艾瑞妮），用于复发或转移性乳腺癌治疗。吡咯替尼是一种不可逆的人表皮生长因子受体 2（HER2）和表皮生长因子受体（EGFR）双相抑制剂。除了乳腺癌，本品处在临床后期的适应证主要是 NSCLC 和胃癌。由于乳腺癌患者基数较大，米内网数据显示本品在 2019 年的销售额达 8 亿元。

（六）呋喹替尼

2018 年 9 月 4 日，国家药监局通过优先审评审批程序批准了和记黄埔的呋喹替尼胶囊（爱优特），用于治疗既往接受过氟尿嘧啶类、奥沙利铂和伊立替康为基础的化疗，以及既往接受过或不适合接受抗血管内皮生长因子（VEGF）治疗、抗表皮生长因子受体（EGFR）治疗（RAS 野生型）的转移性结直肠癌患者。直肠癌是我国发病率最高的几种癌症之一，年确诊人数高达 37.6 万，治疗需求巨大。米内网数据显示，该产品在 2019 年的销售额达 1.8 亿元。除了直肠癌，本品处在临床后期的适应证主要是胃癌和 NSCLC。

（七）特瑞普利单抗

2018 年 12 月 17 日，国家药监局有条件批准了君实生物的特瑞普利单抗注射液（拓益），用于既往标准治疗失败后的局部进展或转移性黑色素瘤治疗。特瑞普利单抗是首个国产程序性死亡受体 1（PD-1）单抗。我国黑色素瘤年新发病例约为 20 000 例，尽管患者基数不大，但米内网数据显示，特瑞普利单抗在 2019 年的销售额高达 8.7 亿元。除了黑色素瘤，本品处于临床后期阶段的适应证包括鼻咽癌、泌尿生殖肿瘤、乳腺癌、肝癌、非小细胞肺癌、食道癌、肾癌、小细胞肺癌等，而且有多个适应证的临床试验在中美同时开展中。

（八）罗沙司他

2018 年 12 月 17 日，国家药监局通过优先审评审批程序批准珐博进的罗沙司他胶囊（爱瑞卓）上市，用于慢性肾脏病（CKD）引起的贫血治疗。罗沙司他是全球首个小分子低氧诱导因子脯氨酰羟化酶抑制剂（HIF-PHI），继在中国获批后，日本也批准了该产品上市，并且有望在 2021 年上半年获得美国 FDA 的批准。由于 CKD 患者众多，本品作为首个促红素口服替代疗法，有望迅速成为一个重磅炸弹产品，EvaluatePharma 预测该产品在 2026 年的全球销售额可达 18.45 亿美元。

（九）信迪利单抗

2018 年 12 月 24 日，国家药监局通过优先审评审批程序批准了信达生物的信迪利单抗注射液（达伯舒），用于经过二线系统化疗的复发或难治性经典型霍奇金淋巴瘤（cHL）治疗。信迪利单抗是一种免疫球蛋白 G（IgG4）型 PD-1 单抗。除了以上适应证，本品处于 III 期临床试验阶段的适应证还有肢端雀斑样黑色素瘤、胃癌、肝癌、鼻咽癌和食道癌等，米内网数据显示，本品在 2019 年的销售额达 10 亿元。

（十）聚乙二醇洛塞那肽

2019 年 5 月 5 日，国家药监局批准了江苏豪森的聚乙二醇洛塞那肽（孚来美）上市，适应证是配合饮食控制和运动，单药或与二甲双胍联合，用于改善成人 2 型糖尿病患者的血糖控制。本品是江苏豪森自主研发的胰高血糖素样肽 –1 受体（GLP-1R）激动剂，是一种聚乙二醇修饰的 exendin-4，可以实现每周 1 次给药。我国是糖尿病人口大国，据 2013 年的流行病学研究数据显示，我国 18 周岁以上人群糖尿病患病率高达 10.4%，治疗需求巨大。本品的上市将为数千万患者提供一种新的治疗选择。

（十一）本维莫德

2019 年 5 月 29 日，国家药监局批准广东中昊药业的本维莫德乳膏（欣比克）上市，用于适合局部治疗的成人轻中度寻常型银屑病治疗。本维莫德是一个引进的品种，最早由 WelichemBiotech 公司开发，项目代号为 WBI-1001，天济药业获得了本维莫德中国区的权益。本维莫德中国以外的开发权益由 GSK 获得，目前在开发银屑病、斑块银屑病（3 期）和特应性皮炎等适应证（2 期）。

（十二）卡瑞利珠单抗

2019 年 5 月 29 日，国家药监局在批准本维莫德的同时，还批准了恒瑞的卡瑞利珠单抗。卡瑞利珠单抗是第三个获批上市的国产 PD-1 单抗，获批用于至少经过二线系统化疗的复发或难治性典型霍奇金淋巴瘤患者的治疗。目前相关的临床试验终点尚未达到，故国家药监局仅基于临床试验的客观缓解率和缓解持续时间结果给予有条件批准上市。米内网数据显示，该产品在上市当年的销售额就达 10.79 亿元。

（十三）可利霉素

2019 年 6 月 24 日，国家药监局批准了沈阳同联的可利霉素片（必特），用于敏感菌所致的轻中度社区获得性急性气管 – 支气管炎、急性鼻窦炎成人患者治疗。可利霉素又称必特螺旋霉素，是中国医学科学院医药生物技术研究所与沈阳同联集团有限公司共同开发的大环内酯类抗生素。我国是抗生素耐药形势最严重的国家之一，急需新型抗生素来解决耐药问题。然而抗生素临床研究困难，市场回报率较低，国际制药巨头相继放弃了对新型抗生素的开发。本品的获批将为广大患者提供一种新的治疗手段。

（十四）甘露特钠

2019年11月2日，国家药监局有条件批准了上海绿谷的甘露特钠胶囊（九期一），用于轻中度阿尔茨海默病（AD）治疗。甘露特钠是中国科学院上海药物研究所以海洋褐藻提取物为原料制备获得的低分子酸性寡糖化合物，其作用机制尚不完全清楚。AD被公认为创新药研发的下一个大市场，科睿唯安数据显示，全球有4680万AD患者，而我国约有700万，随着老龄化的加剧，这一数字还将进一步快速提升。然而AD是最难攻克的疾病之一，在过去20年中，国外超过99%的新药都在临床阶段"折戟沉沙"。但愿本品在后续的临床试验中不负众望，它的成功不但能给患者带来希望，还将为科研工作者带来信心。

（十五）氟马替尼

2019年11月22日，国家药监局通过优先审评批准了甲磺酸氟马替尼（豪森昕福），用于治疗费城染色体阳性的慢性髓性白血病（Ph+CML）慢性期成人患者。本品为小分子蛋白酪氨酸激酶（PTK）抑制剂，通过抑制Bcr-Abl酪氨酸激酶活性，起到抑制瘤细胞增殖，诱导肿瘤细胞凋亡作用。氟马替尼主要的不良反应为水肿、四肢疼痛、皮疹、中性粒细胞减少、贫血和高磷血症。

（十六）替雷利珠单抗

2019年12月26日，百济神州的替雷利珠单抗（百泽安）获得国家药监局批准上市，用于成人复发或难治性经典型霍奇金淋巴瘤、局部晚期或转移性尿路上皮癌治疗。替雷利珠单抗是一种人源化IgG4抗PD-1单克隆抗体，是我国本土药企研发上市的第四个PD-1单抗。目前本品的临床终点尚未达到，国家药监局有条件批准本品上市。

（十七）瑞马唑仑

在百泽安获批的同一天，恒瑞的甲苯磺酸瑞马唑仑（瑞倍宁）也获批上市，用于常规胃镜检查时的镇静。瑞马唑仑是一种新型苯二氮䓬类药物，为GABAA受体激动剂。根据Adisinsight数据，瑞马唑仑最早由GSK开发，人福医药获得了中国区的相关权益，开发产品为苯磺酸瑞马唑仑（锐马，与恒瑞的产品酸根不同）。恒瑞于 2012 年按 1.1 类申报临床，2018 年提交 NDA，在人福医药之前 7 个月获批上市。本品已经于 2020 年 7 月 2 日获得美国 FDA 的批准，用于时长不超过 30 分钟的成人手术的镇静诱导或维持。本品的上市，将有望改写我国手术麻醉药的市场格局。

（十八）尼拉帕利

除了替雷利珠单抗和瑞马唑仑外，国家药监局还在同一天批准了尼拉帕利胶囊，用于铂敏感的复发性上皮性卵巢癌、输卵管癌或原发性腹膜癌成人患者在含铂化疗达到完全缓解或部分缓解后的维持治疗。尼拉帕利是一种多聚 ADP- 核糖聚合酶（PARP）PARP-1 和 PARP-2 的抑制剂，最初由默沙东研发，再鼎医药获得其中国区开发权益并开发上市。尼拉帕利在 2017 年 3 月获得美国 FDA 批准，是继奥拉帕利之后，第二个进入中国的 PARP 抑制剂。本品的上市将为晚期卵巢癌患者带来新的希望。

（十九）可洛派韦

2020 年 2 月 11 日，国家药监局批准了北京凯因的可洛派韦（凯力唯）。这是一种 NS5A 抑制剂，与索磷布韦联用，治疗初治或干扰素经治的基因 1、2、3、6 型成人慢性丙型肝炎病毒（HCV）感染，代偿性肝硬化患者也可以使用。根据《丙型肝炎防治指南（2015 年更新版）》，我国丙肝无基因 4 型和 5 型感染者，因此我国所有的患者均可以使用。尽管凯因的索磷布韦仿制药已经获批，但索磷布韦化合物专利尚未到期，当前治疗成本因索磷布韦价格高昂而相比其他鸡尾酒疗法没有显著性优势，故本品的市场潜力可能要在索磷布韦化合物专利到期后才能彰显，当然该公司也可以与吉利德达成商业授权、专利和解或挑战专利来解决这一问题。

（二十）阿美替尼

2020 年 3 月 17 日，国家药监局通过优先审评审批程序附条件批准了豪森的阿美替尼（阿美乐），用于既往经 EGFR 抑制剂治疗后进展的，EGFRT790M 突变阳性的局部晚期或转移性非小细胞肺癌成人患者治疗。阿美替尼的临床终点尚未达到，故获得有条件批准上市。本品是继奥西替尼之后，第二个获得国家药监局批准的三代 EGFR 抑制剂。奥西替尼售价高昂，本品的获批为肺癌患者带来新的选择。

（二十一）苯环喹溴铵

2020 年 3 月 17 日，国家药监局批准银谷制药的苯环喹溴铵鼻喷剂上市。这是一种选择性 M 胆碱能受体拮抗剂，用于改善变应性鼻炎引起的流涕、鼻塞、鼻痒和喷嚏症状。变应性鼻炎是一种非常常见的疾病，《变应性鼻炎诊断和治疗指南（2015 年，天津）》显示，我国大陆地区变应性鼻炎患病率高达 4%~38%（不同地区有较大差异，大部分地区在 10% 左右），受困扰人群规模巨大，本品的获批将为患者提供一种全新的治疗选择。

（二十二）重组结核杆菌融合蛋白（EC）

2020 年 4 月 23 日，智飞生物的重组结核杆菌融合蛋白 EC（EC，结核分枝杆菌早期分泌性抗原靶点 6<ESAT-6> 和培养滤液蛋白 10<CFP-6>）获得国家药监局批准上市，用于结核杆菌感染筛查、联合结核菌素纯蛋白衍生物（PPD）鉴别卡介苗接种与结核杆菌感染、区分卡介苗接种后阴转或未感染结核杆菌、卡介苗接种后维持阳性、结核杆菌感染。据 WHO 估算，我国结核病发病人数达 86.6 万，占全球总发病人数的 8.7%，因结核病死亡的病例达 3.7 万。我国是全球结核病的高负担国家之一，结核病病例与潜伏性感染者基数庞大，有效识别结核病和结核潜伏感染对控制结核病疫情有重要意义。

（二十三）泽布替尼

2020 年 6 月 2 日，国家药监局批准了百济神州的泽布替尼，这是一种选择性酪氨酸激酶（BTK）抑制剂，用于既往至少接受过一种治疗的成人套细胞淋巴瘤（MCL）患者和既往至少接受过一种治疗的成人慢性淋巴细胞白血病（CLL）/ 小淋巴细胞淋巴瘤（SLL）患者治疗。泽布替尼是我国自主研发，第一个获得美国 FDA 批准的"中国"新分子实体，代表着我国创新药从"中国新"到"世界新"的道路上，迈出了坚实的一步。

（二十四）拉维达韦

2020 年 7 月 29 日，国家药监局批准歌礼的拉维达韦上市。这是一种

NS5A 抑制剂，联合利托那韦强化的达诺瑞韦钠片和利巴韦林，用于初治的基因 1b 型慢性丙型肝炎病毒感染的非肝硬化成人患者治疗。拉维达韦（Ravidasvir）最初由 Presidio 研发（PPI-668），2014 年授权给歌礼。我国是丙肝大国，约有 1000 万 HCV 感染者，其中基因 1b 占 56.8%。大部分患者收入较低，虽然艾伯维、吉利德等制药巨头的泛基因型丙肝鸡尾酒疗法也已进入我国，但国产鸡尾酒疗法将是中低收入患者的不二选择。

（二十五）依达拉奉右莰醇

2020 年 7 月 29 日，国家药监局批准了先声东元的 1 类新药依达拉奉右莰醇，用于急性缺血性卒中治疗。这是一种复方制剂，由依达拉奉与右莰醇以 4∶1 的配比组成。依达拉奉是一种神经保护剂，已经在我国使用多年；右莰醇是新型的炎症抑制药物，可抑制脑缺血再灌注模型中炎性细胞因子 TNF-α、IL-1β 的表达和致炎蛋白 COX-2、iNOS 的表达。卒中是威胁公众健康的主要疾病之一，据文献报道，我国 2013 年就有 1100 万卒中患者，其中新确诊患者达 240 万人，卒中相关死亡病例高达 110 万人。不仅如此，我国人口结构正在高速老龄化，卒中的发病率仍在快速上升，本品的获批无疑为卒中的治疗提供一种全新的选择。

（二十六）恩沙替尼

2020 年 11 月 17 日，国家药监局批准贝达药业的恩沙替尼上市，用于此前接受过克唑替尼治疗后病情进展的或者对克唑替尼不耐受的间变性淋巴瘤激酶（ALK）阳性的局部晚期或转移性非小细胞肺癌患者的治疗。尽管 ALK 阳性患者仅占 NSCLC 的 3%~7%，但本品如果能在全球范围内上市，最高年销售额超过 5 亿美元也不无可能。

（二十七）氟唑帕利

2020 年 12 月 11 日，国家药监局通过优先审评审批程序附条件批准了恒瑞的氟唑帕利胶囊（艾瑞颐），用于既往经过二线及以上化疗的伴有胚系 BRCA 突变（gBRCAm）的铂敏感复发性卵巢癌、输卵管癌或原发性腹膜癌患者的治疗。氟唑帕利是一种聚（ADP-核糖）聚合酶（PARP）抑制剂，对 PARP1 酶具有较强的抑制活性，可诱导 DNA 双链断裂、G2/M 期阻滞和同源重组修复缺陷细胞的凋亡。

（二十八）环泊酚

2020 年 12 月 11 日，国家药监局通过优先审评审批程序批准辽宁海思科的环泊酚注射液（思舒宁）上市，用于消化道内镜检查中的镇静。

（二十九）依米他韦

2020 年 12 月 21 日，国家药监局通过优先审评审批程序批准了东阳光的磷酸依米他韦胶囊（东卫恩），与索磷布韦联用，治疗成人基因 1 型非肝硬化慢性丙型肝炎。磷酸依米他韦是一种非结构蛋白（NS）5A 抑制剂，尽管本品与吉利德的索磷布韦联用效果较好，但索磷布韦在专利期内售价较高，治疗成本上并无优势。为了解决这一问题，东阳光正在与太景医药联合开发具有自主知识产权的丙肝鸡尾酒疗法（依米他韦 + 伏拉瑞韦），目前已经处于Ⅲ期临床试验。

（三十）奥布替尼

2020 年 12 月 25 日，国家药监局通过优先审评审批程序附条件批准了北京诺诚健华医药的奥布替尼片（宜诺凯），用于既往至少接受过一种治疗的成人套细胞淋巴瘤（MCL）或慢性淋巴细胞白血病（CLL）/小淋巴细胞淋巴瘤（SLL）治疗。奥布替尼是一种二代强效 BTK 抑制剂，具有半衰期长、选择性高的特点。CLL/SLL 是西方国家较为常见的非实体瘤，美国年新发病例约为 2 万人，MCL 相对罕见，美国年病例约为 4 千人。虽然 CLL/SLL 和 MCL 在亚洲人群的发病率较低，但我国人口基数大，具有非常大的治疗需求。本品的获批有望惠及我国数万名患者。

（三十一）索凡替尼

2020 年 12 月 29 日，国家药监局通过优先审评审批程序批准和记黄埔医药的索凡替尼胶囊（苏泰达），用于无法手术切除的局部晚期或转移性、进展期非功能性、分化良好（G1、G2）的非胰腺来源的神经内分泌瘤治疗。索凡替尼（Surufatinib）是一种血管内皮细胞生长因子受体（VEGFR）和成纤维细胞生长因子受体 1（FGFR1）抑制剂。神经内分泌瘤是一种非常罕见的恶性肿瘤，年龄调整发病率为 0.68/10 万，神经内分泌肿瘤预后与肿瘤大小、发病部位、分级、分期有关，分化良好的 G1、G2 级神经内分泌瘤生存期为 3 年到 20 年不等，虽然此前已经有多个治疗神经内分泌瘤的产品上市，但本品的获批将为患者带来一种全新的治疗选择。

三、成绩可喜，未来可期

近 3 年以来，我国创新药研究的氛围已经形成，资本市场非常活跃。天风证券数据显示，2020 年前三季度，我国医药健康产业融资达 491 起，共计融资 929 亿元，虽然受疫情的影响，但 2020 年有望显著超过 2019 年。在 2020 年三季度的 441 亿元融资中，有 265 亿元投向生物医药领域。另外，科创板的建立，也为创新药企业提供了快速而便捷的融资通道。允许无利润的企业上市，申请门槛放松至"市场空间大以及核心产品获准开展 II 期临床"，这使得过去的一年里，40 余家公司成功上市，合计募资 500 多亿元。

活跃的资本市场使得"创新型"科技公司快速成长，创新药的 IND 数量也随之水涨船高。据 CDE 数据显示，国家药品监管部门受理的创新药 IND 数量从 2017 年的 480 个增加到 2019 年的 694 个，因此未来获批上市的新药可能会逐年递增。

然而相比全球，我国创新药的市场规模还相对较小，只有走出国门，才能发挥出产品的最大经济价值。加入 ICH 为我国创新药国际化提供了最大的便利，科睿唯安数据显示，2019 年中国企业在国外开展的临床试验的数量首次超过 100 个，相比 2017 年翻了一番，其中在美国开展的有 58 个，相比 2017 年的 26 个也翻了一番；2018 年，药明生物和中裕制药联合研发的单克隆抗体获得美国 FDA 批准；2019 年，百济神州自主研发的抗癌新药在美国获批上市，为我国创新药的国际化积累了丰富的经验。相信在不远的将来，会有更多的中国创新药跨出国门，走向世界。

创新药角逐"突破性治疗药物"赛道

中国医药报记者　陆悦

　　2020 年的最后一个月，国家药品监督管理局药品审评中心（以下简称药审中心）网站的"突破性治疗公示专栏"连续更新，基石药业、微芯生物、江苏迪哲、拜耳医药等企业的 16 个药品注册申请先后被纳入突破性治疗药物程序。

　　自 2020 年 7 月《突破性治疗药物审评工作程序（试行）》（以下简称《工作程序》）发布实施以来，已有 26 个药品注册申请进入"突破性治疗"审评通道，这意味着药审中心将为其优先配置审评资源，加强沟通交流和指导，大大缩减新药从研发到上市的时间。

制度改革加快药物上市

　　突破性治疗药物指用于防治严重危及生命或者严重影响生存质量的疾病，且尚无有效防治手段或者与现有治疗手段相比有足够证据表明具有明显临床优势的创新药或者改良型新药等，申请人可在Ⅰ、Ⅱ期临床试验阶段申请适用突破性治疗药物程序。

　　"突破性治疗药物工作程序总体思路与国际接轨，在设计时参考国外快速通道（FastTrack）和突破性疗法（Breakthrough Therapy），对具有明显临床优势的研究药物，在药物临床试验阶段给予技术指导、全过程沟通等支持，以加快药物研制和上市进程。"药审中心副主任王涛介绍。

　　2020 年 7 月 1 日，新修订《药品注册管理办法》（以下简称《办法》）正式施行。《办法》中特别增设药品加快上市注册程序一章，设立突破性治疗药物、附条件批准、优先审评审批、特别审批四个加快通道，以鼓励创新和满足临床急需。2020 年 7 月 8 日，国家药监局发布《工作程序》等三个重磅文件，对突破性治疗药物工作程序的适用范围、申请、审核认定、公示纳入、终止程序等关键内容明确了程序和要求。文件发布次日，药审中心网站即上线了"突破性治疗药物程序申请系统"和新版"优先审评审批申请系统"，开通电子提交通道。突破性治疗药物从研发到上市的"高速通道"正式开启。

"各监管机构都存在审评资源不足问题，要把有限的资源优先用在更有临床价值的药物研发领域。突破性治疗药物工作程序是针对确实有临床价值的研究药物设置，在基于公众能早日获取好的治疗手段的前提下，采取的全方位鼓励措施。"王涛介绍，在研发和上市期间，该类药物将享受三项政策红利：一是药审中心将优先处理相关沟通交流，加强指导并促进药物研发进程；二是在申报上市环节，该类药品可适用优先审评程序，审评时限缩短至 130 日；三是在上市申请阶段可滚动提交资料，优先核查、检验等。

"突破性治疗药物把药品上市的加速起点提前到临床试验阶段，审评机制也是一种'突破'。"清华大学药学院杨悦研究员表示，成为突破性治疗药物后，审评机构要建立科学的审评加速机制，使用新的评价工具、标准审评，推动该药物上市，"这就对药品审评能力提出了更高的要求，审评人员只有对药物、对临床医学有非常深入的理解，才能充分理解在临床疗效上何为真正的'突破'。"

企业竞相加速"起跑"

在"突破性治疗药物程序申请系统"上线次日，传奇生物、武田制药、西安杨森三家企业即为旗下产品递交了申请。2020 年 8 月 5 日，传奇生物旗下的 LCAR-B38M 细胞制剂率先在"拟突破性治疗品种"栏目公示，继而成为我国首个"突破性治疗药物"。

"建立'突破性治疗'审评通道是一个重大的监管里程碑，对于该产品在中国及全球的研发至关重要。"传奇生物方面介绍，LCAR-B38M 细胞制剂是一款靶向 B 细胞成熟抗原（BCMA）的 CAR-T 疗法，用于治疗单药治疗复发或难治性多发性骨髓瘤成人患者。被药审中心纳入突破性治疗药物程序，意味着其有望加速获批，早日为患者带来新的治疗选择。据了解，该产品已于 2020 年 12 月在美国滚动提交生物制品许可申请（BLA），并有望于 2021 年在我国提交上市申请。

随着审评审批制度改革的深化、ICH 指导原则的转化实施，越来越多的创新药正在进行境内外同步研发申报，多个突破性治疗药物已同时取得欧美等国家和地区的类似资格。如传奇生物的 LCAR–B38M 细胞制剂已于 2019 年获得欧洲药品管理局优先药物（PRIME）资格、美国 FDA 授予的孤儿药资格及突破性疗法认定；大连万春布林申报的注射用普那布林浓溶液，在 2020 年 9 月也被美国 FDA 授予突破性疗法认定。在 2020 年 11 月举办的第三届中国国际进口博览会上，知名外企艾伯维透露，公司已向药审中心提交认定产品 Upadacitinib 为用于治疗特应性皮炎的突破性治疗药物的申请，该产品已于 2018 年 1 月获得美国 FDA 授予的突破性治疗认定。

"递交申请的企业首先要明确我国对某危重疾病当前的治疗手段是什么。《工作程序》提出，要与现有治疗手段相比具有显著的临床优势，这一点其实难度不小。"王涛表示，我国正在从制药大国发展成为制药强国，创新能力面临新的挑战。当前，真正新靶点的创新药很少，多数创新还是属于"me better""me best"范围，或者在已有的靶点找到新适应证，而设置"突破性治疗药物"的目的是鼓励真正的创新，如找到新分子实体等。"希望有更多的企业提出申请，这意味着中国企业的创新能力越来越强。"王涛表示。

"目前已有 20 多个产品被纳入突破性药物创新，应加快药品监管科学研究与实践，建立面向行业可用的监管科学工具、标准和方法。"杨悦表示，在创新药监管科学工具、方法领域，要优先考虑采用生物标志物、替代终点改进临床终点评价指标，实现评价机制加速，采用适应性临床试验优化设计方法等，缩短临床研发进程，提高研发效率，进而降低监管成本、提高监管效率，加快能满足临床治疗需求的产品上市。

重大新药创制晒出靓丽成绩单

中国医药报记者　落楠

2019 年 8 月，科技部会同国家卫生健康委召开"重大新药创制"科技重大专项新闻发布会，集中发布新药创制专项自 2008 年启动以来的重大成果。统计显示，截至 2019 年 7 月，专项支持的 139 个品种获得新药证书，其中 1 类新药 44 个。

新药创制专项支持并获批的 44 个 1 类新药中，有 14 个为 2017 年以后获批，且专项支持的一些药物被纳入国家医保目录。在新药创制专项、药审改革、医保改革的共同作用下，医药创新生态环境改善，中国药物创新未来可期。

"新药创制专项已超额完成'十三五'品种研发目标。""重大新药创制"科技重大专项（以下简称"新药创制专项"）新闻发布会上，新药创制专项实施管理办公室副主任、国家卫生健康委科教司监察专员刘登峰表示。

"新药创制专项产出了一批重大标志性成果，取得了显著的社会效益。"科技部重大专项司副司长杨哲评价道。

11 年催生 44 个 1 类新药

新药创制专项给中国医药行业带来了哪些改变？发布会上，刘登峰从重大品种研发、创新体系建设、中药现代化、国产药品国际化、医药产业发展五大维度用数据和事实予以呈现。

专项催生了一批创新药。截至 2019 年 7 月，累计有 139 个品种获得新药证书，其中 1 类新药 44 个，数量是专项实施前的 8 倍。

围绕原始创新和药物研发链条的不同阶段，专项建设了一系列技术平台，初步建成以科研院所和高校为主的源头创新，以企业为主的技术创新，上中下游紧密结合、政产学研用深度融合的网格化创新体系，专项资助成果获得61 项国家科技奖励。

专项积极推进中药现代化，全面提升中药生产技术和质量水平。截至2019 年 7 月，专项支持的 32 个中药品种获得新药证书，48 个品种获得临床批件，建立了 21 个中药现代化科技产业基地、4 个中药材规范化种植基地。在专项支持下，中医药国际化进展明显：5 个品种获得加拿大传统药注册批件，17 个品种在国际注册程序中获批开展国际临床试验；15 个中药材标准进入《美国药典》；8 个中药饮片标准进入《欧洲药典》；31 项中药国际标准在国际标准化组织立项，其中 9 项已正式发布。

在专项引导下，新药研发和医药产业大步走向国际。截至 2018 年底，累计超过 280 个通用名药物通过欧美注册，29 个专项支持品种在欧美发达国家和地区获批上市，23 个制剂品种和 4 个疫苗产品通过了 WHO 预认证，百余个创新药物正在开展欧美临床试验。

在专项的牵引带动下，我国医药创新生态环境不断优化，医药产业稳步发展。统计显示，2018 年我国医药工业累计实现主营业务收入 25840 亿元，同比增长 12.7%；累计实现利润总额 3364.5 亿元，同比增长 10.9%。百亿规模药企数量由专项实施前的 2 家增至 17 家，京津冀、环渤海、长三角、珠三角等地区形成各具特色的生物医药产业集群。

创新药数量呈"井喷式"增长

2018 年是药品审评审批制度改革跑出"加速度"的一年。新组建的国家药品监督管理局落实国务院常务会议精神，简化审评审批程序，加快创新、临床急需药品审评审批，不断满足人民群众用药需求。

在创新引领作用下，我国新药研发活力迸发。

2017 年以来，专项所支持的新药获批按下"快进键"。新药创制专项支持并获批的 44 个 1 类新药中，有 14 个是在 2017 年 2 月以后获批的。新药创制专项技术副总师、中国科学院院士陈凯先将之形容为"呈'井喷式'增长的、非常令人高兴的态势"。

对医药行业来说，2017 年无疑是具有跨时代意义的一年。这年 10 月，中办、国办印发《关于深化审评审批制度改革鼓励药品医疗器械创新的意见》，药审改革由此深入推进。而经过 2015、2016 两年的积累，药审改革成效显现，到 2016 年底，国家药品监管部门的药品审评人员增加至 600 人——这是两年前的 5 倍，注册申请积压件数由 2015 年高峰时的 22000 件下降至 2017 年初的 8000 件左右。

2018 年是药品审评审批制度改革跑出"加速度"的一年。新组建的国家药监局落实国务院常务会议精神，简化审评审批程序，加快创新、临床急需药品审评审批，不断满足人民群众用药需求。到 2018 年底，待审评的药品注册申请已减少至 3370 件以内，基本实现按法定时限审评。2017 年以来新药大量获批，与审评力量的加强和审评积压的缓解不无关系。

在创新引领作用下，我国新药研发活力迸发。2017 年至 2019 年 7 月获批的 14 个 1 类药物中，包含 6 个恶性肿瘤治疗药物、4 个病毒性感染疾病防治药物、1 个抗感染新药，以及慢性肾性贫血、2 型糖尿病和银屑病治疗药物各 1 个。

这些药物多具有突破性意义。陈凯先举例说，恶性肿瘤治疗药物方面，盐酸安罗替尼胶囊是我国第一个软组织肉瘤靶向药物；重组埃博拉病毒病疫苗是由我国独立研发、具有完全自主知识产权的全球首个 2014 基因突变型埃博拉病毒病疫苗；艾滋病治疗药物注射用艾博韦泰是国内首个、全球第二个抗艾滋病长效药物；达诺瑞韦钠片是首个我国自主研制的口服治疗慢性丙型肝炎的 1 类新药；可利霉素片为我国首次利用合成生物学技术自主研发成功的拥有自主知识产权的抗感染新药；银屑病治疗药物本维莫德乳膏则是全球第一个有治疗作用的芳香烃受体调节剂类、非激素小分子化学药物。

抗肿瘤药物领域取得的成果尤其显眼——6 个 1 类新药中有 3 个是 PD-1 抑制剂，这显示出我国在创新生物医药方面更加接近国际先进水平。"这些 PD-1 抑制剂的研发上市，大大缩短了我国和国外同类药物的差距，推动我国正式进入肿瘤免疫治疗时代。"陈凯先评价道。

持续创新提升患者获得感

新药创制专项助推我国本土创新药物加速产出，无论从产品供应还是价格层面，都提升了创新药物可及性。

在刘登峰看来，新药创制专项能从三个方面帮助降低药价。

首先，专项重点布局恶性肿瘤、心脑血管疾病等严重威胁人民群众健康的疾病的治疗药物领域，推进相关技术平台建设，加大研究支持力度，研制出一批具有自主知识产权的创新药物。这些国产创新药不仅能满足临床需求，也让医药采购谈判有更大空间。

其次，专项营造良好的政策环境，配合药审改革和推动更多救命药进入医保的政策，让老百姓更多地享受到创新带来的成果，目前新药创制专项支持的多个品种已被纳入国家医保目录，包括西达本胺、康柏西普、埃克替尼、阿帕替尼等。

此外，专项针对仿制药质量和疗效一致性评价关键技术与标准进行重点支持，为仿制药一致性评价的开展提供了有力的技术支撑，在一定程度上加快了通过一致性评价的仿制药的推出速度，为带量采购提供更多可选择、可替代的高质量药品，提高了创新药物的可及性。

陈凯先举例说明了我国药物科技进步给患者带来的实惠。他介绍，国外最早研发的某慢性丙肝治疗药物，整个疗程需 8 万美元，约合人民币 50 万元，而我国自主研发的同类药物治疗费用约为 6 万元，后来更降至 4 万元。

如今，国家支持创新药进入医保，价格较高或对医保基金影响较大的专利独家药品可通过谈判方式准入，不少创新药企业已做好迎接谈判的准备。

按照《国家中长期科学和技术发展规划纲要（2006—2020 年）》部署，新药创制专项实施期限为 2008~2020 年。已然形成的创新趋势不会因为专项的结束而停止。国家药品监督管理局药审中心公布的数据显示，2019 年以来，已有 100 余个药物品规被纳入优先审评品种公示名单，下一个"中国首个""世界首个"是否会从中诞生？我们充满期待。

中医药传承创新

2019 年我国中药质量概况

魏锋　戴忠　马双成 [①]

中医药学是中华民族的伟大创造，是中国古代科学的瑰宝，也是打开中华文明宝库的钥匙，为中华民族繁衍生息作出了巨大贡献，对世界文明进步产生了积极影响。党和政府高度重视中医药工作，特别是党的十八大以来，以习近平同志为核心的党中央把中医药工作摆在更加突出的位置，中医药改革发展取得显著成绩。为深入贯彻习近平新时代中国特色社会主义思想和党的十九大精神，认真落实习近平总书记关于中医药工作的重要论述，促进中医药传承创新发展，中共中央、国务院发布了关于促进中医药传承创新发展的意见。意见明确指出，传承、创新、发展中医药是新时代中国特色社会主义事业的重要内容，是中华民族伟大复兴的大事，对于坚持中西医并重、打造中医药和西医药相互补充协调发展的中国特色卫生健康发展模式，发挥中医药原创优势、推动我国生命科学实现创新突破，弘扬中华优秀传统文化、增强民族自信和文化自信，促进文明互鉴和民心相通、推动构建人类命运共同体具有重要意义。

中药是中医药事业的物质基础。加强中药质量监管，提升质量和安全水平是保证中医临床安全有效的重要举措，也是确保继承好、发展好、利用好中医药这一祖先留给我们的宝贵财富的基础所在。近年来，随着药品监管工作的不断加强以及中药行业质量意识的不断提升，我国中药的质量和安全水平持续向好，特别是中药材及饮片的质量逐年好转，呈现出稳步提升的发展态势；但随着中药产业的持续发展，中药材及饮片的质量也出现了新的问题和挑战。2019 年，全国各省药品检验机构继续开展中药材及饮片的监督检验、评价抽验和专项抽验等工作，本文汇总 2019 年全国各省中药材及饮片、中成药质量检验情况，针对相关质量、标准和法规及评价等问题，提出加强源头

---

① 魏锋，戴忠，马双成，工作单位：中国食品药品检定研究院。

及生产过程质量控制、规范和统一标准、加强进口药材管理、加强质量评价的意见和建议，为中药研究、生产、流通、使用、检验及监管提供参考。

一、中药材及饮片的质量概况

中药材及饮片是中医药的重要组成部分，中药材是中药产业的源头，也是中医药事业发展的物质基础。中药饮片是中医临床的处方药，既可以用于中医临床配方使用，也可以用于中成药生产。加强中药材及饮片管理、保障质量和安全，对于维护公众健康、促进中药产业健康发展、推动中医药事业繁荣壮大具有重要意义。近年来，为了加强对中药材及饮片的质量监管，各级药品监管部门持续加大对中药饮片的监督检查和抽验力度，依法查处和曝光违法违规企业和不合格产品，中药饮片总体质量状况得以明显好转；但随着中药产业化和市场化的不断扩大和升级，一些与中药材及饮片质量相关的问题日益凸显，如资源紧缺导致的供需矛盾，从业人员质量意识薄弱和生产操作不规范问题，产业链条长所致产品质量难追溯等。这些问题不仅影响中药材及饮片质量安全，危害公众健康，也阻碍着中药材产业和中医药事业健康发展。

为进一步加强中药饮片监督管理，提高中药饮片质量，国家药品监督管理局决定在全国范围内开展为期一年的中药饮片质量集中整治，并于 2018 年 8 月 28 日发布了《中药饮片质量集中整治工作方案》（以下简称《方案》）。2019 年，各地药品监管部门按照《方案》的要求开展了中药饮片质量集中整治工作。中药饮片的质量和监管问题引起了产业界的高度重视，相关专家和学者围绕中药材及饮片的质量、标准、监管等问题展开了诸多讨论。本文对2019 年全国各省、自治区、直辖市中药材和饮片质量概况进行了数据汇总，并就有关问题进行分析和讨论，提出一些思考和建议。虽然不同地区的抽验目的、抽样环节、品种数量、覆盖范围、检验项目等各有不同，但总体质量数据和信息仍然可以反映当前我国中药材及饮片的质量概况，为相关部门加强中药材及饮片质量管理、修订和完善中药材及饮片标准、制定监管政策、进一步规范中药材市场、加强对中药生产企业的监督和检查提供依据。

（一）总体情况

2019年，全国31个省、自治区、直辖市（除港澳台地区）共抽验中药材及饮片54 188批，合格49 188批。从抽验合格率看，各省合格率在67%~100%，全国平均合格率为91%，其中有20余个省、自治区、直辖市的检验合格率达90%以上。抽验合格率的提高在一定程度上体现了中药材及饮片质量稳中向好的大趋势，证明了加强药品监管所带来的积极影响，有效地提高并规范了市场秩序，同时也说明生产企业质量责任主体意识越来越强。2019年全国中药材及饮片总体质量状况与2018年（抽验61 326批，合格54 171批，合格率88%）比较，合格率提高了3%左右。进一步比较近7年全国市场质量抽验数据，结果表明，2013~2019年我国中药材及饮片总体合格率分别为64%、68%、75%、77%、84%、88%、91%，呈现出逐年提升、稳步向好的发展态势[1-4]（图1、图2）。

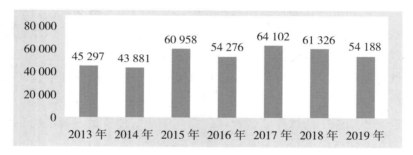

图1　2013~2019年全国中药材及饮片抽验总批次

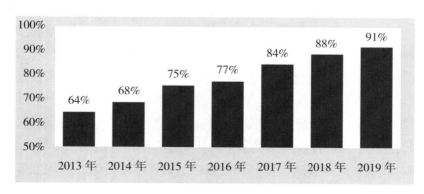

图2　2013~2019年全国中药材及饮片抽验合格率

（二）主要质量问题及分析

1. 掺伪掺杂

掺伪现象主要集中在正品来源较少、资源稀少的品种，多为同属近似种或名称和性状相似的品种。近年来，随着抽验监督力度的加大，中药材及饮片纯伪品冒充正品的现象越来越少，但同属近缘种的药材与正品药材混用现象逐渐增多，不加仔细甄别较难判断。问题较突出的有：反枝苋子或繁穗苋子与青葙子混用，薄荷掺入留兰香，参薯与山药混用，中华栝蒌与栝蒌混用，覆盆子与山莓混用，白头翁与朝鲜白头翁混用，水线草与白花蛇舌草混用，水白及冒充白及，西南绣球冒充小通草，野皂角刺冒充皂角刺，藏柴胡、锥叶柴胡冒充柴胡等。另外，不同来源的药材由于部分外观性状相似或名称部分相同常常被混用，如山麦冬与麦冬，木香与川木香，五味子与南五味子，黄柏与关黄柏，牛膝与川牛膝，射干与川射干，华南谷精草与谷精草，金银花与山银花，葛根与粉葛，广金钱草与金钱草，山豆根与北豆根，川木通与木通，五加皮与香加皮，淡豆豉生产使用黑芸豆冒充黑豆或混用等。

掺杂问题多为非药用部位的掺入。药用部位是药材来源的重要部分，药品标准对每一味药材都有明确的来源规定，中药材的来源必须与其标准规定一致，同样饮片必须由符合规定的中药材炮制而成。市场上存在一些药材采收和加工过程中不去除或少去除非药用部位的行为。在日常检验中发现，掺杂是造成中药材及饮片不合格的主要原因之一，问题较突出的品种有：柴胡、细辛等掺入较多地上部分；夏枯草使用整个地上部分；白鲜皮、远志、牡丹皮、巴戟天等未去芯；山茱萸果核过多；关黄柏、杜仲等残留未除去栓皮；蒲黄中雄花序过多；谷精草中花茎过多。另外，还有部分品种掺有泥沙等其他杂质，如黄连药材（鸡爪黄连）中夹杂的泥土未去除；僵蚕裹有大量石灰；地龙腹部泥土未去除；土鳖虫内脏中有大量泥沙或饲料等[2]。

2. 染色及增重

染色多为采用色素或有机染料将劣质药材及饮片或伪造品进行染色处理，以掩盖真实质量信息。经过近几年的市场监管和严厉打击，染色造假违法行为得到了有效遏制，但市场上仍然有一些品种存在少量的染色现象，如五味子、南五味子、朱砂、血竭、红花、西红花、丹参、蒲黄、延胡索、石斛、姜黄、黄芩、黄连、黄柏、关黄柏、乌梅、青黛、熟地黄、制何首乌等。曾发现用于中药材饮片染色的色素和染料有酸性红73、胭脂红、赤藓红、苏丹红Ⅰ、苏丹红Ⅳ、808猩红、柠檬黄、金橙Ⅱ、金胺O、孔雀石绿、铁黑等。据调查，染色造假的目的往往是为了掩盖掺伪、质劣、霉变、增重、"抢青"采收或提取后返市再利用等，以便于改善外观，增加卖相[5-6]。由于部分有机染料毒性较大，甚至有致癌、致畸作用，因此中药材染色行为不仅使用伪劣药品造假，同时增加了化工染料的危害，加大了公众用药的安全风险，必须严厉打击。国家药品监督管理局已经针对市场上发现的违法染色问题发布了系列补充检验方法，目前已用于市场监管，有效地打击并遏制了违法染色行为[7]。2019年抽验仍发现一些非法染色的品种，如西红花、青黛、蒲黄、延胡索、黄柏、石斛、朱砂、黄连、五味子、红花、丹参等。

增重多为以追求经济利益为目的，采用无机盐、泥沙及其他物质增加中药材及饮片重量的违法行为，多见于一些贵重药、动物药及价格涨幅大的品种。问题较突出的品种有冬虫夏草、红参、西洋参、海马、海龙、穿山甲、全蝎、僵蚕、地龙、蛤蚧、水蛭、土鳖虫、紫河车、鸡内金、海金沙、蒲黄、白鲜皮、猪苓、菟丝子等。常见的增重行为有：土鳖虫喂入大量泥沙和饲料；全蝎腹内灌注泥沙或加过量矾水浸制；水蛭、海马体内注胶；炮山甲醋淬入硫酸镁溶液增重；海金沙药材掺入细沙等。对于增重的检验和监管，也可针对增重成分的性质建立相应的补充检验方法予以打击。例如，前些年红参过度掺糖增重现象普遍且严重，筛查发现市场上65%以上的红参有不同程度的掺糖增重现象，有的红参掺糖量达50%以上，严重损害了消费者的利益，也破坏了正常市场秩序。中国食品药品检定研究院联合部分省市药品检验部门，在广泛调查和研究基础上制定了红参掺糖增重补充检验方法，目前已用于市场监管，有效打击了增重违法行为，近两年红参过度掺糖增重现象得到了有效遏制。

3. 过度硫熏

硫黄熏蒸可用于部分中药材的加工，可以防虫防霉、便于储存。但调查发现，行业内使用硫黄处理中药材及饮片的目的多是用于保湿、增重、改善外观、增加卖相等，而且大多没有使用规范，往往过度使用。研究表明，硫黄大量、广泛使用会影响药材饮片的内在质量，也会对人体健康造成危害，所以应加强产地加工和流通贮藏技术规范的制定，减少硫黄的使用。随着《中国药典》关于中药材及饮片中二氧化硫残留量限量标准的颁布实施，硫黄过度熏蒸中药材及饮片现象得到了有效遏制。从全国抽验情况看，无论是从品种上还是从数量上，硫黄熏蒸情况均有所降低，硫黄熏蒸问题得到了产业界的普遍重视和有效控制，有些地区还推行了"无硫"药材及饮片加工技术、趁鲜加工、新型干燥及贮藏技术等，一些科学规范的无硫生产加工和贮藏技术正被行业内推广和使用。在 2019 年的国家抽验和省级抽验工作中，仍有部分药材的二氧化硫残留量超标严重，如白芷、菊花、莲子、玉竹、郁金、贝母、百合、党参、当归、白芍、天花粉、粉葛、天麻、麦冬、北沙参等。据了解，近期又出现了用焦亚硫酸钠溶液闷润、浸泡药材现象，以达到漂白、防蛀等目的[8-9]；另外还出现一些为逃避监管而采取的"脱硫"技术，应该引起行业的思考和重视。

4. 虫蛀霉变

中药材及饮片种类繁多，基质组成复杂，成分性质各异，在贮藏过程中如果处理不当，极易受仓储环境的温度、湿度、氧气含量、光线、环境微生物、药材自身的含水量、营养物质、加工及包装方式等因素的影响而变质。不当的仓储方式不仅影响中药质量和疗效，还会造成药材资源的浪费和经济损失。药材霉变产生的霉菌会产生次级代谢产物真菌毒素（如黄曲霉毒素、赭曲霉毒素等），从而严重影响中药的安全和有效。在中药材及饮片日常检验中，虫蛀、霉变的情况较多，如党参、黄芪、人参、板蓝根等多见虫蛀；莲子、桃仁、薏苡仁、肉豆蔻、土鳖虫等易发生霉变而真菌毒素超标。也有仓储中滥用农药问题，如检验发现土鳖虫有农药残留超标的现象。2019 年全国中药材及饮片的检验结果表明，因虫蛀和霉变而导致的不合格药材比例仍然较高，如知母、路路通、木瓜、胖大海、前胡、山茱萸、甘草、槟榔等有霉变现象；肉苁蓉、三棱、山桃仁、款冬花、莱菔子、莲子、龙眼肉、麦冬、羌活等有虫蛀现象。中药材采收后至被使用之前，要经历短则数月、长则数年的贮藏过程，中药饮片也没有制定有效期或保质期，因此流通和贮藏环节对中药材及饮片的质量影响不容忽视。如何规范贮藏，保证质量和安全，同时减少浪费，已成为中药行业面临的普遍难题，亟需加强研究，制定相应的技术规范。

5. 炮制不规范

炮制是中医临床用药的特色，其目的在于药材经炮制后，使其达到易于吸收、引药入经、改变药性、降低毒性、提高药效等作用。检验中发现，饮片不按炮制规范生产、加工不到位的问题较多，如：淡豆豉未发酵或发酵不够；盐菟丝子仅口尝有盐味而未炒制，无焦斑现象；法半夏炮制时未加甘草煮汁制；姜半夏炮制时，有的加入白矾过量导致超标，有的未加甘草煮汁制；制何首乌、熟地黄、制黄精炮制不到位；附子、制川乌为了减毒而炮制过度；杜仲盐制炒制未断丝，狼毒醋制表面未变色，炒制过轻。不规范的炮制必将影响中药饮片的安全性和有效性，应引起高度重视。

6. 配方颗粒质量问题

中药配方颗粒是由单味中药饮片经水提、浓缩、干燥、制粒而成，在中医临床配方后供患者冲服使用的颗粒剂，是中药饮片的新形态，也是对传统中药饮片的补充。配方颗粒使用方便，同时又保持了中医药临床应用的特色，已被很多患者认可和接受，近年来市场发展迅速。目前，由于配方颗粒的标准未完全统一、各生产企业因提取原料差异大、设备及工艺或有不同、质量控制水平不同等原因，导致市场上配方颗粒产品一致性较差。检验发现，同一品种不同厂家的样品间差异较大，可能因为不同厂家所用原料药材和生产工艺不同（煎煮方法、辅料、干燥方式等），以致有效成分的转移率存在差异。同为水提、浓缩、干燥、制粒这样一个简单工艺，理论上各企业之间差别应该不大，但市场抽验结果表明不同企业间差异较大，主要体现在化学成分的提取转移率上。如抽验发现不同厂家的金银花配方颗粒绿原酸的提取转移率可差 4 倍之多，大黄配方颗粒中总蒽醌的提取转移率差别近 6 倍。因此，统一配方颗粒国家标准，加强质量控制非常必要。

7. 栽培变异引起的质量下降

近年来，栽培药材的相关质量问题报道较多，如防风、前胡、柴胡、半夏、砂仁、白及、枸杞子、天麻、秦艽等[10-11]。人工栽培不但解决了野生药材资源不足的问题，而且为中药产业的可持续发展打下了坚实的基础，也在保护生态环境方面起到了一定的促进作用。然而，在中药材由野生变家种的过程中，因种植产地选择不适宜、种植技术方法不当、生长年限不够、采收加工方法不当、农药化肥使用不规范等原因，导致药材性状（包括形、色、味、质地、断面、大小等）和内在化学成分与野生品差异较大。如：防风栽培药材蚯蚓头消失，质地柔韧，主根多分枝，断面凤眼圈不明显，裂隙少或无，指标成分含量低；栽培前胡药材根茎处无纤维状叶鞘残基，而是膜质状叶鞘残基，指标成分含量很难合格；丹参药材的栽培品较野生品皮部颜色变浅，断面色白，质硬，丹参酮含量明显下降；麦冬、何首乌、党参、苦参、当归等使用生长调节剂来提高产量，导致主要化学成分含量下降；有的药材种植生长年限不够而提前采挖，有的采收季节未到而"抢青"采收等，均导致药材质量下降。另外，在栽培过程中，为防止药材发生病虫害，过度使用农药甚至使用禁用农药的情况依然严重，导致中药材及饮片中农药残留量严重超标，影响用药安全和药材进出口贸易，如人参中有机氯农药五氯硝基苯超标严重[11]；当归中检出甲拌磷、甲基异硫磷及苯线磷等有机磷农药[12]。还有一些中药材因栽培生长周期缩短，有效化学成分和细胞后含物没有完全产生或形成，按标准检验浸出物或有效成分的含量往往不合格，药材质量难以得到有效保障；如：羌活栽培年限短，某些成分缺失，特征图谱不符合标准要求；党参中含量测定指标成分不合格等。在产地方面，存在"北药南移"现象，盲目扩大药材种植地域，片面追求产量、降低种植成本，使大量非道地产区的中药材充斥市场。虽然这些药材勉强符合《中国药典》标准，但相比道地产区质量大幅下降。以上质量问题均属中药材种植生产不规范所致，不少种植企业仅以满足《中国药典》中个别成分含量指标为判定标准，甚至一些所谓的中药材生产质量管理规范（GAP）基地将《中国药典》的质量控制指标作为"终极目标"或最高标准，引导生产作业，导致市场上出现了大量劣质的或刚刚符合《中国药典》这一基本标准的中药材及饮片。综上，与少数掺伪、染色、增重的中药材及饮片相比，大量的质劣药材所占的比例之大、品种之多，才是当前中药质量的突出问题。应该说，种植养殖环节不规范操作导致了中药的整体质量下降，应引起高度重视。

8. 进口药材问题

进口药材是对国内资源缺乏或不足的有效补充。近年来，进口药材无论从品种和数量方面均有较大的增长，质量方面也发生了很多变化[12-13]。从品种方面来看，进口药材过去主要是一些国内没有资源只能依赖进口的品种，如今进口品种数量快速扩展，一些国产常用药材也开始从国外进口，且数量逐年增加；然而，产地变迁大、国外种植技术方法差异大，甚至有一些基原不清、真伪难辨、产地加工方法不详或近缘种混掺等现象，导致进口药材质量问题凸显。检验发现苏合香、乳香、没药、血竭等进口药材批次间质量差异非常大，究其原因主要是基原混乱、采收加工方法各异，甚至有供应商按照我国的标准要求人为勾兑混掺等。如 2019 年抽验发现，血竭生产时掺杂、掺伪、染色、以龙血竭冒充血竭的现象仍然存在。以龙血竭掺伪、掺松香染色造假，以原料粉加辅料掺入树脂加工的现象较为严重，有的血竭断面可见明显的植物组织掺入，显粉性和颗粒性，没有标准规定的胶质样；乳香、没药因基原混乱、采收加工方法多样，导致市场产品质量差异很大；苏合香更是不知道产地来源，基原难辨，生产工艺不详，真伪鉴定存在很大的困难。从来源属性及进口渠道方面来看，有些品种以农副产品的属性进口后作为药用（如小茴香以食用香料进口后药用，不合格率极高），有些品种则从边境贸易渠道引入，还有一些国内种源在国外种植加工后再引进国内，质量参差不齐，给质量控制和市场监管造成很大困难。另外，也有将国外品种引种至国内，这些品种在我国往往缺乏药用历史，存在安全用药风险，应该引起重视。

9. 其他问题

除了上述较为常见的质量问题外，还有个别品种存在一些其他的违法行为和质量问题，如检验中发现有些药材存在以提取过的药渣经处理（如染色）后再次流通使用的违法现象。已发现的品种有天麻、厚朴、细辛、苍术、延胡索、红花、羌活、黄柏、白芍、白术等，对此类违法行为应予以严厉打击。

二、中成药质量概况

我国有中成药品种 9000 多种，剂型从传统的丸、散、膏、丹发展到现代的片剂、颗粒剂、胶囊剂和注射剂等，临床应用范围广泛。2017 年，《中华人民共和国中医药法》的颁布实施，使中医药事业发展又迎来了重要机遇。中成药由于直接应用于临床，其质量直接关系到临床有效性和安全性，而中成药的生产又涉及药材原料、辅料、生产工艺及包装等环节，因此，影响中成药质量与安全的因素众多。为更好地保障人民用药安全、有效，国家药品监管部门已持续十几年开展药品评价抽验工作，以期对上市后药品质量总体水平和状态进行全面考察。评价抽验采用标准检验与探索性研究相结合的方式开展。标准检验是检验部门根据国家药品标准对药品进行的全项目检验，是药品质量评价的基础，也是行政监管的法律依据。探索性研究通常以问题为导向，以排查质量风险为目标，重点关注与药品安全性、真实性、有效性和质量一致性等方面相关的问题，有利于深入分析药品质量，有助于进一步提高药品质量控制水平。本文对 2019 年全国药品抽验中成药品种的质量分析报告进行了数据汇总，结合实例对存在的主要问题进行归纳梳理，并提出推进中成药质量提升的有关建议。

（一）基本情况

2019 年国家药品抽验涉及 37 个中成药品种，与历年品种数基本相当；其中，安神补脑胶囊、复方感冒灵颗粒、宽胸气雾剂、左归丸等 20 种为《国家基本药物（2019 年版）》目录品种。剂型主要以胶囊剂为主，还涉及片剂、丸剂、颗粒剂、糖浆剂、口服液、注射液、煎膏剂等多种传统剂型与新剂型。抽验样品覆盖全国 31 个省、自治区、直辖市，共计 4825 批次，抽样环节以经营单位为主，此外还涉及生产单位和医疗机构。检验依据涉及国家药典标准、卫生部部颁标准、国家局局颁标准、国家局补充检验方法等。

（二）整体质量情况

1. 标准检验

通过标准检验，可以初步考察上市药品的质量现状，同时也是对现行标准适用性的一次全面检查。根据各检验项目对药品质量控制的可行性以及标准执行过程中发现的问题，综合探索性研究结果有利于标准质量控制水平的进一步提高。从 2015~2019 年中成药评价抽验标准检验结果来看，总体质量情况良好，合格率一直维持在 97% 以上（图 3），其中，2019 年合格率为99.4%，不合格项目主要集中在含量测定和装量差异，其次为崩解时限、异性有机物和微生物限度检查等项目。

2. 探索性研究

中成药由于处方复杂，成分多样，现行标准往往难以对全药味进行质量控制。对于标准未涉及的药味是否真实存在及其质量优劣评价，尚需开展标准检验以外的探索性研究。探索性研究以原料药材和制剂的潜在质量问题为导向，借助先进的检测技术和方法，围绕药品安全性、有效性、真实性和质量均一性等方面开展深入研究，是药品质量评价的有力补充，有助于检测标准的进一步提高与完善，从而提升中成药质量。

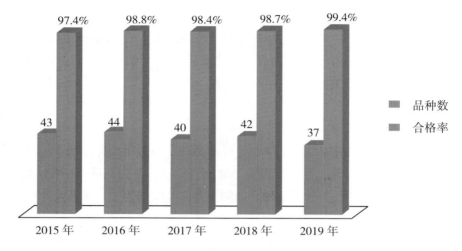

图 3　2015~2019 年中成药评价抽验标准检验结果

（1）药材原料的质量问题分析

药材原料作为中成药生产的基础物质，其质量状况将直接影响产品质量，尤其是中药材来源复杂，采收季节、产地、贮藏、炮制等都会直接影响其质量。药材原料的质量问题主要涉及掺伪掺杂、多基原、染色、外源性有毒有害残留物质等问题。

①掺伪掺杂：随着近年来药品评价抽验工作的开展以及药监部门监管力度的不断加大，纯伪品冒充的现象较少出现，但由于资源短缺或价格等因素，一些贵细药及同属近缘种掺伪混用的现象仍有发生[1-6]。综合 2019 年度中成药品种质量分析报告发现，掺伪贵细药品种主要涉及鹿茸和阿胶。目前市场上鹿茸质量参差不齐，等级混乱，以次充好的现象时有发生，主要存在采用驯鹿茸、驼鹿茸等作为鹿茸或掺伪鹿茸销售使用，其中以驯鹿（*Rangifer tarandus*）茸居多。通过采用液质联用技术，以驯鹿特征肽段为指标进行检测，承担部门发现个别批次定坤丹产品中检出驯鹿源性成分，提示存在以驯鹿茸代替或掺伪鹿茸投料的风险。阿胶因市场上驴皮供应紧张，价格高涨，近年来发现有企业存在以牛皮、马皮投料生产的情况。承担部门通过液质联用技术，结果发现定坤丹个别批次产品中检出马源寡肽 A，妇康宝口服液个别企业批次产品中检出马皮源和猪皮源成分，提示存在阿胶掺伪的问题。掺伪混用现象相对常见于难以区分的同属近缘种，以及因外观性状或名称相似来源不同的药材，如麦冬与山麦冬、柴胡与藏柴胡、金银花与山银花等。考

虑到中成药处方及成分的复杂性，对于其中是否存在掺伪混用问题的判断，通常采用准确而灵敏的方法与技术，利用正伪品特征性指标成分的差异予以明确。如通过采用液质联用技术，借助湖北麦冬指标成分山麦冬皂苷 B、短葶山麦冬指标成分短葶山麦冬皂苷 C 等麦冬皂苷类成分差异，分别发现坤宝丸、清热八味制剂、小儿咽扁颗粒个别批次存在山麦冬掺伪的问题，提示可能存在以山麦冬代替麦冬投料或麦冬中混有山麦冬投料的情况。通过藏柴胡指标性成分柴胡皂苷 K，结果发现感冒止咳系列制剂和乳核内消液产品个别批次存在藏柴胡掺伪混用的问题。通过山银花指标性皂苷成分，结果发现小儿咽扁颗粒、金芪降糖制剂中个别批次检出灰毡毛忍冬皂苷乙，表明存在金银花混杂山银花投料的问题。此外，还发现大黄䗪虫丸个别企业水蛭使用菲水蛭或疑似石蛭属非药典品种等伪品；宽胸气雾剂个别企业檀香油使用非标准收载的澳洲檀香等其他檀香品种提取的挥发油；牛黄解毒片个别企业产品及石膏原料呈碳酸盐反应，表明石膏存在掺杂使假的问题；大黄䗪虫丸、肾衰宁片个别企业大黄存在掺伪华北 / 河套大黄的问题。

掺杂主要涉及混入非药用部位的问题，涉及麻黄、金银花、黄芩、土鳖虫等药材原料。风寒感冒颗粒处方中麻黄，标准规定其药用部位为干燥草质茎，通过收集企业投料药材原料发现，有个别企业麻黄药材中含有木质茎非药用部位的情况。小儿咽扁颗粒处方中金银花，某企业批次金银花药材存在掺杂非药用部位茎和叶的现象。大黄䗪虫丸处方中黄芩，标准规定其药用部位为根，结果发现某企业提供样品中掺有根茎部位；土鳖虫标准规定为雌虫干燥体，有企业样品中存在雄虫混入及虫体覆盖沙土较多的情况；甘草标准规定药用部位为根和根茎，个别样品中掺有地上部位，且不同企业样品直径差异较大；炒苦杏仁，有企业样品未去皮，掺杂石子、杏仁壳等杂质及混入桃仁的现象。

②多基原问题：红金消结系列处方中黑蚂蚁，现行版药典未收载，《中华人民共和国卫生部药品标准》维药分册、广西、湖南、云南、浙江各省（自治区）地方药材标准中均有收载，其中《中华人民共和国卫生部药品标准》维药分册收载为蚁科昆虫拟黑刺蚂蚁 *Formica fusca* Linnaeus. 干燥虫体。《广西壮族自治区中药材标准》1996 年版、《湖南省中药材标准》2009 年版规定来源为蚁科动物双齿多刺蚁 *Polyrhachis dives* Smith 干燥体。《浙江省中药材标准》2017 年版规定为蚁科动物鼎突多刺蚁 *Polyrhachis vicina* Roger。鼠妇虫现行版

药典未收载，湖南、湖北、吉林、山东、上海、江苏各省（市）地方药材标准中均有收载。《吉林省药品标准》规定来源为鼠妇科动物鼠妇 *Porcellio* Sp. 干燥虫体。《山东省中药材标准》2002 年版规定来源为平甲虫科动物平甲虫 *Armadillidium vulgare*（Latreille）的干燥体。《山东省中药材标准》2012 年版规定来源为卷甲虫科动物普通卷中虫（平甲虫）*Armadillidium vulgare*（Latreille）或潮虫科动物鼠妇 *Porcellio scaber* Latreille 的干燥全体。其他地方药材标准收载来源均为平甲虫科昆虫平甲虫 *Armadillidium vulgare*（Latreille）的干燥全体。

③染色：中药染色染料多为有害化工染料，对人体健康存在严重安全隐患。因此，国家药品监管部门相继批准了一系列补充检验方法作为这些问题产品认定的技术依据，以严厉打击染色问题产品[7-10]。综合近五年情况来看，非法染色得到有效遏制。2019 年抽验品种仍有个别品种检出化工染料，如大黄䗪虫丸个别企业产品批次中检出 808 猩红，清热八味丸个别批次产品中检出酸性红 73，坤宝丸个别批次样品中检出金胺 O，瘀血痹胶囊和瘀血痹颗粒个别批次样品中检出柠檬黄。

④外源性有毒有害物质残留问题：外源性有毒有害物质残留主要包括重金属及有害元素、真菌毒素、农药残留和二氧化硫残留，将直接影响药品安全性。从近几年中成药质量分析报告来看，部分中成药存在重金属及有害元素（铅、镉、砷、汞、铜）含量偏高的情况，主要涉及铅、砷和汞。2019 年，大黄䗪虫丸和坤宝丸存在重金属及有害元素残留问题，主要涉及铅、汞超标，潜在安全问题不容忽视，应进一步加强控制。

真菌毒素由于具有致癌、遗传毒性、致畸等毒性作用，部分中药材由于储存条件等因素可能造成真菌污染，因此真菌毒素残留问题越来越引起关注。近几年总体情况表明，黄曲霉毒素等真菌毒素残留的风险控制效果良好，2019 年中成药品种中均未检出真菌毒素残留问题，但大黄䗪虫丸有企业提供的甘草样品存在霉变现象；小儿咽扁颗粒有企业提供的金果榄样品出现长霉现象，应引起重视。此外，对于处方中含有陈皮、酸枣仁、土鳖虫等易污染黄曲霉毒素的药材及制剂，应持续关注真菌毒素问题。

农药残留问题，从近几年抽验质量分析报告来看，整体情况有所好转。2019 年，仅左归丸个别批次样品中检出氯唑啉残留较为严重。今后对于易受病虫害侵扰的中药材或药材全粉入药制成的中成药，还需持续关注农药残留问题。

硫黄熏蒸处理是中药材的传统加工处理方法，可改善外观并防虫和霉变，但如实际操作不规范，过度熏蒸等会导致二氧化硫残留超标。2019 年总体情况表明，二氧化硫残留的风险控制效果较好，未检出二氧化硫残留问题。

（2）辅料问题

2019 年中成药品种发现存在辅料问题的有蜂蜜和防腐剂。坤宝丸辅料为蜂蜜，检测发现有企业个别批次产品炼蜜投料可能不足，个别企业产品蔗糖含量超标。此外，经液质联用技术筛查 43 种兽药，发现个别企业辅料炼蜜中检出数种兽药，按农业农村部《2019 年动物及动物产品兽药残留监控计划》的规定，均为蜂蜜中不得检出的兽药品种。乳核内消液经检测发现，部分企业产品存在防腐剂超标现象。

（3）生产工艺相关问题

药材原料投料和生产工艺是保证中成药质量的重要关口。近几年药品抽验发现，对于标准中未控制的部分药材存在不投料、未按处方量投料或使用劣质药材投料，以及未按规定工艺生产的现象。2019 年，大黄䗪虫丸个别批次样品中检出异常的大量淀粉粒，分析可能由于制丸过程中因辅料炼蜜黏度不够，加入淀粉作黏合剂或用作崩解剂所致。复方穿心莲片经显微检查发现个别批次样品中检出路边青粉末显微特征，提示存在未按工艺提取投料的问题。感冒软胶囊处方药味荆芥穗和薄荷，以其 5 种共有特征成分为指标，经GC-MS/MS 方法筛查表明，个别企业产品可能存在未投料问题。复方感冒颗粒中对乙酰氨基酚、咖啡因和马来酸氯苯那敏的检测结果表明，个别企业样品可能存在化学药投料不稳定问题。雷公藤多苷片部分企业个别批次样品乙醇、三氯甲烷含量超限，存在有机溶剂残留超标问题。由于不同企业生产工艺及药材原料质量差异等因素，雷公藤多苷片不同企业间产品成分组成和含量差别较大，风寒感冒颗粒、坤宝丸及清热八味胶囊等不同企业产品成分含量差异大。此外，个别品种存在化学药添加 / 污染的问题，如双黄消炎片个别批次产品检出对乙酰氨基酚，消炎镇痛膏个别批次产品可能未按生产工艺投料颠茄流浸膏，可能存在添加硫酸阿托品的问题。

（4）包装及包装材料存在的问题

随着近年来药品抽验工作的不断开展，包装材料对制剂质量的影响也逐步引起关注。2019 年，在对牛黄解毒片包装材料检查时发现，个别药用复合膜的溶剂残留乙酸乙酯，有的检出甲苯，参照 2015 年《国家药包材标准》规定，结果个别企业批次产品不合格，提示包材质量安全不容忽视。此外，在对注射用益气复脉包装材料检查时发现，部分样品中检出6-二叔丁基对甲酚（BHT）和对 – 特辛基苯酚（PTOP），说明胶塞中 PTOP 有部分迁移至药品，参考美国 FDA "化学物质毒性数据库"中 BHT 用量限度计算表明制剂中 PTOP 值符合要求。

三、有关问题和建议

1. 加强源头及生产过程质量控制

质量源于生产，全链条生产技术规范建设及过程控制是质量的保证。由于中药材的前身多为农副产品，生产经营分散，规模小、秩序混乱，加之我国各地历史、文化、地域、传统习惯不同，产生各种质量问题的原因极为复杂，主要原因有行业从业人员门槛低，质量意识薄弱，普遍存在重产量、轻质量，重指标、轻过程等不规范的生产、经营和使用行为。中药材的种植养殖是中药产业的第一步，规范中药材种植养殖及生产加工过程是保障药材及饮片质量的根本。尽管当前中药材产业发展取得了很大成绩，但与中药工业快速发展仍不相适应，也大幅落后于我国农业的整体发展水平。中药材种植整体生产水平比较落后，种植加工分散，组织化程度低，良种、良法未能广泛应用，规范化、规模化生产比例偏低，科技水平不高，产地加工落后，产业发展还存在一些突出的问题。虽然国家推行 GAP 规范种植养殖已有 20 多年，常用大宗中药材已经实现人工规模化种植，但多数还达不到规范化种植的标准要求。

应注重源头治理，建立全产业链的技术规范并加强过程控制，推动规范化种植养殖、生产加工、流通贮藏及经营使用。大力发展中药材 GAP 种植，推动中药材加工、中药饮片生产基地化，尽可能简化和减少中药材流通环节[14-20]。另外，在规范全产业链的基础上，应建立严格的质量追溯制度和责任追究制度。提高中药材及饮片生产和经营单位的质量意识和责任意识，对于提高监管效率、保障质量安全很有必要。

2. 规范和统一标准

由于目前没有统一的国家中药饮片炮制规范，《中国药典》收载的饮片品种和规格数量难以满足临床需要，中药饮片在生产、流通、使用、检验和监管时，《中国药典》和各省（自治区、直辖市）中药饮片炮制规范同时使用，导致同一名称的饮片"各地各法""一品多标"的问题较多，给检验和监管造成很大困难。如羌活饮片，其炮制方法均为净选后切厚片，无其他特殊炮制方法，其饮片标准除《中国药典》外，另有 18 个省份的饮片炮制规范中同名收载。在 2019 年国家抽验中发现，淡豆豉除了《中国药典》标准外，各省地方炮制规范共收载"淡豆豉"同名标准 23 个，生产工艺基本大同小异。因此，建议尽快制定国家中药饮片炮制规范，统一饮片国家标准，对大量净制切制的生品饮片规格、炒法和炙法等传统炮制方法及相应饮片规格尽量集中到国家炮制规范和饮片标准，地方标准只收载一些极为特殊和地方特色明显的炮制方法和饮片规格，尽量减少"一药多标"的问题。另外，对于地方标准适用范围的问题行业内争议较多，目前各地执行不统一，建议国家尽快明确，以便更好地指导中药材及饮片的生产、流通、使用、检验及监管。

3. 加强进口药材管理

进口药材产地多在境外，我国没有相关药用植物分布，给基础研究、生产和流通管理、市场质量监管带来很大困难。尤其是对非洲、东南亚、西亚、中南美洲等地区出产的植物药材，我国相应的基础研究还较为薄弱。近年来，随着我国医药工业的大幅增长，进口药材需求量增加，产地变化、恶意掺伪、以次充好等问题层出不穷，给药品质量控制和保证用药安全有效造成较大困难。《中国药典》收载的乳香、没药等品种的原植物基原与欧美药典有较大差异，由于无法进行产地调研及获得准确的原植物标本，质量标准难以提高，市场产品质量大幅下降，对照药材供应也出现困难；血竭、苏合香等品种在境外进行产地加工，其基原不清，加工方法不明，掺伪情况日益增多；檀香、沉香等品种产地及栽培情况出现明显变化，其基原和质量难以确认。另外，近年来由于国内常用中药材种植、采收成本大幅度提高，许多常用中药材改为从国外进口，相关的质量问题值得引起注意。在进口药材标准管理方面，目前还存在部分药材进口标准和国家标准不一致的情况，口岸进口检验和国内市场抽验结果不一致的情况时有发生，造成流通、使用的混乱和监管的矛盾，建议尽快统一标准。对于全依靠进口且质量问题复杂、仅靠标准难以控制质量的苏合香、乳香、没药、血竭等疑难品种，建议国家组织调研，明确基原、产地加工等情况，并制定科学、合理、可行的标准。

4. 加强质量评价

我国中药材有 12 800 多种，常用中药材 300 多种。由于生长环境、生长时间、种植加工方式等不同，质量差异客观存在。传统上，中药材在商品上有等级划分，比如根据不同产地、质量、大小等因素进行诸如"一等、二等、三等"的等级划分形式，或者采用"统货"来表示药材的商品规格。然而，随着生产方式的转变及产业迅速发展，中药材及饮片传统商品规格等级划分与其内在质量的相关性不强的问题凸显，商品规格等级已无法满足内在质量评价的要求。由于整个行业长期以来质量控制只以《中国药典》这一基本标准为门槛和底线，缺乏以内在质量为核心的等级评价标准，导致多数中药材及饮片真伪可辨，优劣难评，市场上同一品种的药材或饮片价格有的相差数倍，同一品种不同生产企业的中成药价格也相差数倍，市场公平和公正受到冲击，严重影响产业的健康发展。因此，加强质量评价研究，推动质量等级标准制定，引导构建公平有序的市场体系，对保障中药产业健康有序发展具有重要意义[21]。

5. 加强中成药生产控制和质量评价标准制定

质量源于生产，生产控制是质量的保证。生产企业作为中成药质量保障的责任主体，必须严把原料关和投料关，使用合格中药饮片投料，严格按照处方量投料并按规定工艺生产，不得擅自改变工艺，偷工减料，以免影响中成药质量。中成药质量评价标准主要涉及国家药典标准、卫生部部颁标准、国家局局颁标准和补充检验方法。近年来，尽管标准控制水平有了很大提高，但尚不能实现完全控制中药质量的目的。为使中药标准更为真实地反映中药质量，中药质量控制与评价的新模式也在不断探索与深入[22-27]。

参考文献

[1] 张萍，李明华，石岩，等. 2013—2016 年我国中药材及饮片质量状况及相关问题探讨 [J]. 中国药事，2018，32（4）：438-444.

[2] 张萍，李明华，马双成，等. 2017 年全国中药材及饮片质量概况 [J]. 中国中药杂志，2018，43（21）：4198-4202.

[3] 张萍，李明华，刘薇，等. 2015 年全国中药材及饮片质量状况分析与探讨 [J]. 中药材，2016，392（10）：2400-2406.

［4］魏锋，刘薇，严华，等. 我国中药材及饮片的质量情况及有关问题分析［J］. 中国药学杂志，2015，50（4）：277-283.

［5］闫瑞，杨印军，刘红卫，等. "抢青"采摘对青翘中连翘酯苷 A 和连翘苷含量的影响［J］. 中国现代中药，2016，18（5）：579-582.

［6］孙俊英，韩丽丽. 山东省抽验五味子药材质量分析［J］. 山东中医药大学学报，2017（4）：379-382.

［7］余坤子，陆以云，张南平，等. 中药材掺伪染色鉴别技术研究进展［J］. 中国要事，2017，31（11）：1311-1313.

［8］宋剑锋，冯敬骞，祝春仙，等. 焦亚硫酸钠不同处理方式对白芍中 SO_2 残留及芍药苷含量的影响［J］. 浙江中医杂志，2015，50（6）：460-461.

［9］金悦仙，朱乃亮，赵丹，等. 焦亚硫酸钠溶液浸泡对黄芪中黄酮类成分的影响［J］. 中国药师，2018，21（10）：45-48.

［10］张文懿，王旭鹏，张学良，等. 宁夏固原地产栽培中药材质量评价分析［J］. 西北药学杂志，2007，22（6）：301-303.

［11］吴小勇. 防风人工繁殖高产栽培技术［J］. 现代农业科技，2014（7）：117.

［12］曹海禄，王卫权. 我国中药材种植业现状与发展建议［J］. 中国现代中药，2015，17（8）：753-755.

［13］柳燕，于志斌. 2019 年中药类商品进出口形势分析［J］. 中国现代中药，2020，22（3）：342-347.

［14］梁卫青，浦锦宝，程林，等. 野生与人工栽培前胡药材中 3 种香豆素含量比较研究［J］. 中药材，2014，37（11）：1966-1968.

［15］李春丽，周玉碧，周国英，等. 野生与栽培羌活药材挥发油含量及组分的比较分析［J］. 分析试验室，2012，31（1）：29-34.

［16］薛雪，王浩，李向日，等. 不同生长方式及年限防风饮片质量的比较研究及对《中国药典》防风饮片标准的思考［J］. 中国中药杂志，2019，44（18）：4034-4042.

［17］郭争争. 基于 SSH 研究野生与栽培甘草药用成分含量差异形成的基因机制［D］. 北京：北京中医药大学，2015.

［18］吴雪松，叶正良，郭巧生，等. 东北不同产地人参及其加工品外观性状及非皂苷类成分比较分析［J］. 中国中药杂志，2012，37（16）：2383-2387.

［19］张晓恒，马雪红，张钰菁，等. 不同产地丹参的质量对比研究［J］. 中医药

导报，2019，25（17）：33-36，41.

［20］田甜. 不同产地和生长年限黄芩质量评价及药理作用研究［D］. 杭州：浙江理工大学，2018.

［21］魏锋，马双成. 中药材饮片质量安全概况及监管思考［J］. 中国食品药品监管，2019（3）：22-29.

［22］马双成. 中成药质量评价创新模式研究专栏［J］. 药物分析杂志，2019，39（10）：1721-1722.

［23］刘永利，雷蓉，王晓蕾，等. 基于中药质量标志物的人参、西洋参、三七及相关中成药质量控制方法研究［J］. 中国药学杂志，2019，54（17）：1402-1410.

［24］赵桉熠，倪凤燕，陈彭月，等. 以一致性为核心的中成药质量研究现状及优质评价新模式探讨［J］. 中国中药杂志，2020，45（15）：3740-3748.

［25］祁永飞，包晗，王玉琨. 中成药质量监管问题和原因分析及对策探讨［J］. 中国医药工业杂志，2018，49（1）：119-123.

［26］王旭，王玉团，赵燕. 中成药国家标准剂量单位计算形式的探索研究（一）［J］. 中国药品标准，2017，18（2）：83-86.

［27］聂黎行，戴忠，马双成. 中药对照制剂研制指导原则和技术要求［J］. 中国中药杂志，2017，42（19）：3672-3675.

政策引领，中药产业奋力转型^①

杨洪军　李耿^②

我国中药产业已基本形成以科技创新为动力、中药农业为基础、中药工业为主体、中药装备工业为支撑、中药商业为枢纽的新型产业体系。近年来，我国中药产业发展模式逐渐从粗放型向质量效益型转变，产业技术标准化和规范化水平显著提高，涌现出了一批具有市场竞争力的优势企业和产品。在我国经济与社会发展中，中药工业成为具有独特优势和广阔市场前景的战略性产业。

一、中医药事业迎来历史性发展契机

党的十八大以来，以习近平同志为核心的党中央站在党和国家发展全局的高度，强调把发展中医药作为维护人民健康、推进"健康中国"建设、促进经济社会发展的重要内容纳入"五位一体"总体布局和"四个全面"战略布局之中，全面谋划、系统部署。党和国家领导人就中医药事业发展多次作出重要指示，系统阐释了"为什么发展中医药、发展什么样的中医药、怎样发展中医药"等重大理论和实践问题，为推动中医药振兴发展提供了理论指导和行动指南。党中央、国务院高度重视中医药事业发展，先后出台了一系列推进中医药事业发展的重要政策和措施。可以说，中医药事业迎来了"天时、地利、人和"的大好局面，进入前所未有的历史发展机遇期。医药行业是政策高度敏感型行业，政策对于产业发展有极大的影响。2019 年有关部门发布了多项重要的法律法规及政策文件，现将对中医药影响较大的部分内容简要分析如下。

---

① 截稿日期为 2020 年 10 月。
② 杨洪军，中国中医科学院科研处处长；李耿，中日友好医院副主任药师。

（一）中共中央、国务院《关于促进中医药传承创新发展的意见》

2019 年 10 月，全国中医药大会召开，这是新中国成立 70 年来第一次以国务院名义召开的全国中医药大会，习近平总书记、李克强总理分别对中医药工作作出重要指示和批示，中共中央、国务院发布《关于促进中医药传承创新发展的意见》（以下简称《意见》），本次大会进一步明确了中医药的历史地位及意义，体现了党和国家对中医药事业与产业发展的殷切希望。

《意见》从健全中医药服务体系、发挥中医药在维护和促进人民健康中的独特作用、大力推动中药质量提升和产业高质量发展、加强中医药人才队伍建设、促进中医药传承与开放创新发展、改革完善中医药管理体制机制等六个方面提出了 20 条意见，为新时代传承创新发展中医药事业指明方向。

2019 年 12 月，国家中医药管理局发布《关于印发 < 中共中央国务院关于促进中医药传承创新发展的意见 > 重点任务分工方案的通知》（以下简称《通知》），作为《意见》实施的行动纲领。其中，与中成药密切相关的内容如下：

17. 加快中医药循证医学中心建设，用 3 年左右时间，筛选 50 个中医治疗优势病种和 100 项适宜技术、100 个疗效独特的中药品种，及时向社会发布。（国家中医药局、国家卫生健康委、科技部负责）

45. 加强中成药质量控制，促进现代信息技术在中药生产中的应用，提高智能制造水平。（工业和信息化部、国家药监局、国家发展改革委、科技部、国家中医药局负责）

46. 探索建立以临床价值为导向的评估路径，综合运用循证医学等方法，加大中成药上市后评价工作力度，建立与公立医院药品采购、基本药物遴选、医保目录调整等联动机制，促进产业升级和结构调整。（国家药监局、国家医保局、国家卫生健康委、国家中医药局分别负责）

47. 建立健全符合中医药特点的中药安全、疗效评价方法和技术标准。（国家药监局、国家中医药局、科技部负责）

48. 及时完善中药注册分类，制定中药审评审批管理规定，实施基于临床价值的优先审评审批制度。（国家药监局负责）

49. 加快构建中医药理论、人用经验和临床试验相结合的中药注册审评证据体系，优化基于古代经典名方、名老中医方、医疗机构制剂等具

有人用经验的中药新药审评技术要求，加快中药新药审批。（国家药监局负责）

50.鼓励运用新技术新工艺以及体现临床应用优势的新剂型改进已上市中药品种，优化已上市中药变更技术要求。（国家药监局负责）

《意见》和《通知》作为纲领性文件，指引未来一段时期内中医药领域政策走向。

（二）《中华人民共和国药品管理法》（2019年修订）

《中华人民共和国药品管理法》（2019年修订）（以下简称新修订《药品管理法》）于2019年12月1日起施行。新修订《药品管理法》强化了药品上市许可持有人制度，突出了药品全生命周期管理的理念，强化药品安全"社会共治"的理念。这些先进理念的更新，将对医药产业的生态环境和长期健康发展产生积极而深远的影响，对于中药产业同样将产生系列影响。

由于在《中医药法》等法律中已有明确规定，新修订《药品管理法》对中药内容未作特殊规定，中成药遵守药品管理的各项一般规定，中药材及饮片部分有少量针对性的特殊要求。

新修订《药品管理法》增加了"国家鼓励运用现代科学技术和传统中药研究方法开展中药科学技术研究和药物开发，建立和完善符合中药特点的技术评价体系，促进中药传承创新"，这为建立符合中医药特点的中药技术评价体系提供了法律支撑；将"鼓励培育中药材"修改为"鼓励培育道地中药材"，凸显了道地药材的重要价值；明确了中药饮片生产企业履行药品上市许可持有人的相关义务，保证中药饮片安全、有效、可追溯；对中药饮片生产提出了保证中药饮片可追溯的全新要求，将进一步提升中药饮片行业的准入门槛。

新修订《药品管理法》对中药产业可能产生的影响包括以下几个方面：

1.强化上市后药品评价

新修订《药品管理法》对药品上市后管理提出明确要求。规定建立年度报告制度，持有人每年将药品生产销售、上市后研究、风险管理等情况按照规定向药品监管部门报告。同时要求持有人应当主动开展药品上市后研究，对药品安全性、有效性和质量可控性进行进一步确证，对已识别风险的药品及时采取风险控制措施；给用药者造成损害的，依法承担赔偿责任。这些属于对药品的普遍规定，但对于中药而言，其产品生命周期往往较其他类药品更长，持续开展上市后药品评价对于中药产业正常竞争秩序而言意义尤其重大。

2. 生产合规要求提升

《药品管理法》修订前后关于药品生产违规处罚规定见表 1。

表 1 《药品管理法》修订前后关于药品生产违规处罚规定

项目			《药品管理法》（2015年版）	《药品管理法》（2019年修订）
问题描述			未按照规定实施《药品生产质量管理规范》	应当检验而未经检验即销售药品 编造生产、检验记录 未经批准在药品生产过程中进行重大变更
发现违规			给予警告，责令限期改正	没收违法生产、进口、销售的药品和违法所得以及专门用于违法生产的原料、辅料、包装材料和生产设备 责令停产停业整顿 处违法生产、进口、销售的药品货值金额十五倍以上三十倍以下的罚款；货值金额不足十万元的，按十万元计算
逾期不改			责令停产、停业整顿，并处五千元以上二万元以下的罚款	—
情节严重	企业	资质	吊销《药品生产许可证》	吊销药品批准证明文件直至吊销药品生产许可证
	责任人	范围	—	法定代表人、主要负责人、直接负责的主管人员和其他责任人员
		罚没	—	没收违法行为发生期间自本单位所获收入，并处所获收入百分之三十以上三倍以下的罚款
		禁业	—	十年直至终身禁止从事药品生产经营活动
		拘留	—	可以由公安机关处五日以上十五日以下的拘留

2018 年度药品监管统计年报显示：2018 年各级监管机构共查处药品案件 9.8 万件，货值金额 27.4 亿元，罚款 76.6 亿元，没收违法所得金额 20.0 亿元，取缔无证经营 1037 户，捣毁制假售假窝点 148 个，责令停产停业 1093 户，

吊销许可证 197 件，移送司法机关 2000 件。随着新修订《药品管理法》的实施，药品监管处罚力度大幅提升。

除了大力增加处罚力度，新修订《药品管理法》还专门增加了奖励、保护举报人，严格问责地方政府和药监部门等条款，从而形成对药品生产合规问题从发现、监管、处罚的全方位强化。

3. 生产工艺变更有关要求

新修订《药品管理法》第七十九条规定："生产工艺变更……属于重大变更的，应当经国务院药品监督管理部门批准，其他变更应当按照国务院药品监督管理部门的规定备案或者报告。药品上市许可持有人应当按照国务院药品监督管理部门的规定，全面评估、验证变更事项对药品安全性、有效性和质量可控性的影响。"可以看出，在药品上市许可持有人和全生命周期管理的思维下，新修订《药品管理法》关于药品生产工艺变更部分更合理地界定了监管方和被监管方的责任范畴。如果这一原则在未来的相关技术指导原则中得到合理贯彻，将有利于改变当前中药企业大量存在的实际生产工艺与批准工艺不一致的窘境，对于突破中药改良式创新的困境，具有非常积极的效果。

（三）国家基本药物制度

基本药物是适应基本医疗卫生需求，剂型适宜，价格合理，能够保障供应，公众可公平获得的药品。实施国家基本药物制度是党中央、国务院在卫生健康领域做出的重要部署，完善国家基本药物制度是深化医改、强化医疗卫生基本公共服务的重要举措，期望通过全面实施基本药物制度可以实现降低药价、保障供应、提升质量、减轻负担、促进创新的目标。国家基本药物目录（以下简称"基药目录"）是各级医疗卫生机构配备使用基本药物的依据。

2019 年 1 月，国家卫生健康委员会、国家中医药管理局联合印发《关于进一步加强公立医疗机构基本药物配备使用管理的通知》。文件强调全面配备优先使用基本药物，对医师、药师和管理人员加大基本药物制度和基本药物临床应用指南、处方集培训力度，坚持基本药物主导地位，强化医疗机构基本药物使用管理。省级卫生部门要合理确定各级各类医疗机构国家基本药物的使用比例，确保达到较高的使用量。医疗机构也应制定院内基本药物使用办法或细则，将基本药物使用情况作为处方点评的重点内容，对无正当理由不首选基本药物的予以通报。药品集中采购平台和医疗机构信息系统应对基本药物进行标注，提示医疗机构优先采购、医生优先使用。

2019年10月，《国务院办公厅关于进一步做好短缺药品保供稳价工作的意见》提出基本药物"986政策"，即"逐步实现政府办基层医疗卫生机构、二级公立医院、三级公立医院基本药物配备品种数量占比原则上分别不低于90%、80%、60%，推动各级医疗机构形成以基本药物为主导的'1+X'（'1'为国家基本药物目录品种、'X'为非基本药物，由各地根据实际确定）用药模式，优化和规范用药结构"，将基本药物之外的药品使用量进一步压缩，也就是说，医院使用基本药物之外其他药品的份额，三级医院只剩下不到40%，二级医院只剩下不到20%，基层医疗机构只剩下不到10%。

基本药物"986政策"和"1+X"叠加全国性药品集中采购、疾病诊断相关分组（Diagnosis Related Groups，DRGs）、重点监控目录等政策威力巨大，将进一步加快医药行业洗牌，促进药品临床价值回归。

（四）国家医保制度改革

1. 国家医保制度趋势

2019年6月，国家医疗保障局发布的《2018年全国基本医疗保障事业发展统计公报》显示，2018年全国基本医保基金总收入21 384亿元，比上年增长19.3%，占当年GDP比重约为2.4%；全国基本医保基金总支出17 822亿元，比上年增长23.6%，占当年GDP比重约为2%；全国基本医保基金累计结存23 440亿元，其中基本医保统筹基金累计结存16 156亿元，职工基本医疗保险（以下简称"职工医保"）个人账户累计结存7284亿元。

2019年8月，国家医疗保障局、人力资源和社会保障部印发《关于印发〈国家基本医疗保险、工伤保险和生育保险药品目录〉的通知》，该文件进一步明确了地方权限，事实上取消了以往省级医保目录调整增加乙类药品的权限，但对民族药留出了一定的余地。根据这一要求，原各省级医保目录的产品，如3年内未能进入国家医保目录，则意味着实质上将退出医保支付范畴。

2020年3月中共中央、国务院发布《关于深化医疗保障制度改革的意见》，该文件是我国医保制度改革的纲领性文件，提出了"1+4+2"的总体改革框架。其中，"1"是力争到2030年，全面建成以基本医疗保险为主体，医疗救助为托底、补充医疗保险、商业健康保险、慈善捐赠、医疗互助共同发展的多层次医疗保障制度体系；"4"是健全待遇保障、筹资运行、医保支付、基金监管四个机制；"2"是完善医药服务供给和医疗保障服务两个支撑。医保支付方式改革对中成药影响较为显著。该文件强调推进医保支付方式改革，完善医保基金总额预算办法，推进大数据应用，逐步建立按病种、按疾病诊断相关分组付费为主，按床日、按人头、按服务单元付费等协同发展的多元复合型支付方式，探索医疗服务与药品分开支付。文件全文未提及"中医药"或"中药"。

2019 年以来，国家组织药品集中采购和使用实现重大突破，并进一步提出推进药品、医用耗材集中带量采购制度改革，坚持招采合一、量价挂钩，以带量采购为原则，全面推进药品、医用耗材集中采购，建立健全省级招标采购平台，推进构建区域性、全国性联盟采购机制。关于药品价格方面，强调建立以市场为主导的价格形成机制，建立医药价格信息、产业发展指数监测与披露机制，综合运用监测预警、函询约谈、提醒告诫、成本调查、信用评价等方式规范价格行为。

可以看出，国家医保在医保支付方式、集中采购环节、价格方面均有系统化变革，对于整个医药产业影响深远。虽然目前在医保目录准入层面给予中药一定平衡的支持，但国家医保各项规定及文件精神目前很少就中医药做出特色差异化要求。在全国"一盘棋"的医保整体格局下，中药如何更有效地证实自身健康价值，并在医保制度改革中寻求合理的政策支持，成为影响中药产业长期发展的关键问题。

2. 2019 年版国家医保目录常规准入情况[①]

2019 年 8 月 20 日公布的 2019 年版《国家基本医疗保险、工伤保险和生育保险药品目录》（以下简称"医保目录"）常规准入部分共 2643 个药品（注：经过谈判准入后，最终收录药品 2709 个），包括西药 1322 个、中成药 1321 个（含民族药 93 个）；中药饮片采用准入法管理，共纳入 892 个。本次目录调整常规准入部分共新增了 148 个品种，其中西药 47 个，中成药 101 个。对比 2017 版医保目录，2019 年版医保目录中，西药仅增加了 25 个，中成药则增加了 83 个，是西药的 3 倍多，无论在总数还是新增数量上，中成药都大幅增加。因此，2019 年版医保目录具有里程碑意义，从数量上真正达到了中西

---

① 2020 年版医保目录于 2020 年 12 月 28 日发布。

医并重（表2）。

表 2　历版医保目录药品基本情况

年份	西药			中药			合计
	甲类	乙类	合计	甲类	乙类	合计	
2000 年	327	586	913	135	440	575	1488
2004 年	315	712	1027	135	688	823	1850
2009 年	349	791	1140	154	833	987	2127
2017 年	402	895	1297	192	1046	1238	2535
2019 年	398	924	1322	242	1079	1321	2643
2019 年谈判后	398	957	1355	242	1112	1354	2709

新增药品覆盖了要优先考虑的国家基本药物、癌症及罕见病等重大疾病治疗用药、慢性病用药、儿童用药等，其中通过常规准入新增重大疾病治疗用药5 个，糖尿病等慢性病用药 36 个，儿童用药 38 个，绝大部分国家基本药物通过常规准入或被纳入拟谈判药品名单，并将 74 个基本药物由乙类调整为甲类。从药品分类来看，品种数最多的是清热剂，有 17 个品种，祛瘀剂有 11 个品种；从药品剂型来看，主要是口服制剂、胶囊剂和颗粒剂，未见中药注射剂。

2019 年版医保目录中成药部分共计 1321 个组方，涉及 2238 个中成药品种，覆盖了市场上中药品种数量的近 1/4；这些品种共计有 25 275 个批文，覆盖 42.4% 的中药产品。2019 年版医保目录中收录的 5 个中药品种经确认为进口品种（表 3）。

表 3　医保目录进口中药品种

分类	编号	药品名称	生产商	
乙	192	珠珀猴枣散（小儿珠珀散）	中国香港保和堂制药有限公司	
乙	237	标准桃金娘油肠溶胶囊	德国保时佳大药厂（G. Pohl–Boskamp GmbH & Co. KG）	
乙	751	马栗种子提取物片	德国威玛舒培博士药厂（Dr. Willmar Schwabe GmbH & Co. KG）	
乙	752	迈之灵片	德国礼达大药厂（Cesra Arzneimittel GmbH & CO. KG）	
乙	1143	活血风湿膏	得生制药股份有限公司（中国台湾）	

3. 新增医保中药甲类品种分析

2019 年版医保目录中收载甲类品种 640 个，数量较 2017 年增加 46 个，其中西药 398 个，中成药 242 个。99 个中成药产品从医保乙类跃升到甲类。成为医保甲类品种后，报销比例提高到 100%；相比医保乙类品种各地可以调出 15%，成为甲类品种后医保覆盖范围扩大至全国，也有利于产品的放量。

新增医保甲类品种中，有不少是多家企业生产的中成药产品，如小活络丸有 160 家企业生产，强力枇杷露有 123 家企业生产，即使医保政策获得突破，由于市场竞争格局不清晰，相关企业也难以获得实质性的利好。因此，独家或准独家产品，是医保乙类变为甲类真正获益的企业和产品。新增医保甲类目录品种中，入围《中药大品种科技竞争力报告》（2018 版）的中成药品种详见表 4。

表 4　2019 年版医保目录新增甲类产品中涉及的中药大品种

产品名称	同品厂家数	入围中药大品种的生产厂家
正清风痛宁片	2	湖南正清制药集团股份有限公司
华蟾素片	1	安徽华润金蟾药业股份有限公司
乌灵胶囊	1	浙江佐力药业股份有限公司
芪苈强心胶囊	1	石家庄以岭药业股份有限公司
枳术宽中胶囊	1	山西双人药业有限责任公司
四妙丸	1	吉林紫鑫药业股份有限公司
盘龙七片	1	陕西盘龙药业集团股份有限公司
双石通淋胶囊	1	陕西摩美得制药有限公司
银花泌炎灵片	1	吉林华康药业股份有限公司
保妇康栓	1	海南碧凯药业有限公司
坤泰胶囊	1	贵阳新天药业股份有限公司
颈复康颗粒	1	颈复康药业集团有限公司
复方南星止痛膏	1	江苏康缘阳光药业有限公司
麝香追风止痛膏	1	重庆希尔安药业有限公司
金蝉止痒胶囊	1	重庆希尔安药业有限公司
润燥止痒胶囊	1	国药集团同济堂（贵州）制药有限公司
藿香正气口服液	2	太极集团重庆涪陵制药厂有限公司

续表

产品名称	同品厂家数	入围中药大品种的生产厂家
双黄连口服液	13	哈药集团三精制药有限公司
养阴清肺口服液	1	呼伦贝尔松鹿制药有限公司
清开灵软胶囊	1	神威药业集团有限公司
消银颗粒	1	陕西康惠制药股份有限公司
小儿化食口服液	1	广州市香雪制药股份有限公司
养血清脑颗粒	1	天士力医药集团股份有限公司
天舒胶囊	1	江苏康缘药业股份有限公司
华蟾素胶囊	2	山东鑫齐药业有限公司
红金消结胶囊	1	云南佑生药业有限责任公司

4. 医保目录调出及甲类变乙类

调出的药品主要是被国家药监部门撤销文号的药品以及临床价值不高、滥用明显、有更好替代的药品，共调出 154 个品种，其中中药品种 66 个，具体情况见表 5。

表 5　2019 医保目录调出中药品种

药品名称	2017医保类别	药品名称	2017医保类别
感咳双清胶囊	乙	消瘀康片	乙
牛黄清感胶囊	乙	脑血康胶囊	乙
重感灵片	乙	脑血康颗粒	乙
柴黄胶囊	乙	脑血康口服液	乙
维 C 银翘胶囊	乙	消瘀康胶囊	乙
重感灵胶囊	乙	滇白珠糖浆	乙
抗病毒丸（浓缩丸）	乙	朝阳丸	乙
清热解毒注射液	乙	朝阳胶囊	乙
雪胆素片	乙	逍遥胶囊	乙
胆木浸膏胶囊	乙	胃疼宁片	乙
抗病毒片	乙	脉君安片	乙
银黄注射液	乙	山绿茶降压片	乙
澳泰乐片	乙	石龙清血颗粒	乙

药品名称	2017医保类别	药品名称	2017医保类别
肝苏丸	乙	山绿茶降压胶囊	乙
澳泰乐胶囊	乙	祖师麻注射液	乙
澳泰乐颗粒	乙	中风回春颗粒	乙
乙肝健胶囊	乙	复方梅笠草片	乙
新雪丸	乙	丹田降脂丸	乙
四物膏	乙	泰脂安胶囊	乙
心脑欣丸	乙	脂康颗粒	乙
强肝丸	乙	九一散	乙
生脉片	乙	生肌散	乙
养血安神丸	乙	安多霖胶囊	乙
养血安神糖浆	乙	螺旋藻片	乙
三七片	甲	螺旋藻胶囊	乙
荷叶丸	乙	得生丸	乙
三七胶囊	甲	乳块消丸	乙
心灵丸	乙	八宝眼药	乙
盾叶冠心宁片	乙	鼻炎滴剂	乙
保利尔胶囊	乙	青黛散	甲
豨红通络口服液	乙	脱牙敏糊剂	乙
豨莶通栓丸	乙	湿毒清片	乙
脑血康丸	乙	湿毒清胶囊	乙

注：川芎嗪、银杏提取物、七叶皂苷、白芍总苷、复方罗布麻、复方莪术油、银杏蜜环等品种从中药目录调进西药目录。

生脉饮、生脉饮（人参方）、小柴胡汤丸、锡类散、明目蒺藜丸五个产品从医保甲类调整到乙类。

5. 使用和支付受限中药品种

2017 年版医保目录共有 50 个中药注射剂品种，其中 39 个品种使用受限，有 26 个品种限于二级以上医疗机构使用。2019 年版医保目录中成药部分的 52 个中药注射剂品种中，49 个品种使用受限，45 个品种仅限于二级以上医疗机构使用。此次调整并未直接将一些争议较大的中药注射液品种直接调出，而是在支付上做了相应的限制。此外，还有 77 个口服中成药被限制使用。

6. 医保谈判中药品种

2019 年 11 月，国家医保局、人力资源和社会保障部印发 2019 年国家医保谈判准入药品名单。此次谈判共涉及 150 个药品，包括 119 个新增谈判药品和 31 个续约谈判药品。其中，有 19 个参加谈判的中成药，18 个谈判成功进入国家医保目录。另外，2017 年谈判成功的 5 个中成药在此轮继续成功续约。2019 年医保谈判取得成功的中成药品种数量达到 23 个，谈判成功率达到 96%，反映出中药产品进医保意愿较为强烈。21 个显示价格的产品平均价格降幅达 56.9%（表 6）。

表 6　2019 医保谈判中药品种

编号	药品名称	谈判企业	医保支付标准	降幅	上市年
1	芪黄通秘软胶囊	神威药业集团有限公司	2.1 元（0.5g/ 粒）	65.9%	2009
2	冬凌草滴丸	河南百年康鑫药业有限公司	0.19 元（40mg/ 丸）	53.7%	2015
3	痰热清胶囊	上海凯宝药业股份有限公司	4.3 元（0.4g/ 粒）	80.5%	2013
4	金花清感颗粒	聚协昌（北京）药业有限公司	9.26 元（5g/ 袋）	30.4%	2016
5	麻芩消咳颗粒	亿帆医药股份有限公司	4.79 元（8g/ 袋）	*	2004
6	射麻口服液	海南中盛合美生物制药有限公司	*	*	1994
7	参乌益肾片	江苏康缘药业股份有限公司	1.44 元（0.4g/ 片）	67.5%	2010
8	芪黄颗粒	药都制药集团股份有限公司	7.5 元（5g/ 袋）	43.6%	2012
9	注射用益气复脉（冻干）	天士力医药集团股份有限公司	16.5 元（0.65g/ 瓶）	59.5%	2006
10	八味芪龙颗粒	重庆华森制药股份有限公司	2.93 元（6g/ 袋）	57.0%	2013
11	杜蛭丸	吉林敖东延边药业股份有限公司	6.49 元（5g/25 粒）	73.5%	2002
12	脑心安胶囊	吉林意达药业有限公司	1.38 元（0.3g/ 粒）	38.1%	2002
13	芪丹通络颗粒	河北中唐医药有限公司	4.16 元（8g/ 袋）	60.0%	2009
14	芪芎通络胶囊	吉林万通药业集团有限公司	0.69 元（0.5g/ 粒）	81.3%	2010
15	西红花总苷片	瑞阳制药有限公司	16.5 元（12mg/ 片）	80.0%	1999

编号	药品名称	谈判企业	医保支付标准	降幅	上市年
16	注射用丹参多酚酸	天士力医药集团股份有限公司	58.5 元（0.13g/ 支）	80.3%	2011
17	血必净注射液	天津红日药业股份有限公司	22.08 元（10ml/ 支）	47.8%	2004
18	银杏内酯注射液	成都百裕制药股份有限公司	19.68 元（2ml/ 支）	70.4%	2011
19	银杏二萜内酯葡胺注射液	江苏康缘药业股份有限公司	93.7 元（5ml/ 支）	84.9%	2012
20	复方黄黛片	亿帆医药股份有限公司	10.19 元（0.27g/ 片）	3.0%	2009
21	食道平散	陕西欧珂药业有限公司	163 元（10g/ 瓶）	48.4%	2002
22	参一胶囊	吉林亚泰制药股份有限公司	6.18 元	7.1%	2000
23	注射用黄芪多糖	天津赛诺制药有限公司	200 元（250mg/ 支）	61.3%	2004

注：1~18 为首次谈判成功的中药品种；19~23 为续约谈判成功的中药品种；"*"品种企业申请价格保密。

谈判成功的中药中，只有金花清感颗粒、冬凌草滴丸两个是近 5 年内批准上市的新产品。此次中药类品种医保谈判，主要解决了老品种进医保的问题。

（五）重点监控与合理用药

2019 年 1 月，国务院办公厅印发《关于加强三级公立医院绩效考核工作的意见》，提出通过医疗质量控制、合理用药、检查检验同质化等指标，考核医院医疗质量和医疗安全。

2019 年 7 月 1 日，国家卫生健康委员会办公厅、国家中医药管理局办公室联合发布《关于印发第一批国家重点监控合理用药药品目录（化药及生物制品）的通知》（以下简称《通知》），神经节苷脂、脑苷肌肽、丹参川芎嗪等 20 种药品被列入首批国家重点监控合理用药药品目录，这一目录被业内称为"国家版辅助用药目录"。

辅助用药目录没有涉及中成药产品，但文件中提出要求："除中医类别外的其他类别医师，需经过不少于 1 年系统学习中医药专业知识并考核合格后，遵照中医临床基本的辨证施治原则，可以开具中成药处方。"这意味着，未经培训的西医以后将不能开具中成药处方。业内普遍认为，此举将一改长期以来大部分中成药由西医医生开出的现状，对于中药产业影响深远。但该文与现行多部法律法规，如《中华人民共和国执业医师法》和《处方管理办法》的相关规定有冲突，且无明确有关实施细则和执行时间，随后各地出台的地方性文件在执行时均做了相应的调整。

虽然首批重点监控合理用药药品目录中并没有中成药的身影，然而"限制西医临床处方中成药"这一规定的出台，显示出中成药合理用药问题已经引起业内高度关注，未来必将以某种形式得到解决。尤其是中药注射剂的不合理应用问题较为突出，未来依然面临较大的政策风险。

目前看来，"限制西医临床处方中成药"短期内很难全面落地执行，但很可能会以其他形式再次出现，也有可能在某些地区或单位局部获得执行，成为中药产业面临的重大不确定因素。

2019 年 8 月，国家医保局、人力资源和社会保障部《关于印发＜国家基本医疗保险、工伤保险和生育保险药品目录＞的通知》进一步指出："由具有相应资质的医师开具的中成药处方和中药饮片处方，基金方可按规定支付。各统筹地区要建立医保协议医师制度，加强对医师开具处方资格的核定管理"。该文件基本确认了医保部门对于《通知》精神的基本认可，但何为"具有资质的医师"？仍将由卫生健康部门来认定。

2019 年 12 月，国家卫生健康委员会办公厅发布《关于做好医疗机构合理用药考核工作的通知》，就医疗机构合理用药考核工作提出四点要求：提高对合理用药考核工作重要性的认识；明确合理用药考核范围和内容；做好合理用药考核工作的组织实施；加强考核结果运用。从简单粗暴的"药占比"考核，到更加科学、人性化的"合理用药"考核，该文件的出台可以说是医疗改革一个重要的进步标志，这也意味着国家卫生健康委员会对合理用药的考核再次升级。目前看来，新的合理用药考核无疑会引发医疗机构用药大变化。

二、中药产业发展仍待走出困境

近年来，随着"健康中国"战略的深入推进，人民群众对健康美好生活需求的提升，对于中医药也有了更高的期盼；中医药作为中国原创科技、文化与产业的交汇点，"一带一路"倡议对于中医药走出去提出了更迫切的需求；新时期经济产业结构调整，创新、绿色、融合发展，更对中药产业提出了"提质增效"的要求。目前我国中医药事业发展正处于能力提升推进期、健康服务拓展期、参与医改攻坚期和政策机制完善期。这些新期盼、新需求、新要求，既是中医药发展的动力，也是中医药面临的压力。

从 20 世纪 90 年代开始，我国医药产业经历了二十余年的黄金时期，中药产业同样经历了多年的高速增长，且在多数年份，中药产业增速高于医药产业平均增速。从 2012 年开始，随着新医改的深入和医保控费系列政策出台，医药行业增速下滑，2015 年跌至谷底，增速跌到了一位数，而中药产业增速低于医药行业平均水平，近年来甚至在医药工业各子领域中增速连续垫底。2016 年以来，随着医保进入精细化控费阶段，以及多项鼓励医药创新政策开始逐步产生效果，医药产业总体营收增速呈现逐步回升态势，但中药行业仍面临较大困境。

（一）中药行业总体情况

1. 主营收入

从 20 世纪 90 年代中期开始，中药产业开始快速增长，2006~2016 年，中药市场规模年均复合增长率为 20.59%，尤其在 2009 年新医改方案出台以后，中药产业市场规模加速上升，2009~2013 年连续 5 年保持高位增长，增速在整个医药工业中居于领先地位，行业产值占医药工业总产值的比重不断提高。中药工业总产值从 1996 年的 235 亿元上升到 2016 年的 8653 亿元，增长了约 36 倍，占整个医药工业市场规模的 29.2%。2019 年中药工业总产值为 6520 亿元，较上年增长 3.6%（图 1）。

2. 行业利润

从行业利润来看，经历了与营收规模类似的变化。2015 年以前，中药产业，尤其是中成药制造行业平均利润率多数年份高于行业平均水平，2015 年后逐渐下降，开始低于行业平均水平。2019 年中药产业（中成药 + 中药饮片）利润率为 11.60%，较上年同期下跌 8.10%。其中，中药饮片加工业利润率仅为 8.4%，低于行业平均水平，2019 年较上年同期利润进一步大跌 25.5%；中成药制造业利润率为 12.9%，较上年同期微跌 1.8%（图 2，图 3）。

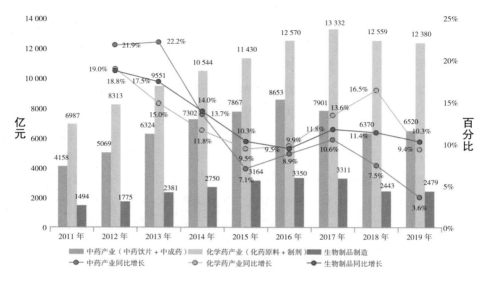

图1　近年我国中药、化学药、生物药产业主营业务收入情况

（数据来源：工业和信息化部，国家统计局）

注：行业营收增速数据是根据重新审核认定上年同期数据推算而来，故与上年发布实际数据有出入。

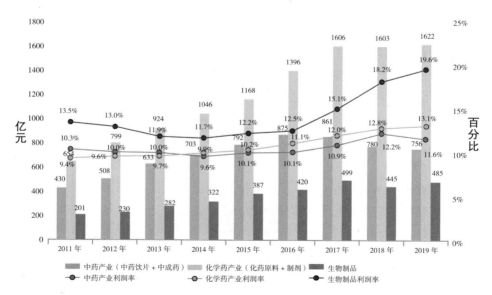

图2　近年我国中药、化学药、生物药行业利润情况

（数据来源：工业和信息化部，国家统计局）

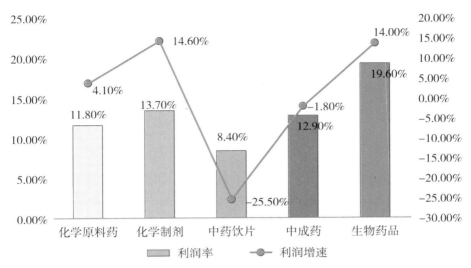

图 3   2019 年医药行业各领域利润率及利润增速

（数据来源：工业和信息化部，国家统计局）

（二）中成药制造业

现代中成药制造行业是我国中药工业的中流砥柱，也是我国中医药科技与产业融合发展的关键环节。

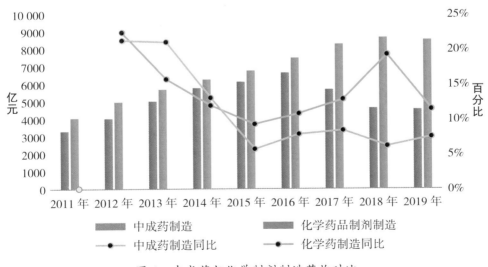

图 4   中成药与化学制剂制造营收对比

（数据来源：工业和信息化部，国家统计局）

中成药制造行业是中药产业的主体，2016 年我国中成药制造业实现主营业务收入 6697 亿元，为截至目前历史最高水平；2017 年实现主营业务收入 5736 亿元，出现多年未见的负增长；2018 年，我国中成药制造行业规模以上企业实现主营业务收入 4655 亿元，利润总额 641 亿元；2019 年实现主营业务收入 4587 亿元，利润总额 593.2 亿元（图 4）。

（三）中药饮片加工业

中药饮片是指在中医药理论指导下，根据辨证论治和调剂的需要，对中药材进行特殊炮制加工后的制成品。中药饮片作为中药产业健康发展的重要环节，处于产业链的中间位置，上承中药农业，下接中成药、提取物、保健品和中医临床，是传统中药三大产业支柱之一。根据国家统计局数据，中药饮片加工产业的主营收入和利润 2019 年均出现了罕见的负增长，产业发展面临危机。

过去 20 年间，中药饮片产业规模突飞猛进，取得了长足发展。中药饮片工业总产值 1996 年为 4.7 亿元，2017 年饮片工业主营收入达 2165 亿元，二十余年间产业规模增长了 460 倍，年均增长率超过 30%，远超同期医药工业平均增幅。中药饮片产业营收占医药工业的比例也从不足 3% 增加到 2017 年的 7.3%。

但最近两年，中药饮片产业增速迅速下降，2019 年增速突然掉头向下，2019 年我国中药饮片工业主营收入为 1933 亿元，较上年同期增长 -4.5%，也是整个医药工业里唯一出现下降的主要领域（图 5）。

中药饮片工业利润率一直较低，多年来在 6.5%~8.5% 间波动，远低于医药工业 10%~13% 的平均利润率。2019 年中药饮片工业平均利润率为 8.4%，仅相当于医药工业平均利润水平的 63.6%（2019 年医药工业平均利润率为 13.2%），除中药饮片外，其他主要领域利润率均在 11% 以上。

中药饮片利润增速更令人担忧，2019 年中药饮片行业利润大幅下跌，总利润同比增长 -25.5%，出现近年来罕见的负增长（图 6）。

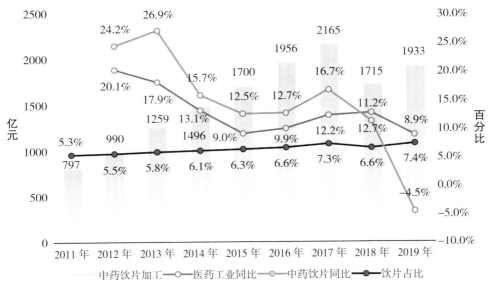

图 5　近年中药饮片加工产业主营收入

（数据来源：工业和信息化部，国家统计局）

注：增长率数据系统计部门根据上年数据最终修订值得出的，故与直接计算数据有出入，下同。

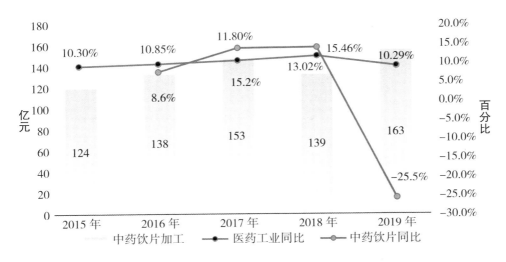

图 6　近年中药饮片加工产业利润情况

（数据来源：工业和信息化部，国家统计局）

近年来，作为中药产业主体的中成药制造业，连续几年在医药工业各子领域中增速垫底，发展势头呈现相对弱势。中药企业的创新活力不足，中药产业整体竞争力呈现相对下降。此外，中药产业还面临产业集中度低、重磅药物缺乏、部分中药材品质下降、药材质量整体水平明显下滑、中药饮片炮制特色淡化、中成药临床价值定位不清等一系列问题。在医药全产业"提质增效"迈向高质量发展的大环境下，中药行业面临更大的竞争压力。

三、中药新药注册分析

中成药创新品种的成功上市，显著提高了防治重大疾病的效果，对降低重大疾病的发病率和死亡率发挥着重要作用。部分新药研发的创新性和质量明显提升，为我国中医药产业提供了创新品种，对带动产业升级，有效提高中药企业市场竞争力，形成新的经济增长点，发挥了巨大的带动作用。

（一）中药新药申报及审批结果

中药新药上市申请方面，国家药监部门受理的中药 NDA 申请 2015 年共 20 件，受 2015 年药物临床试验数据自查核查工作影响，2016 年为 0 件，2017 年 1 件，2018 年 8 件。2015~2019 年获批上市的中药新药共 14 件，其中2015 年 7 件，2016 年 2 件，2017 年 1 件，2018 年 2 件，2019 年 2 件。截至2020 年 9 月，2020 年有 3 个中药新药获批（图 7）。

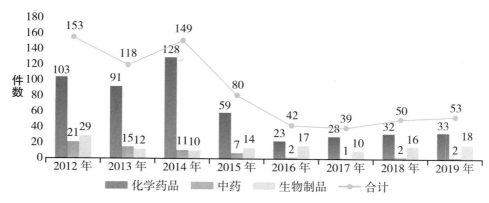

图 7　近年我国获批上市新药情况

（数据来源：根据历年国家药品监督管理局发布的药品审评报告及公告整理）

（二）近年来获批的中药新药

近年来，共有 7 个中药新药获批，具体情况见表 7。

表 7   近年获批上市的中药新药

药品名称	企业	适应证	获批时间
关黄母颗粒	通化万通药业股份	烘热面赤，头晕耳鸣，腰膝酸软或足跟痛，少寐多梦，急躁易怒，阴部干涩或皮肤瘙痒	2018.2
金蓉颗粒	广州奇绩医药科技	用于乳腺增生症痰瘀散结、冲任失调证	2018.12
芍麻止痉颗粒	天士力制药集团股份	治疗儿童 Tourette 综合征及慢性抽动障碍	2019.12
小儿荆杏止咳颗粒	湖南方盛制药	小儿外感风寒化热轻度急性支气管炎引起的咳嗽，咳痰，痰黄、咽部红肿、发热等症	2019.12
桑枝总碱片	北京五和博澳药业	用于 2 型糖尿病的治疗	2020.3
筋骨止痛凝胶	江苏康缘药业	膝骨关节炎肾虚筋脉瘀滞证的症状改善	2020.4
莲花清咳片	石家庄以岭药业	急性气管 – 支气管炎痰热壅肺证	2020.5

新冠肺炎疫情暴发，在没有特效药和疫苗的情况下，中医药深度介入、全程参与救治患者，为提高治愈率、降低病亡率、打赢疫情防控阻击战发挥了重要作用。抗击新冠肺炎疫情战斗中，涌现出以"三药三方"为代表的一批中药方药，成为抗击疫情的关键"武器"。其中"三药"为连花清瘟胶囊、血必净注射液、金花清感颗粒，是已上市中成药，在抗击新冠肺炎疫情中广泛应用，取得了一系列临床研究数据。2020 年 4 月，国家药品监督管理局批准"三药"新增新冠肺炎适应证。"三方"为针对新冠肺炎而形成的清肺排毒汤、化湿败毒方、宣肺败毒方三个新组方，基于"三方"的新药清肺排毒颗粒、化湿败毒颗粒、宣肺败毒颗粒，先后获批临床使用。

（三）总结与启示

1. 面向现实的临床需求

面对目前尚未充分满足、因生活方式改变或伴随新的治疗手段而产生大量新的临床需求，应用中医药的理念、策略、方法，尤其是通过创新的中药，可以更好地满足（或替代）这些临床需求，这不仅具有非常重要的现实意义，而且更具有显著的产业导向意义。近年获批的几种中药都较好地体现了这一点，如芍麻止痉颗粒、丹龙口服液都是针对明显尚未得到较好满足的临床需求的，这些领域尚无临床优势特别突出的药物。这些中药新药获批，不仅可有效满足临床需求，对于企业而言，也具有较低的市场推广成本和临床认可度，具有显著的市场价值。从现实临床需求出发，寻求中医药的有效方药解决方案，这正是中药新药研发的起点。

2. 源于丰富的临床实践经验

通过近年获批的中药新药可以清晰地看出，获批的这几种药物基本都具备非常丰富的临床实践，如金蓉颗粒和丹龙口服液均源自应用多年的医疗机构中药制剂，另外几个产品也是源自中医名家多年的临床验方。丰富的临床实践经验，为产品的临床研究提供了相对清晰的目标和预期，自然相对更容易获得预期较好的临床试验结果，成为产品能够顺利通关的重要保障。

长期以来，如何证明中医药的有效性是制约中药临床价值评价的核心难题，2020 年 1 月 7 日，国家药品监督管理局发布《关于真实世界证据支持药物研发与审评的指导原则（试行）》，这是国内首个关于真实世界证据支持药物研发与审评的指导性文件。"真实世界研究"较为契合中医个性化诊疗和整体疗效评价的特点，不仅可用于上市后中药再评价，也有利于助推中药新药临床审批上市。随着《药品注册管理办法》等法规和针对中药人用经验整理和总结的技术要求进一步明晰，中医临床实践总结在中药新药注册审评中的作用将日益显现。可以预见，拥有丰富临床实践应用的方药，尤其是已经具有相对固定物质基础的医疗机构中药制剂，将成为中药新药研发的高效率通道。

3. 立足中医理论的支撑

当前，中医药面临传承不足、创新不够的尴尬局面，严重制约着中医药的发展。分析中药上市新药可以发现，2014 年至今没有新的中药注射剂获批，2016 年至今没有单方中药新药获批。从剂型上看，2016 年以来获批的 7 种中药新药，5 种为颗粒剂，1 种为口服液，1 种为外用膏剂，均为相对传统、生产工艺较为简单的剂型。2016 年以来获批的中药均具有清晰的中医理论支撑，即使适应证为相对具体的西医疾病，同样在用药人群、疾病分型、诊疗理念上突出中医药特点，甚至是在原有中医诊疗理念上有所创新的组方，可谓是"中"字当头。随着中药新药数量的大幅下降，中药的中医药特色要求也进一步突出，符合中医理论框架认知，成为中药新药的必然要求。

4. 制度创新对中药新药的支持

虽然中药创新在技术层面依然步履艰难，但在制度层面，已经为中药产业开启新时代产学研合作的创新道路铺平了政策基石。

MAH 制度的初衷是为鼓励创新、整合产能，近年来获批的多个中药新药已经受惠于 MAH 制度试点。例如 2016 年，成都圣康药业的九味黄连解毒软膏是我国第一个以 MAH 取得新药证书的中药品种；2017 年，浙江康德药业集团股份有限公司的丹龙口服液是我国第一个以 MAH 上市的中药品种；2018 年获批的金蓉颗粒是第一个由研发机构作为持有人进行委托生产的中药品种。随着新修订《药品管理法》的实施，在 MAH 制度全面实施的推动下，科研机构将有机会真正分享到其科研成果带来的直接经济利益，这将有力调动创新的积极性。

5. 儿童用药成为突破口

目前，儿童用药市场规模仅占医药行业的 5%，但儿童人口占全国总人口的约 16.6%，儿童用药市场远未饱和。《2016 年儿童用药安全调查报告白皮书》显示，我国儿童专用药仅 60 多种，占比仅为 1.7%；全国 4500 多家药企中专门从事儿童用药生产的仅 10 余家。2018 年我国儿童用药市场规模突破了 1500 亿元，但截至目前，儿童药市场依然是一个相对竞争不充分的市场，市场潜力巨大。由于儿科用药产品的临床研究限制条件众多，儿童用药安全性要求较高，儿童专用药开发难度大，近年来新上市的产品并不多。为了鼓励儿童用药的研发，国家各有关部门都给予了极大的政策支持，药监部门也致力于加快儿童药的审评审批，2019 年获批的两个儿科新药都是中药。

（四）中药创新面临的问题

1. 中药创新面临转型阵痛

2015 年国家药监部门发布文件严查新药临床数据造假之后，1000 多个新药申报撤回。在随后的几年里，当时撤回的化学药、生物药，很多整理了临床实验数据后重新申报，而中药却很少再次申报，甚至两年里仅有 1 个中药 NDA 申请。2018 年以来，中药 NDA 申请在逐步恢复中。此外，影响中药新药申报更重要的原因是药品审评审批理念的转变，使中药行业"掉队"了。

近几年来，我国中药新药的审评审批理念转向以临床需求为导向。这种变化固然是积极的，也是业界一直呼吁的，朝向符合中医药自身发展规律，但对现存"池子里"在研中药品种构成了重大挑战。虽然监管方近年来做出了诸多努力，但很多中药企业并没有真正理解或准备接受这样的中药新药理念，很多中药企业对于新药研究开发抱着观望的态度。当前，中药行业创新正在承受着中药价值理念转变带来的转型"阵痛"，面临"青黄不接"的尴尬局面。而这也为那些在困境中依然坚持推进中药新药研发，坚持临床需求导向和中医药特色的企业和其新产品上市提供了难得的历史机遇。

2. 中药新药研发周期过长

可以看出，近年获批的中药新药大都经历了超过 10 年的研发周期，这种超长的研发周期不利于提升中药研发的积极性。企业开展中药新药研发工作，从新药立项到获批上市，再到获得收益，周期在十几年以上，在当前甚至是中长期的业绩中都难有体现，期间存在各种不确定性，使很多企业难以下定决心投入研发；同时，中药新药投资回收周期过长，对于投资方来说相对难以深度参与。

合理的利益分配机制是中药新药项目能够顺利完成，进而获得长期收益的关键。从临床优势组方（中医医师）→医疗机构中药制剂（医院）→研发中药新药（科研机构）→新药上市（企业），是一条较为便捷、可行的中药新药研发路径。目前看来这条中药新药的研发路径虽然是可以走通的，但整个周期过长，且涉及利益环节较多，从而使得项目的风险分担、利益分配都面临较大的不确定性。超长的中药新药研发周期与中药注册监管及技术要求日益复杂有关，更与过去 20 年间我国中药注册技术要求不断提升、新药技术方向反复变化有关。随着 2019 年全国中医药大会的召开，中央对于中医药"传承精华，守正创新"的发展方向一锤定音，随之而来的是中药新药价值理念的进一步明确，并逐渐获得行业共识，未来中药研发周期过长的问题或将得到一定程度的改变。中药新药研发经历了一段时间的困惑和艰难的转型，当前其发展方向和政策趋势已经明确，实现的技术路径也在逐步清晰，现在已经到了可以重整旗鼓、重新上路再出发的时候了。过去"短平快"的中药新产品"批量"开发模式已经一去不返，未来的中药新产品开发，必然是"深耕细作"，深入临床实践，从临床需求出发，找出确有临床优势和丰富临床数据积累的中医候选方药，通过翔实、可信、中医药特色明确的研究，证明药品的价值，进而获得监管方的认可，获得批准上市。尤其已经具备多年应用历史的医疗机构中药制剂，基于清晰的用药经验积累，如开发为中药新药，不仅能够大大地缩短研发周期，同时也具备更明确的临床价值，或将成为未来中药新药开发的关键突破口。

四、中药质量标准

我国已经形成较为完整的中药质量标准体系，中药质量正在向较高层次的标准迈进。由于中成药成分复杂，影响因素众多，中药质量标准有其复杂性。中药质量控制是一项系统复杂的工程，质量标准的研究与制定同样是一个动态的、不断完善的过程。《中国药典》2020 年版于 2020 年 7 月正式颁布，并将于 2020 年 12 月 30 日正式执行。2020 年版药典编制工作以中医临床需求为导向构建中药质量控制技术体系，制定中药标准；安全性方面，强调有效控制外源性污染物对中药安全性造成的影响，制定中药安全用药检验标准及指导原则；有效性方面，强化中药标准的专属性和整体性不断创新及完善中药分析检验方法。

（一）药典品种变化总体情况

根据《中国药典》2020 年版编制大纲对于品种增加与退出要求，提出了药典新增加中成药品种的建议和退出的原则，坚持"临床常用、疗效确切、使用安全、工艺成熟、质量可控"的品种遴选原则，全面覆盖国家基本药物目录、国家医保药品目录，适应临床治疗用药指南调整变化的需要。结合国家药品标准清理，逐步完善药品标准淘汰机制，加大对已经取消文号、长期不生产、质量不可控、剂型不合理、稳定性不高的药品标准的淘汰力度。

《中国药典》2020 年版一部中药共计收载中药 2270 种，新增 117 种，删除 5 种，修订 385 种。药材、饮片部分，新增裸花紫珠 1 种，删除马兜铃、天仙藤、穿山甲 3 种，修订品种 218 个。中成药部分新增小儿扶脾颗粒、和血明目片等 116 个品种，修订品种 160 个，删除黄连羊肝丸、益血生胶囊 2 个品种 [黄连羊肝丸处方中含有夜明砂（蝙蝠类动物的粪便），益血生胶囊处方中含有含紫河车（人类胎盘）]；修订 7 个植物油脂和提取物标准（表 8）。

表 8 《中国药典》2020 年版中药部分修订总体情况

类别	《中国药典》2015年版	《中国药典》2020年版	新增	删除	修订
中药材及饮片	618	616	1	3	218
中成药	1493	1607	116	2	160
中药提取物及油脂	47	47	0	0	7
总条目数	2158	2270	117	5	385
合计（药材与饮片分列）	2598	2711	117	5	452

注：根据药典目录对比总结分析。

1. 新增中成药品种

《中国药典》2015 年版发布后，2018 年、2019 年国家药典委员会先后发布了该版药典的第一增补本和第二增补本，其中第一增补本新增中成药品种 32 个，第二增补本新增中成药品种 8 个，其余 77 个品种为 2019 年国家药典委员会发布《中国药典》2020 年版一部拟新增和修订品种公示内容。

2. 非保密品种处方与制法公开

根据《中国药典》2020 年版编制大纲的要求，国家药典委员会将完善和规范中成药标准体系，除国家保密品种外，原则上应公布处方和制法。《中国药典》2015 年版一部收载的中成药中，尚有多个品种未公开处方与制法。2019 年 9 月，国家药典委员会发布公示，为了提升和保障用药患者的知情权，除国家保密品种外，拟公开这些品种的处方与制法，涉及复方丹参滴丸、红花片、二十五味珍珠丸、鼻炎康片、金银花露、牛黄蛇胆川贝液、安神补脑液、急支糖浆、三九胃泰颗粒等共 256 个品种。

3. 技术要求

《中国药典》2020 年版对于中成药标准强调完善和规范标准体系，加强专属性鉴别，主要通过增加与临床功效相关指标成分的控制来体现中医药的特色。

五、中药产业升级和技术创新成效

通过近几十年来的中药现代化进程，中药产业具备了一定竞争力，中成药已从丸、散、膏、丹等传统剂型，发展到现在的滴丸、片剂、膜剂、胶囊等 40 多种剂型，中成药产品生产工艺水平有了很大提高。近年来，对中药的研究逐步走向深入化、体系化，中药有效成分分离提取关键技术、大型现代中药工程装备生产技术、中药新药研发等方面取得重大突破。

（一）中药大品种培育及改造

围绕"大品种、大企业、大市场"的培育，在国家中药品种保护等相关政策和国家重大新药创制专项、中药标准化项目等系列专项的支持下，中成药行业在大品种技术改造、生产工艺技术提升和生产质量在线控制水平提升、生产关键技术孵化基地和新药研发平台建设方面取得了一定成效，产业规范化水平得以提升。重点中成药生产企业纷纷借助国家级企业技术中心、工程研究中心、重点实验室等一批国字号研发平台，对中成药二次开发模式和关键技术加以推广应用，提升中药质量控制水平，挖掘临床价值并进行精准临床定位，成功培育了一批中成药大品种，年销售过亿元的中成药品种有 500余个，过 10 亿元的品种超过 50 个。

在中药大品种成长的推动下，一批现代化中成药制药企业发展迅速，多家中药企业年营业额超过 100 亿元，中国制药工业百强榜上中药企业约占1/3。境内沪深两市上市的中药制造业上市公司达 60 家，2019 年营业收入总额达到 3054.5 亿元，同比 2018 年的 2740.1 亿元，增长 11.47%，7 家公司营收超过百亿元，46 家公司营收超过 10 亿元。大品种推动了中药企业做大、做强、做优，龙头企业和品牌产品发展迅速，中成药制造业集团化、品牌化程度有所提升。

（二）科技奖励

近年来，中药大品种在国家中医药发展中的战略地位提升，国家科学技术奖中越来越多地出现中药大品种的身影，2019 年 1 月"银杏二萜内酯强效应组合物的发明及制备关键技术与应用"（银杏二萜内酯葡胺注射液）获 2018 年国家技术发明奖二等奖。

（三）临床证据

中成药的适应证绝大多数以证候或病证结合为主，在临床应用过程中，受限于说明书表述不清晰、信息更新缓慢等问题，公众用药、西医师处方对选药辨证、用量疗程等问题难以把控，影响医生选药及药师的临床用药指导，进而影响了中成药临床的安全、合理使用，降低了中成药的临床应用价值，也阻碍了中成药的临床应用推广。通过在临床指南和专家共识中形成对中成药产品高质量、清晰明确、可操作的推荐意见，并对其强度进行分级，是促进从研究证据到临床实践转化的重要途径。对中成药产品而言，临床指南、专家共识是具有重要意义的临床证据，也是处方药产品临床推广的重要抓手。

1. 临床诊疗指南

循证医学是基于证据的医学，要求在现有最佳证据的基础上，结合专家经验和患者需求，为临床用药提供指导意见，是近年来在世界范围内兴起的最权威的"药物疗效和安全性"评价方法。循证医学强调多中心、随机、双盲研究，要求大量、规范、严格的临床研究数据来支持，所以提供的用药依据更加客观、可靠，循证医学研究成为药品进入临床诊疗指南的前提条件。目前，尽管我国中成药品种众多，但开展循证医学研究的仍然较少。近年来，有不少中成药产品取得了重大突破，并进入现代主流医学指南，取得了"共识疗效"。2019 年 3 月，欧洲胃肠内镜学会联合会、欧洲螺杆菌和微生物研究组、欧洲病理学会和葡萄牙消化内镜学会在国际权威内镜期刊 Endoscopy 上发表了《胃上皮癌前疾病及病变的管理》，这是欧洲全面管理胃癌前病变的最新指南。摩罗丹是该指南中唯一入选的中成药，这也是中成药首次入选国际胃肠权威指南。指南肯定了摩罗丹治疗胃癌前病变的效果。这是中成药在国际权威的胃癌前病变治疗中首次崭露头角，也是目前为止唯一入选的中成药。

2. 临床专家共识

由于中成药在临床推广中面临产品循证证据不充分、西医很难分清证型、产品特点与优势不明确、说明书不够完善等若干瓶颈问题的制约，中药循证研究存在诸多困难，目前中药研究往往面临"证据不足"或"质量较低"的情况。专家共识是临床专家的用药经验和有限的文献研究证据相结合而产生的临床证据。通过制定临床专家共识，可以在一定程度上填补临床实践指南的空缺，为临床决策提供重要依据。

（四）典型突破性论文

中药产品科技研究可以改进产品的生产工艺、提高产品质量、阐释作用机制、减少不良反应发生、提升临床证据力度，同时也将伴随着学术论文和知识产权等科技产出。

2019 年 6 月，血必净注射液对重症社区获得性肺炎疗效的随机对照多中心临床研究在国际重症医学权威期刊 Critical Care Medicine（CCM）发表。

2019 年 3 月，由中国工程院院士、山东大学齐鲁医院张运领衔的"应用通心络干预颈动脉斑块的随机、双盲、安慰剂对照、多中心临床研究"结果在中国介入心脏病年会上公布，该论文发表在国际权威科技期刊 Nature 子刊《科学报告》上。

2019 年 8 月，由中国医学科学院皮肤病医院顾恒教授牵头，9 家三甲医院共同参与的"润燥止痒胶囊治疗慢性湿疹有效性和安全性多中心、随机、双盲、安慰剂对照临床研究"结果在国际权威医学杂志 Journal of Dermatological Treatment 上发表。这是皮肤科领域中成药首次在国外发表研究成果和论著性文章。

（五）中药国际药品注册

中药产品通过海外药品注册在他国上市，具有重大的现实意义。除了扩大我国医药产业的国际市场，还可以沟通交流，增加世界对于中医药乃至中国科技、文化的理解。然而，中医药走出国门，需要突破三个壁垒，即经济壁垒、文化壁垒、政治壁垒，因此，中医药的国际化，不仅是行业问题，更应该是国家战略。

截至目前，在世界不同地区，多种中药作为处方药、OTC 药、传统药、食物补充剂销售，积累针对不同地域、不同种族人群的市场认可度和临床应用效果。中国政府与相关国家和国际组织签订中医药合作协议 86 个，中国政府已经支持在海外建立了 10 个中医药中心。

2019 年上半年，世界卫生组织将以中医药为主体的传统医学纳入新版国际疾病分类（ICD-11）。截至 2019 年，13 个中药材标准已被《美国药典》正式采纳，66 个中药饮片标准被《欧洲药典》收载。

（六）中药大品种科技竞争力评价

一段时间以来，中药产业竞争虚化，产品间优胜劣汰的竞争不清晰，成为制约中药产业高质量发展的核心原因。强化"以产品为中心，优胜劣汰"的竞争机制，成为中药产业突破困境的必由之路。如何能有效彰显优势中成药产品的竞争力，让确有临床优势的中药产品脱颖而出，成为激活中药产业竞争态势，撬动中药产业迈向高质量发展的关键。

由中药大品种联盟牵头，联合万方数据等单位，探索中药产品的科技竞争力评价工作，连续 4 年编制发布了《中药大品种科技竞争力报告》，全面展示了中药大品种科技创新概貌成为中药产业的一把"标尺"，度量了中成药产品在科技创新维度的贡献情况。

1. 科技创新已成中药产业发展的燃眉之急

《中药大品科技竞争力报告》2019 年版对 579 个中药大品种科技竞争力评价显示：虽然近年来，中药科技创新取得了长足的发展，一些中药产品的科技竞争力显著增强，然而，很多市场销售规模较大的中成药产品科技因子得分在 10 分以下，说明相当一部分中成药产品的科技投入、产出都非常少，也从整体上反映出这些中药品种的科技状况不容乐观，同时也反映出中成药科技水平两极分化严重。以科技造就中药精品，靠价值来驱动市场，是中药产业发展的必由之路，科技创新已成当前中药产业发展的燃眉之急。

2. 中医药科技成果转化的效率和效能亟待提升

中医药学术步履艰难，一些制约中医药研究的瓶颈问题日益突出：中医药基础研究薄弱，低水平、重复性研究过多，科学层次上的关键问题提炼不够，没有明确稳定的中长期研究方向，难以形成理论上的重大突破；在研究的思路方法上，多学科尤其是大学科介入中医药研究领域不足，学科间接触不良、交融不畅，难以形成学科碰撞，缺乏能带动整个行业发展及科学诠释中医药理论体系的原创性成果。中医药基础性研究滞后，技术标准体系不健全，学术对中药产业发展支撑力度不足，科技成果转化的效率和效能亟待提升。

3. 中药产业科技发展存在着极大的不均衡

现代科学技术的发展为中药研究开发和产业优化升级提供了优良的方法和手段，然而中药科技发展存在着极大的不均衡，存在着"四化和两不足"等问题，即产学研结合松散化、形式化、短期化、初级化，以及研究创新不足、集群效应不足。

首先，作为市场主体的中药企业创新动力与能力相对不足，中药科技创新仍以高等院校和科研院所为主，企业主要通过购买、兼并等手段以实现产品的更新，未能真正做到与医疗高等院校和科研机构的有机结合；其次，中药企业间发展不均衡，绝大多数中药企业缺乏研发积极性，科技创新投入不足；中药科研创新平台分散，成果转化率低，尚不能很好地满足国家中医药领域的创新战略布局需要。

中药企业的创新、创造、竞争活力不足，尤其是产品间优胜劣汰的竞争逻辑不清晰，导致行业产业竞争力提升缓慢。希望通过"内引外推"，强化以产品为中心的行业竞争格局，充分激发中药企业创新活力，引导企业真正成为创新主体，进而提升中药企业和产品的竞争力，激活高质量发展的微观基础，推动中药产业迈向高质量发展。

蓬勃奋进的 2019：中医药基础研究盘点

陈宇哲 [①]

在科技日益进步、经济飞速发展的今天，中医药也走到了国际基础科研的竞技场上。2019 年，国际核心期刊刊发中医药相关文献总计 2193 篇，占历年中医药领域科研文献总数的 12.02%。毫不夸张地说，中医药现代化创新成果 10% 以上的历史是在 2019 年书写的（图 1）。

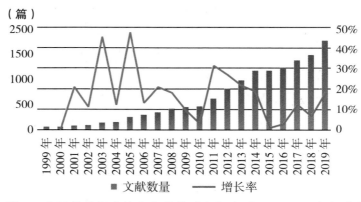

图 1　中医药科研文献发表趋势（数据来源：PubMed 数据库）

一、中医药体系纳入世界医学分类体系

2019 年 5 月 25 日，第 72 届世界卫生大会审议通过的《国际疾病分类第十一次修订本（ICD-11）》，首次纳入起源于中医药的传统医学章节，这是我国政府与中医药专家历经十余年持续努力所取得的宝贵成果。

国际疾病分类（ICD）是世界卫生组织（WHO）制定颁布的、国际统一

---

① 陈宇哲，工作单位：金坛资本管理有限公司。

的疾病分类标准，是各国政府在医疗、管理、教学和科研及制定政策中关于疾病分类的规范性标准，是全球卫生健康领域具有权威性的基础和通用标准之一。ICD 历经百年，已进行十余次修订。在 ICD–11 中建立了以中医药为基础、兼顾日韩传统医学内容的病证分类体系，推动了传统医学 150 条疾病和 196 条证候（不含特指和非特指病证）条目纳入 ICD–11 传统医学章节。

ICD–11 的发布，有助于我国建立与国际标准相衔接并体现我国中医药卫生服务信息的统计网络，从统计分析的角度彰显我国中医药服务在人类健康服务中的能力和地位，有利于中医药国际交流与合作，促进中医药与世界各国医疗卫生体系融合发展，为世界各国认识了解、使用中医药奠定了坚实基础，具有非常重要的现实意义和极为深远的历史意义。

二、黄连提取物小檗碱治疗糖尿病效果显著

在疾病治疗相关研究方面，中医药治疗最热门领域包括阿尔茨海默病、肝细胞癌、乳腺癌和糖尿病等，其中有关中医药在糖尿病领域的科学文献，无论在历史储备和新增量中均处于绝对主导地位（图 2）。数据显示，2019 年，糖尿病领域新增中医药相关科研文献占比高达 47.66%，其余三种疾病的科研文献新增数量占比不到 20%。

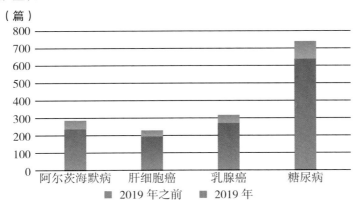

图 2　中医药治疗重点疾病科研文献发表情况（数据来源：PubMed 数据库）

由此可见，糖尿病领域是我国中医药最适合的切入领域。2019 年，上海交通大学附属第六人民医院贾伟平教授在世界知名期刊《Advanced Drug

Delivery Reviews》发表综述文献《Therapeutic medications against diabetes：What we have and what we expect》。文中肯定了以中药植物为代表的天然产物提取物在血糖控制中的作用，尤其是来源于中药黄连的提取物小檗碱，被认为能够通过增加葡萄糖激酶活性来刺激糖酵解，增加胰岛素分泌，抑制肝脏糖质新生，并通过刺激腺苷酸激活蛋白激酶（AMPK）诱导脂肪产生。

三、紫菀抗肿瘤活性成分 astins 规模化生产成为可能

环肽 astins 是紫菀比较有特色的一类化学成分，其结构新颖，是紫菀抗肿瘤活性的主要成分，在植物分类学及抗肿瘤新药开发上都具有较高的研究开发价值。

由于该类产物结构新颖，曾一度被认为只有在紫菀类植物中才能产生。2019 年 12 月 6 日，来自德国德累斯顿工业大学的 Jutta Ludwig-Müller 教授团队在美国科学院院报上发表文章《Antitumor astins originate from the fungal endophyte Cyanodermella asteris living within the medicinal plant Aster tataricus》，表示找到了该类环肽的真菌来源。

研究团队发现，某些能够产生 astins 的植物可能与蓝藻内生真菌密切相关，对这类植物进行分离可得到植物产物 A.astins 的前体物质 C.astins，并最终确定真菌 Lecanoromycetes 是环肽 astins 的主要来源，该真菌主要通过与植物共生的方式产生 astins 类化合物。这一发现使科学家获得了在实验室进行无土生产标准化 astins 的能力，并为该类化合物的规模化生产奠定了基础。

四、槲皮素、丙烯酸内酯可改善结直肠癌患者的免疫抑制

微卫星又称简单重复序列，是存在于基因组中的一些小片段核苷酸的重复序列，重复单位一般由 1~6 个核苷酸组成，重复次数不超过 60 次，具有高突变性。DNA 在复制过程中，尤其是微卫星，可能会出现碱基错配等错误，这些错误积累起来并一代代传递下去，最终会产生基因突变进而导致细胞癌

变。而结直肠癌中的微卫星不稳定现象被认为能够干扰免疫疗法，使临床用药效果大打折扣。有研究表明，按照 1∶4 的比例给予患者中药提取物槲皮素和丙烯酸内酯能够有效改善该现象，但是现有临床体内给药途径很难做到精确体内给药。

由美国北卡罗来纳大学和我国中国科学院长春应用化学研究所合作完成的新型纳米给药系统，攻克了精确体内给药系统的技术难关，其疗效已经得到多种临床前实验模型的验证，相关成果发表于杂志《ACS Nano》。

五、冬虫夏草菌丝体被发现具有抗肥胖作用

2019 年 2 月，中国台湾长庚大学赖信志教授团队在学术期刊《Gut Microbiota》发表论文《Gut commensal Parabacteroides goldsteinii plays a predominant role in the anti-obesity effects of polysaccharides isolated from Hirsutella sinensis》，称冬虫夏草的水提取多糖产物能够有效降低高脂饮食小鼠的肥胖水平。

该团队研究发现，此多糖产物改善肥胖的主要机制是通过重塑肠道菌群环境从而达到目的，其主要变化包括增加了革兰杆菌和其他新霉素敏感菌的水平，这种变化反过来又会提升高脂饮食小鼠的肠道完整性和胰岛素敏感性，并最终减少代谢性内毒素血症、炎症、脂肪沉积、脂肪组织病理及脂肪肝的发展，同时可以刺激机体发热，增加脂肪消耗。

六、芍药苷的抗炎及免疫调节功能得到系统性阐述

2019 年 2 月，安徽抗炎免疫药物协同创新中心魏伟教授团队在核心期刊《Pharmacology and Therapeutics》上发表综述文章《Anti-inflammatory and immunoregulatory effects of paeoniflorin and total glucosides of paeony》，系统阐述了芍药苷及芍药总苷在近些年科研中所取得的突破和完整的生理药理作用。

该团队基于在芍药苷领域的多年研究，认为芍药苷具有广泛的抗炎及免疫调节作用，其作用被认为和多条细胞信号通路有关，其中包括 MAPKs 信号通路、PI3K/ Akt/ mTOR 信号通路、JAK2/ STAT3 信号通路、TGFβ/ Smads 通路、

NF-κB 通路和 ROS/ p38/ p53 通路等。

该团队在研究中提示，芍药总苷可能是一种有潜在的抗炎、免疫调节作用的药物，在治疗自身免疫性疾病方面可能比生物和疾病修饰抗风湿药（DMARDs）更有优势。

除此之外，该团队认为芍药苷类物质对神经疾病、肠缺血再灌注、糖尿病肾病、肿瘤等疾病也有潜在的治疗作用。

七、纳米硅碳复合材料载药系统被用于三七给药

在载药系统方面，除槲皮素外，三七的纳米载药系统研究也取得突破。

众所周知，生三七的水溶性较差，在水中通常以团块状形态存在。三七的药理作用广泛，除可促进伤口愈合外，近年还发现其在肿瘤、免疫抑制等多方面的用途，但由于生理机制较为复杂，尚无法得到较为清晰的阐述。

生物荧光是在生物学界广泛采用的，能够表征药物分子作用分布的一种简单、高效的实验手段。近年有多种荧光纳米载体受到了生物学家的关注，用于阐述疏水性分子（如三七）的药理机制，但由于这些给药系统的生物利用度受到限制，很多无法得到客观、满意的实验结论。

2019 年 1 月 25 日，我国苏州大学的何耀教授团队利用自主研发的新型纳米硅碳复合材料，在 100℃微波条件下反应 40 分钟，形成了球形的纳米颗粒，既诱发了硅原子在纳米尺寸下的荧光特性，也保证了较高的生物利用度。

该类新材料制剂的伤口愈合能力和抑菌能力也得到了多种临床前体内外实验模型的验证，相关成果发表于国际核心期刊《Small Group Research》。

八、石墨烯生物传感器被用于模拟中医诊脉

新材料不仅在中药的载药系统领域有所建树，在中医诊断领域也大展拳脚。

"诊脉"一直是我国传统中医诊断的核心，对此，现代科学家在压力传感器方面开展了大量研究，但结果却不尽如人意。究其原因，在柔性传感器领

域，除了要保证传感器的敏感度，更重要的是实现让传感器也可以如人的指尖一样可以承受 100kPa 的压力。

2019 年 8 月 15 日，我国电子科技大学贾春阳教授在核心科技期刊《Biosensors and Bioelectronics》发表文章《Towards ultra-wide operation range and high sensitivity：Graphene film based pressure sensors for fingertips》，显示该团队采用绒毛状石墨烯成功开发了能够准确探知压力的传感器。

通过材料性能测试，该团队发现绒毛状石墨烯的灵敏度可精确至 10.39kPa；而操作范围可扩大至 200kPa。研究人员立刻意识到该材料在中医脉诊领域的高度价值，并设计开发了以此新材料为核心的中医脉诊传感器。

九、卷积神经网络进军中医舌诊

人工智能和医学的结合一直是科研领域的热点，人工智能与中医舌诊的结合，也将把中医诊断技术提升至新的高度。

2019 年 2 月，国际核心科技期刊《IEEE Transactions on Cybernetics》刊发了我国上海大学计算机工程与科学学院李晓强团队的最新成果《Tooth-Marked Tongue Recognition Using Multiple Instance Learning and CNN Features》。

文章提出了一种多实例的牙齿标记舌头识别方法。该方法分为三个阶段：首先，生成可疑区域；其次，利用深卷积神经网络提取每个区域的特征；最后，用一组特征向量表示舌头，用多实例支持向量机进行最终分类。实验结果表明，该方法精度较高，并且在数据集有噪声且齿痕不明显的情况下也能较好地识别。

十、细胞凋亡受关注

通过对 2019 年发表在国际核心期刊上有关中医药的关键词进行词频统计发现，细胞凋亡（Apoptosis）是目前中医药研究领域最受关注的概念，其次是网络药理学和针灸的运用。

对高频词、关键词之间的主要关系进行梳理后发现，中医药的基础科研大多集中于对作用机制的探讨，其中"细胞凋亡"为核心生物机制，炎症、自噬和氧化应激机制的探讨大多也围绕细胞凋亡展开，但是涉及代谢分析、网络药理学、随机对照试验等下游应用学科以及针灸时，则主要围绕"炎症"展开。其中，同时涉及"凋亡"和"炎症"的科研文献数量最多，有210篇，2019年新增占比26.66%；涉及"凋亡"和"自噬"的文献在2019年的增速最快，达到了35.25%。而在中药"炎症"概念下的深入研究中，网络药理学涉及的文献数量最多，2019年增加25.81%。

走向世界

- 西药外贸扬帆出海风正劲
- 攻坚克难，中药外贸平稳发展

西药外贸扬帆出海风正劲[①]

曹钢　朱仁宗[②]

近两年，全球贸易增速减缓，贸易摩擦迭起，给国际医药市场合作平添了诸多不确定性，新冠肺炎疫情的暴发将这种不确定性再度推高。在国内，新修订《药品管理法》《疫苗管理法》的出台并实施带来了监管制度的变革，医药市场还经历了仿制药质量和疗效一致性评价深化、第二批和第三批国家组织药品集中带量采购等的洗礼。面对国内外市场的双重压力，西药行业厚积薄发，扬帆出海，奋力搏击未来。

一、总体情况

中国海关统计数据显示，2019 年，我国西药类产品进出口额达到 840.29 亿美元，同比增长 32.77%。其中，出口额 411.09 亿美元，同比增长 11.46%，出口重回两位数增长快车道；在我国扩大开放促进进口的环境下，西药类产品进口额达到 429.2 亿美元，同比迅猛增长 62.55%，多年来的贸易顺差首次变为逆差，逆差金额达到 18.12 亿美元。

2020 年上半年，在全球抗击新冠肺炎疫情的带动下，我国西药类产品外贸保持了增长势头，进出口额达到 456.93 亿美元，同比增长 9.4%。其中，出口额 236.4 亿美元，同比增长 13.13%；进口额 220.53 亿美元，同比增长 5.65%；贸易逆差重新变为顺差，但金额仅有 15.87 亿美元。

[①]　截稿日期为 2020 年 10 月。

[②]　曹钢，朱仁宗，中国医药保健品进出口商会。

二、主要特点

1. 出口结构加速优化

化学原料药、化学药制剂、生物制品是我国西药类出口三大产品类别。

作为最主要的出口类别，化学原料药占比逐年缩小，从 2010 年到 2019 年，10 年间占比从 85% 下降到 82%，2020 年上半年更进一步萎缩至 78%，但出口额却从 203 亿美元增至 336.83 亿美元，增幅 66%。附加值较低的传统大宗原料药出口增长相对缓慢，例如抗菌类原料药，10 年来出口额增幅为 21%，其中仅四环素类取得了翻倍增长，青霉素类、头孢菌素类、林可霉素类、氯霉素类等品类实现了一定程度的增长，大环内酯类、氨基糖苷类、磺胺类等品类出口额下降；与抗菌类原料药出口额规模相当的维生素类原料药，10 年来出口额增长幅度仅有 18%；在全球市场份额占据巨大优势的解热镇痛类原料药，10 年间出口额更是减少了 26%。与此同时，附加值较高的特色原料药产品，出口额则增长较快，如心血管类、麻醉类、抗癌类、抗感染类等品类，10 年间出口额增幅均在 100% 以上，有的甚至达到 400% 以上。

西药类产品出口结构优化还体现在产业链下游、附加值较高的化学药制剂产品出口额的飞速增长。10 年来，化学药制剂出口额从 14.97 亿美元增至 41.09 亿美元，增幅高达 175%，年均复合增长率达到 10.63%。化学药制剂各品类出口均有不同程度的增长，其中激素类药品出口额增长了 10 倍以上，化学药制剂的出口占比也从 6% 提升至 10%。生物制品基本保持与化学药类出口同等增长，10 年来出口占比并无太大变化，但其中酶和辅酶类制品、免疫制品等品类出口增长较快。

2. 抗疫类药品出口大增

受新冠肺炎疫情影响，2020 年上半年我国西药类产品出口各类别均取得一定程度增长，其中与抗疫相关的品类增长显著。

化学原料药出口额达到 184.29 亿美元，同比增长 6.85%。抗菌类（氨基糖苷类、四环素类、头孢菌素类、氯霉素类、大环内酯类等）、抗感染类、激素类、麻醉类等与抗疫直接相关的原料药品类出口同比增幅均在 10% 以上，其中维生素类原料药出口增幅高达 24%。解热镇痛类原料药虽出口额同比减少 4%，这是由于年初企业签订长期低价订单较多所致，但实际出口数量同比增长了 14%。

化学药制剂出口额为 24.2 亿美元，同比增长 22.75%。其中与抗疫相关的抗感染药品、其他化学药制剂出口额合计达到 18.15 亿美元，同比增幅分别为 52% 和 23%。生物制品出口额 27.9 亿美元，同比增长 66.45%，主要由于免疫类检测试剂出口额同比暴增 985%，国际市场急需的肝素原料出口额也同比增长了 7%。

3. 出口市场保持稳定

我国西药类产品出口到全球近 200 个国家和地区。欧盟、印度、美国依然是前三大出口市场，合计占出口额的 52%。对欧盟出口以大宗化学原料药和委托代加工化学药制剂为主，2019 年化学原料药和化学药制剂出口额分别为 82.81 亿美元和 10.1 亿美元；对印度出口以医药中间体和低附加值化学原料药为主，如抗感染类、青霉素类、头孢菌素类、激素类等，2019 年对其化学原料药出口额达到 56.53 亿美元，占据原料药出口额的 17%，但对其化学药制剂出口金额较小；对美国出口以大宗化学原料药为主，但特色原料药出口呈快速增长之势，合同定制和加工（CDMO）业务逐年增多，化学药制剂出口以本土企业自有品牌为主，治疗领域涵盖抗感染类、抗肿瘤类、手术镇痛类等特色制剂及一些缓控释制剂，2019 年化学原料药和化学药制剂对美出口额分别为 42.15 亿美元和 4.21 亿美元。

"一带一路"沿线国家和地区是我国西药类产品出口市场的重要组成部分，2019 年出口额达到 149.57 亿美元，同比增长 19.75%，占西药类产品总出口额的 36%，其中化学原料药出口额占比高达 86%。具体来看，非洲、东盟是化学药制剂的重要出口市场，而对拉美、中东、中东欧的出口以化学原料药为主。

在 2020 年抗击疫情期间，西药类产品出口到全球几乎所有的国家和地区，不管是欧美日澳等发达国家和地区，还是"一带一路"沿线国家和地区，上半年出口普遍实现了正增长，其中对欧盟、美国的出口增幅分别达到 12% 和 18%，对巴西、俄罗斯等新兴市场的出口增速更是超过 40%。可以说，疫情期间中国成为全球西药物资供应的"大后方"。

4. 东部省份是出口主力

我国出口的西药类产品主要来自江苏、浙江、山东 3 个省份，2019 年 3

省合计出口额高达 213.91 亿美元，占据我国药品出口额的 52%（图 1）。此 3 省一直以来都是我国化学原料药和化学药制剂生产和出口大省，医药园区和制药企业众多。

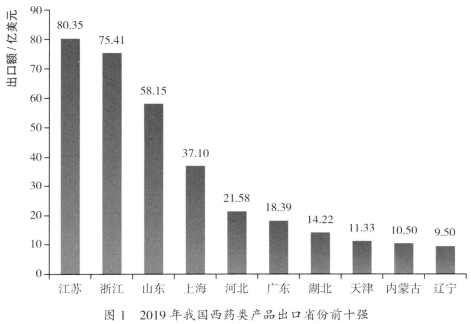

图 1　2019 年我国西药类产品出口省份前十强

数据来源：中国医保商会

在 2019 年中国生物技术发展中心发布的《2019 中国生物医药产业园区竞争力评价及分析报告》50 强排名中，江苏省有 8 家高新区上榜，上榜园区数连续 3 年位列全国第一。经过多年的集群规划，江苏省已形成南京生物医药谷、苏锡常医药产业群、泰州中国医药城及连云港新医药产业园等国内著名生物医药园区，并拥有恒瑞医药、扬子江药业、豪森药业、先声药业等国内制药巨头或龙头企业，在苏州工业园区还有大量的外资药企。2019 年，江苏省西药类产品出口额达到 80.35 亿美元，占我国西药出口总额的 19.55%。

浙江省曾是我国医药产业实力最强的省份，出口型医药企业众多。近年来通过不断整合优化，2019 年西药类产品出口额达 75.41 亿美元，占我国西药出口总额的 18.34%，浙江省拥有药品生产出口龙头企业如华海药业、海正药业、普洛药业等，还有众多专业的医药外贸公司如浙江化工、浙江医保、中宁化等。2020 年 5 月，浙江省出台《关于推动浙江省医药产业高质量发展的若干意见》，提出实现医药产业中高速发展和中高端转型，力争到2022年全省医药产业总产值超过3000亿元，并建成国际知名的医药出口制剂基地。

山东省医药工业经济运行情况长期处于全国前列，省内传统大宗原料药、高端仿制药、创新药、生物药企业次第发展，打造了较为完整的医药产业链，齐鲁制药、绿叶制药、新华制药、瑞阳制药、鲁抗医药等均在国内外享有盛名。2019年，山东省西药类产品出口额58.15亿美元，占我国西药出口总额的14.14%。

此外，上海、河北、广东、湖北、天津、内蒙古等省（自治区、直辖市）西药类产品出口额均超过10亿美元，辽宁、北京、安徽、江西、福建、河南、吉林等省份出口额均超过5亿美元。内蒙古是近10年来我国西药类产品出口增长最快的省份，累计增幅高达917%，主要是不少企业在内蒙古设立了原料药生产基地所致，如联邦制药、同联集团、圣雪大成等先后在内蒙古投资建厂并生产出口。

5. 走出去企业不断增多

2019年，我国经营西药类产品出口业务的企业数量高达14 177家，比2010年累计增加了4897家。这说明关注国际医药市场的企业越来越多，其中有的是生产企业选择绕过贸易商直接出口，有的是原只面向国内市场的企业将目光投向了国外，还有些则是本不经营西药业务的贸易商进入了该领域。出口企业数量的激增显现出行业的热度，但同时也带来了更为激烈的竞争。尤其是在2020年疫情期间，更多企业关注到了全球抗击疫情对相关药品的需求，上半年仅原料药行业就新增了495家企业涉足出口业务。

从企业构成上看，2019年民营企业西药类产品出口额达到259.4亿美元，相比2010年增长了174%，在西药产品出口额中所占比例从45%上升到63%，经营企业数量也从6728家增至11876家；三资企业西药类产品出口增幅相对平缓，2010~2019年增幅为56%，经营企业数量增加了176家；国有企业出口10年来反而下降，在西药类产品出口额中所占比例减少到11%，经营相关业务的企业数量也从1024家减少至623家（图2）。

6. 进口爆发式增长

近年来，在我国不断扩大对外开放、降低药品进口关税及贸易壁垒，同时加大境外创新药国内上市步伐、推动更多新药更快惠及国内民众的努力下，西药类产品进口呈现爆发式增长，2019年同比增幅62.55%创下多年新高，

2020 年上半年在新冠肺炎疫情影响国内终端需求的情况下依然保持增长。

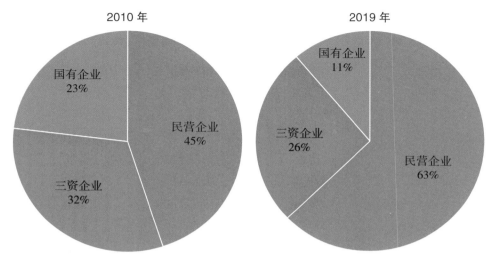

图 2　2010 年和 2019 年我国西药类产品出口企业构成对比

数据来源：中国医保商会

  2019 年化学药制剂进口额高达 199.1 亿美元，占我国西药类产品进口额的半壁江山，近几年在我国获批上市的抗癌创新药成为其中最重要的进口品类。德国、法国、瑞典、意大利和英国是我国化学药制剂最主要的进口来源地，占化学药制剂进口总额的 60%，且从这几个市场进口的化学药制剂均实现了 30% 以上的大幅增长。得益于我国药品审评审批加速及医保谈判的快速推进，无论是跨国企业还是位于保税区的进口代理商，业务均实现了较大幅度增长。一些主要的进口药品代理商如国药控股、上海怡世翔、上海外高桥、国药空港、综保区（北京）国际医药分拨中心等，进口额更是实现了三位数增长。

  仿制药一致性评价的深入推进加大了我国对境外高品质原料药的需求，国内严格的环保要求导致部分原料药企业退出，一些原料药出现供应短缺或价格暴涨，同时跨国企业为拓展中国市场加大从境外采购原料药的力度，使我国原料药进口大幅增加，2019 年进口额达到 107.5 亿美元，同比增长 24.7%。进口量比较大的原料药品类包括心血管类、氨基酸类、抗感染类、头孢菌素类和抗癌类。欧美来源的原料药占据我国进口原料药的一半以上，主要为跨国企业从其位于欧美的生产基地进口原料药并在中国生产原研制剂；从印度进口的原料药金额达到 7.64 亿美元，主要是我国本土企业进口的一些国内供应少、价格高的品种，如右美沙芬、头孢克洛、氯丙嗪、头孢侧链等（表1，图3）。

表1　跨国企业在华原研药生产所需原料药来源情况

企业	原研药商品名	原料药化学名	原料药来源国
辉瑞	立普妥	阿托伐他汀钙	爱尔兰
通用电气	欧乃派克	碘海醇	挪威
拜耳	拜糖平	阿卡波糖	德国
罗氏	骁悉	吗替麦考酚酯	爱尔兰
罗氏	罗氏芬	头孢曲松	瑞士
百时美施贵宝	格华止	盐酸二甲双胍	法国
百时美施贵宝	博路定	恩替卡韦	爱尔兰
阿斯利康	洛赛克	奥美拉唑	英国、比利时
施维雅	达美康	格列齐特	法国
礼来	希刻劳	头孢克洛	意大利

数据来源：中国医保商会

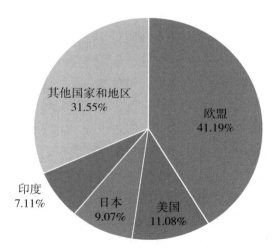

图3　我国原料药进口来源市场分布

数据来源：中国医保商会

此外，生物制品也是推动我国西药类产品进口大幅增长的重要动力。免疫制品、血液制品、疫苗、胰岛素等进口额均实现了显著增长。

三、发展机遇

我国西药产业经过多年积累，厚积薄发，从原料药到制剂，从仿制药到创新药，正在通过不断地转型升级和与国际接轨，拓展更大的发展空间。

1.产业链优势进一步凸显

目前，我国制药产业从研发、生产、国内销售到出口，建立了较为完整的产业链，药品（原料药＋制剂）生产企业4500多家（图4）。我国早已成为全球最大的原料药生产和出口国，占据全球原料药供应量的约1/3，并在对乙酰氨基酚、肝素、维生素等细分领域占据绝对产能优势；生产化学药制剂60多个剂型5000余个品种，制剂产能居世界第一；在生物制品领域不断发力创新，争取弯道超车。

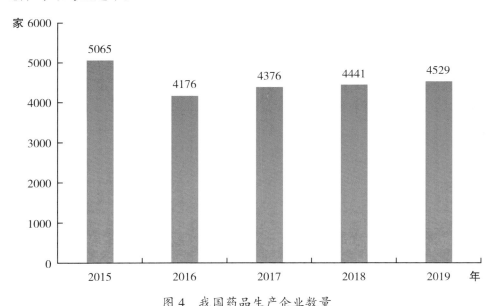

图4 我国药品生产企业数量

数据来源：历年药品监管统计年报、中国医保商会

我国制药产业链的不断完善和产能扩大，既满足了国内不断上升的医药市场需求，也为进一步扩大药品出口、造福全球病患奠定了坚实的产业基础。尤其在2020年新冠肺炎疫情全球暴发之时，中国从3月份之后迅速成为全球

医药产品的稳定供应基地，正是得益于我国制药产业强大的精细化工基础、供应链配套能力和经济要素整合能力。

2. 国际注册认证稳步发展

通过海外认证或在目标市场注册，是我国西药企业走出去的第一步，也是近年来企业不断开拓国际药品市场的成功之道。

获得美国 FDA 批准的 ANDA，是我国化学药制剂进入美国仿制药市场最重要的途径，华海药业、恒瑞医药、人福普克、南通联亚、齐鲁医药等国际化先导企业近年来积累 ANDA 文号较多，对美制剂出口增长很快，出口金额都达到数千万美元。2019 年我国药企新获得 ANDA 文号 86 个，其中泰德制药、华东制药、博瑞医药等一批企业首次获批 ANDA，开启了国际化新阶段。据估计，我国原料药企业累计的美国药品主文件（DMF）文号超过 1600 个，为我国原料药对美出口打下了坚实基础。

根据欧洲药品质量管理局（EDQM）官网数据和 EudraGMDP 数据，截至 2019 年 12 月 10 日，中国药企获得欧盟 CEP 证书 247 张，进行欧盟 GMP 认证总计 453 次，其中通过欧盟 GMP 认证的制剂生产场地超过 300 个——这些也成为我国对欧盟原料药出口和制剂代加工业务飞速发展的巨大助力。

我国已有 58 个原料药、31 个制剂品规、6 个疫苗品规通过了世界卫生组织预认证（PQ），并有约 400 多个制剂品规在新兴市场注册，瑞阳制药、复星医药、石药、华药、三生、国药国际、中国医药、诺柏等企业以新兴市场为目标，深耕"一带一路"沿线国家和地区以及非洲、拉美地区市场，近年出口业务实现了较大幅度增长，赢得了客户和当地市场的信赖。

3. 海内外授权合作蓬勃兴盛

项目引进和转让（licence in & out）已成为我国医药企业参与全球产业链的重要方式，一方面可以弥补企业产品线的短板，另一方面帮助中国新药研发公司通过授权或者共同开发的模式进入海外市场。尤其是近年兴起的创新型生物制药企业，频频通过 licence in & out 的方式丰富产品线，与海外生物技术公司或制药企业在研发、生产、商业化等方面开展深度合作，探索更加开放、创新的研发模式，为我国制药产业国际化发展增加了不少鲜活力量。

据科睿唯安统计，2019 年中国医药企业共进行了 80 项 licence in 交易，主要集中于抗肿瘤领域。百济神州、复星医药、恒瑞医药、再鼎医药、先声药业、天境生物等企业项目引进交易活跃。此外，2018 年绿叶制药以 5.46 亿美元收购阿斯利康重磅产品思瑞康在 51 个国家和地区的销售许可，为其国际化事业再添助推剂。licence out 方面，2019 年中国医药企业共进行了 13 宗交易，包括与海外生物技术公司合作开发新型抗肿瘤、神经系统、免疫治疗、降血脂等领域药物，其中复宏汉霖通过授权模式将产品推广到东南亚地区。

4. 本土创新药出海实现突破

我国药企正在从多个角度进行创新，目标直指全球市场。一是产品创新，如绿叶制药以新制剂为突破口，2019 年 5 月其自主研发的创新制剂注射用利培酮缓释微球 LY03004 在美国申报 NDA，11 月生产基地零缺陷通过 FDA 的上市批准前检查；二是思路创新，百济神州利用反向筛选思路，成功开发出我国第一个在美获批上市的本土自主研发抗癌新药——泽布替尼；三是技术创新，马来酸左旋氨氯地平正是依托石药集团创造性开发的手性循环拆分技术，其 NDA 获得美国 FDA 审评通过，成为我国本土企业首获美国完全批准的创新药。

我国已成为亚洲最大的医药创新研发国，研发企业数量超过了日本和韩国。2017 年我国药品监管部门加入 ICH，药品注册管理要求与国际接轨的大门全面打开，更是有助于本土创新药出海，使越来越多的中国创新药造福世界。创新药在我国西药类产品中的出口也将从无到有，从小到大，成为新兴的重要力量。

四、面临挑战

我国西药产业国际化的长期健康发展需要良好稳定的国际市场环境，但国外新冠肺炎疫情的暴发和持续蔓延带来了很大的不确定性，也使我国西药外贸事业面临多重挑战。

1. 全球经济贸易风险加大

不容忽视的事实是，全球正面临比较严重的经济衰退。2020 年世界银行和国际货币基金组织先后发布的 6 月份《全球经济展望》和《世界经济展望》里，分别将全球 GDP 增长率下调为 -5.2% 和 -4.9%，对除中国以外的几乎所有主要经济体 GDP 增长预测全部为负。在这种情况下，有些经济比较脆弱的国家可能会出现系统性风险，客户拒绝付款或无法付汇的可能性增大。很多中小客户承受风险能力差，疫情造成其支付能力下降，自"一带一路"沿线地区客户收汇回款的风险增大。有些国家仍处于部分封锁之中，货运物流受到较大影响，港口关闭或检验检疫措施增加，导致客户弃货退货风险加大。受疫情影响，隔离措施和医院就诊率下降，造成药品终端销售趋缓，加之客户难以开展市场推广工作，造成国际市场需求下降。

2. 政治贸易摩擦形势加剧

中美经贸关系发展存在较大不确定性。对于出口而言，贸易双方对于中美政治关系的不确定性感到担忧，部分美国客户不得不将订单转移到其他国家。对于进口，我国自美进口的西药产品主要是高端原料药和化学药制剂，在目前形势下能否扩大进口存在不确定性。

中印边境的紧张局势助推了双边贸易摩擦趋于频繁。作为我国第一大出口目的国，印度近年来不断对我原料药发起反倾销调查，2020年以来先后对我环丙沙星、维生素C、头孢曲松发起了反倾销调查；印度政府禁用中国APP也给双方医药企业洽谈合作带来了交流障碍；据印度媒体报道，印度政府甚至考虑过将原料药进口关税从当前的10%提高至20%~25%，以帮助印度制药产业应对廉价进口原料药的激烈竞争，促进本土原料药生产。以上种种，都给我国对印医药出口企业带来了困扰和担忧。

3. 国际供应链格局未来将变

医药行业是战略性安全行业，这次新冠肺炎疫情暴发多次造成部分国家和地区药品短缺，引发了一定程度的紧张和担忧情绪，也再次引起各个国家和地区对于建立独立自主和完善的医药生产和供应体系的重视。中国医药产业在全球产业链中至关重要的基础性地位已经引发美国医药行业关于制造业回归、甚至"中国威胁论"的讨论。欧盟、印度也在谋划加大原料药生产能力，减少对中国原料药的依赖。其中美国、印度政府为此出台了多项举措，这对我国医药企业走出去而言，利空大于利好。短期来看，美、印等国想摆脱对我医药产品供应的依赖并不容易，甚至由于疫情持续恶化有可能不得不进一步加大从中国的采购力度；但长期来看，随着各个国家和地区鼓励政策显现一定成效，国际竞争将加大，我国医药产品在全球的地位和话语权将有所下滑。据了解，由于美国政府的种种举措，当前部分有计划进入美国市场的中国医药企业已推迟行动，有些项目暂停或已取消。

4. 国际药品监管形势愈发严峻

自2018年缬沙坦事件以来，药品中遗传毒性杂质的检测成为监管重点，近两年境外监管机构先后在厄贝沙坦、雷尼替丁、二甲双胍、利福平等药品中发现基因毒性杂质而令相关企业召回产品，部分涉及我国原料药。其中，FDA 发布多则有关通告，对相关药品进行处理指示；EDQM 则明确要求原料药 CEP 持有者在 2020 年 7 月 31 日前完成亚硝胺杂质风险评估，新申请者从 2020 年 10 月 1 日起须提交亚硝胺杂质风险评估报告，对制剂生产商则延长了截止日期；我国也发布了《化学药物中亚硝胺类杂质研究技术指导原则（试行）》，为化学药品中亚硝胺类杂质的研究和控制提供指导。

FDA 在 2019 年共对我国企业发出 15 份警告信，相比前两年有所减少，另有 20 余家中国企业被 FDA 发出进口禁令，其中均涉及我国西药生产出口企业。欧盟则收回了多家中国原料药企业的 CEP 证书。这都说明境外药品严监管将是常态，我国制药企业提升生产质量标准势在必行。

更应提起注意的是，受疫情影响，境外药监机构到我国进行现场检查、境外客户到国内审计工厂等行动几乎全部推迟或取消，我国企业在海外注册认证的项目受阻，一旦未来监管形势趋严，企业相关申请将不得不重新进行。

五、未来展望

虽然未来我国西药外贸事业发展存在着较多不确定性，但也不能忽视我国促进医药产业发展和稳住外贸基本盘的确定性态度和举措。2020 年以来，国家采取了一系列稳定外贸措施，例如降低进口关税总水平，完善出口退税政策，加快退税进度；更好发挥出口信用保险作用，研究提出符合企业需要的专项险种，引导金融机构加大对中小企业外贸融资支持力度；简化进出口环节监管、压缩通关时间、降低口岸收费等。这些便利化举措都给企业提供了实质性帮助，一定程度上保障了医药企业在新冠肺炎疫情下的生存与稳步发展。

2020 年是"十三五"收官之年，"十四五"发展规划即将出炉。预计"十四五"期间，我国西药类产品出口额将保持稳定增长，原料药继续占据优势地位，制剂出口额占比进一步提升，创新药在国际市场销售也将扩大。

对于西药企业而言，为应对当前和未来的挑战，应未雨绸缪，练好内功，以争取在未来的产业链和市场竞争中立于不败之地，并谋求更好发展。

攻坚克难，中药外贸平稳发展

于志斌　李辉[①]

2019年以来，全球经济下行压力加大，尤其受中美贸易摩擦的影响，我国外贸整体增长放缓，2020年上半年新冠肺炎疫情的全球暴发，更加剧了海外贸易复杂度。在"稳外贸、稳外资、促消费"政策引领下，我国医药行业攻坚克难，有效应对严峻复杂环境变化，总体实现对外贸易平稳发展。尤其是中药类产品贸易，2019~2020年上半年进出口总额呈增长趋势。

据海关统计数据显示，2019年我国中药贸易总额61.75亿美元，同比增长7.05%。其中，出口额为40.19亿美元，同比增长2.82%；进口额为21.55亿美元，同比增长15.93%，保持出口和进口双增长态势。2020年上半年，我国中药贸易总额30.70亿美元，同比增长3.63%。其中，出口额为21.44亿美元，同比增长6.18%；进口额为9.26亿美元，同比下降1.83%，进出口受疫情影响呈不同趋势。

一、中药类商品进出口概况

2019年以来，中药贸易情况稳中有升，既有惊喜，也有隐忧。

1.中药材及饮片出口呈现较强"抗压性"

在全球经济承压，疫情肆虐的大环境下，中药材及饮片行业表现出强大的"抗压性"。2019年出口额11.37亿美元，同比增长10.32%，2020年上半年出口额6.18亿美元，同比增长18.51%，连续保持两位数增长。中药材及饮片出口强劲增长的主要原因是出口量增加，2020年上半年同比增长28.01%（图1）。

---

①　于志斌，李辉，中国医药保健品进出口商会。

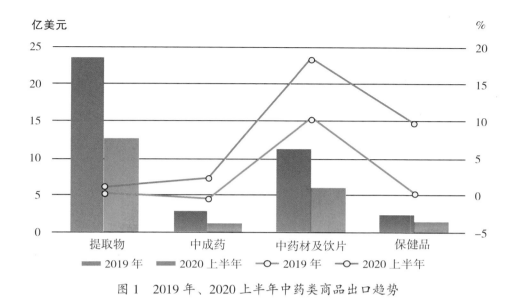

图 1　2019 年、2020 上半年中药类商品出口趋势

2020 年上半年，中药材及饮片出口的前十大品种分别为：肉桂、枸杞子、人参、大枣、当归、黄芪、茯苓、半夏、西洋参、石斛。前十大品种的出口额占据中药材及饮片总出口额的 50%，集中度比较高。2020 年上半年，多种中药材及饮片市场需求旺盛，尤其是肉桂、当归、茯苓、半夏这四种产品的出口量增幅均超过两位数，肉桂的出口量增幅更是高达近 70%，继续保持中药材出口第一大品种的地位。

亚洲地区是中药材及饮片出口的主要市场，其出口额占中药材及饮片出口总额 85% 左右。日本、越南、中国香港、中国台湾、韩国、马来西亚、美国、新加坡、德国、泰国是中药材及饮片出口的前十大市场。对日本、韩国等主要市场出口保持稳定，越南和中国台湾表现抢眼，出口数量分别增长 96.67% 和 19.21%。对其他市场出口也有不同程度的增长。

2020 年上半年，日本仍保持我中药材及饮片出口第一大市场的位置，对日本出口额 1.13 亿美元，同比小幅下挫 2.56%，对日本出口额占我国中药材及饮片出口总额的 18%。2020 年上半年，对我国香港地区出口额 7832 万美元，所占份额已由 2016 年同期的 36% 萎缩至 13%，中国香港由 2019 年的第二大出口市场降至第三位，作为我国中药材及饮片转口贸易的集结地，其地位日渐式微。值得一提的是越南，2019 年我国出口至越南的中药材及饮片达 1.14 亿美元，同比增长 90.70%；2020 年上半年出口额 8259 万美元，同比增长 74.78%，越南已成为我中药材及饮片第二大出口市场。中国台湾、马来西亚、新加坡市场也有大幅增长，增幅均在 30% 以上。

2. 提取物出口增速放缓

中药出口占比最大的植物提取物仍保持增长势头，但增速较前两年明显放缓。2019 年出口额 23.8 亿美元，同比增长 0.19%，2020 年上半年出口额 12.65 亿美元，同比增长 1.08%。植物提取物出口低位徘徊的主要原因是出口价格的下跌，2019 年出口均价同比下跌 5.19%，2020 年上半年同比下跌 6.93%。

在出口品种方面，排名前十的热点品种为甜菊叶提取物、桉叶油、薄荷醇、万寿菊提取物、辣椒提取物、甘草提取物、柑橘幼果提取物、越橘提取物、芦丁、银杏叶提取物，2020 年上半年出口额达 6.5 亿美元，占提取物出口额的 50% 以上。其中，甜菊叶提取物出口额达到 1.3 亿美元。

美国、日本、印度、西班牙、墨西哥、德国、韩国、马来西亚、法国、印度尼西亚为我国植物提取物出口前十大市场。美国仍然是我国植物提取物出口的第一大市场，受中美贸易摩擦影响，2019 年我国对美国的出口暂时受阻，出口额仅为 4.51 亿美元，同比下降 15.32%。但 2020 年上半年对美出口强势反弹，出口额 3.04 亿美元，同比增长 27.97%，也从侧面反映出美国对植物提取物的刚性需求。出口产品主要是甜菊叶提取物、甘草提取物、银杏叶提取物等膳食补充剂原料类产品。西班牙、墨西哥市场需求增速较快，增速分别为 28.31% 和 63.61%。值得关注的是中国香港，2019 年内地出口至香港地区的植物提取物出口量下滑 15.57%，出口额下滑 19.92%，仅为 1.32 亿美元；2020 年上半年继续下跌，出口量下滑 36.32%，出口额下滑 35.26%。

3. 中成药出口"量减价增"

中成药出口由 2019 年的负增长转为正增长。2019 年中成药出口额为 2.62 亿美元，同比下降 0.45%。价格下跌是中成药出口低迷的原因之一，2019 年中成药出口平均价格下跌 11.28%。而 2020 年上半年，新冠肺炎疫情全球暴发，中成药需求增长，出口均价有所提升，同比增长 4.31%。尤其是 2020 年上半年，东南亚、北美、欧盟市场出口均价保持两位数以上的增长，分别为 27.14%、34.24%、50.43%。不过，中成药目前在中药产品总出口额中占比仅为 9.3%，相对于原料类产品仍处于弱势地位。

具体到单品种，中成药出口额最大的为安宫牛黄丸；其次分别为片仔癀、清凉油和地黄丸等。2020年上半年，中国香港依然是中成药最主要的出口市场，但其占中成药出口总额的比例由2019年的49%下降到40%。其余前几大出口市场分别为印度尼西亚、美国、新加坡、日本、泰国、马来西亚、阿拉伯联合酋长国、澳大利亚、菲律宾。可以看出，中成药出口目标市场主要集中在东南亚国家和地区。

在"一带一路"倡议的引导下，沿线国家和地区对中药认识逐渐加深，对中药疗效认可度不断提高，中成药出口贸易预期将保持增长。特别是中药在此次新冠肺炎疫情防控中发挥了重要作用，这在一定程度上可以推进世界人民对中药的了解，未来中成药的出口或将有所改观。

4. 保健品出口迎来增长

目前，保健品在海关统计系统中比较特殊，有单独编码的保健品主要是鱼油、鱼肝油、蜂王浆、蜂花粉、卵磷脂、燕窝等，维生素以及矿物类制剂产品并未统计在内，另外不少保健品是以食品的形式出口，也未纳入保健品项下，本文中有关保健品贸易的数据为不完全统计。

2019年，保健品出口表现一般，全年出口额为2.47亿美元，仅微增0.21%。但2020年上半年，保健品迎来高速增长，出口额1.31亿美元，同比增长9.73%。从出口数据来看，近一年半，美国、日本、德国、韩国、加拿大为保健品出口的前五大市场，除美国外，其他市场均实现了20%以上的增长。

5. 中药类商品进口整体放缓

2019年中药类商品进口额21.55亿美元，同比大幅增长15.93%，连续3年保持两位数增长。受疫情影响，2020年上半年中药类商品进口放缓，进口额9.26亿美元，同比下降1.83%。

从细分领域来看，2019年中药材及饮片进口大增，进口额3.58亿美元，同比上涨25.82%。但2020年上半年，中药材及饮片进口额1.21亿美元，同比下降17.01%（图2）。进口额较大的品种如龙眼、西洋参、鹿茸、乳香、没药、血竭等进口量不同程度下跌，是造成上半年中药材及饮片进口整体下滑的主要因素。

中成药2019年进口额3.92亿美元，同比下降2.51%，进口量也同比下降6.94%。2020年上半年，中成药进口额1.57亿美元，同比下降12.35%，进口量同比下降43.63%（图2）。多年以来，我国内地一直从香港地区进口大量中成药，进口额约占总进口额的50%，而2019年及2020年上半年，自香港地区进口额分别下降 11.88% 和 46.82%，这或许是中成药进口额下滑的原因之一。

2019 年植物提取物进口 8.49 亿美元，同比增长 16.85%，2020 年上半年进口 3.50 亿美元，同比下降 12.02%（图 2）。其中，薄荷醇对进口贡献巨大，其进口额占提取物总进口额的 40% 左右，2019 年进口额 3.45 亿美元，2020 年上半年进口额 1.05 亿美元。整体来看，2020 年上半年植物提取物进口量下滑明显，薄荷醇进口量下降 5.07%，其他精油类产品进口量下降 10% 左右。

与其他三类中药商品不同，保健品进口业绩颇为"亮眼"。在国家扩大进口政策的引导下，2019 年保健品进口额 5.56 亿美元，同比增长 24.77%，2020 年上半年进口额 2.97 亿美元，同比增长 35.44%（图 2）。其中，燕窝依旧是最受欢迎的保健品，2019 年进口额为 3.2 亿美元，同比增加 43.8%，2020 年上半年进口额 1.86 亿美元，同比增长 69.05%。

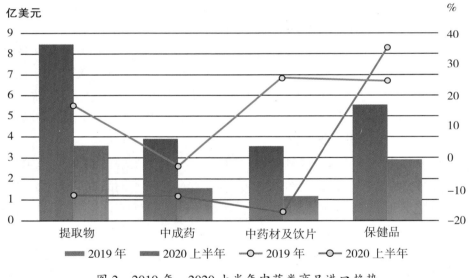

图 2　2019 年、2020 上半年中药类商品进口趋势

二、中药重点出口市场

亚洲地区依旧是我中药出口的主要市场，占中药类商品出口总额的 54%。2019 年对亚洲地区出口额 23.88 亿美元，同比增加 8.02%，2020 年上半年为

11.49 亿美元，同比下降 1.94%。对北美洲、南美洲中药出口保持两位数高速增长，增幅分别为 24.11% 和 33.97%。对欧盟市场出口也保持 8.83% 的增速。

1. 美国市场需求强劲

美国为我国中药类商品出口的第一大市场，对美出口的中药类商品主要是植物提取物，占比达到 80% 以上。2019 年，受中美贸易摩擦的影响，我国对美中药类出口额同比下降 16.1%，但植物提取物需求相对刚性，且占比高，2020 年上半年植物提取物出口大涨带动中药整体出口美国反弹明显，同比增长 24.14%。长期来看，植物提取物的需求不会改变，美国作为我国中药类商品出口第一大市场的地位仍将延续（图 3）。

2. 日本市场整体下调明显

日本为我国中药类商品出口的第二大市场，日本在我国各类中药商品出口中都占有重要地位。2019 年对日出口 5.33 亿美元，2020 年上半年出口 2.37 亿美元，其中中药材及饮片出口额 1.13 亿美元，同比下降 2.56%；植物提取物出口 1.07 亿美元，同比下降 17.31%；保健品出口逆势增长，出口额 1167 万美元，同比增长超 30%（图 3）。

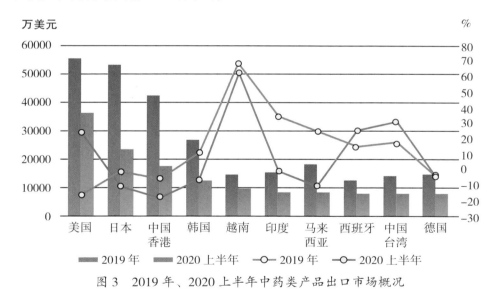

图 3　2019 年、2020 上半年中药类产品出口市场概况

3. 中国香港市场进一步萎缩

2019 年中国香港市场进一步萎缩，自 2017 年开始滑落至第三大出口市场的位置后，出口额连续下跌，2019 年内地对香港地区的中药类商品出口额为

4.29 亿美元，同比下滑 5.34%，2020 年上半年出口额 1.79 亿美元，同比下滑 17.47%。在总出口额中的占比也进一步萎缩至 10% 以下（图 3）。中国香港转口贸易优势丧失已经不可挽回，越来越多的采购商倾向于产地直接采购。

三、中药海外发展现状和挑战

新冠肺炎疫情肆虐下，中医药的突出表现吸引了多国的关注：不少中药产品在英国、荷兰、匈牙利等西方国家销售大幅增长；我国通过临床筛选出的"三药三方"以不同形式驰援多国抗疫；越来越多的欧美人士关注并了解中医药，网络咨询、邮购成为风尚。笔者注意到，中药在海外抗疫中有以下几个特点：第一，目前中药消费群体仍以华人为主，白人主流群体使用较少；第二，销售的中药仍以中药材及饮片为主，中成药未经注册仍无法合法进入市场；第三，中医药主要用作新冠肺炎预防、提高免疫力和改善呼吸道相关症状，很少用于新冠肺炎的直接治疗。所以，中医药"走出去"还需要下深功夫，任重而道远。

1. 注册准入门槛

目前，中药类产品多以食品、保健品、膳食补充剂、食品添加剂等形式进入海外市场，其药品的真正"身份"未能得到广泛认可，药品的真正作用也难以全面施展。

从已有的公开信息中可知，在发达国家等主流医药市场，我国尚未有通过美国 FDA 药品注册的中成药产品，而欧盟地区也仅有地奥心血康胶囊、天士力丹参胶囊、香雪板蓝根颗粒和同仁堂愈风宁心片 4 个产品通过了传统药注册。另外，在承认中药药品地位的国家如澳大利亚、加拿大、新加坡等国，虽然有相对多的中成药品种注册，但其并不是主流消费市场。总体上，我国中成药的海外注册品种与国内现有的中成药品种、国际传统药品种仍有很大差距。

在欧盟市场，截至 2016 年 5 月，已有 1577 个植物药品种以传统药品身份获得欧盟成员国上市许可。欧盟传统药注册法规看似给了传统药在欧盟市场的合法身份，可以免去临床试验进行简易注册，但实际上，中成药进入欧盟市场的道路并不顺畅。首先，治疗领域不同。欧盟传统药治疗仅适用于减轻疼痛、缓解头痛等非处方药用途，不适用于心脑血管疾病、肿瘤以及抗病毒等重大疾病的治疗。比如在欧盟注册成功的成都地奥心血康，在国内的治疗领域是心脑血管疾病，而在荷兰获批的适应证仅为缓解轻微疼痛；天士力的丹参胶囊，也仅能写成轻度痛经的治疗。其次，注册成本非常高。虽然称为简易注册，实际上，中国企业的注册成本却要以千万元人民币计。注册成本包括每个药材从种植到成药各个环节的化学研究和质量控制，这些均需按欧盟标准开发，且生产车间需通过欧盟 GMP 认证，费用高昂。以天士力在荷兰注册的丹参胶囊为例，即便有在美国 FDA 复方丹参滴丸的研发经验以及符合欧美软硬件体系的 cGMP 车间，在欧盟上市成功的花费仍高达 1000 万元人民币以上。

2. 海外流通渠道

中药注册成功后，让当地医生和患者广泛了解、接受并转化为价值才是企业发展的最大动力。国内多数中药类产品在国外缺乏自己的流通通道，一般的销售模式都是将产品送到对方海关后便不再参与产品的销售环节，没有直接到终端消费者手中的渠道。如此，产品缺少品牌效益，这种"代理人"销售模式在一定程度上增加了贸易风险。

3. 质量控制未获全球认可

国际药品监查合作计划（PIC/S）是世界上唯一的由各国 GMP 检查权责机关组成的国际合作组织，现有的 46 个成员分属 44 个国家或地区，大部分欧美等发达国家是该组织的成员。其成员拥有一致的 GMP 规范与检查系统，且相互承认检查结果，该组织已成为一个进入国际市场的快捷通道。目前我国尚未成为该组织成员，国内企业进入海外市场时必须面对不同国家的 GMP 要求，不仅要面对复杂的市场准入门槛和壁垒，重复认证对中药企业开拓海外市场也造成了极大的成本负担。

4. 危机事件的不良影响

中药的使用需要中医的指导，一些海外中医，甚至海外西医，不懂辨证或辨证不准带来严重药害事件，比如前几年发生的龙胆泻肝丸事件，使得美国 FDA、英国 MCA 和比利时政府采取了严厉措施，对中草药和中成药进行强烈抵制。缺少中医指导直接输出中药产品，时常发生中药药害事件，一定程度上也损害了中医药在海外的声誉。

四、中药海外发展"三步走"策略

基于中药海外发展情况、遇到的困难和挑战，笔者认为当前中医药海外发展，必须改变原来"国际化"为"本土化"，从"产品输出"到"服务输出"。简单归纳为中医药海外发展"三步走"策略：第一步产品走出去；第二步服务走出去；第三步货物、服务贸易协调发展，实现全球资源配置。

1. 产品走出去

这是目前我国大部分中药企业正在做的一步，即产品输出。近几年，中成药出口基本维持在 2.5 亿美元左右，虽有所波动，但很难实现大的增长。中药企业大多通过广交会平台，将中成药产品销售给海外老华侨，海外的销售完全仰仗华侨代理商推动，市场开拓主动性几乎丧失。究其原因，一是现有西药的销售渠道不适合中药销售；二是中国的中药企业未能建立自己的海外销售渠道。

为此，应重点创新中药的海外销售渠道，加快推动产品走出去。中药海外发展，不仅限于药品销售渠道，应根据目标市场及产品自身特性，灵活确定产品的应用范围，包括传统植物药、保健食品、膳食补充剂等类别，先行占领市场，进而向高端严格的植物药市场靠近。中医"治未病"的观念和特点，决定了中药的应用，可以在疾病预防方面发挥积极的作用，包括饮食调理、保健食品、药膳、康复等领域，都可以作为中药产品未来国际化发展的新渠道、新领域。

2. 服务走出去

海外市场传统医药的法规制度各不相同，为我国中医药国际化发展带来了诸多障碍。为促进我国中药产品与国外市场更好地融合，应鼓励企业实施本土化战略，通过收购、兼并重组、联合投资等方式，在海外建立分公司、子公司，取得当地政府支持，聘用当地员工，并与当地文化、经济模式相适应。利用海外市场已有的成熟市场渠道，尽可能地绕开各种法律法规及市场限制。

通过海外投资，产业落地，实现中医药海外本土化；通过与本地传统药融合发展，破除各种制度与政策障碍；通过本土化影响当地民众和政府，更好地了解、认识、接受中医药，进而影响到当地政策法规的调整，更利于中医药海外发展。

3.货物贸易与服务贸易协调发展以便实现全球资源配置

中医药欲在海外取得长足发展，中医中药需共同走出去，相互促进，协调发展。中药需要中医的指导，才能发挥更好疗效，避免药害事件发生；中医需要中药的配合，才能做到疗效明显，做到康复巩固。

同时，在货物贸易和服务贸易协同发展过程中，实现全球资源配置。中国贡献智力资源，如传统方剂、中医理论、新药创新研发；原材料采购自东南亚或非洲；生产基地可以设在中东欧国家，欧洲生产全球销售，真正实现中药资源全球再配置。

五、中药类商品进出口展望

在全球经济下滑、中美贸易摩擦、新冠肺炎疫情流行的大背景下，我国中药类商品贸易受到一定程度的影响。但在国家系列政策的支持与引导下，中药贸易成绩整体"可圈可点"，各细分领域均取得了不错业绩。2019年《关于促进中医药传承创新发展的意见》中将中医药服务贸易作为重点内容之一，凸显政府对于中医药服务贸易的重视。2020年6月2日，习近平总书记在专家学者座谈会上的讲话中进一步肯定了中医药在抗击疫情中发挥的关键作用，并对未来中医药发展提出新希望，中医药国内外发展都迎来难得的历史机遇。相信在国家政策引导下，中医药海外贸易必将迎来新的发展。

附　　　录

附录一

中共中央 国务院关于深化医疗保障制度改革的意见

（2020 年 2 月 25 日）

医疗保障是减轻群众就医负担、增进民生福祉、维护社会和谐稳定的重大制度安排。党中央、国务院高度重视人民健康，建立了覆盖全民的基本医疗保障制度。党的十八大以来，全民医疗保障制度改革持续推进，在破解看病难、看病贵问题上取得了突破性进展。为深入贯彻党的十九大关于全面建立中国特色医疗保障制度的决策部署，着力解决医疗保障发展不平衡不充分的问题，现就深化医疗保障制度改革提出如下意见。

一、总体要求

（一）指导思想。以习近平新时代中国特色社会主义思想为指导，全面贯彻党的十九大和十九届二中、三中、四中全会精神，坚持以人民健康为中心，加快建成覆盖全民、城乡统筹、权责清晰、保障适度、可持续的多层次医疗保障体系，通过统一制度、完善政策、健全机制、提升服务，增强医疗保障的公平性、协调性，发挥医保基金战略性购买作用，推进医疗保障和医药服务高质量协同发展，促进健康中国战略实施，使人民群众有更多获得感、幸福感、安全感。

（二）基本原则。坚持应保尽保、保障基本，基本医疗保障依法覆盖全民，尽力而为、量力而行，实事求是确定保障范围和标准。坚持稳健持续、防范风险，科学确定筹资水平，均衡各方缴费责任，加强统筹共济，确保基金可持续。坚持促进公平、筑牢底线，强化制度公平，逐步缩小待遇差距，增强对贫困群众基础性、兜底性保障。坚持治理创新、提质增效，发挥市场决定性作用，更好发挥政府作用，提高医保治理社会化、法治化、标准化、智能化水平。坚持系统集成、协同高效，增强医保、医疗、医药联动改革的整体性、系统性、协同性，保障群众获得高质量、有效率、能负担的医药服务。

（三）改革发展目标。到 2025 年，医疗保障制度更加成熟定型，基本完成待遇保障、筹资运行、医保支付、基金监管等重要机制和医药服务供给、医保管理服务等关键领域的改革任务。到 2030 年，全面建成以基本医疗保险为主体，医疗救助为托底，补充医疗保险、商业健康保险、慈善捐赠、医疗互助共同发展的医疗保障制度体系，待遇保障公平适度，基金运行稳健持续，管理服务优化便捷，医保治理现代化水平显著提升，实现更好保障病有所医的目标。

二、完善公平适度的待遇保障机制

公平适度的待遇保障是增进人民健康福祉的内在要求。要推进法定医疗保障制度更加成熟定型，健全重特大疾病医疗保险和救助制度，统筹规划各类医疗保障高质量发展，根据经济发展水平和基金承受能力稳步提高医疗保障水平。

（四）完善基本医疗保险制度。坚持和完善覆盖全民、依法参加的基本医疗保险制度和政策体系，职工和城乡居民分类保障，待遇与缴费挂钩，基金分别建账、分账核算。统一基本医疗保险统筹层次、医保目录，规范医保支付政策确定办法。逐步将门诊医疗费用纳入基本医疗保险统筹基金支付范围，改革职工基本医疗保险个人账户，建立健全门诊共济保障机制。

（五）实行医疗保障待遇清单制度。建立健全医疗保障待遇清单制度，规范政府决策权限，科学界定基本制度、基本政策、基金支付项目和标准，促进医疗保障制度法定化、决策科学化、管理规范化。各地区要确保政令畅通，未经批准不得出台超出清单授权范围的政策。严格执行基本支付范围和标准，实施公平适度保障，纠正过度保障和保障不足问题。

（六）健全统一规范的医疗救助制度。建立救助对象及时精准识别机制，科学确定救助范围。全面落实资助重点救助对象参保缴费政策，健全重点救助对象医疗费用救助机制。建立防范和化解因病致贫返贫长效机制。增强医疗救助托底保障功能，通过明确诊疗方案、规范转诊等措施降低医疗成本，提高年度医疗救助限额，合理控制贫困群众政策范围内自付费用比例。

（七）完善重大疫情医疗救治费用保障机制。在突发疫情等紧急情况时，确保医疗机构先救治、后收费。健全重大疫情医疗救治医保支付政策，完善异地就医直接结算制度，确保患者不因费用问题影响就医。探索建立特殊群体、特定疾病医药费豁免制度，有针对性免除医保目录、支付限额、用药量等限制性条款，减轻困难群众就医就诊后顾之忧。统筹医疗保障基金和公共卫生服务资金使用，提高对基层医疗机构的支付比例，实现公共卫生服务和医疗服务有效衔接。

（八）促进多层次医疗保障体系发展。强化基本医疗保险、大病保险与医疗救助三重保障功能，促进各类医疗保障互补衔接，提高重特大疾病和多元医疗需求保障水平。完善和规范居民大病保险、职工大额医疗费用补助、公务员医疗补助及企业补充医疗保险。加快发展商业健康保险，丰富健康保险产品供给，用足用好商业健康保险个人所得税政策，研究扩大保险产品范围。加强市场行为监管，突出健康保险产品设计、销售、赔付等关键环节监管，提高健康保障服务能力。鼓励社会慈善捐赠，统筹调动慈善医疗救助力量，支持医疗互助有序发展。探索罕见病用药保障机制。

三、健全稳健可持续的筹资运行机制

合理筹资、稳健运行是医疗保障制度可持续的基本保证。要建立与社会主义初级阶段基本国情相适应、与各方承受能力相匹配、与基本健康需求相协调的筹资机制，切实加强基金运行管理，加强风险预警，坚决守住不发生系统性风险底线。

（九）完善筹资分担和调整机制。就业人员参加基本医疗保险由用人单位和个人共同缴费。非就业人员参加基本医疗保险由个人缴费，政府按规定给予补助，缴费与经济社会发展水平和居民人均可支配收入挂钩。适应新业态发展，完善灵活就业人员参保缴费方式。建立基本医疗保险基准费率制度，规范缴费基数政策，合理确定费率，实行动态调整。均衡个人、用人单位、政府三方筹资缴费责任，优化个人缴费和政府补助结构，研究应对老龄化医疗负担的多渠道筹资政策。加强财政对医疗救助投入，拓宽医疗救助筹资渠道。

（十）巩固提高统筹层次。按照制度政策统一、基金统收统支、管理服务一体的标准，全面做实基本医疗保险市地级统筹。探索推进市地级以下医疗保障部门垂直管理。鼓励有条件的省（自治区、直辖市）按照分级管理、责任共担、统筹调剂、预算考核的思路，推进省级统筹。加强医疗救助基金管理，促进医疗救助统筹层次与基本医疗保险统筹层次相协调，提高救助资金使用效率，最大限度惠及贫困群众。

（十一）加强基金预算管理和风险预警。科学编制医疗保障基金收支预算，加强预算执行监督，全面实施预算绩效管理。适应异地就医直接结算、"互联网＋医疗"和医疗机构服务模式发展需要，探索开展跨区域基金预算试点。加强基金中长期精算，构建收支平衡机制，健全基金运行风险评估、预警机制。

四、建立管用高效的医保支付机制

医保支付是保障群众获得优质医药服务、提高基金使用效率的关键机制。要聚焦临床需要、合理诊治、适宜技术，完善医保目录、协议、结算管理，实施更有效率的医保支付，更好保障参保人员权益，增强医保对医药服务领域的激励约束作用。

（十二）完善医保目录动态调整机制。立足基金承受能力，适应群众基本医疗需求、临床技术进步，调整优化医保目录，将临床价值高、经济性评价优良的药品、诊疗项目、医用耗材纳入医保支付范围，规范医疗服务设施支付范围。健全医保目录动态调整机制，完善医保准入谈判制度。合理划分中央与地方目录调整职责和权限，各地区不得自行制定目录或调整医保用药限定支付范围，逐步实现全国医保用药范围基本统一。建立医保药品、诊疗项目、医用耗材评价规则和指标体系，健全退出机制。

（十三）创新医保协议管理。完善基本医疗保险协议管理，简化优化医药机构定点申请、专业评估、协商谈判程序。将符合条件的医药机构纳入医保协议管理范围，支持"互联网＋医疗"等新服务模式发展。建立健全跨区域就医协议管理机制。制定定点医药机构履行协议考核办法，突出行为规范、服务质量和费用控制考核评价，完善定点医药机构退出机制。

（十四）持续推进医保支付方式改革。完善医保基金总额预算办法，健全医疗保障经办机构与医疗机构之间协商谈判机制，促进医疗机构集体协商，科学制定总额预算，与医疗质量、协议履行绩效考核结果相挂钩。大力推进大数据应用，推行以按病种付费为主的多元复合式医保支付方式，推广按疾病诊断相关分组付费，医疗康复、慢性精神疾病等长期住院按床日付费，门诊特殊慢性病按人头付费。探索医疗服务与药品分开支付。适应医疗服务模式发展创新，完善医保基金支付方式和结算管理机制。探索对紧密型医疗联合体实行总额付费，加强监督考核，结余留用、合理超支分担，有条件的地区可按协议约定向医疗机构预付部分医保资金，缓解其资金运行压力。

五、健全严密有力的基金监管机制

医疗保障基金是人民群众的"保命钱"，必须始终把维护基金安全作为首要任务。要织密扎牢医保基金监管的制度笼子，着力推进监管体制改革，建立健全医疗保障信用管理体系，以零容忍的态度严厉打击欺诈骗保行为，确保基金安全高效、合理使用。

（十五）改革完善医保基金监管体制。加强医保基金监管能力建设，进一步健全基金监管体制机制，切实维护基金安全、提高基金使用效率。加强医疗保障公共服务机构内控机构建设，落实协议管理、费用监控、稽查审核责任。实施跨部门协同监管，积极引入第三方监管力量，强化社会监督。

（十六）完善创新基金监管方式。建立监督检查常态机制，实施大数据实时动态智能监控。完善对医疗服务的监控机制，建立信息强制披露制度，依法依规向社会公开医药费用、费用结构等信息。实施基金运行全过程绩效管理，建立医保基金绩效评价体系。健全医疗保障社会监督激励机制，完善欺诈骗保举报奖励制度。

（十七）依法追究欺诈骗保行为责任。制定完善医保基金监管相关法律法规，规范监管权限、程序、处罚标准等，推进有法可依、依法行政。建立医疗保障信用体系，推行守信联合激励和失信联合惩戒。加强部门联合执法，综合运用协议、行政、司法等手段，严肃追究欺诈骗保单位和个人责任，对涉嫌犯罪的依法追究刑事责任，坚决打击欺诈骗保、危害参保群众权益的行为。

六、协同推进医药服务供给侧改革

医药服务供给关系人民健康和医疗保障功能的实现。要充分发挥药品、医用耗材集中带量采购在深化医药服务供给侧改革中的引领作用，推进医保、医疗、医药联动改革系统集成，加强政策和管理协同，保障群众获得优质实惠的医药服务。

（十八）深化药品、医用耗材集中带量采购制度改革。坚持招采合一、量价挂钩，全面实行药品、医用耗材集中带量采购。以医保支付为基础，建立招标、采购、交易、结算、监督一体化的省级招标采购平台，推进构建区域性、全国性联盟采购机制，形成竞争充分、价格合理、规范有序的供应保障体系。推进医保基金与医药企业直接结算，完善医保支付标准与集中采购价格协同机制。

（十九）完善医药服务价格形成机制。建立以市场为主导的药品、医用耗材价格形成机制，建立全国交易价格信息共享机制。治理药品、高值医用耗材价格虚高。完善医疗服务项目准入制度，加快审核新增医疗服务价格项目，建立价格科学确定、动态调整机制，持续优化医疗服务价格结构。建立医药价格信息、产业发展指数监测与披露机制，建立药品价格和招采信用评价制度，完善价格函询、约谈制度。

（二十）增强医药服务可及性。健全全科和专科医疗服务合作分工的现代医疗服务体系，强化基层全科医疗服务。加强区域医疗服务能力评估，合理规划各类医疗资源布局，促进资源共享利用，加快发展社会办医，规范"互联网＋医疗"等新服务模式发展。完善区域公立医院医疗设备配置管理，引导合理配置，严控超常超量配备。补齐护理、儿科、老年科、精神科等紧缺医疗服务短板。做好仿制药质量和疗效一致性评价受理与审评，通过完善医

（二十一）促进医疗服务能力提升。规范医疗机构和医务人员诊疗行为，推行处方点评制度，促进合理用药。加强医疗机构内部专业化、精细化管理，分类完善科学合理的考核评价体系，将考核结果与医保基金支付挂钩。改革现行科室和个人核算方式，完善激励相容、灵活高效、符合医疗行业特点的人事薪酬制度，健全绩效考核分配制度。

七、优化医疗保障公共管理服务

医疗保障公共管理服务关系亿万群众切身利益。要完善经办管理和公共服务体系，更好提供精准化、精细化服务，提高信息化服务水平，推进医保治理创新，为人民群众提供便捷高效的医疗保障服务。

（二十二）优化医疗保障公共服务。推进医疗保障公共服务标准化规范化，实现医疗保障一站式服务、一窗口办理、一单制结算。适应人口流动需要，做好各类人群参保和医保关系跨地区转移接续，加快完善异地就医直接结算服务。深化医疗保障系统作风建设，建立统一的医疗保障服务热线，加快推进服务事项网上办理，提高运行效率和服务质量。

（二十三）高起点推进标准化和信息化建设。统一医疗保障业务标准和技术标准，建立全国统一、高效、兼容、便捷、安全的医疗保障信息系统，实现全国医疗保障信息互联互通，加强数据有序共享。规范数据管理和应用权限，依法保护参保人员基本信息和数据安全。加强大数据开发，突出应用导向，强化服务支撑功能，推进医疗保障公共服务均等可及。

（二十四）加强经办能力建设。构建全国统一的医疗保障经办管理体系，大力推进服务下沉，实现省、市、县、乡镇（街道）、村（社区）全覆盖。加强经办服务队伍建设，打造与新时代医疗保障公共服务要求相适应的专业队伍。加强医疗保障公共管理服务能力配置，建立与管理服务绩效挂钩的激励约束机制。政府合理安排预算，保证医疗保障公共服务机构正常运行。

（二十五）持续推进医保治理创新。推进医疗保障经办机构法人治理，积极引入社会力量参与经办服务，探索建立共建共治共享的医保治理格局。规

| 446 |

范和加强与商业保险机构、社会组织的合作，完善激励约束机制。探索建立跨区域医保管理协作机制，实现全流程、无缝隙公共服务和基金监管。更好发挥高端智库和专业机构的决策支持和技术支撑作用。

八、组织保障

（二十六）加强党的领导。各级党委和政府要把医疗保障制度改革作为重要工作任务，把党的领导贯彻到医疗保障改革发展全过程。严格按照统一部署，健全工作机制，结合实际制定切实可行的政策措施。将落实医疗保障制度改革纳入保障和改善民生的重点任务，确保改革目标如期实现。

（二十七）强化协同配合。加强医疗保障领域立法工作，加快形成与医疗保障改革相衔接、有利于制度定型完善的法律法规体系。建立部门协同机制，加强医保、医疗、医药制度政策之间的统筹协调和综合配套。国务院医疗保障主管部门负责统筹推进医疗保障制度改革，会同有关部门研究解决改革中跨部门、跨区域、跨行业的重大问题，指导各地区政策衔接规范、保障水平适宜适度。

（二十八）营造良好氛围。各地区各部门要主动做好医疗保障政策解读和服务宣传，及时回应社会关切，合理引导预期。充分调动各方支持配合改革的积极性和主动性，凝聚社会共识。重要改革事项要广泛听取意见，提前做好风险评估。遇到重大情况，及时向党中央、国务院请示报告。

附录二

生物制品批签发管理办法
国家市场监督管理总局令
第 33 号

《生物制品批签发管理办法》已于 2020 年 11 月 19 日经国家市场监督管理总局 2020 年第 11 次局务会议审议通过，现予公布，自 2021 年 3 月 1 日起施行。

局长　张工

2020 年 12 月 11 日

生物制品批签发管理办法

（2020 年 12 月 11 日国家市场监督管理总局令第 33 号公布）

第一章　总　则

第一条　为了加强生物制品监督管理，规范生物制品批签发行为，保证生物制品安全、有效，根据《中华人民共和国药品管理法》（以下简称《药品管理法》）《中华人民共和国疫苗管理法》（以下简称《疫苗管理法》）有关规定，制定本办法。

第二条　本办法所称生物制品批签发，是指国家药品监督管理局对获得上市许可的疫苗类制品、血液制品、用于血源筛查的体外诊断试剂以及国家药品监督管理局规定的其他生物制品，在每批产品上市销售前或者进口时，经指定的批签发机构进行审核、检验，对符合要求的发给批签发证明的活动。

未通过批签发的产品，不得上市销售或者进口。依法经国家药品监督管理局批准免予批签发的产品除外。

第三条　批签发申请人应当是持有药品批准证明文件的境内外药品上市许可持有人。境外药品上市许可持有人应当指定我国境内企业法人办理批签发。

批签发产品应当按照经核准的工艺生产，并应当符合国家药品标准和药品注册标准。生产全过程应当符合药品生产质量管理规范的要求。药品上市许可持有人应当建立完整的生产质量管理体系，持续加强偏差管理。药品上市许可持有人对批签发产品生产、检验等过程中形成的资料、记录和数据的真实性负责。批签发资料应当经药品上市许可持有人的质量受权人审核并签发。

每批产品上市销售前或者进口时，批签发申请人应当主动提出批签发申请，依法履行批签发活动中的法定义务，保证申请批签发的产品质量可靠以及批签发申请资料和样品的真实性。

第四条　国家药品监督管理局主管全国生物制品批签发工作，负责规定批签发品种范围，指定批签发机构，明确批签发工作要求，指导批签发工作的实施。

省、自治区、直辖市药品监督管理部门负责本行政区域批签发申请人的监督管理，负责组织对本行政区域内批签发产品的现场检查；协助批签发机构开展现场核实，组织批签发产品的现场抽样及批签发不合格产品的处置，对批签发过程中发现的重大质量风险及违法违规行为进行调查处理，并将调查处理结果及时通知批签发机构；对企业生产过程中出现的可能影响产品质量的重大偏差进行调查，并出具审核评估报告；负责本行政区域内批签发机构的日常管理。

国家药品监督管理局指定的批签发机构负责批签发的受理、资料审核、样品检验等工作，并依法作出批签发决定。

中国食品药品检定研究院（以下简称中检院）组织制定批签发技术要求和技术考核细则，对拟承担批签发工作或者扩大批签发品种范围的药品检验机构进行能力评估和考核，对其他批签发机构进行业务指导、技术培训和考核评估；组织协调批签发机构批签发工作的实施。

国家药品监督管理局食品药品审核查验中心（以下简称核查中心）承担批签发过程中的境外现场检查等工作。

第五条 国家药品监督管理局对批签发产品建立基于风险的监督管理体系。必要时，可以通过现场核实验证批签发申请资料的真实性、可靠性。

第六条 生物制品批签发审核、检验应当依据国家药品标准和药品注册标准。

第二章 批签发机构确定

第七条 批签发机构及其所负责的批签发品种由国家药品监督管理局确定。

国家药品监督管理局根据批签发工作需要，适时公布新增批签发机构及批签发机构扩增批签发品种的评定标准、程序和条件。

第八条 药品检验机构可以按照评定标准和条件要求向省、自治区、直辖市药品监督管理部门提交承担批签发工作或者扩增批签发品种的相关工作材料。省、自治区、直辖市药品监督管理部门审查认为符合批签发机构评定标准的，向国家药品监督管理局提出批签发机构评估申请。中检院对提出申请的药品检验机构进行能力评估和考核。国家药品监督管理局根据考核结果确定由该药品检验机构承担相应品种的批签发工作，或者同意该批签发机构扩大批签发品种范围。

第九条 中检院应当根据批签发工作需要，对批签发机构进行评估，评估情况及时报告国家药品监督管理局。

第十条 批签发机构有下列情形之一的，国家药品监督管理局可以要求该机构停止批签发工作：

（一）发生重大差错、造成严重后果的；

（二）出具虚假检验报告的；

（三）经评估不再具备批签发机构评定标准和条件要求的。

第三章 批签发申请

第十一条 新批准上市的生物制品首次申请批签发前，批签发申请人应当在生物制品批签发管理系统内登记建档。登记时应当提交以下资料：

（一）生物制品批签发品种登记表；

（二）药品批准证明文件；

（三）合法生产的相关文件。

相关资料符合要求的，中检院应当在 10 日内完成所申请品种在生物制品批签发管理系统内的登记确认。

登记信息发生变化时，批签发申请人应当及时在生物制品批签发管理系统内变更。

第十二条　对拟申请批签发的每个品种，批签发申请人应当建立独立的批签发生产及检验记录摘要模板，报中检院核定后，由中检院分发给批签发机构和申请人。批签发申请人需要修订已核定的批签发生产及检验记录摘要模板的，应当向中检院提出申请，经中检院核定后方可变更。

第十三条　按照批签发管理的生物制品，批签发申请人在生产、检验完成后，应当在生物制品批签发管理系统内填写生物制品批签发申请表，并根据申请批签发产品的药品上市许可持有人所在地或者拟进口口岸所在地批签发机构设置情况，向相应属地的批签发机构申请批签发。

第十四条　批签发申请人凭生物制品批签发申请表向省、自治区、直辖市药品监督管理部门或者其指定的抽样机构提出抽样申请，抽样人员在 5 日内组织现场抽样，并将所抽样品封存。批签发申请人将封存样品在规定条件下送至批签发机构办理批签发登记，同时提交批签发申请资料。

省、自治区、直辖市药品监督管理部门负责组织本行政区域生产或者进口的批签发产品的抽样工作，按照国家药品监督管理局药品抽样规定制定抽样管理程序，确定相对固定的抽样机构和人员并在批签发机构备案，定期对抽样机构和人员进行培训，对抽样工作进行督查指导。

第十五条　批签发申请人申请批签发时，应当提供以下证明性文件、资料及样品：

（一）生物制品批签发申请表；

（二）药品批准证明文件；

（三）合法生产的相关文件；

（四）上市后变更的批准或者备案文件；

（五）质量受权人签字并加盖企业公章的批生产及检验记录摘要；

（六）数量满足相应品种批签发检验要求的同批号产品，必要时提供与检验相关的中间产品、标准物质、试剂等材料；

（七）生产管理负责人、质量管理负责人、质量受权人等关键人员变动情况的说明；

（八）与产品质量相关的其他资料。

申请疫苗批签发的，还应当提交疫苗的生产工艺偏差、质量差异、生产过程中的故障和事故以及采取措施的记录清单和对疫苗质量影响的评估结论；可能影响疫苗质量的，还应当提交偏差报告，包括偏差描述、处理措施、风险评估结论、已采取或者计划采取的纠正和预防措施等。对可能影响质量的重大偏差，应当提供所在地省、自治区、直辖市药品监督管理部门的审核评估报告。

进口疫苗类制品和血液制品应当同时提交生产企业所在国家或者地区的原产地证明以及药品管理当局出具的批签发证明文件。进口产品在本国免予批签发的，应当提供免予批签发的证明性文件。相关证明性文件应当同时提供经公证的中文译本。相关证明性文件为复印件的，应当加盖企业公章。

生物制品批生产及检验记录摘要，是指概述某一批生物制品全部生产工艺流程和质量控制关键环节检验结果的文件。该文件应当由企业质量管理部门和质量受权人审核确定。

第十六条　批签发机构收到申请资料及样品后，应当立即核对，交接双方登记签字确认后，妥善保存。批签发申请人无法现场签字确认的，应当提前递交书面承诺。

批签发机构应当在5日内决定是否受理。同意受理的，出具批签发受理通知书；不予受理的，予以退回，发给不予受理通知书并说明理由。

申请资料不齐全或者不符合规定形式的，批签发机构应当在5日内一次性书面告知批签发申请人需要补正的全部内容及资料补正时限。逾期不告知的，自收到申请资料和样品之日起即为受理。

批签发申请人收到补正资料通知后，应当在10日内补正资料，逾期未补正且无正当理由的，视为放弃申请，无需作出不予受理的决定。

申请资料存在可以当场更正的错误的，应当允许批签发申请人当场更正。

未获批签发机构受理的，不得更换其他批签发机构再次申请。

第十七条　对于国家疾病防控应急需要的生物制品，经国家药品监督管理局批准，企业在完成生产后即可向批签发机构申请同步批签发。

在批签发机构作出批签发合格结论前，批签发申请人应当将批签发申请资料补充完整并提交批签发机构。

第十八条　预防、控制传染病疫情或者应对突发事件急需的疫苗，经国家药品监督管理局批准，免予批签发。

第四章　审核、检验、检查与签发

第十九条　疫苗批签发应当逐批进行资料审核和抽样检验，其他生物制品批签发可以采取资料审核的方式，也可以采取资料审核和样品检验相结合的方式进行，并可根据需要进行现场核实。对不同品种检验项目和检验比例，由中检院负责组织论证，并抄报国家药品监督管理局。批签发机构按照确定的检验要求进行检验。

批签发机构在对具体品种的批签发过程中，可以根据该品种的工艺及质量控制成熟度和既往批签发等情况进行综合评估，动态调整该品种的检验项目和检验频次。批签发产品出现不合格项目的，批签发机构应当对后续批次产品的相应项目增加检验频次。

第二十条　资料审核的内容包括：

（一）申请资料内容是否符合要求；

（二）生产用原辅材料、菌种、毒种、细胞等是否与国家药品监督管理局批准的一致；

（三）生产工艺和过程控制是否与国家药品监督管理局批准的一致并符合国家药品标准要求；

（四）产品原液、半成品和成品的检验项目、检验方法和结果是否符合国家药品标准和药品注册标准的要求；

（五）产品关键质量指标趋势分析是否存在异常；

（六）产品包装、标签及说明书是否与国家药品监督管理局核准的内容一致；

（七）生产工艺偏差等对产品质量影响的风险评估报告；

（八）其他需要审核的项目。

第二十一条　有下列情形之一的，产品应当按照注册标准进行全部项目检验，至少连续生产的三批产品批签发合格后，方可进行部分项目检验：

（一）批签发申请人新获国家药品监督管理局批准上市的产品；

（二）生产场地发生变更并经批准的；

（三）生产工艺发生重大变更并经批准的；

（四）产品连续两年未申请批签发的；

（五）因违反相关法律法规被责令停产后经批准恢复生产的；

（六）有信息提示相应产品的质量或者质量控制可能存在潜在风险的。

第二十二条 批签发机构应当在本办法规定的工作时限内完成批签发工作。批签发申请人补正资料的时间、现场核实、现场检查和技术评估时间不计入批签发工作时限。

疫苗类产品应当在 60 日内完成批签发，血液制品和用于血源筛查的体外诊断试剂应当在 35 日内完成批签发。需要复试的，批签发工作时限可延长该检验项目的两个检验周期，并告知批签发申请人。

因品种特性及检验项目原因确需延长批签发时限的，经中检院审核确定后予以公开。

第二十三条 批签发机构因不可抗力或者突发公共卫生事件应急处置等原因，在规定的时限内不能完成批签发工作的，应当将批签发延期的时限、理由及预期恢复的时间书面通知批签发申请人。确实难以完成的，由中检院协调其他批签发机构承担。

第二十四条 批签发机构在保证资料审核和样品检验等技术审查工作独立性的前提下，可就批签发过程中需要解释的具体问题与批签发申请人进行沟通核实。核实工作可通过电话沟通、书面通知等形式进行，必要时可开展现场核实。需要批签发申请人提供说明或者补充资料的，应当书面通知，并明确回复时限。

批签发机构对批签发申请资料及样品真实性需要进一步核对的，应当及时派员到生产企业进行现场核实，可采取现场调阅原始记录、现场查看设备及日志等措施，并可视情况进行现场抽样检验。开展现场核实工作应当按照生物制品批签发现场核实相关要求进行，并通知省、自治区、直辖市药品监督管理部门派监管执法人员予以协助。

第二十五条 有下列情形之一的，批签发机构应当通报批签发申请人所在地和生产场地所在地省、自治区、直辖市药品监督管理部门，提出现场检查建议，并抄报国家药品监督管理局：

（一）无菌检验不合格的；

（二）效力等有效性指标连续两批检验不合格的；

（三）资料审核提示产品生产质量控制可能存在严重问题的，或者生产工艺偏差、质量差异、生产过程中的故障和事故需进一步核查的；

（四）批签发申请资料或者样品可能存在真实性问题的；

（五）其他提示产品存在重大质量风险的情形。

在上述问题调查处理期间，对批签发申请人相应品种可以暂停受理或者签发。

进口生物制品批签发中发现上述情形的，批签发机构应当报告国家药品监督管理局，并提出现场检查等相关建议。

第二十六条　省、自治区、直辖市药品监督管理部门接到批签发机构通报和现场检查建议后，应当在 10 日内进行现场检查。

检查结束后 10 日内，省、自治区、直辖市药品监督管理部门应当组织对批签发机构提出的相关批次产品的质量风险进行技术评估，作出明确结论；特殊情况下可适当延长期限并说明理由。国家药品监督管理局接到批签发机构关于进口产品通报和现场检查建议后，根据风险评估情况，及时组织核查中心进行境外现场检查。境外现场检查时限根据具体情况确定。

检查机构应当根据检查发现的风险程度和涉及范围，对可能需要采取紧急措施的，提出风险控制建议。接到通报的药品监督管理部门应当通知批签发机构对批签发申请人的相关产品或者所有产品不予批签发或者暂停批签发，并责令批签发申请人整改。

批签发申请人在查清问题原因并整改完成后，向药品监督管理部门和批签发机构报告。药品监督管理部门经确认符合要求后通知批签发机构，方可恢复批签发。

第二十七条　药品监督管理部门在监督检查中发现生物制品存在重大质量风险的，应当根据检查结果及时通知批签发机构对药品上市许可持有人的相关产品不予批签发或者暂停批签发。

第二十八条　批签发申请人申请撤回批签发的，应当说明理由，经批签发机构同意后方可撤回；批签发申请人应当向所在地省、自治区、直辖市药品监督管理部门报告批签发申请撤回情况。批签发机构已经确认资料审核提示缺陷、检验结果不符合规定的，批签发申请人不得撤回。

同步批签发过程中出现检验结果不符合规定情况等需要申请撤回批签发的，应当说明理由，经批签发机构同意后方可撤回。

第二十九条　批签发机构根据资料审核、样品检验或者现场检查等结果作出批签发结论。符合要求的，签发生物制品批签发证明，加盖批签发专用章，发给批签发申请人。

批签发机构签发的批签发电子证明与印制的批签发证明具有同等法律效力。

按照批签发管理的生物制品在销售时，应当出具加盖企业印章的该批产品的生物制品批签发证明复印件或者电子文件。

第三十条　有下列情形之一的，不予批签发，向批签发申请人出具生物制品不予批签发通知书，并抄送批签发申请人所在地或者进口口岸所在地省、自治区、直辖市药品监督管理部门：

（一）资料审核不符合要求的；

（二）样品检验不合格的；

（三）现场核实发现存在真实性问题的；

（四）现场检查发现违反药品生产质量管理规范且存在严重缺陷的；

（五）现场检查发现产品存在系统性、重大质量风险的；

（六）批签发申请人无正当理由，未在规定时限内补正资料的；

（七）经综合评估存在重大质量风险的；

（八）其他不符合法律法规要求的。

第三十一条　不予批签发或者撤回批签发的生物制品，由所在地省、自治区、直辖市药品监督管理部门按照有关规定监督批签发申请人销毁。不予批签发或者撤回批签发的进口生物制品由口岸所在地药品监督管理部门监督销毁，或者依法进行其他处理。

第三十二条　在批签发工作中发现企业产品存在质量问题或者其他安全隐患，涉及已上市流通批次的，批签发机构应当立即通报批签发申请人所在地和生产场地所在地省、自治区、直辖市药品监督管理部门；涉及进口生物制品的应当通报进口口岸所在地省、自治区、直辖市药品监督管理部门。接到通报的药品监督管理部门立即通知批签发申请人。

批签发申请人应当立即采取停止销售、使用，召回缺陷产品等措施，并按照有关规定在药品监督管理部门的监督下予以销毁。批签发申请人将销毁记录同时报药品监督管理部门和相应的批签发机构。

药品监督管理部门可以根据风险评估情况，采取责任约谈、限期整改等措施。

批签发申请人召回产品的，不免除其依法应当承担的其他法律责任。

第三十三条 批签发机构应当对批签发工作情况进行年度总结，由中检院汇总分析后，于每年3月底前向国家药品监督管理局报告。

第五章 复 审

第三十四条 批签发申请人对生物制品不予批签发通知书有异议的，可以自收到生物制品不予批签发通知书之日起7日内，向原批签发机构或者直接向中检院提出复审申请。

第三十五条 原批签发机构或者中检院应当在收到批签发申请人的复审申请之日起20日内作出是否复审的决定，复审内容仅限于原申请事项及原报送资料。需要复验的，其样品为原批签发机构保留的样品，其时限按照本办法第二十二条规定执行。

有下列情形之一的，不予复审：

（一）不合格项目为无菌、热原（细菌内毒素）等药品监督管理部门规定不得复验的项目；

（二）样品明显不均匀的；

（三）样品有效期不能满足检验需求的；

（四）批签发申请人书面承诺放弃复验的；

（五）未在规定时限内提出复审申请的；

（六）其他不宜进行复审的。

第三十六条 复审维持原决定的，发给生物制品批签发复审结果通知书，不再受理批签发申请人再次提出的复审申请；复审改变原结论的，收回原生物制品不予批签发通知书，发给生物制品批签发证明。

第六章 信息公开

第三十七条 国家药品监督管理局建立统一的生物制品批签发信息平台，公布批签发机构及调整情况、重大问题处理决定等信息，向批签发申请人提供可查询的批签发进度、批签发结论，及时公布已通过批签发的产品信息，供公众查询。

中检院负责生物制品批签发信息平台的日常运行和维护。

第三十八条　　批签发机构应当在本机构网站或者申请受理场所公开批签发申请程序、需要提交的批签发材料目录和申请书示范文本、时限要求等信息。

第三十九条　　已通过批签发的，批签发机构应当在7日内公开产品名称、批号、企业、效期、批签发证明编号等信息。

第七章　法律责任

第四十条　　药品监督管理部门、批签发机构、核查中心及其工作人员在批签发工作中有下列情形之一的，依法对直接负责的主管人员和其他直接责任人员给予处分；构成犯罪的，依法追究刑事责任：

（一）对不符合法定条件的申请作出准予批签发结论或者超越法定职权作出批签发结论的；

（二）对符合法定条件的申请作出不予批签发结论的；

（三）批签发过程中违反程序要求，私自向批签发申请人或者第三方透露相关工作信息，造成严重后果的；

（四）批签发过程中收受、索取批签发申请人财物或者谋取其他利益的；

（五）未按规定进行现场检查的。

第四十一条　　批签发机构在承担批签发相关工作时，出具虚假检验报告的，依照《药品管理法》第一百三十八条的规定予以处罚。

第四十二条　　批签发申请人提供虚假资料或者样品，或者故意瞒报影响产品质量的重大变更情况，骗取生物制品批签发证明的，依照《药品管理法》第一百二十三条的规定予以处罚。

申请疫苗批签发提供虚假数据、资料、样品或者有其他欺骗行为的，依照《疫苗管理法》第八十一条的规定予以处罚。

伪造生物制品批签发证明的，依照《药品管理法》第一百二十二条的规定予以处罚。

第四十三条　　销售、使用未获得生物制品批签发证明的生物制品的，依照《药品管理法》第一百二十四条的规定予以处罚。

第八章　附　则

第四十四条　　本办法规定的期限以工作日计算，不含法定节假日。

第四十五条　按照批签发管理的生物制品进口时，还应当符合药品进口相关法律法规的规定。国家药品监督管理局规定批签发的生物制品，生物制品批签发证明可作为产品合格的通关证明。

出口疫苗应当符合进口国（地区）的标准或者合同要求，可按照进口国（地区）的标准或者合同要求申请批签发。

第四十六条　国家药品监督管理局负责颁布和更新批签发机构专用章，生物制品批签发专用章命名为"国家批签发机构专用章（X）"。其中，X代表批签发机构简称。

生物制品批签发申请表、生物制品批签发登记表、生物制品批签发证明、生物制品不予批签发通知书、生物制品批签发复审申请表、生物制品批签发复审结果通知书的格式由中检院统一制定并公布。

生物制品批签发证明、生物制品不予批签发通知书、生物制品批签发复审结果通知书，统一加盖生物制品批签发专用章。

第四十七条　生物制品批签发证明、生物制品不予批签发通知书、生物制品批签发复审结果通知书由批签发机构按照国家药品监督管理局规定的顺序编号，其格式为"批签X（进）检XXXXXXXX"，其中，前X符号代表批签发机构所在地省、自治区、直辖市行政区域或者机构的简称，进口生物制品使用"进"字；后8个X符号的前4位为公元年号，后4位为年内顺序号。

第四十八条　本办法自2021年3月1日起施行。2017年12月29日原国家食品药品监督管理总局令第39号公布的《生物制品批签发管理办法》同时废止。

附录三

化学药品注册分类及申报资料要求

一、化学药品注册分类

化学药品注册分类分为创新药、改良型新药、仿制药、境外已上市境内未上市化学药品，分为以下 5 个类别：

1 类：境内外均未上市的创新药。指含有新的结构明确的、具有药理作用的化合物，且具有临床价值的药品。

2 类：境内外均未上市的改良型新药。指在已知活性成分的基础上，对其结构、剂型、处方工艺、给药途径、适应证等进行优化，且具有明显临床优势的药品。

2.1 含有用拆分或者合成等方法制得的已知活性成分的光学异构体，或者对已知活性成分成酯，或者对已知活性成分成盐（包括含有氢键或配位键的盐），或者改变已知盐类活性成分的酸根、碱基或金属元素，或者形成其他非共价键衍生物（如络合物、螯合物或包合物），且具有明显临床优势的药品。

2.2 含有已知活性成分的新剂型（包括新的给药系统）、新处方工艺、新给药途径，且具有明显临床优势的药品。

2.3 含有已知活性成分的新复方制剂，且具有明显临床优势。

2.4 含有已知活性成分的新适应证的药品。

3 类：境内申请人仿制境外上市但境内未上市原研药品的药品。该类药品应与参比制剂的质量和疗效一致。

4 类：境内申请人仿制已在境内上市原研药品的药品。该类药品应与参比制剂的质量和疗效一致。

5 类：境外上市的药品申请在境内上市。

5.1 境外上市的原研药品和改良型药品申请在境内上市。改良型药品应具有明显临床优势。

5.2 境外上市的仿制药申请在境内上市。

原研药品是指境内外首个获准上市，且具有完整和充分的安全性、有效性数据作为上市依据的药品。

参比制剂是指经国家药品监管部门评估确认的仿制药研制使用的对照药品。参比制剂的遴选与公布按照国家药品监管部门相关规定执行。

二、相关注册管理要求

（一）化学药品 1 类为创新药，应含有新的结构明确的、具有药理作用的化合物，且具有临床价值，不包括改良型新药中 2.1 类的药品。含有新的结构明确的、具有药理作用的化合物的新复方制剂，应按照化学药品 1 类申报。

（二）化学药品 2 类为改良型新药，在已知活性成分基础上进行优化，应比改良前具有明显临床优势。已知活性成分指境内或境外已上市药品的活性成分。该类药品同时符合多个情形要求的，须在申报时一并予以说明。

（三）化学药品 3 类为境内生产的仿制境外已上市境内未上市原研药品的药品，具有与参比制剂相同的活性成分、剂型、规格、适应证、给药途径和用法用量，并证明质量和疗效与参比制剂一致。

有充分研究数据证明合理性的情况下，规格和用法用量可以与参比制剂不一致。

（四）化学药品 4 类为境内生产的仿制境内已上市原研药品的药品，具有与参比制剂相同的活性成分、剂型、规格、适应证、给药途径和用法用量，并证明质量和疗效与参比制剂一致。

（五）化学药品 5 类为境外上市的药品申请在境内上市，包括境内外生产的药品。其中化学药品 5.1 类为原研药品和改良型药品，改良型药品在已知活性成分基础上进行优化，应比改良前具有明显临床优势；化学药品 5.2 类为仿制药，应证明与参比制剂质量和疗效一致，技术要求与化学药品 3 类、4 类相同。境内外同步研发的境外生产仿制药，应按照化学药品 5.2 类申报，如申报临床试验，不要求提供允许药品上市销售证明文件。

（六）已上市药品增加境外已批准境内未批准的适应证按照药物临床试验和上市许可申请通道进行申报。

（七）药品上市申请审评审批期间，药品注册分类和技术要求不因相同活性成分的制剂在境内外获准上市而发生变化。药品注册分类在提出上市申请时确定。

三、申报资料要求

（一）申请人提出药物临床试验、药品上市注册及化学原料药申请，应按照国家药品监管部门公布的相关技术指导原则的有关要求开展研究，并按照现行版《M4：人用药物注册申请通用技术文档（CTD）》（以下简称 CTD）格式编号及项目顺序整理并提交申报资料。不适用的项目可合理缺项，但应标明不适用并说明理由。

（二）申请人在完成临床试验提出药品上市注册申请时，应在 CTD 基础上提交电子临床试验数据库。数据库格式以及相关文件等具体要求见临床试验数据递交相关指导原则。

（三）国家药监局药审中心将根据药品审评工作需要，结合 ICH 技术指导原则修订情况，及时更新 CTD 文件并在中心网站发布。

附录四

生物制品注册分类及申报资料要求

生物制品是指以微生物、细胞、动物或人源组织和体液等为起始原材料，用生物学技术制成，用于预防、治疗和诊断人类疾病的制剂。为规范生物制品注册申报和管理，将生物制品分为预防用生物制品、治疗用生物制品和按生物制品管理的体外诊断试剂。

预防用生物制品是指为预防、控制疾病的发生、流行，用于人体免疫接种的疫苗类生物制品，包括免疫规划疫苗和非免疫规划疫苗。

治疗用生物制品是指用于人类疾病治疗的生物制品，如采用不同表达系统的工程细胞（如细菌、酵母、昆虫、植物和哺乳动物细胞）所制备的蛋白质、多肽及其衍生物；细胞治疗和基因治疗产品；变态反应原制品；微生态制品；人或者动物组织或者体液提取或者通过发酵制备的具有生物活性的制品等。生物制品类体内诊断试剂按照治疗用生物制品管理。

按照生物制品管理的体外诊断试剂包括用于血源筛查的体外诊断试剂、采用放射性核素标记的体外诊断试剂等。

药品注册分类在提出上市申请时确定，审评过程中不因其他药品在境内外上市而变更。

第一部分　预防用生物制品

一、注册分类

1 类：创新型疫苗：境内外均未上市的疫苗。
1.1 无有效预防手段疾病的疫苗。

1.2 在已上市疫苗基础上开发的新抗原形式，如新基因重组疫苗、新核酸疫苗、已上市多糖疫苗基础上制备的新的结合疫苗等。

1.3 含新佐剂或新佐剂系统的疫苗。

1.4 含新抗原或新抗原形式的多联 / 多价疫苗。

2 类：改良型疫苗：对境内或境外已上市疫苗产品进行改良，使新产品的安全性、有效性、质量可控性有改进，且具有明显优势的疫苗，包括：

2.1 在境内或境外已上市产品基础上改变抗原谱或型别，且具有明显临床优势的疫苗。

2.2 具有重大技术改进的疫苗，包括对疫苗菌毒种 / 细胞基质 / 生产工艺 / 剂型等的改进（如更换为其他表达体系或细胞基质的疫苗；更换菌毒株或对已上市菌毒株进行改造；对已上市细胞基质或目的基因进行改造；非纯化疫苗改进为纯化疫苗；全细胞疫苗改进为组分疫苗等）。

2.3 已有同类产品上市的疫苗组成的新的多联 / 多价疫苗。

2.4 改变给药途径，且具有明显临床优势的疫苗。

2.5 改变免疫剂量或免疫程序，且新免疫剂量或免疫程序具有明显临床优势的疫苗。

2.6 改变适用人群的疫苗。

3 类：境内或境外已上市的疫苗。

3.1 境外生产的境外已上市、境内未上市的疫苗申报上市。

3.2 境外已上市、境内未上市的疫苗申报在境内生产上市。

3.3 境内已上市疫苗。

二、申报资料要求

证明性文件参考相关受理审查指南。

对疫苗临床试验申请及上市注册申请，申请人应当按照《M4：人用药物注册申请通用技术文档（CTD）》（以下简称 CTD）撰写申报资料。区域性信息 3.2.R 要求见附件。

申报资料具体内容除应符合 CTD 格式要求外，还应符合不断更新的相关法规及技术指导原则的要求。根据药品的研发规律，在申报的不同阶段，药学研究，包括工艺和质控是逐步递进和完善的过程。不同生物制品也各有其药学特点。如果申请人认为不必提交申报资料要求的某项或某些研究，应标明不适用，并提出充分依据。

ICH M4 中对生物制品的要求主要针对基因工程重组产品，根据疫苗研究的特点，还需要考虑内容如下。

药学方面：

1. 不同种类疫苗药学资料的考虑

在 ICH M4 基本框架的基础上，应根据疫苗特点提交生产用菌（毒）种、工艺开发、工艺描述、质量特性研究等资料。

2. 种子批及细胞基质的考虑

对于涉及病毒毒种的疫苗申报资料，应在 3.2.S.2.3 部分提交生产用毒种资料。

在 3.2.S.2.3 提供生产用菌（毒）种种子批和生产用细胞基质种子批中检院或相关药品监管机构认可的第三方检定机构复核检定报告。

3. 佐剂

佐剂相关研究资料提交至以下两个部分：在 3.2.P 提交佐剂的概述；在 3.2.A.3 提交完整的药学研究信息，包括原材料、工艺、质量属性、检测方法、稳定性等。

4. 外源因子安全性评价

应按照相关技术指南进行外源因子安全性系统分析。整体上，传统疫苗参照疫苗相关要求，重组疫苗可参照重组治疗用生物制品相关要求。

目标病毒灭活验证资料在 3.2.S.2.5 工艺验证部分提交。

非目标病毒的去除/灭活验证研究在 3.2.A.2 外源因子安全性评价部分提交。

5. 多联/多价疫苗

对于多价疫苗，根据各型组分生产工艺和质量控制的差异情况考虑申报资料的组织方式，如果较为相似，可在同一 3.2.S 章节中描述，如果差异较大，可分别提交单独的 3.2.S 章节。

当产品含有多种组分时（例如联合疫苗，或附带稀释剂），可每个组分分别提供一个完整的原液和（或）制剂章节。

非临床研究方面：

1. 佐剂

对于佐剂，如有药代、毒理学研究，按照 ICH M4 基本框架在相应部分提交；使用佐剂类型、添加佐剂必要性及佐剂 / 抗原配比合理性、佐剂机制等研究内容在 4.2.1.1 主要药效学部分提交。

2. 多联 / 多价疫苗

多联 / 多价疫苗抗原配比合理性、多价疫苗抗体交叉保护活性研究内容在 4.2.1.1 主要药效学部分提交。

3. 其他

除常规安全性研究外，其他安全性研究可在 4.2.3.7 其他毒性研究部分提交。

临床试验方面：

"试验用药物检验报告书及试验用药物试制记录（包括安慰剂）"应归入"E3：9.4.2 研究性产品的标识"，具体资料在"16. 附录"的"16.1.6 如使用 1 批以上药物，接受特定批次试验药品 / 研究性产品的患者列表"中提交。

申请人在完成临床试验提出药品上市注册申请时，应在 CTD 基础上以光盘形式提交临床试验数据库。数据库格式及相关文件等具体要求见临床试验数据递交相关指导原则。

境外申请人申请在境内开展未成年人用疫苗临床试验的，应至少取得境外含目标人群的 I 期临床试验数据。为应对重大突发公共卫生事件急需的疫苗或者国务院卫生健康主管部门认定急需的疫苗除外。

第二部分　治疗用生物制品

一、注册分类

1 类：创新型生物制品：境内外均未上市的治疗用生物制品。

2 类：改良型生物制品：对境内或境外已上市制品进行改良，使新产品的安全性、有效性、质量可控性有改进，且具有明显优势的治疗用生物制品。

2.1 在已上市制品基础上，对其剂型、给药途径等进行优化，且具有明显临床优势的生物制品。

2.2 增加境内外均未获批的新适应证和（或）改变用药人群。

2.3 已有同类制品上市的生物制品组成新的复方制品。

2.4 在已上市制品基础上，具有重大技术改进的生物制品，如重组技术替代生物组织提取技术；较已上市制品改变氨基酸位点或表达系统、宿主细胞后具有明显临床优势等。

3 类：境内或境外已上市生物制品。

3.1 境外生产的境外已上市、境内未上市的生物制品申报上市。

3.2 境外已上市、境内未上市的生物制品申报在境内生产上市。

3.3 生物类似药。

3.4 其他生物制品。

二、申报资料要求

1. 对于治疗用生物制品临床试验申请及上市注册申请，申请人应当按照《M4：人用药物注册申请通用技术文档（CTD）》（以下简称 CTD）撰写申报资料。区域性信息 3.2.R 要求见附件。

2. 申报资料具体内容除应符合 CTD 格式要求外，还应符合不断更新的相关法规及技术指导原则的要求。根据药品的研发规律，在申报的不同阶段，药学研究，包括工艺和质控是逐步递进和完善的过程。不同生物制品也各有其药学特点。如果申请人认为不必提交申报资料要求的某项或某些研究，应标明不适用，并提出充分依据。

3. 对于生物类似药，质量相似性评价部分的内容可在"3.2.R.6 其他文件"中提交。

4. 对于抗体药物偶联物或修饰类制品，小分子药物药学研究资料可按照 CTD 格式和内容的要求单独提交整套研究资料，也可在"3.2.S.2.3 物料控制"中提交所有的药学研究资料。

5. 对于复方制品或多组分产品，可每个组分分别提交一个完整的原液和（或）制剂章节。

6. 对于细胞和基因治疗产品，可根据产品特点，在原液和（或）制剂相应部分提交药学研究资料，对于不适用的项目，可注明"不适用"。例如，关键原材料中的质粒和病毒载体的药学研究资料，可参照 CTD 格式和内容的要求在"3.2.S.2.3 物料控制"部分提交完整的药学研究资料。

7. 申请人在完成临床试验提出药品上市注册申请时，应在 CTD 基础上以光盘形式提交临床试验数据库。数据库格式及相关文件等具体要求见临床试验数据递交相关指导原则。

8. 按规定免做临床试验的肌内注射的普通或者特异性人免疫球蛋白、人血白蛋白等，可以直接提出上市申请。

9. 生物制品类体内诊断试剂按照 CTD 撰写申报资料。

第三部分　按生物制品管理的体外诊断试剂

一、注册分类

1 类：创新型体外诊断试剂。
2 类：境内外已上市的体外诊断试剂。

二、申报资料要求

体外诊断试剂可以直接提出上市申请。

（一）概要

1. 产品名称
2. 证明性文件
3. 专利情况及其权属状态说明
4. 立题目的与依据
5. 自评估报告
6. 产品说明书及起草说明

7. 包装、标签设计样稿

8. 药品通用名称核定申请材料（如适用）

（二）主要研究信息汇总表

9. 产品基本信息

10. 分析性能信息汇总

11. 临床试验信息汇总

（三）研究资料

12. 主要原材料的研究资料

13. 主要工艺过程及试验方法的研究资料

14. 参考值（范围）确定资料

15. 分析性能评估资料

16. 稳定性研究资料

17. 制造和检定记录，生产工艺（即制造及检定规程）

18. 临床试验资料

三、申报资料项目说明

（一）概要部分

1. 产品名称：可同时包括通用名称、商品名称和英文名称。通用名称应当符合《中国药典》等有关的命名原则。

2. 证明性文件：按照《体外诊断试剂受理审查指南要求》提交证明文件。

3. 专利情况及其权属状态说明，以及对他人的专利不构成侵权的声明。

4. 立题目的与依据：包括国内外有关该品研发、生产、使用情况及相关文献资料。

5. 自评估报告

5.1 产品的预期用途：产品的预期用途，与预期用途相关的临床适应症背景情况，如临床适应证的发生率、易感人群等，相关的临床或实验室诊断方法等。

5.2 产品描述：产品名称、包装规格、所采用的方法、检测所用仪器等。产品主要研究结果的总结和评价。

5.3 有关生物安全性方面的说明：由于体外诊断试剂中的主要原材料可能是由各种动物、病原体、人源的组织、体液或放射性同位素等材料经处理或添加某些物质制备而成，为保证产品在运输、使用过程中使用者和环境的安全，研究者应对上述原材料所采用的保护性措施进行说明。

5.4 其他：包括同类产品在国内外批准上市的情况。相关产品所采用的技术方法及临床应用情况，申请注册产品与国内外同类产品的异同等。对于创新型诊断试剂产品，需提供被测物与预期适用的临床适应证之间关系的文献资料。申请人应建立科学委员会，对品种研发过程及结果等进行全面审核，保障数据的科学性、完整性和真实性。申请人应一并提交对研究资料的自查报告。

6. 产品说明书及起草说明：产品说明书应当符合有关要求并参考有关技术指导原则编写。

7. 包装、标签设计样稿：产品外包装上的标签应当包括通用名称、上市许可持有人、生产企业名称、产品批号、注意事项等。可同时标注产品的通用名称、商品名称和英文名。

对于体外诊断试剂产品中的各种组分如校准品、质控品、清洗液等，其包装、标签上应当标注该组分的中文名称和批号。如果同批号产品、不同批号的各种组分不能替换，则既要注明产品批号，也应注明各种组分的批号。

8. 药品通用名称核定申请材料（如适用）

（二）主要研究信息汇总

9. 产品基本信息：申请人、上市许可持有人、生产地址、包装地址等。试验方法、检测所用仪器等。

10. 分析性能信息汇总：主要分析性能指标包括最低检出限、分析特异性、检测范围、测定准确性（定量测定产品）、批内精密性、批间精密性，保存条件及有效期等。

11. 临床试验信息汇总：包括临床试验机构、临床研究方案、总样本数、各临床单位临床研究样本数、样本信息、临床研究结果，采用的其他试验方法或其他诊断试剂产品的基本信息等。

（三）研究资料

12. 主要原材料的研究资料

12.1 放射性核素标记产品：固相载体、抗原、抗体、放射性核素、质控品、标准品（校准品）及企业参考品等。应提供来源、制备及其质量控制方面的研究资料。对于质控品、标准品（校准品）、企业参考品，还应提供定值或溯源的研究资料等。

12.2 基于免疫学方法产品：固相载体、显色系统、抗原、抗体、质控品及企业参考品等，应提供来源、制备及其质量控制方面的研究资料。对于质控品、标准品（校准品）、企业参考品，还应提供定值或溯源的研究资料等。

12.3 病原微生物核酸检测试剂盒：引物、探针、酶、dNTP、核酸提取分离／纯化系统、显色系统、质控品、内标及企业参考品等。应提供来源、制备及质量控制等的研究资料。对于质控品、内标、企业参考品还应提供定值或溯源的试验资料等。

13. 主要工艺过程及试验方法的研究资料

13.1 放射性核素标记产品：固相载体的包被、放射性核素的标记，样本采集及处理、反应体系的建立、质控方法的研究等。

13.2 基于免疫学方法产品：包括固相载体的包被、显色系统、样本采集及处理、反应体系的建立、质控方法的研究等。

13.3 病原微生物核酸检测试剂盒：样本处理、样本用量、试剂用量、核酸分离／纯化工艺、反应体系的建立、质控方法的研究，对于不同适用机型试验方法的研究。

14. 参考值（范围）确定资料：对阴性样本、最低检出限样本等进行测定，对测定结果进行统计分析后确定参考值（范围），说明把握度及可信区间。

15. 分析性能评估资料

15.1 包括最低检出限、分析特异性（包括抗凝剂的选择、内源性干扰物质的干扰、相关疾病样本的干扰）、检测范围、测定准确性、批内精密性、批间精密性、与已批准注册产品的对比研究等项目。对于病原微生物核酸检测产品还应考虑对国内主要亚型或基因型样本的测定。对于最低检出限，应说明把握度及可信区间。

15.2 应当采用多批产品进行上述等项目的性能评估。通过对多批产品性能评估结果进行统计分析拟定产品标准，以有效地控制产品生产工艺及产品质量的稳定。

15.3 注册申请中包括不同的包装规格，或该产品适用不同机型，则需要采用每个包装规格产品，或在不同机型上进行上述项目评估的试验资料。不同包装规格仅在装量上不同，则不需要提供上述项目的评估资料。

15.4 对于病原微生物核酸检测产品，如采用混合样本进行检测，应对单份测定样本和混合测定样本分别进行分析性能的评估。

15.5 说明质量标准及其确定依据。

16. 稳定性研究资料：包括至少三批样品在实际储存条件下和开瓶状态下，保存至有效期后的稳定性研究资料，必要时应当提供加速破坏性试验资料。

17. 制造和检定记录，制造及检定规程

至少连续三批产品生产及自检记录的复印件。

制造及检定规程：参考现行版《中国药典》。

18. 临床试验资料

18.1 至少在 3 家境内临床机构完成临床试验，提供临床试验协议及临床试验方案。

18.2 提供完整的临床试验报告。

18.3 临床试验的详细资料，包括所有临床样本的试验资料，采用的其他试验方法或其他诊断试剂产品的基本信息，如试验方法、诊断试剂产品来源、产品说明书及注册批准情况等。

18.4 临床研究总样本数

放射性核素标记产品：至少为 500 例。

基于免疫学方法产品：至少为 10 000 例。

病原微生物核酸检测产品：至少为 10 万例。

18.5 在采用已上市产品进行对比研究时，对测定结果不符样本需采用第三方产品进一步确认。

18.6 对于病原微生物核酸检测产品：如采用混合样本进行检测，应分别对单份样本检测和混样检测的结果进行统计分析。

18.7 境外申请人应提供在境外完成的临床试验资料、境外临床使用情况的总结报告和在中国境内完成的临床试验资料。

附 M4：人用药物注册申请通用技术文档（CTD）区域性信息

3.2.R 区域性信息

3.2.R.1 工艺验证

提供工艺验证方案和报告。

3.2.R.2 批记录

临床试验申请时，提供代表临床试验用样品工艺的批生产、检验记录；

上市申请时，提供关键临床代表性批次和至少连续三批拟上市规模验证批的批生产、检验记录；

提供上述批次的检验报告。

3.2.R.3 分析方法验证报告

提供分析方法验证报告，包含典型图谱。

3.2.R.4 稳定性图谱

提供稳定性研究的典型图谱。

3.2.R.5 可比性方案（如适用）

3.2.R.6 其他

附录五

医药代表备案管理办法（试行）

第一条 为规范医药代表学术推广行为，促进医药产业健康有序发展，根据中共中央办公厅、国务院办公厅印发《关于深化审评审批制度改革鼓励药品医疗器械创新的意见》和国务院办公厅印发《关于进一步改革完善药品生产流通使用政策的若干意见》，制定本办法。

第二条 本办法所称医药代表，是指代表药品上市许可持有人在中华人民共和国境内从事药品信息传递、沟通、反馈的专业人员。

（一）医药代表主要工作任务：

（二）拟订医药产品推广计划和方案；

（三）向医务人员传递医药产品相关信息；

（四）协助医务人员合理使用本企业医药产品；

（五）收集、反馈药品临床使用情况及医院需求信息。

第三条 医药代表可通过下列形式开展学术推广等活动：

（一）在医疗机构当面与医务人员和药事人员沟通；

（二）举办学术会议、讲座；

（三）提供学术资料；

（四）通过互联网或者电话会议沟通；

（五）医疗机构同意的其他形式。

第四条 药品上市许可持有人对医药代表的备案和管理负责；药品上市许可持有人为境外企业的，由其指定的境内代理人履行相应责任。

第五条 药品上市许可持有人应当与医药代表签订劳动合同或者授权书，并在国家药品监督管理局指定的备案平台备案医药代表信息。药品上市许可持有人应当按照本办法规定及时做好医药代表备案信息的维护，按要求录入、变更、确认、删除其医药代表信息。

第六条 备案平台可以查验核对备案的医药代表信息，公示药品上市许可持有人或者医药代表的失信及相关违法违规信息，发布有关工作通知公告、政策法规。

备案平台由国家药品监督管理局委托中国药学会建设和维护。

第七条　药品上市许可持有人应当在备案平台上提交下列备案信息：

（一）药品上市许可持有人的名称、统一社会信用代码；

（二）医药代表的姓名、性别、照片；

（三）身份证件种类及号码，所学专业、学历；

（四）劳动合同或者授权书的起止日期；

（五）医药代表负责推广的药品类别和治疗领域等；

（六）药品上市许可持有人对其备案信息真实性的声明；

提交完备案信息后，备案平台自动生成医药代表备案号。

第八条　药品上市许可持有人应当在本公司网站上公示所聘用或者授权的医药代表信息。如本公司没有网站的，应当在相关行业协会网站上公示。

药品上市许可持有人应当公示下列信息：

（一）医药代表备案号；

（二）药品上市许可持有人的名称、统一社会信用代码；

（三）医药代表的姓名、性别、照片；

（四）医药代表负责推广的药品类别和治疗领域等；

（五）劳动合同或者授权书的起止日期。

第九条　医药代表备案信息有变更的，药品上市许可持有人应当在 30 个工作日内完成备案信息变更，并同步变更网站上公示的信息。

境外药品上市许可持有人变更境内代理人的，由新指定的境内代理人重新确认其名下已备案的医药代表信息。

对不再从事相关工作或者停止授权的医药代表，药品上市许可持有人应当在 30 个工作日内删除其备案信息。

第十条　药品上市许可持有人被吊销、撤销或者注销药品批准证明文件或者《药品生产许可证》的，药品上市许可持有人应当在行政机关作出行政处罚或者行政决定后 30 个工作日内删除其备案的医药代表信息。

第十一条　医药代表在医疗机构开展学术推广等活动应当遵守卫生健康部门的有关规定，并获得医疗机构同意。

第十二条　药品上市许可持有人不得有下列情形：

（一）未按规定备案医药代表信息，不及时变更、删除备案信息；

（二）鼓励、暗示医药代表从事违法违规行为；

（三）向医药代表分配药品销售任务，要求医药代表实施收款和处理购销票据等销售行为；

（四）要求医药代表或者其他人员统计医生个人开具的药品处方数量；

（五）在备案中提供虚假信息。

第十三条 医药代表不得有下列情形：

（一）未经备案开展学术推广等活动；

（二）未经医疗机构同意开展学术推广等活动；

（三）承担药品销售任务，实施收款和处理购销票据等销售行为；

（四）参与统计医生个人开具的药品处方数量；

（五）对医疗机构内设部门和个人直接提供捐赠、资助、赞助；

（六）误导医生使用药品，夸大或者误导疗效，隐匿药品已知的不良反应信息或者隐瞒医生反馈的不良反应信息；

（七）其他干预或者影响临床合理用药的行为。

药品上市许可持有人应当对所聘用或者授权的医药代表严格履行管理责任，严禁医药代表存在上述情形。对存在上述情形的医药代表，药品上市许可持有人应当及时予以纠正；情节严重的，应当暂停授权其开展学术推广等活动，并对其进行岗位培训，考核合格后重新确认授权。

第十四条 药品上市许可持有人或者医药代表给予使用其药品的有关人员财物或者其他不正当利益的，依照《中华人民共和国药品管理法》《中华人民共和国反不正当竞争法》等相关法律法规进行调查处理。

第十五条 医疗机构不得允许未经备案的人员对本医疗机构医务人员或者药事人员开展学术推广等相关活动；医疗机构可在备案平台查验核对医药代表备案信息。

第十六条 行业（学）协会等社会机构应当积极发挥行业监督和自律的作用；鼓励行业（学）协会等社会机构依据本办法制定行业规范及其行为准则，建立监督机制、信用分级管理机制和联合奖惩措施。

第十七条 本办法自 2020 年 12 月 1 日起施行。

附录六

基本医疗保险用药管理暂行办法

国家医疗保障局令

第 1 号

《基本医疗保险用药管理暂行办法》已经国家医疗保障局局务会审议通过，现予公布，自 2020 年 9 月 1 日起施行。

局长　胡静林

2020 年 7 月 30 日

基本医疗保险用药管理暂行办法

第一章　总　则

第一条　为推进健康中国建设，保障参保人员基本用药需求，提升基本医疗保险用药科学化、精细化管理水平，提高基本医疗保险基金使用效益，推进治理体系和治理能力现代化，依据《中华人民共和国社会保险法》等法律法规和《中共中央　国务院关于深化医疗保障制度改革的意见》，制定本暂行办法。

第二条　各级医疗保障部门对基本医疗保险用药范围的确定、调整，以及基本医疗保险用药的支付、管理和监督等，适用本办法。

第三条　基本医疗保险用药范围通过制定《基本医疗保险药品目录》（以下简称《药品目录》）进行管理，符合《药品目录》的药品费用，按照国家规定由基本医疗保险基金支付。《药品目录》实行通用名管理,《药品目录》内药品的同通用名药品自动属于基本医疗保险基金支付范围。

第四条 基本医疗保险用药管理坚持以人民为中心的发展思想,切实保障参保人员合理的用药需求;坚持"保基本"的功能定位,既尽力而为,又量力而行,用药保障水平与基本医疗保险基金和参保人承受能力相适应;坚持分级管理,明确各层级职责和权限;坚持专家评审,适应临床技术进步,实现科学、规范、精细、动态管理;坚持中西药并重,充分发挥中药和西药各自优势。

第五条 《药品目录》由凡例、西药、中成药、协议期内谈判药品和中药饮片五部分组成。省级医疗保障行政部门按国家规定增补的药品单列。为维护临床用药安全和提高基本医疗保险基金使用效益,《药品目录》对部分药品的医保支付条件进行限定。

第六条 国务院医疗保障行政部门负责建立基本医疗保险用药管理体系,制定和调整全国范围内基本医疗保险用药范围,使用和支付的原则、条件、标准及程序等,组织制定、调整和发布国家《药品目录》并编制统一的医保代码,对全国基本医疗保险用药工作进行管理和监督。国家医疗保障经办机构受国务院医疗保障行政部门委托承担国家《药品目录》调整的具体组织实施工作。

省级医疗保障行政部门负责本行政区域内的基本医疗保险用药管理,制定本地区基本医疗保险用药管理政策措施,负责《药品目录》的监督实施等工作。各省(自治区、直辖市)以国家《药品目录》为基础,按照国家规定的调整权限和程序将符合条件的民族药、医疗机构制剂、中药饮片纳入省级医保支付范围,按规定向国务院医疗保障行政部门备案后实施。

统筹地区医疗保障部门负责《药品目录》及相关政策的实施,按照医保协议对定点医药机构医保用药行为进行审核、监督和管理,按规定及时结算和支付医保费用,并承担相关的统计监测、信息报送等工作。

第二章 《药品目录》的制定和调整

第七条 纳入国家《药品目录》的药品应当是经国家药品监管部门批准,取得药品注册证书的化学药、生物制品、中成药(民族药),以及按国家标准炮制的中药饮片,并符合临床必需、安全有效、价格合理等基本条件。支持符合条件的基本药物按规定纳入《药品目录》。

第八条　以下药品不纳入《药品目录》：

（一）主要起滋补作用的药品；

（二）含国家珍贵、濒危野生动植物药材的药品；

（三）保健药品；

（四）预防性疫苗和避孕药品；

（五）主要起增强性功能、治疗脱发、减肥、美容、戒烟、戒酒等作用的药品；

（六）因被纳入诊疗项目等原因，无法单独收费的药品；

（七）酒制剂、茶制剂，各类果味制剂（特别情况下的儿童用药除外），口腔含服剂和口服泡腾剂（特别规定情形的除外）等；

（八）其他不符合基本医疗保险用药规定的药品。

第九条　《药品目录》内的药品，有下列情况之一的，经专家评审后，直接调出《药品目录》：

（一）被药品监管部门撤销、吊销或者注销药品批准证明文件的药品；

（二）被有关部门列入负面清单的药品；

（三）综合考虑临床价值、不良反应、药物经济性等因素，经评估认为风险大于收益的药品；

（四）通过弄虚作假等违规手段进入《药品目录》的药品；

（五）国家规定的应当直接调出的其他情形。

第十条　《药品目录》内的药品，符合以下情况之一的，经专家评审等规定程序后，可以调出《药品目录》：

（一）在同治疗领域中，价格或费用明显偏高且没有合理理由的药品；

（二）临床价值不确切，可以被更好替代的药品；

（三）其他不符合安全性、有效性、经济性等条件的药品。

第十一条　国务院医疗保障行政部门建立完善动态调整机制，原则上每年调整一次。

国务院医疗保障行政部门根据医保药品保障需求、基本医疗保险基金的收支情况、承受能力、目录管理重点等因素，确定当年《药品目录》调整的范围和具体条件，研究制定调整工作方案，依法征求相关部门和有关方面的意见并向社会公布。对企业申报且符合当年《药品目录》调整条件的药品纳入该年度调整范围。

第十二条　建立《药品目录》准入与医保药品支付标准（以下简称支付标准）衔接机制。除中药饮片外，原则上新纳入《药品目录》的药品同步确定支付标准。

独家药品通过准入谈判的方式确定支付标准。

非独家药品中，国家组织药品集中采购（以下简称集中采购）中选药品，按照集中采购有关规定确定支付标准；其他非独家药品根据准入竞价等方式确定支付标准。

执行政府定价的麻醉药品和第一类精神药品，支付标准按照政府定价确定。

第十三条　中药饮片采用专家评审方式进行调整，其他药品的调整程序主要包括企业申报、专家评审、谈判或准入竞价、公布结果。

第十四条　建立企业（药品上市许可持有人，以下统称企业）申报制度。根据当年调整的范围，符合条件的企业按规定向国家医疗保障经办机构提交必要的资料。提交资料的具体要求和办法另行制定。

第十五条　国家医疗保障经办机构按规定组织医学、药学、药物经济学、医保管理等方面专家，对符合当年《药品目录》调整条件的全部药品进行评审，并提出如下药品名单：

（一）建议新增纳入《药品目录》的药品。经专家评审后，符合条件的国家组织集中采购中选药品或政府定价药品，可直接纳入《药品目录》；其他药品按规定提交药物经济学等资料。

（二）原《药品目录》内建议直接调出的药品。该类药品直接从《药品目录》中调出。

（三）原《药品目录》内建议可以调出的药品。该类药品按规定提交药物经济学等资料。

（四）原《药品目录》内药品建议调整限定支付范围的。其中缩小限定支付范围或者扩大限定支付范围但对基本医疗保险基金影响较小的，可以直接调整；扩大限定支付范围且对基本医疗保险基金影响较大的，按规定提交药物经济学等资料。

第十六条　国家医疗保障经办机构按规定组织药物经济学、医保管理等方面专家开展谈判或准入竞价。其中独家药品进入谈判环节，非独家药品进入企业准入竞价环节。谈判或者准入竞价成功的，纳入《药品目录》或调整限定支付范围；谈判或者准入竞价不成功的，不纳入或调出《药品目录》，或者不予调整限定支付范围。

第十七条　国务院医疗保障行政部门负责确定并印发《药品目录》，公布调整结果。

第十八条　原则上谈判药品协议有效期为两年。协议期内，如有谈判药品的同通用名药物（仿制药）上市，医保部门可根据仿制药价格水平调整该药品的支付标准，也可以将该通用名纳入集中采购范围。协议期满后，如谈判药品仍为独家，周边国家及地区的价格等市场环境未发生重大变化且未调整限定支付范围或虽然调整了限定支付范围但对基本医疗保险基金影响较小的，根据协议期内基本医疗保险基金实际支出（以医保部门统计为准）与谈判前企业提交的预算影响分析进行对比，按相关规则调整支付标准，并续签协议。具体规则另行制定。

第十九条　对于因更名、异名等原因需要对药品的目录归属进行认定的，由国务院医疗保障行政部门按程序进行认定后发布。

第二十条　国务院医疗保障行政部门负责编制国家医保药品代码，按照医保药品分类和代码规则建立药品编码数据库。原则上每季度更新一次。

第三章　《药品目录》的使用

第二十一条　协议期内谈判药品原则上按照支付标准直接挂网采购。协议期内，谈判药品的同通用名药品在价格不高于谈判支付标准的情况下，按规定挂网采购。其他药品按照药品招采有关政策执行。

第二十二条　在满足临床需要的前提下，医保定点医疗机构须优先配备和使用《药品目录》内药品。逐步建立《药品目录》与定点医疗机构药品配备联动机制，定点医疗机构根据《药品目录》调整结果及时对本医疗机构用药目录进行调整和优化。

第四章　医保用药的支付

第二十三条　参保人使用《药品目录》内药品发生的费用，符合以下条件的，可由基本医疗保险基金支付：

（一）以疾病诊断或治疗为目的；

（二）诊断、治疗与病情相符，符合药品法定适应证及医保限定支付范围；

（三）由符合规定的定点医药机构提供，急救、抢救的除外；

（四）由统筹基金支付的药品费用，应当凭医生处方或住院医嘱；

（五）按规定程序经过药师或执业药师的审查。

第二十四条　国家《药品目录》中的西药和中成药分为"甲类药品"和"乙类药品"。"甲类药品"是临床治疗必需、使用广泛、疗效确切、同类药品中价格或治疗费用较低的药品。"乙类药品"是可供临床治疗选择使用，疗效确切、同类药品中比"甲类药品"价格或治疗费用略高的药品。协议期内谈判药品纳入"乙类药品"管理。

各省级医疗保障部门按国家规定纳入《药品目录》的民族药、医疗机构制剂纳入"乙类药品"管理。

中药饮片的"甲乙分类"由省级医疗保障行政部门确定。

第二十五条　参保人使用"甲类药品"按基本医疗保险规定的支付标准及分担办法支付；使用"乙类药品"按基本医疗保险规定的支付标准，先由参保人自付一定比例后，再按基本医疗保险规定的分担办法支付。

"乙类药品"个人先行自付的比例由省级或统筹地区医疗保障行政部门确定。

第二十六条　支付标准是基本医疗保险参保人员使用《药品目录》内药品时，基本医疗保险基金支付药品费用的基准。基本医疗保险基金依据药品的支付标准以及医保支付规定向定点医疗机构和定点零售药店支付药品费用。支付标准的制定和调整规则另行制定。

第五章　医保用药的管理与监督

第二十七条　综合运用协议、行政、司法等手段，加强《药品目录》及用药政策落实情况的监管，提升医保用药安全性、有效性、经济性。

第二十八条　定点医药机构应健全组织机构，完善内部制度规范，建立健全药品"进、销、存"全流程记录和管理制度，提高医保用药管理能力，确保医保用药安全合理。

第二十九条　将《药品目录》和相关政策落实责任纳入定点医药机构协议内容，强化用药合理性和费用审核，定期开展监督检查。将医保药品备药率、非医保药品使用率等与定点医疗机构的基金支付挂钩。加强定点医药机构落实医保用药管理政策，履行药品配备、使用、支付、管理等方面职责的监督检查。

第三十条　建立目录内药品企业监督机制，引导企业遵守相关规定。将企业在药品推广使用、协议遵守、信息报送等方面的行为与《药品目录》管理挂钩。

第三十一条　基本医疗保险用药管理工作主动接受纪检监察部门和社会各界监督。加强专家管理，完善专家产生、利益回避、责任追究等机制。加强内控制度建设，完善投诉举报处理、利益回避、保密等内部管理制度，落实合法性和公平竞争审查制度。

第三十二条　对于调入或调出《药品目录》的药品，专家应当提交评审结论和报告。逐步建立评审报告公开机制，接受社会监督。

第六章　附　则

第三十三条　凡例是对《药品目录》的编排格式、名称剂型规范、备注等内容的解释和说明。

西药部分，收载化学药品和生物制品。

中成药部分，收载中成药和民族药。

协议期内谈判药品部分，收载谈判协议有效期内的药品。

中药饮片部分，收载基本医疗保险基金予以支付的饮片，并规定不得纳入基本医疗保险基金支付的饮片。

第三十四条　各省（自治区、直辖市）医疗保障部门要参照本暂行办法，在国家规定的权限内，制定本省（自治区、直辖市）调整《药品目录》的具体办法。

第三十五条　发生严重危害群众健康的公共卫生事件或紧急情况时，国务院医疗保障行政部门可临时调整或授权省级医疗保障行政部门临时调整医保药品支付范围。

第三十六条　原则上《药品目录》不再新增 OTC 药品。

第三十七条　本办法由国务院医疗保障行政部门负责解释，自 2020 年 9 月 1 日起施行。

附录七

国家医疗保障局关于建立医药价格和
招采信用评价制度的指导意见

医保发〔2020〕34号

各省、自治区、直辖市及新疆生产建设兵团医疗保障局、药品和医用耗材集中采购机构：

医药领域给予回扣、垄断控销等行为造成药品和医用耗材价格虚高、医疗费用过快增长、医保基金大量流失，加重人民就医负担，侵害群众切身利益。为贯彻落实《中共中央 国务院关于深化医疗保障制度改革的意见》，推进完善以市场为主导的医药价格形成机制，促进医药企业按照公平、合理和诚实信用、质价相符的原则制定价格，依据《价格法》《药品管理法》等法律法规，现就建立医药价格和招采信用评价制度，提出以下指导意见。

一、指导思想

以习近平新时代中国特色社会主义思想为指导，全面贯彻党的十九大和十九届二中、三中、四中全会精神，坚持医药价格治理创新，基于药品和医用耗材集中采购中的买卖合同关系，依托药品和医用耗材招标采购平台，系统集成守信承诺、信用评级、分级处置、信用修复等机制，建立权责对等、协调联动的医药价格和招采信用评价制度，促进各方诚实守信，共同营造公平规范、风清气正的流通秩序和交易环境，切实保障群众利益和医保基金安全，使人民群众有更多获得感、幸福感、安全感。

二、建立信用评价目录清单

国家医疗保障局建立医药价格和招采失信事项目录清单，实行动态调整，列入目录清单的失信事项主要包括在医药购销中给予回扣或其他不正当利益（以下简称"医药商业贿赂"）、涉税违法、实施垄断行为、不正当价格行为、扰乱集中采购秩序、恶意违反合同约定等有悖诚实信用的行为。自本意见印发之日起，医药企业（含药品生产许可持有人、药品和医用耗材生产企业、与生产企业具有委托代理关系的经销企业，以及配送企业，下同）在定价、投标、履约、营销等过程中，通过目录清单所列失信事项牟取不正当利益的，纳入医药价格和招采信用评价范围。

三、实行医药企业主动承诺制

医药企业参加或委托参加药品和医用耗材集中采购、平台挂网，以及公立医疗机构和医保定点的非公立医疗机构（以下统称"医疗机构"）开展的备案采购，应以独立法人名义向相关药品和医用耗材集中采购机构（以下简称"集中采购机构"）提交书面承诺，承诺事项包括建立合规审查制度，杜绝失信行为，规范其员工（含雇佣关系）或具有委托代理关系的经销企业销售己方药品或医用耗材的行为，承担相应的失信责任，接受处置措施等。

四、建立失信信息报告记录渠道

通过企业报告和平台记录相结合的方式，及时全面、完整规范地采集医药企业失信行为信息，建立失信信息库。医药企业应主动及时向失信行为发生地的省级集中采购机构报告失信信息。在国家医疗保障局和相关部门的合作框架下，省级集中采购机构定期梳理汇总相关部门公开或共享的裁判文书、行政处罚决定文书等，采集校验医药企业失信信息并予以记录。省级集中采购机构日常运行中通过监测、受理举报等方式，掌握医药企业定价、投标、履约、营销等方面的失信行为信息并予以记录。

五、开展医药企业信用评级

省级集中采购机构按照来源可靠、条件明确、程序规范、操作严密的要求实施信用评级，根据失信行为的性质、情节、时效、影响等因素，将医药企业在本地招标采购市场的失信情况评定为一般、中等、严重、特别严重四个等级，每季度动态更新。对于涉及违法违规的失信行为、信用评级所依据的事实，以法院判决或行政处罚决定认定事实为准。国家医疗保障局授权并指导监督医药价格和招标采购指导中心制定信用评价的操作规范和信用评级的裁量基准，规范各地信用评价评级工作。各省（区、市）可在国家制定发布的操作规范和裁量基准基础上，探索量化评分的信用评级方法，提升信用评级的标准化规范化水平。

六、分级处置失信违约行为

省级集中采购机构根据医药企业信用评级，分别采取书面提醒告诫、依托集中采购平台向采购方提示风险信息、限制或中止相关药品或医用耗材挂网、限制或中止采购相关药品或医用耗材、披露失信信息等处置措施，失信行为涉及省份数量达到规定条件的，由国家医疗保障局医药价格和招标采购指导中心启动全国联合处置。涉事药品或医用耗材供给结构单一、供需形势紧张的，在保障供应的基础上采取分级处置措施。

七、鼓励医药企业修复信用

建立医药企业信用修复机制。失信行为自被确认起超过一定时间，以及相关司法判决、行政处罚决定被依法撤销或改变的，保留记录但不再计入信用评级范围。省级集中采购机构在处置措施生效前提醒告知医药企业，并视情形给予一定的申诉和整改期，允许企业补充更正信息、申诉说明情况。鼓励企业采取切实措施主动修复信用，包括终止相关失信行为、处置失信责任人、提交合规整改报告并接受合规检查、公开发布致歉声明消除不良影响、剔除涉案药品或医用耗材价格中的虚高空间、退回或公益性捐赠不合理收益、有效指证失信行为的实际控制主体等。

八、正确运用医药价格和招采信用评价

各省级集中采购机构实施医药价格和招采信用评价，应接受省级医疗保障部门的指导和监督，坚持以客观事实为依据，以法律法规为准绳，以市场机制为导向，以买卖合同关系为基础，保障医药企业依法享有自主定价、自主经营权利，不得以医药价格和招采信用评价制度名义，实施地方保护、破坏公平竞争。

九、共同推进信用评价制度建设

各省级医疗保障部门应在 2020 年底前，指导监督本省份集中采购机构建立并实施医药价格和招采信用评价制度。坚持共建共治共享原则，推动医药企业、医疗机构积极参与，引导医药企业自觉履行遵守价格规则、诚信经营的义务，引导医疗机构同等条件下优先选择信用评级更优的医药企业作为供应或配送单位。集中采购机构要深入推进标准化规范化建设，改善招标采购服务，充分利用信息化手段，为医药企业提交承诺、记录信息、修复信用等提供便捷高效的服务和支撑。

附录八

第二批鼓励仿制药品目录

为落实国务院办公厅《关于改革完善仿制药供应保障及使用政策的意见》和《关于印发深化医药卫生体制改革 2020 年下半年重点工作任务的通知》有关制定鼓励仿制药品目录的部署和要求，中华人民共和国国家卫生健康委员会联合中华人民共和国科学技术部、中华人民共和国工业和信息化部、国家医疗保障局、国家药品监督管理局、国家知识产权局等部门组织专家，对国内专利即将到期尚未提出注册申请及临床供应短缺（竞争不充分）的药品进行遴选论证，制定了《第二批鼓励仿制药品目录》。

第二批鼓励仿制药品目录

编号	药品通用名	剂型	规格
1	阿福特罗	吸入溶液剂	2ml：15μg
2	糠酸氟替卡松维兰特罗	吸入粉雾剂	氟替卡松 0.1mg，维兰特罗 25μg
3	氟替美维	吸入粉雾剂	氟替卡松 0.1mg，乌美溴铵 62.5μg，维兰特罗 25μg；氟替卡松 0.2mg，乌美溴铵 62.5μg，维兰特罗 25μg
4	氯维地平	注射用乳剂	50ml：25mg、100ml：50mg
5	奥贝胆酸	片剂	5mg
6	普卡那肽	片剂	3mg
7	米拉贝隆	缓释片	25mg、50mg
8	噁拉戈利	片剂	150mg、200mg
9	依利格鲁司他	胶囊剂	84mg
10	玛莫瑞林	口服溶液剂	120ml：60mg
11	艾司利卡西平	片剂	200mg、400mg
12	吡仑帕奈	片剂	2mg、4mg
		口服混悬剂	0.5mg/ml

续表

编号	药品通用名	剂型	规格
13	布瓦西坦	口服溶液剂	10mg/ml
		注射剂	5ml：50mg
14	去甲文拉法辛	缓释片	25mg、50mg、100mg
15	他司美琼	胶囊剂	20mg
16	他喷他多	缓释片	50mg、100mg
17	卡巴他赛	注射剂	1.5ml：60mg

附录九

第三批鼓励研发申报儿童药品

为进一步落实原国家卫生和计划生育委员会等6部门《关于保障儿童用药的若干意见》（国卫药政发〔2014〕29号）要求，促进儿童适宜品种、剂型、规格的研发创制和申报审评，满足儿科临床用药需求，中华人民共和国国家卫生健康委员会、中华人民共和国工业和信息化部、国家药品监督管理局继续紧密围绕我国儿童疾病谱以及相关企业研发生产能力，制定了《第三批鼓励研发申报儿童药品清单》。

第三批鼓励研发申报儿童药品清单

序号	药品通用名	剂型	规格
1	地西泮	口服溶液剂	1mg/ml，100ml
2	利多卡因	喷雾剂	10mg/喷，50ml
3	螺内酯	口服溶液剂	1mg/ml，5ml
4	西地那非	口服混悬剂	10mg/ml，112ml
5	依那普利	口服溶液剂	1mg/ml，150ml
6	索他洛尔	口服溶液剂	1mg/ml
7	双嘧达莫	口服混悬剂	10mg/ml
8	蛋白C	注射剂	500IU
9	氯吡格雷	口服混悬剂	1mg/ml，50ml
10	XIII因子	注射剂	250IU
11	四氢生物蝶呤	片剂	20mg、100mg
12	无水甜菜碱	散剂	180g

续表

序号	药品通用名	剂型	规格
13	他克莫司	颗粒剂	0.2mg、1mg
14	阿那白滞素	注射剂	100mg/0.67ml
15	乙琥胺	糖浆剂	100ml：5g
16	舒噻嗪	片剂	100mg
17	盐酸右美托咪定	鼻用喷雾剂	1.0g：200μg
18	阿司匹林	口服溶液剂（或口服混悬剂、口服乳剂）	5mg/ml
19	后叶加压素	注射剂	20IU/ml
20	Ataluren	颗粒剂	125mg
21	睾酮	注射剂	100mg/ml，10ml
22	伏立康唑	口服混悬剂	40mg/ml
23	磺胺甲噁唑 + 甲氧苄啶	口服混悬剂	200mg/ml（磺胺甲噁唑）；40mg/ml（甲氧苄啶），5ml
24	吗替麦考酚酯	口服混悬剂	200mg/ml，175ml
25	盐酸曲恩汀	胶囊剂	250mg
26	吡斯的明	注射剂	1mg/ml
27	缬沙坦	口服溶液剂	3mg/ml，160ml
28	奎尼丁	口服溶液剂（或口服混悬剂、口服乳剂）	1mg/ml
29	苯丁酸钠	片剂	500mg
30	甲硝唑	口服溶液剂	40mg/ml，5ml
31	胺碘酮	口服混悬剂	1mg/ml，100ml
32	苯乙酸钠 + 苯甲酸钠	注射剂	100mg/ml（苯乙酸钠）；100mg/ml（苯甲酸钠），50ml
33	曲普瑞林	注射剂	11.25mg
34	奈拉滨	注射剂	250mg

附录十

临床急需境外新药名单（第三批）

序号	药品名称（活性成分）	企业名称（持证商）	首次批准地	欧美日首次批准日期	治疗领域	治疗靶点	适应证	列为临床急需原因
1	Cablivi（Caplacizumab）	Ablynx NV	欧盟	2018-09-03	血液系统疾病	血管性血友病因子（Vwf）A1结构域	获得性血栓性血小板减少性紫癜（aTTP）	aTTP发病率罕见，本品是目前该适应证唯一获批药物，临床急需
2	Xospata（Gilteritinib fumarate）	Astellas Pharma Inc.	日本	2018-09-21	恶性血液疾病	FLT3/AXL	用于治疗FLT3突变阳性的复发或难治性急性髓细胞白血病	临床急需，临床优势明显，用于难治复发人群
3	Tibsovo（ivosidenib）	Agios Pharmaceuticals, Inc.	美国	2018-07-20	恶性血液疾病	IDH1	急性髓系白血病	临床急需，具备临床优势，用于难治复发人群
4	Brineura（cerliponase alfa）Injection	BioMarin Pharmaceutical Inc.	美国	2017-04-27	遗传代谢性疾病	酶替代疗法	晚发婴儿型神经元蜡样脂褐质沉积症（CLN2）	罕见病用药

续表

序号	药品名称（活性成分）	企业名称（持证商）	首次批准地	欧美日首次批准日期	治疗领域	治疗靶点	适应证	列为临床急需原因
5	Tecfidera（dimethyl fumarate）Delayed-Release Capsules	Biogen Idec, Inc.	美国	2013-03-27	神经系统	Nrf2	多发性硬化	罕见病用药
6	Xofluza（Baloxavir marboxil）	（日本）Shionogi & Co., Ltd. 盐野义制药	日本	2018-2-23	感染性疾病	帽状结构依赖性内切酶抑制剂	治疗甲型和乙型流感	①涉及公共卫生；②重症流感危及生命；③本品较上市产品有治疗优势
7	Verkazia（ciclosporin）	Santen OY	欧盟	2018-7-6	眼部疾病	N/A	4岁以上儿童及青少年严重春季角膜结膜炎（VKC）	严重春季角膜结膜炎可致角膜功能损害甚至导致视力丧失。本品可为对现有疗法不耐受或无效的患者提供新的有效治疗手段

附录十一

第六批过度重复药品目录

序号	通用名	已有批准文号数量	已有批准文号企业数量	CMEI监测三年在销批文文数	CMEI监测三年在销批文企业数	CMEI监测批文CR10销售金额占比	CMEI监测批文CR10使用量占比	RDM监测三年在销批文文数	RDM监测三年在销批文企业数	RDM监测批文CR10销售金额占比	RDM监测批文CR10使用量占比	已有批准文号企业数较少剂型（≤3家）	通过药品一致性评价的企业数量
1	甲硝唑	1162	797	261	192	70.74	66.27	176	159	76.40	72.32	含漱液（2）、洗剂（2）、其他杀类剂型（1）、阴道凝胶剂（2）	5
2	葡萄糖	1839	349	781	180	31.50	34.64	97	92	85.30	85.45	—	—
3	左氧氟沙星	729	305	291	163	79.24	59.73	204	172	57.31	62.51	滴耳液（2）、外用乳膏剂（1）、眼用凝胶剂（1）	2
4	氯化钠	972	271	525	161	80.39	41.96	94	81	81.06	80.53	—	—
5	利巴韦林	746	449	207	156	80.39	45.86	130	116	79.92	82.69	—	—

续表

序号	通用名	已有批准文号数量	已有批准文号企业数量	CMEI监测三年在销批文数	CMEI监测三年在销企业数	CMEI监测批文CR10销售金额占比	CMEI监测批文CR10使用量占比	RDM监测三年在销批文数	RDM监测三年在销企业数	RDM监测批文CR10销售金额占比	RDM监测批文CR10使用量占比	已有批准文号企业数较少剂型（≤3家）	通过药品一致性评价的企业数量
6	维生素C	1874	810	251	152	41.52	48.98	163	133	79.38	71.02	含片（2）	—
7	阿奇霉素	596	296	262	149	92.32	80.49	247	193	67.78	55.23	糖浆剂（1）	9
8	维生素B$_6$	815	552	176	139	50.75	67.92	104	93	76.49	83.15	—	2
9	诺氟沙星	868	757	122	115	63.24	58.84	236	220	69.69	61.36	阴道栓（3）	2
10	对乙酰氨基酚	1092	631	118	103	90.21	76.06	168	153	80.78	70.83	滴丸（1），口服混悬胶剂（1）	15
11	阿昔洛韦	262	197	124	101	76.21	60.25	108	96	70.28	76.15	颗粒剂（2），眼用软膏剂（3）	2
12	葡萄糖氯化钠	916	218	288	100	50.76	46.27	34	33	69.56	78.94	—	—
13	氟康唑	260	201	121	99	97.82	81.36	81	74	68.43	57.18	颗粒剂（1）	4
14	复方对乙酰氨基酚	792	712	100	98	98.05	78.17	234	218	95.04	95.30	—	—
15	小儿氨酚黄那敏	373	349	97	97	97.49	86.37	209	199	81.86	81.86	—	—
16	克林霉素	536	264	197	95	50.76	59.47	101	88	74.27	54.00	阴道用乳剂（3）	8
17	碳酸氢钠	379	237	111	93	81.64	89.13	59	57	95.23	95.50	—	3

续表

序号	通用名	已有批准文号数量	已有批准文号企业数量	CMEI监测三年在销批文数	CMEI监测三年在销批文企业数	CMEI监测批文CR10销售金额占比	CMEI监测批文CR10使用量占比	RDM监测三年在销批文数	RDM监测三年在销批文企业数	RDM监测批文CR10销售金额占比	RDM监测批文CR10使用量占比	已有批准文号企业数较少剂型（≤3家）	通过药品一致性评价的企业数量
18	维生素B$_1$	925	590	113	92	75.87	79.33	108	97	81.92	84.04	—	—
19	氨溴索	218	118	163	91	74.93	67.00	114	89	63.72	66.90	吸入用溶液（1）	5
20	雷尼替丁	539	475	96	90	82.86	72.40	109	105	72.32	69.15	泡腾颗粒剂（1）	2
21	二甲双胍	200	159	116	89	87.70	69.86	119	105	67.69	56.83	—	41
22	庆大霉素	703	342	124	86	66.44	62.18	74	67	70.91	61.43	—	—
23	布洛芬	548	375	105	85	76.78	71.00	121	107	83.75	76.24	口服滴剂（2），糖浆剂（3），搽剂（3），直肠栓（3），注射液（1）	13
24	甘露醇	248	161	100	85	77.78	73.65	38	38	83.17	86.24	冲洗液（1）	—
25	肌苷	828	549	103	84	77.33	74.68	83	71	85.53	89.45	—	—
26	复方氨酚烷胺	279	233	91	82	74.56	69.12	210	181	79.22	77.76	—	—
27	罗红霉素	253	158	101	79	97.36	90.89	146	128	67.25	64.98	—	—
28	泮托拉唑钠	148	87	127	76	75.55	67.31	55	48	89.58	89.63	—	2
29	替硝唑	238	168	99	75	72.73	65.85	83	68	72.96	77.41	口腔贴片（3），含漱液（3）	2

续表

序号	通用名	已有批准文号数量	已有批准文号企业数量	CMEI监测三年在销批文文数	CMEI监测三年在销批文企业数	CMEI监测批文CR10销售金额占比	CMEI监测批文CR10使用量占比	RDM监测三年在销批文文数	RDM监测三年在销批文企业数	RDM监测批文CR10销售金额占比	RDM监测批文CR10使用量占比	已有批准文号企业数较少剂型（≤3家）	通过药品一致性评价的企业数量
30	奥美拉唑钠	134	106	98	74	87.51	75.60	34	33	93.54	98.54	肠溶片（3）	—
31	氯苯那敏	407	337	81	73	80.63	80.55	84	74	71.98	76.89	滴丸（1）	—
32	硝苯地平	318	234	85	73	99.10	88.94	78	67	93.75	69.75	滴丸（1），注射液（1）	1
33	注射用水	560	232	108	73	77.18	66.20	29	27	93.80	93.01	—	—
34	阿莫西林	413	163	143	72	85.06	77.24	169	112	64.38	61.47	—	19
35	吡拉西坦	636	475	89	72	94.99	69.02	59	52	84.06	87.66	—	—
36	维生素 B_{12}	486	189	94	70	77.02	85.40	37	36	96.67	99.80	外用溶液剂（1）	—
37	双氯芬酸钠	318	283	82	69	90.97	84.01	116	107	74.28	73.40	含片（1），搽剂（2），外用气雾剂（3），贴剂（1）	1
38	卡托普利	311	241	74	69	88.39	70.41	76	75	85.63	73.34	滴丸（1），注射用无菌粉末（3）	12
39	头孢拉定	450	229	102	68	93.02	89.50	153	121	64.73	64.95	—	7
40	西咪替丁	644	459	80	67	93.41	69.25	87	78	75.06	78.72	口服乳剂（1）	—
41	氧氟沙星	394	298	83	66	91.05	75.68	109	91	73.24	81.82	颗粒剂（2）	—

续表

序号	通用名	已有批准文号数量	已有批准文号企业数量	CMEI 监测三年在销批文数	CMEI 监测三年在销批文企业数	CMEI 监测批文CR10销售金额占比	CMEI 监测批文CR10使用量占比	RDM 监测三年在销批文数	RDM 监测三年在销批文企业数	RDM 监测批文CR10销售金额占比	RDM 监测批文CR10使用量占比	已有批准文号企业数较少剂型（≤3家）	通过药品一致性评价的企业数量
42	克拉霉素	193	132	85	66	93.45	81.82	97	89	74.15	66.56	—	5
43	复方磺胺甲噁唑	1284	960	69	66	90.67	87.56	74	69	93.66	81.03	滴眼液（1）	1
44	单硝酸异山梨酯	155	101	102	66	88.26	89.30	55	45	92.70	90.55	滴丸（1），吸入喷雾剂（1）	3
45	维生素 B_2	534	363	79	64	91.85	85.49	56	54	84.76	87.43	—	1
46	奥美拉唑	121	104	75	63	94.56	83.41	88	87	61.95	59.86	—	5
47	阿司匹林	566	339	75	62	99.23	95.90	59	58	97.99	93.18	口服散剂（1）	—
48	复方氯化钠	206	157	64	62	84.93	83.72	27	27	99.87	99.39	—	—
49	环丙沙星	368	271	75	60	98.70	83.76	84	74	60.21	75.52	滴耳液（3），眼用软膏剂（1）	3
50	辛伐他汀	153	88	90	60	88.31	81.38	77	74	73.40	62.76	干混悬剂（1），滴丸（1）	4
51	氨氯地平	87	76	64	59	97.95	93.60	72	71	78.84	65.38	滴丸（2）	34
52	小檗碱	907	590	62	58	87.64	86.42	65	65	93.05	93.95	—	—
53	曲克芦丁	473	352	72	58	98.22	80.68	46	40	96.82	97.51	—	—

续表

序号	通用名	已有批准文号数量	已有批准文号企业数量	CMEI监测三年在销批文数	CMEI监测三年在销批文企业数	CMEI监测批文CR10销售金额占比	CMEI监测批文CR10使用量占比	RDM监测三年在销批文数	RDM监测三年在销批文企业数	RDM监测批文CR10销售金额占比	RDM监测批文CR10使用量占比	已有批准文号企业数较少剂型（≤3家）	通过药品一致性评价的企业数量
54	葡萄糖酸钙	254	189	59	57	96.65	84.22	76	71	98.50	93.49	—	—
55	头孢氨苄	610	287	84	56	90.03	77.54	141	103	57.90	53.84	—	9
56	阿米卡星	212	147	68	56	83.46	75.63	26	22	93.56	81.37	洗剂（3）, 滴眼液（2）	—
57	氯雷他定	74	64	61	55	88.33	82.31	68	62	72.42	72.28	—	1
58	氯化钾	145	113	73	55	89.94	85.08	32	30	93.16	99.08	颗粒剂（3）	3
59	胞磷胆碱钠	185	119	74	55	97.54	98.45	22	22	99.90	99.89	—	—
60	阿莫西林克拉维酸钾	143	66	103	54	72.91	70.19	62	41	75.50	74.83	—	—
61	头孢曲松钠	288	89	98	54	96.06	83.26	35	34	86.08	85.75	—	—
62	头孢哌酮钠舒巴坦钠	351	91	138	54	95.95	83.44	30	30	95.16	95.45	—	—
63	格列齐特	109	98	59	53	99.25	95.53	70	66	82.75	72.90	—	3
64	红霉素	839	547	70	53	87.79	89.25	72	59	80.04	74.91	颗粒剂（1）	—
65	氨茶碱	340	236	66	53	83.52	78.94	51	46	82.16	85.34	口服溶液剂（1）	—
66	更昔洛韦	210	119	78	53	82.18	82.87	25	22	98.05	97.80	眼用软膏剂（2）, 滴眼液（1）	—

序号	通用名	已有批准文号数量	已有批准文号企业数量	CMEI监测三年在销批文数数量	CMEI监测三年在销批文企业数	CMEI监测批文CR10销售金额占比	CMEI监测批文CR10使用量占比	RDM监测三年在销批文数数量	RDM监测三年在销批文企业数	RDM监测批文CR10销售金额占比	RDM监测批文CR10使用量占比	已有批准文号企业数较少剂型（≤3家）	通过药品一致性评价的企业数量
67	利多卡因	213	106	79	52	68.45	74.39	33	28	97.62	96.88	口服凝胶剂（3），外用凝胶剂（3），非吸入气雾剂（1），贴剂（1），非吸入气雾剂（1）	—
68	头孢呋辛钠	309	79	154	52	84.49	68.63	23	23	98.90	99.06	—	—
69	奥扎格雷钠	171	87	85	51	74.74	72.06	34	30	94.03	91.93	—	—
70	头孢克肟	117	56	93	50	81.78	71.07	75	55	56.18	51.63	—	4
71	尼群地平	182	179	50	50	81.56	76.32	49	48	84.84	83.11	贴剂（1）	—
72	尼莫地平	157	110	65	50	90.81	83.82	39	36	92.10	87.87	—	—
73	谷维素	268	261	49	49	90.48	91.77	42	42	95.68	94.65	注射液（1）	—
74	复方甘草	71	61	54	48	77.44	69.22	60	50	53.73	59.53	含片（2）	—
75	复方氨林巴比妥	140	140	48	48	84.17	81.73	31	31	92.02	90.54	—	—
76	头孢他啶	294	82	111	48	90.30	83.61	19	18	97.98	98.30	—	—
77	头孢克洛	111	67	75	47	89.59	82.55	87	65	73.67	70.13	—	4
78	克霉唑	184	131	53	47	97.29	83.66	73	63	93.61	72.68	外用喷雾剂（1）	—

续表

序号	通用名	已有批准文号数量	已有批准文号企业数量	CMEI监测三年在销批文文数量	CMEI监测三年在销批文企业数	CMEI监测批文CR10销售金额占比	CMEI监测批文CR10使用量占比	RDM监测三年在销批文文数	RDM监测三年在销批文企业数	RDM监测批文CR10销售金额占比	RDM监测批文CR10使用量占比	已有批准文号企业数较少剂型（≤3家）	通过药品一致性评价的企业数量
79	开塞露	109	79	59	47	73.14	73.06	63	57	77.16	75.28	—	—
80	兰索拉唑	77	63	56	47	90.38	76.96	44	40	89.96	89.60	—	—
81	利福平	729	542	54	47	95.65	88.78	43	39	92.48	97.88	外用乳膏剂（2）、注射用无菌粉末（3）	2
82	阿托品	268	132	62	47	97.29	91.95	21	19	99.81	99.32	眼用软膏剂（2）	—
83	呋塞米	112	100	49	46	88.38	96.61	22	22	99.73	99.91	—	—
84	去痛片	576	559	46	45	85.40	82.07	61	59	74.83	75.07	—	—
85	替米沙坦	87	62	59	45	88.36	77.84	59	55	79.48	72.35	—	—
86	头孢米诺钠	170	64	80	45	90.76	80.71	14	13	99.67	99.70	—	—
87	氯霉素	815	584	47	44	98.07	88.55	62	53	95.83	81.32	其他栓剂（1）、滴丸（2）、搽剂（3）、阴道软胶囊（3）	—
88	异烟肼	594	386	50	44	95.72	93.68	34	33	90.27	91.07	—	9
89	地塞米松磷酸钠	267	130	65	44	87.63	86.77	30	29	90.81	94.02	—	—
90	炎琥宁	126	57	73	43	88.96	86.25	32	32	92.34	94.91	—	—

续表

序号	通用名	已有批准文号数量	已有批准文号企业数量	CMEI监测三年在销批文数	CMEI监测三年在销批文企业数	CMEI监测批文CR10销售金额占比	CMEI监测批文CR10使用量占比	RDM监测三年在销批文数	RDM监测三年在销批文企业数	RDM监测批文CR10销售金额占比	RDM监测批文CR10使用量占比	已有批准文号企业数较少剂型（≤3家）	通过药品一致性评价的企业数量
91	复方乳酸钠林格	67	55	46	42	85.79	82.84	13	12	99.60	99.58	—	—
92	吲哚美辛	312	245	43	40	99.74	91.83	54	47	98.78	81.44	滴眼液（1）	—
93	三磷酸腺苷二钠	159	116	49	40	84.03	88.88	28	24	96.49	97.33	—	—
94	格列吡嗪	94	82	40	39	97.98	91.11	50	48	93.07	87.39	—	3
95	复合维生素B	136	125	40	39	88.10	89.10	39	37	94.07	93.43	—	—
96	泼尼松	195	189	39	39	88.40	86.78	37	36	95.81	95.45	眼用软膏剂（3）	—
97	头孢噻吩钠	236	82	71	39	93.65	87.68	18	18	99.12	98.03	—	—
98	地塞米松	170	151	41	38	95.29	93.47	38	37	99.34	97.62	口腔贴片（1），其他杂类剂型（1），注射液（1），其他杂类剂型（1）	—
99	法莫替丁	111	104	39	38	90.78	94.84	25	25	98.26	96.79	口服散剂（3）	—
100	格拉司琼	89	76	41	38	90.75	81.95	11	10	99.93	99.25	透皮贴（1）	—
101	头孢唑林钠	146	75	61	38	98.44	85.87	9	9	100.00	100.00	—	1

续表

序号	通用名	已有批准文号数量	已有批准文号企业数量	CMEI监测三年在销批文数	CMEI监测三年在销批文企业数	CMEI监测批文CR10销售金额占比	CMEI监测批文CR10使用量占比	RDM监测三年在销批文数	RDM监测三年在销批文企业数	RDM监测批文CR10销售金额占比	RDM监测批文CR10使用量占比	已有批准文号企业数较小剂型（≤3家）	通过药品一致性评价的企业数量
102	甘油果糖	69	55	46	38	91.11	90.39	9	9	100.00	100.00	—	—
103	氟桂利嗪	68	66	38	37	98.38	95.48	52	52	89.57	80.09	口服溶液剂（1）、滴丸（1）	—
104	林可霉素	636	379	39	37	88.64	81.11	32	32	72.19	75.13	外用软膏剂（2）、直肠栓（1）	—
105	川芎嗪	155	119	41	37	94.48	93.81	30	30	88.86	99.30	滴丸（2）	—
106	复方氨基酸（18AA）	211	76	113	37	63.19	56.16	33	23	83.10	83.17	—	—
107	乙酰谷酰胺	119	81	50	37	91.37	79.99	3	3	100.00	100.00	—	—
108	西替利嗪	50	44	39	36	94.46	90.42	39	36	87.96	94.88	口服滴剂（3）、糖浆剂（1）	6
109	妥布霉素	96	78	37	36	99.28	98.02	31	30	98.31	97.11	眼用软膏剂（1）	—
110	甲钴胺	60	43	51	36	94.89	95.36	42	30	85.67	83.95	—	2
111	吲达帕胺	49	44	38	35	94.50	84.59	45	42	86.53	85.48	滴丸（1）	7
112	咪康唑	96	84	39	34	98.51	96.58	70	61	98.43	98.90	常释胶囊（3）、外用散剂（1）	—

序号	通用名	已有批准文号数量	已有批准文号企业数量	CMEI监测三年在销批准文号数	CMEI监测三年在销批准文号企业数	CMEI监测批文CR10销售金额占比	CMEI监测批文CR10使用量占比	RDM监测三年在销批准文号数	RDM监测三年在销批准文号企业数	RDM监测批文CR10销售金额占比	RDM监测批文CR10使用量占比	已有批准文号企业数较少剂型（≤3家）	通过药品一致性评价的企业数量
113	复方地塞米松	112	102	38	34	94.56	90.42	63	57	97.05	96.24	—	—
114	安乃近	1275	838	37	34	94.16	92.56	59	53	88.10	93.35	口服滴剂（1），灌肠剂（1）	—
115	特比萘芬	80	57	44	34	92.81	96.86	62	49	80.78	79.86	外用散剂（1），阴道泡腾片（3）	3
116	长春西汀	73	42	54	34	94.27	93.20	21	20	97.76	99.81	—	—
117	头孢西丁钠	101	49	63	34	76.99	78.47	13	13	99.52	99.64	—	—
118	聚维酮碘	165	81	50	33	84.49	79.48	60	49	91.42	75.70	含漱液（1），外用散剂（1），阴道凝胶剂（2）	—
119	甲氧氯普胺	116	103	35	33	98.59	94.57	26	24	96.31	97.88	—	—
120	山莨菪碱	149	82	42	33	98.31	94.09	23	22	98.88	99.85	—	—
121	人工牛黄甲硝唑	120	119	32	32	97.10	97.98	89	87	69.98	72.89	—	—
122	多索茶碱	69	42	48	32	70.73	73.77	22	19	98.10	99.64	口服溶液剂（1）	—
123	复方曲安奈德	96	90	34	31	92.68	92.95	50	48	88.51	96.47	外用溶液剂（3）	—

续表

序号	通用名	已有批准文号数量	已有批准文号企业数量	CMEI监测三年在销批文数	CMEI监测三年在销企业文数	CMEI监测批文CR10销售金额占比	CMEI监测批文CR10使用量占比	RDM监测三年在销批文数	RDM监测三年在销企业数	RDM监测批文CR10销售金额占比	RDM监测批文CR10使用量占比	已有批准文号企业数较少剂型（≤3家）	通过药品一致性评价的企业数量
124	胶体果胶铋	63	50	38	31	95.96	87.44	42	39	71.90	72.03	颗粒剂（3）	—
125	沙丁胺醇	95	77	40	31	99.10	96.20	29	25	97.71	99.64	—	—
126	倍他司汀	90	74	36	31	98.47	99.56	26	25	99.89	99.99	—	—
127	硝酸异山梨酯	118	90	37	31	94.67	95.32	22	19	97.12	98.08	外用乳膏剂（1）	—
128	环磷腺苷	69	51	40	31	92.33	90.95	3	3	100.00	100.00	—	—
129	复方甘草酸单铵	81	63	39	30	92.10	86.39	11	11	99.91	99.82	—	—
130	紫杉醇	67	43	44	30	91.16	80.75	7	7	100.00	100.00	—	—
131	天麻素	105	70	45	29	96.63	91.39	39	33	87.41	92.65	—	—
132	非那雄胺	51	40	35	29	98.85	96.71	33	32	97.09	94.49	—	7
133	酚磺乙胺	107	64	37	29	93.88	93.59	13	13	99.35	99.67	常释片剂（3）	—
134	甘草酸二铵	87	72	34	29	99.78	99.88	8	5	100.00	100.00	—	—
135	苦参碱	144	123	31	28	89.41	92.50	24	23	98.97	99.22	—	—
136	左卡尼汀	55	41	37	28	92.40	87.78	22	18	99.62	99.66	—	—
137	门冬氨酸钾镁	87	66	36	28	96.45	96.40	13	11	99.99	100.00	—	—

续表

序号	通用名	已有批准文号数量	已有批准文号企业数量	CMEI监测三年在销批文数	CMEI监测三年在销批文企业数	CMEI监测批文CR10销售金额占比	CMEI监测批文CR10使用量占比	RDM监测三年在销批文数	RDM监测三年在销批文企业数	RDM监测批文CR10销售金额占比	RDM监测批文CR10使用量占比	已有批文数较少剂型企业数量（≤3家）	通过药品一致性评价的企业数量
138	右旋糖酐40	273	110	41	28	95.65	93.90	6	5	100.00	100.00	—	—
139	二乙酰氨乙酸乙二胺	124	85	32	28	92.96	91.07	0	0	0.00	0.00	—	—
140	果糖二磷酸钠	80	39	52	27	81.16	96.59	12	12	99.95	99.99	口服溶液剂（2），常释片剂（3）	—
141	水溶性维生素	32	32	27	27	96.67	95.95	6	6	100.00	100.00		—
142	木糖醇	124	65	37	27	94.24	94.55	3	3	100.00	100.00	常释片剂（2）	—
143	喷托维林	230	216	26	26	95.05	92.36	41	40	94.69	91.39	滴丸（2）	—
144	维生素E	212	98	41	26	96.02	92.88	41	39	85.53	85.60	外用软膏剂（2），注射液（3）	—
145	氨苄西林	180	84	42	26	93.42	93.38	39	36	98.05	97.34		—
146	多潘立酮	33	31	27	26	97.94	97.60	32	29	97.75	97.78	口服混悬剂（1）	3
147	非诺贝特	94	81	31	26	98.52	94.05	28	25	98.74	97.57	颗粒剂（1）	—

续表

序号	通用名	已有批准文号数量	已有批准文号企业数量	CMEI监测三年在销批文数	CMEI监测三年在销批文企业数	CMEI监测批文CR10销售金额占比	CMEI监测批文CR10使用量占比	RDM监测三年在销批文数	RDM监测三年在销批文企业数	RDM监测批文CR10销售金额占比	RDM监测批文CR10使用量占比	已有批准文号较少剂型企业数（≤3家）	通过药品一致性评价的企业数量
148	美洛昔康	41	31	29	26	96.12	96.22	27	25	93.40	91.30	颗粒剂（1），外用凝胶剂（1），注射液（1）	4
149	胸腺五肽	61	50	37	26	94.59	89.02	22	20	97.10	95.62	—	—
150	异丙嗪	136	89	36	26	99.32	95.33	16	15	97.72	99.21	—	1
151	头孢唑肟钠	93	34	62	26	85.22	78.97	6	6	100.00	100.00	—	—
152	亚叶酸钙	92	49	42	26	92.93	85.21	5	4	100.00	100.00	—	—
153	牛磺酸	189	151	28	25	97.07	97.44	43	42	86.53	89.79	—	—
154	铝碳酸镁	53	47	29	25	98.75	98.00	40	36	95.76	94.02	—	2
155	萘普生	549	315	25	25	98.02	97.66	35	34	95.25	95.38	颗粒剂（3）	—
156	右美沙芬	51	43	25	25	98.37	98.53	36	33	79.20	87.50	滴鼻液（1），滴丸（1）	1
157	硫糖铝	101	90	27	25	99.69	91.71	31	30	97.51	90.66	口服凝胶剂（1）	—
158	蒙脱石	37	37	26	25	98.46	96.89	32	30	96.33	96.46	分散片（2）	14
159	伐昔洛韦	54	33	39	25	81.99	76.80	37	28	86.29	89.34	颗粒剂（1）	—
160	葡醛内酯	218	153	33	25	99.23	98.18	23	22	97.96	97.86	—	—

续表

序号	通用名	已有批准文号数量	已有批准文号企业数量	CMEI监测三年在销批文号数	CMEI监测三年在销企业数	CMEI监测批文CR10销售金额占比	CMEI监测批文CR10使用量占比	RDM监测三年在销批文号数	RDM监测三年在销企业数	RDM监测批文CR10销售金额占比	RDM监测批文CR10使用量占比	已有批准文号企业数较少剂型（≤3家）	通过药品一致性评价的企业数量
161	溴己新	58	57	25	25	96.22	91.60	17	17	95.67	99.85	—	1
162	吡嗪酰胺	102	82	28	25	99.09	98.81	15	14	99.93	99.87	—	1
163	氢化可的松	181	100	37	25	93.71	93.14	12	11	99.96	99.97	眼用软膏剂（2）	—
164	榕丙酯	94	68	27	25	92.15	91.85	6	6	100.00	100.00	—	—
165	托烷司琼	60	36	38	25	76.32	74.71	6	6	100.00	100.00	口服溶液剂（1）	—
166	硫普罗宁钠	75	56	37	25	87.27	88.14	8	5	100.00	100.00	—	—
167	琥乙红霉素	444	226	29	24	99.73	96.74	46	41	99.69	99.68	—	—
168	尼美舒利	50	36	31	24	90.63	89.68	35	30	90.35	90.78	口服凝胶剂（1）	—
169	四环素	763	457	28	24	93.39	95.65	31	26	87.44	91.48	—	—
170	特拉唑嗪	42	34	26	24	98.10	92.63	24	24	95.97	92.56	滴丸（1）	2
171	熊去氧胆酸	42	40	25	24	99.91	98.81	22	21	99.60	95.82	—	—
172	卡马西平	145	115	25	24	99.42	97.78	20	20	98.65	96.37	—	—
173	美托洛尔	88	48	36	24	99.18	98.75	19	18	99.88	99.65	—	1
174	氯丙嗪	180	110	32	24	94.96	96.65	14	14	99.92	99.92	—	—
175	环磷腺苷葡胺	70	42	45	24	91.02	91.17	4	4	100.00	100.00	—	—

续表

序号	通用名	已有批准文号数量	已有批准文号企业数量	CMEI监测三年在销批文数	CMEI监测三年在销批文企业数	CMEI监测批文CR10销售金额占比	CMEI监测批文CR10使用量占比	RDM监测三年在销批文数	RDM监测三年在销批文企业数	RDM监测批文CR10销售金额占比	RDM监测批文CR10使用量占比	已有批准文号企业数较少剂型（≤3家）	通过药品一致性评价的企业数量
176	甲硫氨酸维B₁	106	56	38	24	95.74	91.51	2	2	100.00	100.00	—	—
177	头孢地嗪钠	104	40	52	24	83.30	79.43	2	2	100.00	100.00	—	—
178	复方酮康唑	63	48	28	23	98.48	97.45	50	38	92.50	93.35	—	—
179	多西环素	115	89	27	23	98.47	95.16	24	24	96.79	98.42	注射用无菌粉末（3）	—
180	茶碱	54	45	24	23	95.66	93.76	20	20	97.51	98.16	—	—
181	普罗帕酮	129	92	27	23	94.80	95.49	19	18	98.68	97.89	—	—
182	氨曲南	66	29	49	23	65.67	70.67	13	13	99.85	99.84	—	—
183	氨甲环酸	119	60	41	23	77.87	73.67	13	11	99.97	100.00	—	—
184	羟乙基淀粉	93	48	42	23	91.61	85.29	6	6	100.00	100.00	—	—
185	乙酰螺旋霉素	650	473	24	22	94.76	93.06	76	76	85.67	82.97	—	—
186	酚氨咖敏	260	194	23	22	99.54	97.13	40	34	89.64	85.18	—	—
187	联苯苄唑	60	54	23	22	99.24	97.84	34	31	96.44	96.25	外用喷雾剂（1）	—
188	枸橼酸铋钾	85	65	27	22	97.59	96.72	34	29	99.04	99.18	—	—
189	加替沙星	135	74	26	22	99.39	98.42	33	28	84.59	91.21	眼用凝胶剂（1）	—

续表

序号	通用名	已有批准文号数量	已有批准文号企业数量	CMEI监测三年在销批文数量	CMEI监测三年在销批文企业数	CMEI监测批文CR10销售金额占比	CMEI监测批文CR10使用量占比	RDM监测三年在销批文数量	RDM监测三年在销批文企业数	RDM监测批文CR10销售金额占比	RDM监测批文CR10使用量占比	已有批准文号企业数较少剂型（≤3家）	通过药品一致性评价的企业数量
190	酮替芬	75	70	23	22	95.09	93.83	26	25	81.34	97.22	—	—
191	叶酸	41	32	28	22	97.81	97.54	21	20	99.38	98.36	注射用无菌粉末（1）	—
192	过氧化氢	36	36	22	22	99.58	99.45	19	19	99.26	99.19	—	—
193	氯氮平	81	60	27	22	89.74	92.74	20	18	98.69	98.76	—	3
194	阿魏酸钠	138	91	35	22	74.64	89.67	16	16	97.39	99.75	—	—
195	硝酸甘油	35	30	24	22	98.74	99.69	17	16	99.96	100.00	外用软膏剂（1）	—
196	纳洛酮	101	27	72	22	64.18	57.07	8	7	100.00	100.00	舌下片（1）	—
197	头孢美唑钠	68	26	51	22	81.26	79.47	4	4	100.00	100.00	—	—
198	洛美沙星	178	124	28	21	94.81	94.37	46	35	81.19	95.54	颗粒剂（2）、眼用凝胶剂（1）	—
199	双嘧达莫	224	212	23	21	97.85	97.86	16	15	99.07	98.51	—	—
200	地尔硫䓬	94	66	30	21	97.74	99.28	14	11	99.99	100.00	—	—
201	葛根素	160	96	37	21	91.32	92.53	11	10	99.92	99.67	滴眼液（2）	—
202	头孢吡肟	73	34	40	21	89.23	88.40	12	10	99.95	99.93	—	—
203	昂丹司琼	81	47	37	21	96.06	95.21	8	6	100.00	100.00	—	1

续表

序号	通用名	已有批准文号数量	已有批准文号企业数量	CMEI监测三年在销批文数	CMEI监测三年在销批文企业数	CMEI监测批文CR10销售金额占比	CMEI监测批文CR10使用量占比	RDM监测三年在销批文数	RDM监测三年在销批文企业数	RDM监测批文CR10销售金额占比	RDM监测批文CR10使用量占比	已有批准文号较少剂型企业数（≤3家）	通过药品一致性评价的企业数量
204	哌拉西林钠他唑巴坦钠	79	24	69	21	60.86	53.58	6	5	100.00	100.00	—	—
205	丙氨酰谷氨酰胺	44	27	36	21	78.40	79.18	4	4	100.00	100.00	—	—
206	吡格列酮	29	21	24	20	94.04	87.23	22	21	88.29	89.00	—	1
207	普萘洛尔	84	80	20	20	99.90	99.83	19	19	99.81	99.17	注射液（3）	1
208	阿德福韦酯	23	21	21	20	96.61	92.20	23	19	98.15	97.78	—	3
209	复方消化酶	71	64	20	20	99.98	99.71	19	18	99.52	98.42	口服溶液剂（1）	—
210	大黄碳酸氢钠	125	124	20	20	98.60	97.76	17	17	97.61	96.29	—	—
211	青霉素G钠	120	29	55	20	68.96	78.70	9	9	100.00	100.00	—	—
212	单磷酸阿糖腺苷	40	24	32	20	75.81	76.85	8	8	100.00	100.00	—	—
213	高乌甲素	64	48	27	20	96.61	88.47	7	7	100.00	100.00	贴剂（1）	—
214	美洛西林钠	104	26	57	20	88.21	86.49	5	5	100.00	100.00	—	—
215	罗哌卡因	54	22	41	20	87.62	82.94	1	1	100.00	100.00	—	—

续表

序号	通用名	已有批准文号数量	已有批准文号企业数量	CMEI监测三年在销批文数	CMEI监测三年在销批文企业数	CMEI监测批文CR10销售金额占比	CMEI监测批文CR10使用量占比	RDM监测三年在销批文数	RDM监测三年在销批文企业数	RDM监测批文CR10销售金额占比	RDM监测批文CR10使用量占比	已有批准文号企业数较少剂型（≤3家）	通过药品一致性评价的企业数量
216	吗啉胍	319	292	19	19	95.66	94.04	45	44	96.11	94.33	—	—
217	呋喃唑酮	525	366	21	19	99.45	99.28	31	31	98.14	97.50	—	—
218	羧甲司坦	139	123	29	19	97.31	90.72	33	28	89.21	86.89	合片（3）	—
219	依那普利	35	22	28	19	94.90	92.71	22	21	98.20	98.35	—	5
220	吗替麦考酚酯	38	27	26	19	98.27	97.74	20	16	99.17	98.63	干混悬剂（1）	1
221	复方甘草酸苷	36	19	33	19	85.37	97.71	23	16	97.56	99.80	—	—
222	乙胺丁醇	238	213	20	19	99.32	99.42	13	12	99.90	99.92	—	4
223	氨甲苯酸	72	47	21	19	95.06	96.59	13	11	98.72	99.10	—	—
224	头孢替唑钠	97	24	56	19	82.70	79.05	11	11	99.95	99.96	—	—
225	赖氨匹林	62	25	38	19	82.44	72.30	10	9	100.00	100.00	口服散剂（2），肠溶片（2）	—
226	法舒地尔	34	34	19	19	97.36	96.14	2	2	100.00	100.00	—	—
227	氢氯噻嗪	94	73	20	18	99.21	98.07	16	16	99.57	99.39	—	1
228	舒必利	104	80	19	18	99.56	99.45	15	15	99.79	99.83	注射液（1）	1

续表

序号	通用名	已有批准文号数量	已有批准文号企业数量	CMEI监测三年在销批文数	CMEI监测三年在销企业数	CMEI监测批文CR10销售金额占比	CMEI监测批文CR10使用量占比	RDM监测三年在销批文数	RDM监测三年在销批文企业数	RDM监测批文CR10销售金额占比	RDM监测批文CR10使用量占比	已有批准文号企业数较少剂型（≤3家）	通过药品一致性评价的企业数量
229	复方氨基酸（15AA）	71	41	19	18	99.54	94.98	6	5	100.00	100.00	—	—
230	奥沙利铂	34	24	27	18	97.13	91.12	7	5	100.00	100.00	—	—
231	卡络磺钠	88	48	29	18	88.85	89.15	2	2	100.00	100.00	常释片剂（1）	—
232	葡萄糖酸锌	66	46	20	17	99.04	99.59	34	30	95.45	92.22	鼻用气体制剂（2），外用软膏剂（1）	—
233	双唑素	45	42	18	17	99.77	98.23	32	30	89.20	90.51	阴道用软膏剂（3）	—
234	复方庆大霉素	43	35	19	17	96.73	96.92	33	29	85.80	78.47	口腔用膜剂（2）	—
235	藻酸双酯钠	232	217	19	17	99.65	94.97	18	18	99.45	99.58	—	—
236	格列美脲	26	18	24	17	95.87	91.42	16	16	97.42	95.39	滴丸（1）	9
237	辅酶Q10	93	67	19	17	99.80	98.53	14	14	99.91	99.94	—	—
238	土霉素	990	689	17	16	95.35	95.21	67	63	81.05	79.79	—	—
239	青霉素V钾	42	37	17	16	97.31	91.34	30	30	85.51	87.12	合片（1）	—
240	复方利血平	73	71	17	16	97.62	97.55	26	26	97.61	97.89	—	—

续表

序号	通用名	已有批准文号数量	已有批准文号企业数量	CMEI监测三年在销批文数	CMEI监测三年在销批文企业数	CMEI监测批文CR10销售金额占比	CMEI监测批文CR10使用量占比	RDM监测三年在销批文数	RDM监测三年在销批文企业数	RDM监测批文CR10销售金额占比	RDM监测批文CR10使用量占比	已有批准文号企业数较少剂型（≤3家）	通过药品一致性评价的企业数量
241	乳酸菌素	74	39	22	16	99.87	99.18	36	26	98.47	98.31	—	—
242	阿苯达唑	166	99	17	16	99.97	99.94	22	22	99.16	98.80	口服乳剂（1），糖丸（1）	—
243	复方氢氧化铝	100	100	16	16	99.72	98.89	18	18	99.45	99.32	—	—
244	呋喃妥因	83	80	16	16	99.72	99.51	16	16	99.81	99.82	直肠栓（2）	—
245	脑蛋白水解物	80	36	24	16	92.13	93.64	14	14	99.78	99.96	口服溶液剂（1），常释片剂（3）	—
246	复方氨基酸（3AA）	33	32	17	16	99.72	99.54	5	5	100.00	100.00	—	—
247	头孢匹胺钠	61	24	28	16	94.59	91.71	3	3	100.00	100.00	—	—
248	贝诺酯	184	139	16	15	99.34	99.12	27	27	97.19	97.88	口服散剂（2）	—
249	依诺沙星	125	80	22	15	99.12	98.50	28	24	91.97	89.57	—	—
250	胃蛋白酶	134	72	16	15	99.88	99.79	25	24	94.78	93.81	—	—
251	转移因子	60	43	23	15	95.17	97.31	19	15	93.18	91.34	—	—
252	头孢他美酯	29	18	22	15	89.87	91.07	17	15	99.05	99.28	颗粒剂（3）	—

续表

序号	通用名	已有批准文号数量	已有批准文号企业数量	CMEI 监测三年在销批文文数量	CMEI 监测三年在销批文文企业数	CMEI 监测批文CR10销售金额占比	CMEI 监测批文CR10使用量占比	RDM 监测三年在销批文文数	RDM 监测三年在销批文文企业数	RDM 监测批文CR10销售金额占比	RDM 监测批文CR10使用量占比	已有批准文号企业数较少企业（≤3家）剂型	通过药品一致性评价企业的数量
253	碘酊	90	90	15	15	99.94	99.96	13	13	99.91	99.93	—	—
254	辅酶 A	58	28	19	15	99.75	99.02	8	8	100.00	100.00	—	—
255	普鲁卡因	197	112	15	15	99.68	99.29	7	7	100.00	100.00	—	—
256	苦参素	134	99	17	15	99.70	99.72	7	5	100.00	100.00	—	—
257	三磷酸胞苷二钠	65	40	23	15	93.61	92.79	0	0	0.00	0.00	—	—
258	酚酞	92	69	19	14	99.55	99.36	15	14	99.79	99.65	—	—
259	苯海拉明	77	69	14	14	100.00	99.99	12	12	99.88	99.89	—	2
260	苯妥英钠	101	73	18	14	99.53	99.37	11	11	99.99	99.99	—	—
261	胸腺肽	251	70	37	14	91.37	97.19	13	11	99.95	99.97	—	—
262	马来酸噻吗洛尔	39	28	16	14	99.95	99.92	11	11	99.97	99.98	常释片剂（1）	—
263	细辛脑	47	35	19	14	98.53	98.04	6	5	100.00	100.00	—	—
264	头孢尼西钠	123	60	20	14	98.79	98.68	1	1	100.00	100.00	—	—
265	牡蛎碳酸钙	224	165	18	13	99.94	99.81	39	33	94.24	94.64	—	—

序号	通用名	已有批准文号数量	已有批准文号企业数量	CMEI监测三年在销批文数	CMEI监测三年在销批文企业数	CMEI监测批文CR10销售金额占比	CMEI监测批文CR10使用量占比	RDM监测三年在销批文数	RDM监测三年在销批文企业数	RDM监测批文CR10销售金额占比	RDM监测批文CR10使用量占比	已有批准文号企业数较少剂型（≤3家）	通过药品一致性评价的企业的数量
266	复方氨酚那敏	123	121	13	13	99.34	99.63	32	32	86.77	91.91	常释胶囊（1）	—
267	头孢泊肟酯	29	21	19	13	95.65	95.72	21	19	87.81	89.09	—	—
268	维生素 AD	88	30	46	13	93.26	91.34	24	15	98.31	95.96	糖丸（1）	—
269	肾上腺色腙	95	56	15	13	99.98	99.97	9	9	100.00	100.00	—	—
270	人乙型肝炎免疫球蛋白	63	24	26	13	97.28	91.67	8	6	100.00	100.00	—	—
271	头孢哌酮钠	188	70	18	13	99.67	98.18	5	5	100.00	100.00	—	—
272	头孢羟氨苄	128	68	23	12	99.56	98.58	46	37	90.58	89.66	—	2
273	依托红霉素	254	204	12	12	100.00	100.00	34	34	95.29	90.65	—	—
274	甲硝唑芬布芬	42	42	12	12	99.88	99.79	26	26	98.43	98.58	—	—
275	萘甲唑啉	59	37	12	12	99.98	99.98	25	23	98.38	96.77	—	—
276	尿素维 E	27	26	12	12	99.99	99.99	18	18	96.66	97.02	—	—
277	复方倍氯米松樟脑	24	24	12	12	99.94	99.84	15	15	99.97	99.93	—	—

序号	通用名	已有批准文号数量	已有批准文号企业数量	CMEI 监测三年在销批文数	CMEI 监测三年在销企业数	CMEI 监测批文CR10销售金额占比	CMEI 监测批文CR10使用量占比	RDM 监测三年在销批文数	RDM 监测三年在销企业数	RDM 监测批文CR10销售金额占比	RDM 监测批文CR10使用量占比	已有批准文号企业数较少剂型（≤3家）	通过药品一致性评价的企业的数量
278	色甘酸钠	39	35	13	12	99.81	99.72	14	13	99.68	99.65	滴鼻液（2），常释胶囊（1）	—
279	帕珠沙星	69	40	20	12	97.67	98.31	11	10	99.98	99.98	滴眼液（1）	—
280	复方氨基酸（17AA）	75	38	15	12	99.78	98.19	10	9	100.00	100.00	—	—
281	酮康唑	45	38	15	11	99.95	99.90	30	26	99.85	99.70	洗剂（2），阴道栓（1）	—
282	茶敏维	26	25	11	11	100.00	100.00	24	22	95.88	97.88	滴眼液（1）	—
283	促肝细胞生长素	46	26	21	11	99.76	99.79	10	9	100.00	100.00	颗粒剂（1），肠溶胶囊（1）	—
284	维U颠茄铝	120	111	11	10	100.00	100.00	45	41	98.97	97.63	—	—
285	复方阿司匹林	330	321	10	10	100.00	100.00	22	22	98.72	92.87	口服散剂（1）	—
286	罗通定	123	81	11	10	99.85	99.98	14	14	99.43	99.93	—	—
287	氯芬黄敏	421	412	8	8	100.00	100.00	40	38	97.51	98.64	—	—

续表

序号	通用名	已有批准文号数量	已有批准文号企业数量	CMEI监测三年在销批文数	CMEI监测三年在销批文企业数	CMEI监测批文CR10销售金额占比	CMEI监测批文CR10使用量占比	RDM监测三年在销批文数	RDM监测三年在销批文企业数	RDM监测批文CR10销售金额占比	RDM监测批文CR10使用量占比	已有批准文号企业数较少剂型（≤3家）	通过药品一致性评价的企业数量
288	二甲双胍格列本脲	68	59	8	7	100.00	100.00	34	32	95.85	95.29	—	—
289	益康唑	79	53	8	7	100.00	100.00	40	29	98.89	96.86	—	—
290	吡罗昔康	177	130	7	7	100.00	100.00	28	27	97.19	98.35	搽剂（2）、贴剂（2）	—
291	氨基比林咖啡因	111	110	7	7	100.00	100.00	27	27	95.19	98.03	—	—
292	酮洛芬	144	92	10	7	100.00	100.00	31	26	96.23	94.35	外用凝胶剂（3）、贴剂（1）、直肠栓（1）	—
293	维U颠茄铝镁	78	71	9	7	100.00	100.00	22	18	99.61	99.62	—	—
294	苯丙哌林	246	215	7	6	100.00	100.00	43	41	86.66	68.82	—	—
295	阿咖酚	61	57	5	5	100.00	100.00	28	28	95.59	95.58	常释胶囊（2）	—
296	维D$_2$磷酸氢钙	45	44	4	4	100.00	100.00	25	25	98.34	96.06	—	—
297	三合钙	67	63	6	4	100.00	100.00	24	24	98.96	98.32	—	—

续表

序号	通用名	已有批准文号数量	已有批准文号企业数量	CMEI监测三年在销批文数	CMEI监测三年在销企业数	CMEI监测批文CR10销售金额占比	CMEI监测批文CR10使用量占比	RDM监测三年在销批文数	RDM监测三年在销企业数	RDM监测批文CR10销售金额占比	RDM监测批文CR10使用量占比	已有批准文号企业数较少剂型（≤3家）	通过药品一致性评价的企业数量
298	头孢氨苄甲氧苄啶	107	68	3	3	100.00	100.00	45	40	86.62	82.70	—	—
299	度米芬	63	63	3	3	100.00	100.00	11	11	99.87	99.88	滴丸（1）	—
300	胃膜素	75	55	2	2	100.00	100.00	23	22	94.38	95.52	口服散剂（2）	—
301	颠茄磺苄啶	122	100	4	2	100.00	100.00	20	20	99.72	99.60	—	—
302	维磷	109	80	1	1	100.00	100.00	23	23	97.29	95.97	—	—

附录十二

2019 年国家药品抽检品种目录

序号	药品通用名	剂型	承检机构
1	阿仑膦酸钠片	片剂	安徽省食品药品检验研究院
2	那屈肝素钙注射液	注射剂	安徽省食品药品检验研究院
3	百令胶囊、百令片	片剂、胶囊剂	安徽省食品药品检验研究院
4	红花注射液	注射剂	安徽省食品药品检验研究院
5	补骨脂	中药饮片	安徽省食品药品检验研究院
6	葡萄糖酸钙口服液	口服溶液剂	北京市药品检验所
7	阿司匹林肠溶片	肠溶片剂	北京市药品检验所
8	复方氨基酸注射液（18AA-Ⅱ）	注射剂	北京市药品检验所
9	红金消结胶囊，红金消结片	胶囊剂、片剂	北京市药品检验所
10	磷酸奥司他韦胶囊，磷酸奥司他韦颗粒	胶囊剂、颗粒剂	成都市食品药品检验研究院
11	风寒感冒颗粒	颗粒剂	成都市食品药品检验研究院
12	吸入用乙酰半胱氨酸溶液	吸入溶液剂	重庆市食品药品检验检测研究院
13	牛黄解毒片	片剂	重庆市食品药品检验检测研究院
14	小儿化毒散，小儿化毒胶囊	散剂、胶囊剂	重庆市食品药品检验检测研究院
15	醒脑静注射剂	注射剂	重庆市食品药品检验检测研究院
16	滑膜炎颗粒，滑膜炎片	颗粒剂、片剂	大连市药品检验所
17	痰热清注射液	注射剂	大连市药品检验所
18	注射用血栓通（冻干）	冻干注射剂	大连市药品检验所
19	苯溴马隆片，苯溴马隆胶囊	片剂、胶囊剂	福建省食品药品质量检验研究院
20	小牛牌提取物注射液	注射剂	福建省食品药品质量检验研究院

续表

序号	药品通用名	剂型	承检机构
21	金芪降糖片，金芪降糖胶囊、金芪降糖颗粒	片剂、胶囊剂、颗粒剂	福建省食品药品质量检验研究院
22	匹伐他汀钙片、匹伐他汀钙分散片	片剂、分散片剂	甘肃省药品检验研究院
23	脑苷肌肽注射液	注射剂	甘肃省药品检验研究院
24	感冒软胶囊	软胶囊剂	甘肃省药品检验研究院
25	血竭	中药饮片	甘肃省药品检验研究院
26	瑞格列奈片	片剂	广东省药品检验所
27	注射用头孢尼西钠	冻干注射剂	广东省药品检验所
28	注射用头孢呋辛钠	冻干注射剂	广东省药品检验所
29	小牛血清去蛋白注射液	注射剂	广东省药品检验所
30	左归丸	丸剂	广东省药品检验所
31	精制冠心片	片剂	广东省药品检验所
32	非那雄胺片，非那雄胺胶囊	片剂、胶囊剂	广西壮族自治区食品药品检验所
33	宽胸气雾剂	气雾剂	广西壮族自治区食品药品检验所
34	甲泼尼龙片，注射用甲泼尼龙琥珀酸钠	片剂、冻干注射剂	广州市药品检验所
35	复方维生素 U 片	片剂	广州市药品检验所
36	卡培他滨片	片剂	贵州省食品药品检验所
37	六神丸，六神胶囊、六神凝胶	丸剂、胶囊剂、凝胶剂	贵州省食品药品检验所
38	糠酸莫米松乳膏	乳膏剂	海南省药品检验所
39	单硝酸异山梨酯缓释片	缓释片剂	海南省药品检验所
40	门冬氨酸钾镁注射液，门冬氨酸钾镁片	注射剂、片剂	海南省药品检验所
41	清热八味胶囊，清热八味散，清热八味丸	胶囊剂、散剂、丸剂	海南省药品检验所
42	盐酸拉贝洛尔片	片剂	河北省药品检验研究院
43	注射用盐酸平阳霉素	冻干注射剂	河北省药品检验研究院
44	肾衰宁胶囊，肾衰宁片，肾衰宁颗粒	胶囊剂、片剂、颗粒剂	河北省药品检验研究院

序号	药品通用名	剂型	承检机构
45	跌打丸	丸剂	河北省药品检验研究院
46	拉莫三嗪片，拉莫三嗪分散片	片剂、分散片剂	河南省食品药品检验所
47	恩替卡韦分散片，恩替卡韦胶囊	分散片剂、胶囊剂	河南省食品药品检验所
48	氟比洛芬酯注射液	注射剂	河南省食品药品检验所
49	福辛普利钠片	片剂	河南省食品药品检验所
50	富马酸替诺福韦二吡呋酯片	片剂	河南省食品药品检验所
51	吉非替尼片	片剂	河南省食品药品检验所
52	甲磺酸伊马替尼片	片剂	河南省食品药品检验所
53	卡托普利片	片剂	河南省食品药品检验所
54	赖诺普利片	片剂	河南省食品药品检验所
55	利培酮片	片剂	河南省食品药品检验所
56	硫酸氢氯吡格雷片	片剂	河南省食品药品检验所
57	青霉胺片	片剂	河南省食品药品检验所
58	头孢呋辛酯片	片剂	河南省食品药品检验所
59	乳核内消液	合剂	河南省食品药品检验所
60	沉香化气丸	丸剂	河南省食品药品检验所
61	乳酸环丙沙星滴眼液	滴眼剂	黑龙江省食品药品检验检测所
62	胃安胶囊	胶囊剂	黑龙江省食品药品检验检测所
63	盐酸文拉法辛片，盐酸文拉法辛胶囊、盐酸文拉法辛缓释片，盐酸文拉法辛缓释胶囊	片剂、胶囊剂、缓释片剂、缓释胶囊剂	湖北省药品监督检验研究院
64	注射用复合辅酶	冻干注射剂	湖北省药品监督检验研究院
65	静注人免疫球蛋白（pH4）	注射剂	湖北省药品监督检验研究院
66	小儿肺热咳喘颗粒，小儿肺热咳喘口服液	颗粒剂、口服溶液剂	湖北省药品监督检验研究院
67	香丹注射液	注射剂	湖北省药品监督检验研究院
68	美沙拉秦栓，美沙拉秦（嗪）肠溶片，美沙拉秦缓释颗粒	栓剂、肠溶片剂、颗粒剂	湖南省药品检验研究院（湖南药用辅料检验检测中心）

续表

序号	药品通用名	剂型	承检机构
69	右佐匹克隆片	片剂	湖南省药品检验研究院（湖南药用辅料检验检测中心）
70	骨肽注射液，注射用骨肽	注射剂、冻干注射剂	湖南省药品检验研究院（湖南药用辅料检验检测中心）
71	小儿咽扁颗粒	颗粒剂	湖南省药品检验研究院（湖南药用辅料检验检测中心）
72	礞石滚痰丸	丸剂	湖南省药品检验研究院（湖南药用辅料检验检测中心）
73	盐酸洛哌丁胺胶囊	胶囊剂	吉林省药品检验所
74	胎盘多肽注射液	注射剂	吉林省药品检验所
75	双黄消炎片	片剂	吉林省药品检验所
76	氯唑沙宗片	片剂	江苏省食品药品监督检验研究院
77	盐酸莫西沙星氯化钠注射液、盐酸莫西沙星注射液	注射剂	江苏省食品药品监督检验研究院
78	安神补脑胶囊	胶囊剂	江苏省食品药品监督检验研究院
79	接骨七厘散	散剂	江苏省食品药品监督检验研究院
80	吸入用七氟烷	吸入溶液剂	江西省药品检验检测研究院
81	注射用盐酸吉西他滨	冻干注射剂	江西省药品检验检测研究院
82	消炎镇痛膏	膏剂	江西省药品检验检测研究院
83	盐酸羟甲唑啉滴鼻液，盐酸羟甲唑啉喷雾剂	滴鼻剂、喷雾剂	辽宁省药品检验检测院
84	注射用哌拉西林钠他唑巴坦钠	冻干注射剂	辽宁省药品检验检测院
85	银屑胶囊，银屑颗粒	胶囊剂、颗粒剂	辽宁省药品检验检测院
86	注射用地塞米松磷酸钠，地塞米松磷酸钠注射液，地塞米松磷酸钠滴眼液	冻干注射剂、注射剂、滴眼剂	南京市食品药品监督检验院
87	伏格列波糖片，伏格列波糖胶囊	片剂、胶囊剂	内蒙古自治区药品检验研究院
88	瘀血痹胶囊，瘀血痹颗粒，瘀血痹片	胶囊剂、颗粒剂、片剂	内蒙古自治区药品检验研究院
89	乳果糖口服溶液	口服溶液剂	宁波市药品检验所

序号	药品通用名	剂型	承检机构
90	羟苯磺酸钙胶囊	胶囊剂	宁夏食品药品检验所
91	曲安奈德益康唑乳膏	乳膏剂	青岛市食品药品检验检测中心
92	复方感冒灵颗粒	颗粒剂	青岛市食品药品检验检测中心
93	奥卡西平片，奥卡西平口服混悬液	片剂、口服混悬剂	青海省药品检验检测院
94	山茱萸	中药饮片	青海省药品检验检测院
95	倍他米松片，倍他米松乳膏	片剂、乳膏剂	厦门市食品药品质量检验研究院
96	复方穿心莲片	片剂	厦门市食品药品质量检验研究院
97	水飞蓟宾葡甲胺片	片剂	山东省食品药品检验研究院
98	阿法骨化醇片	片剂	山东省食品药品检验研究院
99	阿托伐他汀钙片	片剂	山东省食品药品检验研究院
100	奥氮平片	片剂	山东省食品药品检验研究院
101	苯磺酸氨氯地平片	片剂	山东省食品药品检验研究院
102	草酸艾司西酞普兰片	片剂	山东省食品药品检验研究院
103	厄贝沙坦片	片剂	山东省食品药品检验研究院
104	厄贝沙坦氢氯噻嗪片	片剂	山东省食品药品检验研究院
105	蒙脱石散	散剂	山东省食品药品检验研究院
106	注射用培美曲塞二钠	冻干注射剂	山东省食品药品检验研究院
107	阿莫西林胶囊	胶囊剂	山东省食品药品检验研究院
108	阿奇霉素片	片剂	山东省食品药品检验研究院
109	依诺肝素钠注射液	注射剂	山东省食品药品检验研究院
110	注射用双黄连（冻干）	冻干注射剂	山东省食品药品检验研究院
111	定坤丹	丸剂	山东省食品药品检验研究院
112	小金丸	丸剂	山东省食品药品检验研究院
113	奥拉西坦注射液	注射剂	山西省食品药品检验所
114	注射用阿莫西林钠氟氯西林钠	冻干注射剂	山西省食品药品检验所
115	注射用红花黄色素	冻干注射剂	山西省食品药品检验所
116	防风	中药饮片	山西省食品药品检验所

续表

序号	药品通用名	剂型	承检机构
117	莫匹罗星软膏	软膏剂	陕西省食品药品监督检验研究院
118	脾多肽注射液	注射剂	陕西省食品药品监督检验研究院
119	注射用灯盏花素	冻干注射剂	陕西省食品药品监督检验研究院
120	布地奈德吸入气雾剂，布地奈德吸入粉雾剂，吸入用布地奈德混悬液	吸入气雾剂、粉雾剂、混悬剂	上海市食品药品检验所
121	注射用比阿培南	冻干注射剂	上海市食品药品检验所
122	注射用阿糖胞苷	冻干注射剂	上海市食品药品检验所
123	注射用环磷酰胺	冻干注射剂	上海市食品药品检验所
124	注射用脑蛋白水解物	冻干注射剂	上海市食品药品检验所
125	坤宝丸	丸剂	上海市食品药品检验所
126	腰痛片	片剂	上海市食品药品检验所
127	熊去氧胆酸胶囊	胶囊剂	深圳市药品检验研究院
128	注射用头孢曲松钠	冻干注射剂	深圳市药品检验研究院
129	当归养血丸	丸剂	深圳市药品检验研究院
130	盐酸丙卡特罗片	片剂	四川省食品药品检验检测院
131	氯沙坦钾片	片剂	四川省食品药品检验检测院
132	马来酸依那普利片	片剂	四川省食品药品检验检测院
133	孟鲁司特钠片	片剂	四川省食品药品检验检测院
134	奈韦拉平片	片剂	四川省食品药品检验检测院
135	瑞舒伐他汀钙片	片剂	四川省食品药品检验检测院
136	盐酸帕罗西汀片	片剂	四川省食品药品检验检测院
137	盐酸曲马多片	片剂	四川省食品药品检验检测院
138	盐酸右美托咪定注射液	注射剂	四川省食品药品检验检测院
139	依非韦伦片	片剂	四川省食品药品检验检测院
140	左乙拉西坦片	片剂	四川省食品药品检验检测院
141	曲克芦丁脑蛋白水解注射液	注射剂	四川省食品药品检验检测院
142	少腹逐瘀丸	丸剂	四川省食品药品检验检测院
143	半夏	中药饮片	四川省食品药品检验检测院

序号	药品通用名	剂型	承检机构
144	阿魏酸哌嗪片	片剂	苏州市药品检验检测研究中心
145	琥珀酸美托洛尔缓释片	片剂	苏州市药品检验检测研究中心
146	大黄䗪虫丸	丸剂	苏州市药品检验检测研究中心
147	注射用替加环素	冻干注射剂	天津市药品检验研究院
148	注射用头孢替唑钠	冻干注射剂	天津市药品检验研究院
149	鹿瓜多肽注射液，注射用鹿瓜多肽	注射剂、冻干注射剂	天津市药品检验研究院
150	妇康宝口服液	口服溶液剂	天津市药品检验研究院
151	盐酸米诺环素片，盐酸米诺环素胶囊	片剂、胶囊剂	武汉药品医疗器械检验所
152	注射用益气复脉（冻干）	冻干注射剂	武汉药品医疗器械检验所
153	茵栀黄口服液	口服溶液剂	西安市食品药品检验所
154	盐酸乙哌立松片	片剂	西藏自治区食品药品检验研究院
155	肝苏颗粒	颗粒剂	西藏自治区食品药品检验研究院
156	注射用奥硝唑	冻干注射剂	新疆维吾尔自治区食品药品检验所
157	感冒止咳片，感冒止咳颗粒，感冒止咳胶囊，感冒止咳糖浆，感冒止咳合剂	片剂、颗粒剂、胶囊剂、糖浆剂、合剂	新疆维吾尔自治区食品药品检验所
158	盐酸索他洛尔片	片剂	云南省食品药品监督检验研究院
159	脉络宁注射液	注射剂	云南省食品药品监督检验研究院
160	天麻追风膏	膏剂	云南省食品药品监督检验研究院
161	丹红注射液	注射剂	云南省食品药品监督检验研究院
162	硫酸特布他林片	片剂	浙江省食品药品检验研究院
163	右旋糖酐 40 葡萄糖注射液	注射剂	浙江省食品药品检验研究院
164	注射用血塞通（冻干）	冻干注射剂	浙江省食品药品检验研究院
165	蓝芩口服液，蓝芩颗粒	口服溶液剂、颗粒剂	浙江省食品药品检验研究院
166	盐酸氟西汀片，盐酸氟西汀胶囊，盐酸氟西汀分散片	片剂、胶囊剂、分散片剂	中国食品药品检定研究院
167	复合维生素 B 注射液	注射剂	中国食品药品检定研究院

序号	药品通用名	剂型	承检机构
168	盐酸帕洛诺司琼注射液	注射剂	中国食品药品检定研究院
169	注射用头孢硫脒	冻干注射剂	中国食品药品检定研究院
170	醋酸曲普瑞林注射液，注射用醋酸曲普瑞林	注射剂、冻干注射剂	中国食品药品检定研究院
171	藻酸双酯钠注射液，注射用藻酸双酯钠	注射剂、冻干注射剂	中国食品药品检定研究院
172	注射用胰蛋白酶	冻干注射剂	中国食品药品检定研究院
173	珍珠明目滴眼液	滴眼剂	中国食品药品检定研究院
174	银杏叶片，银杏叶胶囊	片剂、胶囊剂	中国食品药品检定研究院
175	雷公藤多苷片	片剂	中国食品药品检定研究院
176	淡豆豉	中药饮片	中国食品药品检定研究院
177	附子	中药饮片	中国食品药品检定研究院
178	重组人白介素 –2 注射液，注射用重组人白介素 –2	注射剂、冻干注射剂	中国食品药品检定研究院
179	b 型流感嗜血杆菌结合疫苗	注射剂	中国食品药品检定研究院
180	水痘减毒活疫苗	注射剂	中国食品药品检定研究院
181	双价人乳头瘤病毒吸附疫苗	注射剂	中国食品药品检定研究院
182	四价人乳头瘤病毒疫苗（酿酒酵母）	注射剂	中国食品药品检定研究院
183	九价人乳头瘤病毒疫苗（酿酒酵母）	注射剂	中国食品药品检定研究院
184	结核菌素纯蛋白衍生物 / 卡介菌纯蛋白衍生物	注射剂	中国食品药品检定研究院